W0268748

DIE
HYPERTONIEKRANKHEITEN

VON

Dr. ESKIL KYLIN

DIREKTOR DER INNEREN ABTEILUNG DES ALLGEMEINEN KRANKENHAUSES
ZU JÖNKÖPING · EHEM. BEITR. LEHRER FÜR INNERE MEDIZIN
AM KAROLINISCHEN INSTITUT ZU STOCKHOLM

ZWEITE VOLLSTÄNDIG UMGEARBEITETE
UND ERWEITERTE AUFLAGE

MIT 28 ABBILDUNGEN

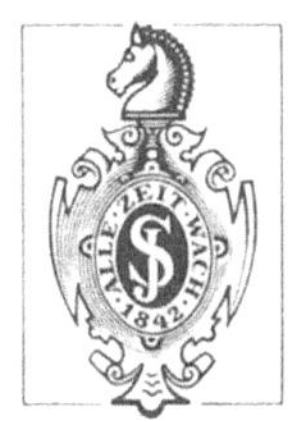

BERLIN
VERLAG VON JULIUS SPRINGER
1930

ISBN-13: 978-3-642-90002-0   e-ISBN-13: 978-3-642-91859-9

DOI:10.1007/ 978-3-642-91859-9

Vorwort zur zweiten Auflage.

Die zweite Auflage dieses Werkes ist nicht unbedeutend verzögert worden. Die Ursache hierzu ist vor allem in der mühevollen Zusammenstellung der überaus reichlichen Literatur, die während der letzten Jahre erschien, zu suchen.

Seit dem Erscheinen der ersten Auflage haben die Forschungen auf diesem Gebiete in den verschiedenen Ländern gezeigt, daß die Gesichtspunkte, die bei der Zusammenstellung der ersten Auflage leitend waren, von bleibendem Wert sind.

Die Aufteilung der Blutdrucksteigerung in zwei verschiedene Gruppen, die ich als erster schon im Jahre 1921 einführte, hat allgemeine Anerkennung gefunden. An den verschiedensten Orten wird die essentielle Hypertonie nunmehr als eine primäre Störung in der Blutdruckregulation aufgefaßt. Dahinter verbirgt sich, wie es jetzt unter anderen auch v. BERGMANN, VOLHARD, KAUFFMANN u. a. auffassen, eine abnorme Reaktionslage der Gefäße. Die akute Glomerulonephritis wird allgemein als eine postinfektiöse Störung im periphersten Teil der Gefäße angesehen, die im ganzen Körper diffus verbreitet ist. Die Symptome seitens der Niere sind mit denen anderer peripherer Organe koordiniert.

Während die erste Auflage mehr den Zweck hatte, die Auffassung über die Ursache und den Mechanismus der Hypertoniekrankheiten darzustellen, hat die zweite eine größere und weitere Aufgabe erhalten. Dank der Fortschritte der letzten Jahre ist es möglich gewesen, dieser Auflage mehr die Form eines Lehr- oder Handbuches für Studierende und Ärzte zu geben. Dadurch sind weitgehende Änderungen in der Zusammenstellung des Buches notwendig geworden.

Indem ich zum Schluß den Lesern meinen tiefsten Dank für die wohlwollende Annahme ausspreche, die die erste Auflage fand, möchte ich noch um Nachsicht mit den Fehlern und Mängeln bitten, die sich trotz größter Sorgfalt in der Arbeit finden werden.

Mein lebhaftes Interesse für das Studium der Hypertoniekrankheiten hat mich wie früher immer weiter vorwärts getrieben. Wenn diese Auflage die Forschungen auf diesem Gebiete anregen kann, bin ich mit dem Werke zufrieden.

Jönköping, im April 1930.

E. KYLIN.

Inhaltsverzeichnis.

I. Das normale Verhalten des Blutdruckes.

A. Der arterielle Blutdruck.

Die Forschungen der letzten Jahre haben uns immer eindringlicher gelehrt, daß die vegetativen Funktionen des menschlichen Organismus in gewisser Weise abgepuffert sind. So wissen wir, daß Blutzucker, Blutcalcium, Blutkalium und andere organische und anorganische Bestandteile des Blutes sich normal innerhalb einer bestimmten, stark begrenzten Variationsbreite halten. Ebenso wie sich der Organismus dadurch in einem Zustande von Isotonie befindet, herrscht aber bekanntlich auch eine gewisse Konstanz der Körpertemperatur, welcher normalerweise nur sehr unbedeutende Schwankungen zeigt. Geradeso verhält es sich auch mit dem artiellen Blutdruck und dem sog. Capillardruck.

Um die obengenannten Verhältnisse feststellen zu können, waren zuverlässige technische Hilfsmittel erforderlich, z. B. zur Bestimmung des Blutzuckergehaltes, der Wasserstoffionenkonzentration im Blute, der Temperatur usw. Unsere diesbezüglichen Untersuchungsmethoden müssen mit sehr kleinen Fehlerquellen arbeiten, um konstatieren zu können, wie genau die betreffenden vegetativen Funktionen abgegrenzt sind.

Für gewisse von diesen Untersuchungstechniken sind wir zweifellos zu einer Methodik gelangt, die hinreichend genau ist, um unsere Forderungen zu erfüllen. So verhält es sich z. B. betreffs der Blutzucker-, Blutcalcium-, Blutkalium-, Blut-P_H-, Temperatur-, Capillardruckbestimmungen, sowie betreffs mehrerer anderer Untersuchungsmethoden. Wenn es sich dagegen um die Bestimmung des arteriellen Blutdruckes handelt, so war es damit nicht so gut bestellt, und wir konnten in dieser Beziehung die technischen Schwierigkeiten nicht so überwinden, daß wir eine Untersuchungsmethode erhalten hätten, welche den Bedürfnissen entspricht.

Unter krankhaften Verhältnissen verliert der menschliche Organismus das Vermögen, die vegetativen Funktionen innerhalb der von der Natur bestimmten Grenzen zu halten.

Die Organe, welche unser Körper besitzt, um alle diese vegetativen Funktionen so gut äquilibriert zu halten, als es für den Organismus erforderlich ist, damit das ganze komplizierte System der Maschinerie ohne Störungen im Gange bleiben kann, sind uns noch nicht hinreichend bekannt. Daß in den zentralsten, den vom onto- und phylogenetischen Standpunkt ältesten Teilen des Gehirns, den großen grauen Ganglien neurogene Zentren für die Aufrechterhaltung dieser Funktionen existieren, das zeigen uns die epochemachenden Arbeiten von KREHL,

DRESEL, L. R. MÜLLER und seinen Schülern, u. a. Daß die innersekretorischen Drüsen denselben Zwecken dienen, ersehen wir aus den Störungen, welche gewisse Krankheiten dieser Drüsen mit sich bringen; so ist eine Störung der Insulinsekretion mit einer krankhaften Veränderung des Blutzuckerspiegels verbunden; die Basedowkrankheit meist mit einer Störung der Temperaturregulierung; eine Affektion des hinteren Lappens der Hypophyse mit einer Änderung der Salzkonzentration im Urin.

Wir wissen nunmehr auch, daß die anorganischen Salze eine hervorragende Rolle für die Einstellung der biochemischen Vorgänge spielen. Der erste, der auf dieses Verhalten aufmerksam gemacht hat, war JAQUES LOEB, der durch Experimente mit Seeigeleiern nachwies, daß solche in unbefruchtetem Zustand durch Veränderung des Salzgehaltes zur Entwicklung gebracht werden können. Später haben besonders KRAUS und seine Mitarbeiter (S. G. ZONDEK, ARNOLDI, WOLLHEIM, DRESEL u. a.) gezeigt, welche Bedeutung gewisse anorganische Salze für die Zelle und die Zellfunktion haben. Durch Änderung der Konzentration verschiedener Salze wird die Reaktion der Zellen in verschiedener Weise modifiziert. Der Sauerstoffverbrauch ändert sich, die Aciditätsverhältnisse ändern sich und die Reaktion auf Reizungen wird kräftiger oder geringer oder sogar invertiert.

Durch Untersuchungen von H. ZONDEK und von KYLIN wurde ferner festgestellt, daß die Hormonwirkung in einem engen Zusammenhang mit der Elektrolytenwirkung steht. So verstärkt z. B. das Ca-Ion die Adrenalinwirkung, während das K-Ion die Insulinwirkung verstärkt.

An der Klinik KRAUSS konnte gezeigt werden, daß die Ca- und K-Ionen für die neurogene Reizung von fundamentaler Bedeutung sind. Ohne Ca kommt keine Reizung des N. sympathicus, ohne K keine Vagusreizung zustande. Sicherlich sind diese Ionen nicht die einzigen, die für die neurogene Reizung von Bedeutung sind, aber die herrschenden Umstände haben dazu geführt, daß diese Ionen am meisten studiert worden sind.

Aus dem Gesagten geht hervor, wie kompliziert die Verhältnisse sind, die mit den Funktionen des vegetativen Systems zusammenhängen. Wenn eine Darstellung über eines dieser Systeme gegeben werden soll, so ist es mithin schon von vornherein klar, daß sie Lücken aufweisen muß, Lücken, die infolge der Begrenzung der wissenschaftlichen Forschung unvermeidlich sind.

1. Kritik der Technik der Blutdruckmessung.

Ich habe bereits hervorgehoben, daß die Technik des Verfahrens zur Bestimmung des arteriellen Blutdruckes mangelhaft ist, meiner Ansicht nach bedeutend mangelhafter als die meisten anderen. Es ist deshalb von der größten Bedeutung, daß man sich bei der Beurteilung der Werte, welche die in Rede stehende Untersuchungsmethode gibt, der Mängel des Verfahrens bewußt bleibt. Was die Methodik zu wünschen übrigläßt, muß soweit als möglich durch verständiges Urteil ersetzt werden.

Messungen des sog. arteriellen Blutdrucks geschehen bekanntlich auf die Weise, daß man den Druck bestimmt, der um den Oberarm herum ausgeübt werden muß, damit die Pulswelle für den die Arteria radialis palpierenden Finger eben verschwindet; oder so, daß man nach vollständiger Unterdrückung der Pulswelle durch einen Überdruck in der Armmanschette bestimmt, wieviel dieser Druck nachlassen muß, damit die Pulswelle eben wieder palpabel wird.

Um den Wert des derart gemessenen Druckes zu beurteilen, ist es notwendig, daß wir uns klarmachen, was wir eigentlich auf diese Weise bestimmen.

Wir müssen dann zunächst untersuchen, für welche verschiedenen Aufgaben der Druck in Anspruch genommen wird, der bei der Blutdruckbestimmung rund um den Oberarm herum angewendet wird und den wir dabei ablesen. Es sind dabei zu überwinden

1. ein gewisser Widerstand im Apparat,
2. der Widerstand der Weichteile im Arm,
3. der eigene Widerstand der Arterien,
4. der Widerstand des Blutdrucks.

Zu 1.: Der Widerstand der Manschette dürfte bei Anwendung der gleichen oder gleich konstruierter Apparate als konstante, im übrigen unbedeutende Fehlerquelle abgerechnet werden können. Die gesamte eigene Trägheit des Apparates wird auf einige wenige (3—5) mm Hg berechnet (RECKLINGHAUSEN).

Zu 2.: Die Dicke und Spannung der Weichteile spielt eine nicht ganz unwesentliche Rolle.

Was zunächst die Dicke angeht, so liegen auf diesem Gebiete keine zuverlässigen Untersuchungen vor. Nach v. RECKLINGHAUSEN sollen jedoch die Weichteile durchaus keinen Einfluß auf die Druckmessung haben. Er stützt seine Auffassung auf Messungen am weichteilsarmen Oberarm und weichteilsreichen Schenkel.

STRAUB bemerkt, daß ein Ödem die Blutdruckwerte um 20 mm Hg verändern kann. Er wendet sich auch in gewissem Sinne gegen die Ansicht RECKLINGHAUSENS und möchte den Weichteilen einen ziemlich großen Einfluß zuschreiben. Er bemerkt: „Sicher ist, daß der Druck von den Randpartien der Manschette aus sich durch die Weichteile hindurch nicht in voller Manschettenbreite senkrecht in die Tiefe fortpflanzt. Ein Teil des Druckes, der in den Randteilen des von der Manschette umschlossenen Weichteilzylinders herrscht, wird zur Deformation der Weichteile verbraucht, indem er diese nach oben und unten aus der Manschette herausdrängt. Wenn dadurch nicht wie bei Flüssigkeitsfüllung der ganze Manschetteninhalt herausgedrängt wird, so beweist dies, daß im Gegensatz zu den Angaben v. RECKLINGHAUSENS die Weichteile doch eine gewisse Gleichgewichtstendenz besitzen, die dazu führt, daß sie gegen den einwirkenden Druck ihre Form wahren. Über den Einfluß dieser Eigenschaften des Weichteilzylinders auf die Druckverteilung in seinem Innern liegen positive Untersuchungen überhaupt nicht vor. Namentlich SAHLI hat betont, daß diese unbekannte Eigenschaft von wesentlichem Einfluß auf die Druckmessung mit der Manschettenmethode sein muß. In grober Annäherung kann man wohl annehmen, daß der volle Manschettendruck sich durch die Weichteile hindurch in einem Bezirk fortsetzt, der etwa dreieckigen Querschnitt mit der Basis entsprechend der Manschette besitzt[1,2]. Ob das Dreieck sich in der Tiefe rasch verschmälert oder ob es sehr steil in die Tiefe dringt, hängt von der Beschaffenheit der Weichteile ab und ist unbekannt. In der Tiefe wird nun die Arterie auf ein mehr oder weniger langes Stück durch die der Spitze des Dreieckes benachbarten Bezirke verlaufen. Wie lang das dadurch von dem vollen Manschettendruck betroffene Arterienstück ist, hängt von der Dicke der bedeckenden Weichteile und von der Manschettenbreite ab. Soll stets ein gleich langes Arterienstück zusammengedrückt werden, so muß für dickere Weichteile eine breitere Manschette verwendet werden. Die rationelle Manschettenbreite ist demnach für jeden Arm verschieden."

Zu 3.: Der eigene Widerstand der Arterien gegen die Kompression hängt von dem Tonus und der Sklerosierung der Gefäßwände ab. Nach v. BASCH soll ein Druck von kaum 1 mm Hg nötig sein, um bei leerer Arteria brachialis unter normalen Verhältnissen die Gefäßwand zu komprimieren, und bei sklerotisierten Gefäßen nicht mehr als 5 mm Hg. DE VRIES REYLING bezeichnet den Kompressionswert der leeren Arterie höher, mit durchschnittlich 19 mm Hg. Nach MAC WILLIAM und KESSON soll der Kontraktionszustand des Gefäßes eine große Rolle für dessen Wandwiderstand spielen. Während daher nur ein Druck von wenigen mm Hg notwendig war, um die schlaffe Ochsencarotis zu komprimieren, bedurfte es eines Druckes von 20—60 mm Hg, um das unter Körpertemperatur kontrahierte Gefäß zusammenzupressen.

Hierzu kommt ferner, daß eine gespannte Arterie die Pulswelle leichter fortpflanzt als eine schlaffe. Die Folge ist, daß die geringste kleine Pulswelle in kontrahierten Arterien leichter vorwärts kommt.

STRAUB bemerkt, „annähernd trifft jedenfalls die Annahme zu, daß an einer mit konstantem Druck durchströmten Arterie, der zum Verschlusse des Gefäßes notwendige Außendruck gleich ist dem auf die Innenseite wirkenden Blutdruck".

TIGERSTEDT scheint eine entgegengesetzte Auffassung zu hegen, da er sagt: „Ich muß bekennen, daß ich immer noch nicht ganz überzeugt bin davon, daß nicht die sklerosierte bzw. kontrahierte Gefäßwand gegen die Kompression einen größeren Widerstand ausübt, als man es sich z. Zt. allgemein vorstellt."

Zu 4.: Wenn eine gewisse Spanne der Arteria brachialis, z. B. 10 cm, einem über dem ganzen Gefäßteil gleichwirkenden Druck ausgesetzt wird, der z. B. mitten zwischen dem systolischen und diastolischen Druck liegt, so wird das Gefäß während der Diastole zusammengepreßt stehen, während der Systole jedoch für den Blutstrom geöffnet werden. Die Pulswelle ist dann hinreichend kräftig, um während der maximalen

---

[1] HENSEN, H.: Dtsch. Arch. klin. Med. Bd. 67, S. 436. 1900.
[2] Die letzte Untersuchung über den Einfluß der Weichteile von E. HERING (Dtsch. Arch. klin. Med. Bd. 133. 1920) liefert keine eindeutigen Beiträge zur Beantwortung der Frage.

Kraftanspannung den Widerstand zu forcieren, den der Druck von außen ausübt. Jede neue Pulswelle muß indessen auf einer Strecke von 10 cm und unter einem bedeutenden Widerstand von außen das Gefäß erweitern. Wird der Druck weiter erhöht, so wird bald die Pulswelle nicht mehr das Ganze, sondern statt dessen einen Teil, z. B. nur 9 cm des Hindernisses, forcieren können. Dann kann die Pulswelle nicht vorbeikommen und wird in der Arteria radialis nicht palpabel. Bei weiterer Erhöhung des Druckes kann die Pulswelle nur noch einen immer geringeren Teil forcieren, bis sie schließlich bei einem gewissen Druck gar nicht mehr in den Teil des Gefäßes eindringen kann, der dem Druck ausgesetzt ist. Erst dann ist der Druck außerhalb und innerhalb der Gefäßbahn gleich.

Bei Kompression eines Gefäßabschnittes wird also ein Teil des Blutdruckes für die Forcierung des Widerstandes abgehen. Je kürzer der dem Druck ausgesetzte Gefäßteil ist, eines um so geringeren Teiles des Druckes bedarf es, um die Pulswelle vorwärtszupressen, und umgekehrt; je breiter die Manschette ist, um so geringer wird deshalb der ermessene Blutdruck sein als der wirkliche Druck des Blutes. In der Breite der Manschette liegt also eine Fehlerquelle, die um so größer ist, je breiter die Manschette ist.

Straub, der zuerst unsere Aufmerksamkeit auf diesen Umstand gelenkt hat, schreibt hierüber: ,,Gelingt es also, erstens die Verhältnisse so zu gestalten, daß der Blutstrom wirklich eben dann erlischt, wenn Außen- und Innendruck gleich groß geworden sind, und gelingt es zweitens, diesen Augenblick auf irgendeine Weise festzustellen, so ist damit ein Verfahren zur Messung des höchsten in einem Arterienstück vorkommenden Druckwertes gefunden. Beide Voraussetzungen der Methode des vollständigen Verschlusses sind bisher nur unvollkommen zu erreichen. Praktisch wird das Verfahren so gehandhabt, daß man den auf ein Arterienstück wirkenden Druck langsam steigert oder einen sofort über den Maximaldruck gesteigerten Außendruck langsam absinken läßt und den Augenblick bestimmt, in dem die Strömung in dem gedrückten Gefäßabschnitt eben erlischt bzw. eben wieder in Gang kommt. Nur dann, wenn der einwirkende Druck ein ganz kurzes Stück der Arterie zusammendrückt und nur einen linienförmigen Querschnitt, nicht aber einen längeren Abschnitt der Arterie völlig verschließt, wird die Arterie genau im gesuchten Augenblick durchgängig, nämlich bei Gleichheit des Maximaldruckes mit dem Außendruck. Ist aber das zusammengedrückte Arterienstück länger, so beginnt in dem Augenblick, in dem der Druck in der Arterie ebenso hoch wird wie der Außendruck, erst die Entfaltung der Arterienwand. Im Gegensatz zu den Verhältnissen bei linienförmiger Kompression wird aber das komprimierte Stück bei Beginn der Entfaltung noch nicht durchgängig. Der Pulsdruck muß zur Entfaltung des zusammengedrückten Arterienstückes gegen das auf der Außenfläche lastende Manometersystem eine Arbeit leisten, die um so größer ist, je länger das zu entfaltende Arterienstück ist. Diese Arbeit wird unter Überwindung erheblicher Trägheitskräfte geleistet, und ehe diese Trägheitskräfte überwunden, das zusammengedrückte Arterienstück in seiner ganzen Länge entfaltet ist, ehe also eine Blutwelle durchtritt, ist der arterielle Druck längst wieder abgefallen[1]. Der höchste in der Arterie herrschende Druckwert dringt also gar nicht durch das ganze zusammengedrückte Arterienstück durch. Wenn demnach der Außendruck gleich hoch ist wie der Maximaldruck, wird die Arterie nicht in ihrer ganzen Länge entfaltet, sondern nur ein sehr kurzes Stück des zusammengedrückten Abschnittes. Erst dann, wenn der Außendruck deutlich niedriger ist als der arterielle Maximaldruck, wird die Arterie in ihrer ganzen Länge eröffnet, und zwar wird die Differenz zwischen Außendruck und Maximaldruck um so größer, je länger das komprimierte Stück und je größer die zur Entfaltung zu überwindenden Trägheitskräfte sind. Der durch Versuche nicht ausreichend gestützten Annahme v. RECKLINGHAUSENS[2], daß der „zur Wegbahnung erforderliche Überdruck" durch die Länge des komprimierten Arterienstückes und durch die Art der Kompression — Luft oder Wasserfüllung — nicht erheblich beeinflußt wird, kann ich nicht zustimmen. Jedenfalls wird der Maximaldruck bei dem Verfahren des vollständigen Verschlusses zu niedrig gemessen, und der Fehler wird um so größer, je länger das zusammengedrückte Arterienstück ist.

Aber noch aus einem anderen Grunde ergibt die Methode des völligen Verschlusses zu niedrige Druckwerte. Die zweite Ungenauigkeit des Verfahrens liegt in der Unmöglichkeit, den Augenblick scharf zu bestimmen, wo eben die Arterie wieder durchgängig wird und peripher von der gedrückten Stelle ein Blutstrom auftritt. Damit peripher ein fühlbarer oder graphisch darstellbarer Puls nachweisbar wird, muß schon eine recht erhebliche Blutmenge durch die verengte Stelle durchtreten. Der Maximaldruck aber ist dann erreicht, wenn nur eben noch ein Tropfen unter der komprimierten Stelle durchtritt, also eine Blutmenge, die sich auch für die feinsten Meßmethoden noch nicht verrät. Die Strömung kommt jedenfalls in Gang, lange ehe ein fühlbarer Puls auftritt. Aus beiden Gründen ergibt die klinische Blutdruckmessung nach dem Prinzip des völligen Verschlusses bedeutend zu niedere Werte für den Maximaldruck."

An welcher Stelle in der Gefäßbahn wird nun der Druck mit der angegebenen Methode gemessen? Schon von vornherein ist es klar, daß der ermessene Blutdruckwert nicht gleich werden wird mit dem Druck in der Arteria brachialis vor der Kompression. Durch die Zusammendrückung wird der Blutstrom im Gefäß unterbrochen, und der Druck darin muß bis zum gleichen Werte steigen, den das nächst größere Gefäß besitzt. Prof. GEIGEL, der diese Verhältnisse eingehend studiert hat, sagt hierüber folgendes, worin ich einstimmen zu sollen glaube:

---

[1] Diese Verhältnisse werden sehr anschaulich dargestellt durch eine Abbildung in TH. CHRISTEN: Dynamische Pulsuntersuchung, S. 48. Leipzig 1914.

[2] RECKLINGHAUSEN, H.: Arch. f. exper. Pathol. u. Pharmakol. Bd. 46, S. 78. 1901.

„Was wir also unblutig am Arm messen, ist etwas ganz anderes, als was wir bis jetzt zu messen glaubten, ist nicht der Seitendruck des Blutes in der Bewegung, ist nicht der hydrodynamische Blutdruck und muß einen merklich höheren Wert ergeben. Damit stimmen auch Kontrollversuche mit blutiger Blutdruckmessung, wie sie von FELLNER und RUDINGER an Tieren, von MÜLLER und BLAUEL an Menschen während einer Amputation ausgeführt wurden, überein. Dabei fand sich der unblutig gemessene Druck wesentlich höher.

Was unblutig gemessen wird, ist vielmehr der hydrostatische Druck am Ort der Kompression, also in der Arteria brachialis. Nicht komprimiert sind dabei, auch bei breiter Binde, wenn sie nicht gar zu hoch angelegt wird, die A. collat. rad. sup. und die circumflexae humeri. Die rücklaufenden Äste der A. profunda brachii und die collat. ulnar. sup. sind dagegen an ihrem Ursprung komprimiert. Nur die A. prof. brachii hat ein etwas stärkeres Kaliber von etwa 3,5 mm, die A. brachialis dagegen eines von 6, die Axillaris von 8. Als eigentliches Ursprungsgefäß in hydraulischem Sinn kann für die Brachialis füglich nur die Subclavia in Betracht kommen, und zwar an der Stelle am inneren Rand des M. scalen. ant., wo das Gefäß ziemlich genau im gleichen Querschnitt 2 starke Äste abgibt: die A. vertebralis (5 mm) und vorn den Truncus thyreocervicalis (6 mm). Auf dieser Stelle lastet also der hydrostatische Druck, der in der komprimierten A. brachialis gemessen wird und der in der Subclavia bei der nach RIVA-ROCCI gemessenen Druckhöhe von der Pulswelle nicht mehr oder gerade noch überwunden werden kann.

Man muß also annehmen, daß mit der unblutigen Druckmessung am Arm zwar nicht der hydrodynamische Druck an dieser Stelle, wohl aber der Seitendruck in der A. subclavia am inneren Rand des M. scalen. ant. bei strömenden Blut gemessen wird. Diese Stelle liegt aber von der A. anonyma resp. dem Aortenbogen gar nicht weit, höchstens 25 mm weit stromabwärts, und da in den Arterien, wie man weiß, der Druck stromabwärts nur sehr langsam fällt, so begeht man keinen großen Fehler, wenn man auch in der Anonyma und Aorta ungefähr den gleichen Druck annimmt wie in der Subclavia.“

Die Frage, von der ich ausging, war, ob der von uns gemessene Blutdruck wirklich ist, was wir zu bestimmen wünschten, nämlich der Druck des Blutes in einem gewissen bekannten Gefäßabschnitt. Nach Prüfung der verschiedenen Faktoren, die auf den ermessenen Druckwert einwirken, kommen wir indessen zu der Schlußfolgerung, daß dies nicht der Fall ist. Die Werte, die wir erhalten, sind nur Vergleichswerte, die ihre Berechtigung als solche haben mögen. Ihre Bedeutung wird indessen dadurch noch weiter eingeschränkt, daß die Fehlerquellen — womit ich dann alle anderen Faktoren meine, die außer dem Druck des Blutes auf den ermessenen Wert einwirken — von Person zu Person schwanken (z. B. mit der Stärke der Arme, der Sklerosierung der Arterien usw.), und nicht genug damit, sondern daß sie bei der gleichen Person von Stunde zu Stunde (z. B. mit dem Tonus des Gefäßes) wechseln.

2. Vergleich zwischen der blutigen und unblutigen Methode der Blutdruckmessung.

Wie oben erwähnt ist, kann man nicht erwarten, daß die unblutige Methode zur Messung des Blutdruckes sichere Werte geben kann. Es ist darum von Wert zu erfahren, wie groß der Unterschied zwischen den Blutdruckzahlen ist, die man bei demselben Menschen durch blutige und unblutige Messungen bekommen hat.

MÜLLER und BLAUEL haben bei Amputation den Druck gleichzeitig blutig und unblutig (nach RIVA-ROCCI) bestimmt. Sie fanden dabei folgende Werte: Blutige Bestimmung in der Radialis ergab einmal 120 mm Hg, während der durch die unblutige Methode erhaltene Blutdruck, gemessen am gleichseitigen Oberarm, 130 mm Hg war. Ein anderes Mal fanden sie nach der blutigen Methode den Wert 121 mm Hg und nach der unblutigen Methode 130 mm Hg. In einem dritten Fall fanden sie in der Brachialis der einen Seite blutig 109 mm Hg und unblutig am Oberarm der anderen Seite 116—118 mm Hg.

DEHON, DUBUS und HEITZ haben auch den Blutdruck gleichzeitig blutig und unblutig bestimmt. Sie fanden den Blutdruck nach der blutigen Methode zwischen 10—28 mm Hg niedriger als nach der unblutigen Methode (nach RIVA-ROCCI).

Wir finden also, daß, den erwähnten Untersuchungen nach, die unblutige Methode zwischen 9—28 mm Hg zu hohe Werte gibt.

3. Die Normalwerte des systolischen arteriellen Blutdruckes.

Ich habe im vorhergehenden erwähnt, daß gewisse von den Faktoren, welche auf den ermessenen arteriellen Blutdruck einwirken, als konstant betrachtet werden können. So verhält es sich z. B. mit dem Faktor des Widerstandes in der Apparatur. Andere Faktoren dagegen wechseln von einem Individuum zum anderen. So kann z. B. die Armdicke bei einem Individuum von der eines anderen bedeutend differieren, und zwar in so hohem Grade, daß sie bei einer erwachsenen korpulenten Person um ein Vielfaches größer ist als z. B. bei einem neugeborenen Kind. Bei einem kleinen Kind wird darum der komprimierte Teil der A. brachialis bedeutend größer als bei einem Individuum mit einem dicken Arm. Die Folge davon ist, daß bei einem Kind ein größerer Teil vom Druck des Blutes in der A. brachialis verbraucht wird, um das Manschettenhindernis zu überwinden, als bei einem Erwachsenen. Schon zufolge dieser Ursache muß der gemessene Druck bei Kindern kleiner, bei Erwachsenen höher werden.

a) Tagesvariationen.

Die verschiedenen vegetativen Funktionen sind so eingestellt, daß sie sich den Ansprüchen anpassen, die im gegebenen Falle an sie gestellt werden. So verhält es sich mit der Sekretion der verschiedenen Drüsen, z. B. der Speicheldrüsen, der Magensaftdrüsen usw.; so verhält es sich z. B. mit der Kohlensäurespannung im Blute, die während der Nacht bedeutend ansteigt (STRAUB). In derselben Weise ändert sich die Temperaturregulierung, so daß die Temperatur während des Schlafes sinkt.

Daß dasselbe Verhalten auch für den arteriellen Blutdruck gilt, kann nicht wundernehmen.

Die erwähnten Tatsachen zu konstatieren, fiel nicht schwer. Auch die Zweckmäßigkeit dieser von der Natur getroffenen Einrichtung ist leicht zu zeigen. Aber den Mechanismus zu erklären, die biologischen Vorgänge zu erklären, die als auslösende Momente in diesem fein eingestellten Mechanismus dienen, das ist schwieriger.

Die Aufgabe des ganzen Zirkulationssystems ist es, die Gewebe mit Nährstoffen verschiedener Art zu versehen und das verbrauchte Material abzuführen. Zieht man diese Aufgabe des Zirkulationssystems in Betracht, so findet man, wie TIGERSTEDT hervorhebt, daß sie erst durch das Capillarsystem ausgeführt wird. Das Herz ist die treibende Kraft, Arterien und Venen sind die Leitungsröhren. Von vornherein ist man deshalb geneigt, anzunehmen, daß der feinst abgewogene Mechanismus im Zirkulationssystem im Dienste der Capillaren, in der Peripherie liegen muß.

Durch die Forschungen der letzten Jahre auf dem Gebiete des Capillarsystems (KROGH und seine Mitarbeiter, OTFRIED MÜLLER mit seinen Schülern, HOOKER, DALE mit seinen Schülern, HAGEN, KYLIN u. a.) haben wir auch hinreichende Kenntnisse über dieses System erworben, um zu verstehen, wie kompliziert und schwerlöslich die Probleme sind, die mit den Capillaren zusammenhängen. Aber wir sind keineswegs zur Klarheit über die Frage gekommen, wie die Capillaren reguliert werden, um unter allen wechselnden Lebensverhältnissen den Bedarf der Gewebe an verschiedenen Nährstoffen zu befriedigen, um den ganzen Umsatzvorgang der Gewebe sichern zu können. Gewiß ist indes, daß peripher im Gefäßsystem eine weitgehend dezentralisierte Selbststeuerung vorhanden ist. Verlangt der Stoffwechsel im Gewebe auf einem kleinen Gebiet, z. B. in einem arbeitenden Muskel oder z. B. bei einer kleinen infizierten Hautläsion vermehrte Blutzufuhr, so eröffnet sich dem Blutstrom eine weit größere Zahl von Capillaren als im normalen Zustande der Ruhe. Durch welche physiologische und chemische Vorgänge diese Reaktionen zustande kommen, darüber sind wir uns heute nicht im klaren.

Bei gewissen peripheren lokalen Reizungen kann man gleichzeitig mit einer deutlichen Capillarwirkung auch eine Kontraktion der Arterioli erhalten (KROGH u. a.). Auch das Entgegengesetzte dürfte gültig sein. Man muß annehmen, daß bei gewissen peripheren Einwirkungen eine entgegengesetzte Reaktion ausgelöst wird, und eine Dilatation der Arterioli zustande kommt. Auf diese Weise entstehen, so muß man annehmen, ständige lokale Druckvariationen in den peripheren Gefäßbahnen. Auch in den Capillaren selbst variiert der Druck auf diese Weise von einem Augenblick zum anderen. Hier wird die Druckveränderung sicherlich durch die abwechselnde Kontraktion und Dilatation hervorgerufen, deren die Capillaren fähig sind. Der capillare Kompressionsdruck kann deshalb, wie GÖBEL und KYLIN gezeigt haben, wechseln. Diese Variationen sind unter normalen Verhältnissen und in der Ruhe kaum je größer als 40 mm H_2O. Unter pathologischen Ver-

hältnissen dagegen können diese Druckschwankungen vielfach größer
werden.

Bei verschiedenen Ansprüchen an die Blutzufuhr von seiten der
Gewebe, muß man sich also vorstellen, machen sich verschiedene Druckverhältnisse in den peripheren Gefäßbahnen geltend. Man muß annehmen, daß unter verschiedenen physiologischen Verhältnissen infolge
dieser Variationen des peripheren Widerstandes auch verschiedene
Druckverhältnisse in den einzelnen peripheren Organen entstehen.
Durch das Zusammenwirken verschiedener peripherer Teile muß auf
diese Weise eine Summationswirkung mit physiologischer Blutdruckwirkung zustande kommen.

Wie früher erwähnt worden ist, wird der Blutdruck wie andere
vegetative Funktionen von cerebralen Zentren reguliert. Bei den
niedrigsten, den einzelligen Tieren, werden die biochemischen Vorgänge
direkt durch die Elektrolyteneinstellung vermittelt. Bei den höheren
Tieren dagegen mit ihrem bedeutend komplizierteren Bau mußte das
Nervensystem dazwischentreten, um Reizungen zu vermitteln und zu
übertragen, die geeignet sind, die verschiedenen lebensnotwendigen
Funktionen aufrechtzuerhalten. Wie besonders KRAUS, ZONDEK u. a.
gezeigt haben, besteht indes die Bedeutung der Elektrolyte für die
Einstellung der biochemischen Vorgänge in der Zelle und für die Ver-
mittlung der neurogenen Reizung fort.

Neben den biochemischen peripheren, blutdruckändernden Vorgängen erhält bei den höheren Tieren die neurogene Regulation eine
außerordentliche Bedeutung.

Nach dem hier zur Beleuchtung der Kompliziertheit der Verhältnisse bei der Blutdruckregulation Gesagten, versteht man, daß wir
diesen komplizierten Mechanismus nicht erklären können. Wir müssen
uns bis auf weiteres damit begnügen, zu erfahren, wie groß die Blutdruckvariationen unter normalen Verhältnissen sind.

Es ist oben hervorgehoben worden, daß infolge der Mangelhaftigkeit
der Methodik, z. B. durch die variierende Armdicke, die erhaltenen
Blutdruckwerte eines Individuums nicht mit denen eines anderen ohne
weiteres vergleichbar sind. Wenn es sich darum handelt, die Tagesvariationen des arteriellen Blutdruckes kennenzulernen, ist es notwendig, nur Werte zu vergleichen, die unter verschiedenen Verhältnissen beim selben Individuum erhalten wurden.

Es ist allgemein bekannt, daß der Blutdruck bei einem bestimmten
Individuum unter dem Einfluß physischer und psychischer Einwirkungen wechselt. Eine körperliche Anstrengung kann den Blutdruck
um 25—50—75 mm Hg erhöhen. Ebenso kann eine psychische Anstrengung, selbst eine so geringe, wie z. B. die Ausführung einiger kleiner
Kopfrechnungen (ARRAK), den Blutdruck erhöhen.

Aber auch bei einem zu Bette liegenden Individuum, das sich in
größtmöglicher Ruhe befindet, variieren die fraglichen Druckwerte
(KÜLBS, BRUSH und FAYERWEATHER, KYLIN u. a.). Die Variationen
folgen demselben Gesetz wie die Temperaturvariationen. Während des
Schlafes sinkt der Blutdruck, um 1—2 Stunden nach dem Einschlafen

die tiefsten Werte zu erreichen (MÜLLER, BLUME, KATSCH und PONS-
DORF, KYLIN u. a.). Diese niedrigsten Werte liegen zwischen 85 bis
100 mm Hg. Später während des Schlafes beginnt der Blutdruck wieder
zu steigen, so daß er des Morgens beträchtlich über den niedrigsten
Schlafwerten liegt. Beim zu Bette liegenden, blutdruckgesunden Individuum steigt er im Laufe des Tages weiter an und ist des Abends 5 bis
10 bis 15 mm Hg höher als des Morgens. Auch Säuglinge zeigen dieses
Verhalten (TRUMPP).

Tagesschwankungen des diastolischen Blutdruckes sind sehr gering
oder fehlen beinahe vollständig.

Auch durch die Nahrungsaufnahme wird der Blutdruck während des
Tages beeinflußt. Nach KATZENSTEIN und WEYSSE und LUTZ steigt der
systolische Blutdruck nach einer Mahlzeit beinahe um 10 mm Hg. Der diastolische Blutdruck soll nach JANEWAY diese Steigerung nicht mitmachen.

b) Die Altersschwankungen des systolischen Blutdruckes.

Der Blutdruck des neugeborenen Kindes beträgt nach BELARDS
Untersuchungen während des Schlafes 55—80 mm und im wachen Zustande 80—90 mm Hg.
Während der Jahre des
Wachsens steigt dieser
Druck langsam mit zu-
nehmendem Alter, um
bei völlig erwachsenen
Menschen zwischen
90—140—150 mm Hg
zu liegen.

Nach JUDSON und
NICHOLSON, FABER
und JAMES ist die Stei-
gerung des Blutdruckes
während des Alters von
3—10 Jahren ungefähr
geradlinig. Während
der Pubertätsjahre da-
gegen tritt eine deut-
liche Steigerung ein,
die später zum Teil
durch einen Abfall
kompensiert wird. So

Alter Jahre	Maximaler Blutdruck; mm Hg			Zahl der Individuen
	Maximum	Minimum	Mittel	
7—9	96	72	87	12
10	129	79	100	10
11	120	82	102	16
12	124	86	103	39
13	126	84	107	39
14	126	90	109	31
15	133	94	114	27
16	142	89	111	28
17	138	100	112	21
18	132	95	112	12
19	140	103	121	11
22	142	92	116	58
23	141	100	116	46
24	152	95	117	56
25	142	95	122	20
26—30	142	110	121	21
31—40	170	99	121	21
41—45	180	102	134	5
61—70	175	130	155	3
71—80	248	142	199	7
81—91	190	140	169	4

fand ALVAREZ bei Männern im Alter von 16 Jahren einen Mittelwert
des Blutdruckes von 127 mm Hg, bei Männern im Alter von 30 Jahren
dagegen nur 118 mm Hg. Bei Frauen waren die entsprechenden Zahlen
118 bei 16 Jahren und 111 bei 24 Jahren.

Dieser Befund wird indessen durch die Untersuchung von TA-
VASTSTJÄRNA nicht bestätigt.

TAVASTSTJÄRNA hat bei Menschen im Alter von 7—91 Jahren
vorstehende Werte für den systolischen Druck festgestellt.

Nach SCHEEL[1] ist der mittlere maximale Druck bei Individuen im Alter von 3—5 Jahren 76, von 6—10 Jahren 91 (Knaben) bzw. 82 (Mädchen), von 11—15 Jahren 105 (Knaben) bzw. 100 (Mädchen), von 16—20 Jahren 110 (Knaben) bzw. 100 mm Hg (Mädchen) usw. Bei erwachsenen Männern im Alter von 21—60 Jahren variierte der Maximaldruck bei den einzelnen Dekaden zwischen 106 und 112 mm; bei Frauen war die gleiche Variation 105—108. Als Durchschnitt des mittleren Maximaldruckes im Alter von 61—70, 71—80 und 81 bis 90 Jahren findet SCHEEL für Männer 114, 120 und 135, für Frauen 105, 127 und 135 mm Hg.

Gelegentlich einer zu anderem Zwecke vorgenommenen Untersuchung von 300 jungen Wehrpflichtigen zwischen 20—25 Jahren habe ich nebenstehende Werte für den systolischen arteriellen Blutdruck festgestellt.

Blutdruck	Anzahl
unter 130	228
130—139	71
140—149	6
150 und höher	5

Zu bemerken ist, daß bei dieser Untersuchung die Messung des Blutdruckes bei liegender Stellung der zu untersuchenden Wehrpflichtigen erfolgt ist. Sie hatten unmittelbar vor der Untersuchung mindestens 15 Minuten hindurch stille gestanden oder gesessen.

Alter	Männer		Frauen	
	Zahl	Druck mm Hg	Zahl	Druck mm Hg
50—60	49	141	24	142
61—70	44	150	24	151
>71	24	146	27	165

Nach dem Alter von 40—50 Jahren sollen die Blutdruckwerte weiter steigen. Laut WIKNER gelten nebenstehende Mittelwerte für das Alter von mehr als 50 Jahren.

WILDT untersuchte 250 Individuen von über 60 Jahren und fand folgende Ziffern:

Alter Jahre	Maximal. Blutdruck mm Hg Mittel	Prozent der Fälle mit einem höh. Druck als 150 mm Hg	Prozent der Fälle mit einem höh. Druck als 200 mm Hg
60—64	137	38	2
65—69	143	49	3
70—74	148	44	6
75—79	152	37	7
80—84	148	38	12
85—89	162	64	14

Aus diesen Untersuchungen geht hervor, daß der Blutdruck nach Erreichung des 50. Lebensjahres mit zunehmendem Alter steigt. Hiergegen sagt MÜLLER, daß ,,das Alter als solches bei den Alten keine Erhöhung des Blutdruckes bewirkt, und daß die für die Jungen aufgestellten Normalwerte auch für die Alten Gültigkeit haben.''

Er stützt sich in dieser seiner Auffassung auf vergleichende Untersuchungen über den Blutdruck während des Schlafes und im wachen

---

[1] SCHEEL: Der klinische Blutdruck, S. 95. Kristiania 1912.

Zustande. Der normale Schlafwert liegt seiner Ansicht nach für Männer unter 100 mm Hg und für Frauen unter 95 mm Hg. Bei Alten (über 46 Jahre) war der Nachtdruck oft erhöht, in 15 Fällen aber von 37 war der Nachtdruck normal, und dies gibt ihm Veranlassung zu dem angeführten Schlußsatz. Bei näherer Untersuchung seiner Ziffern stellt man folgendes fest: Das Untersuchungsmaterial umfaßt 58 ältere Patienten. Von diesen hatten 21 einen Blutdruck von über 141 und wurden sofort als Hypertoniker abgerechnet. Von den übrigen 37 hatten 13 eine leichte und 9 eine größere Erhöhung der Schlafwerte. Auch diese 22 wurden daher als Hypertoniker weggelassen. Demnach verbleiben von 58 Untersuchten nur 15 als normal, während 43 als Hypertoniker angesehen werden.

c) Normale Grenzwerte.

Will man sich schließlich nach dem oben Gesagten eine Auffassung über die physiologischen Grenzwerte für den systolischen arteriellen Blutdruck bilden, so ist man vor eine außerordentlich schwere Aufgabe gestellt. Die normalen Werte sind so großen Schwankungen unterworfen, daß man zu der Behauptung verleitet würde, es gäbe keine an und für sich normalen Blutdruckwerte. Was für den einen normal ist, ist für den anderen pathologisch. Ein Blutdruckwert, der für einen bestimmten Menschen um 12 Uhr mittags normal sein würde, ist für ihn pathologisch, wenn er um 12 Uhr nachts bestimmt würde. Ein Wert, der bei einem Individuum gelegentlich eines zufälligen poliklinischen Besuches bestimmt und dabei als normal festgestellt worden ist, würde für den fraglichen Menschen eine erhebliche Blutdrucksteigerung bedeuten, wenn er in einem Krankenhause nach einigen Tagen Bettruhe gemessen würde.

Die Blutdruckbestimmung stellt also eine Methode dar, die, wenn sie wirklichen Nutzen geben soll, mit der allergrößten Sachkenntnis gehandhabt werden muß. Sie sollte auch nur zusammen mit anderen Untersuchungen vorgenommen und im Zusammenhang mit den dabei erhaltenen Befunden, sowie am besten erst dann beurteilt werden, nachdem mehrere Messungen an verschiedenen Tagen und zu verschiedenen Tageszeiten erfolgt sind. Einzelne Blutdruckmessungen berechtigen nicht zu irgendwelchen Schlußfolgerungen, es sei denn, daß die erhaltenen Werte außergewöhnlich hoch sind (mindestens über 160—170 mm Hg). Auch dann geben sie nur die Aufklärung, daß der brachiale Kompressionsdruck gelegentlich der Messung abnorm hoch war (was nicht mit absoluter Sicherheit bedeutet, daß eine Hypertoniekrankheit vorliegt).

Trotz dieser Bedenken, die gegen die Methodik der Blutdruckbestimmung erhoben werden müssen, können wir sie bei unseren klinischen Untersuchungen nicht entbehren. Die gewonnene Erfahrung hat uns gelehrt, daß — wenn wir auch nicht wissen, was wir messen — die abgelesenen Ziffern uns doch Aufklärungen geben, die zur Beurteilung gewisser Krankheiten wertvoll sind. Bei Glomerulonephritis z. B. ist die Blutdrucksteigerung unter anderem ein wichtiger Befund, und bei der sog. Schrumpfniere ist sie oftmals und lange Zeit hindurch das einzige Symptom einer ziemlich ernsten Störung in den Funktionen des menschlichen Organismus.

Es ergibt sich daher trotz aller Schwierigkeiten die Notwendigkeit, gewisse Grenzwerte aufzustellen, die bei unserem praktischen Handeln als normal betrachtet werden können, vorausgesetzt, daß die Messung des Blutdruckes unter gewissen sichernden Vorsichtigkeitsmaßregeln vorgenommen worden ist. Zu solchen zählen: 1. die Messung darf nicht unmittelbar nach einer Mahlzeit erfolgen; 2. desgl. nicht nach körperlichen und 3. seelischen Anstrengungen; 4. der Patient soll möglichst liegen (oder eventuell sitzen), während die Untersuchung vor sich geht; 5. man soll daran denken, daß die Abendwerte höher sind als die Morgenwerte, und 6. daß Nervosität an und für sich die Werte bedeutend erhöhen kann.

Bei Personen von weniger als 40 Jahren dürften die normalen unter den oben aufgeführten Vorsichtsmaßregeln bestimmten Blutdruckwerte ungefähr zwischen 100—130—135 mm Hg liegen. Doch darf man aus zufälligen höheren Werten von beispielsweise 140—145 mm Hg nicht sicher auf krankhafte Zustände schließen, besonders nicht, wenn es sich um Personen mit weichteilsstarken Armen handelt. Bei Personen von über 40 Jahren sollen die Grenzwerte auf ungefähr 145—150 mm Hg erhöht werden, doch darf etwas höheren Werten nicht zu große Bedeutung beigelegt werden.

Es ist indessen von größter Wichtigkeit dessen eingedenk zu sein, daß sich innerhalb dieser als normal bezeichneten Grenzwerte erhebliche Blutdrucksteigerungen verbergen können. Wenn ein Individuum normalerweise unter ruhigen Verhältnissen einen Abendblutdruck von 100 mm Hg hat, wird ein Wert von 130, z. B. während einer akuten Glomerulonephritis, für dieses zu einer bedeutenden Drucksteigerung. Es ist daher von allergrößter Bedeutung, zu entscheiden, was für den einzelnen Patienten normal ist. Dies kann man nicht ohne wiederholte Messungen an verschiedenen Tagen und zu verschiedenen Tageszeiten beurteilen (siehe auch „Tagesvariationen bei Hypertonie“).

4. Der diastolische Druck.

Es ist im vorhergehenden bemerkt worden, daß wir nicht wissen, wo in der Gefäßbahn der gemessene systolische arterielle Druck vorhanden ist. Ich habe auch hervorgehoben, daß wir mit dieser Methode nur gewisse Vergleichswerte erhalten, die als solche wohl Berechtigung haben, aber außerordentlich ungenau und abhängig von unberechenbaren Fehlerquellen sind. Eine grob empirische Methode also, die leider der strengen wissenschaftlichen Grundlage entbehrt. Diese Beurteilung gilt indessen in noch höherem Grade vom sog. diastolischen Druck.

Der diastolische Blutdruck wird durch Bestimmung des Manschettendruckes gemessen, der notwendig ist, um einen gewissen Stenosenlaut aus der A. brachialis hervorzurufen. Es liegen jedoch nicht die geringsten Beweise dafür vor, daß der auf diese Art gemessene Druck in einigermaßen genauen Verhältnis zum Druck des Blutes in der A. brachialis während der Diastole steht oder diesem Druck entspricht. Ich muß mich daher, ohne hier auf theoretische Spekulationen mich einlassen zu wollen, Geigel anschließen, der bemerkt, daß er dieser Methodik keinen Wert beilegen kann.

Auch der Berechnung von Durchschnittsdruck und Amplitüde kann ich keine klinische Bedeutung bei Hypertoniezuständen beimessen. Diese meine Auffassung gründet sich teils auf dieselben theoretischen Unterlagen, die früher von Sahli, O. Müller u. a. beigebracht worden sind, ferner aber auch auf langjährige klinische Erfahrung. Es hat sich nämlich gezeigt, daß Amplitüde und Durchschnittsdruck auch bei dauernder Bettlägerigkeit und beim gleichen Individuum außerordentlich großen normalen Schwankungen unterworfen sind. Dies geht aus folgendem von mir beobachteten Beispiel hervor: Ein 55 Jahre alter Mann, der, abgesehen von 1906 zugezogener Lues, immer gesund gewesen war. 1906—1909 mit Hg behandelt. Wurde am 17. IV. wegen frischer Thrombosis cerebri in das Seraphimerlazarett eingeliefert. Bei Einlieferung systolischer Blutdruck 200 mm Hg. Vom 8. V. bis zum 11. V. wurde der Blutdruck morgens und abends gemessen. Die Zeiten für die Messungen waren 8 Uhr vormittags und 5—5,30 Uhr nachmittags. Die Mahlzeiten wurden sofort nach der Blutdruckbestimmung eingenommen. Patient war ständig bettlägerig. Eine Änderung im Herzstatus des Patienten hat nicht festgestellt werden können.

Folgende Ziffern[1] sind festgestellt worden.

Datum	Vormittag	Nachmittag
1. V.	$\frac{170}{95} = 132 < 75\ (57\%)$	$\frac{190}{90} = 140 < 100\ (71\%)$
8. V.	$\frac{175}{90} = 132 < 85\ (64\%)$	$\frac{165}{75} = 120 < 90\ (75\%)$
9. V.	$\frac{145}{90} = 117 < 55\ (47\%)$	$\frac{170}{95} = 132 < 75\ (57\%)$
10. V.	$\frac{145}{95} = 120 < 50\ (41\%)$	$\frac{160}{90} = 125 < 70\ (56\%)$
11. V.	$\frac{160}{85} = 122 < 75\ (61\%)$	$\frac{190}{90} = 140 < 100\ (71\%)$

Wir sehen also, daß sowohl Amplitüde wie Durchschnittsdruck außerordentlich großen Schwankungen unterworfen waren. So ist die Amplitüde geringst 50 und höchst 100 und die prozentuelle Amplitüde geringst 41% und höchst 71% gewesen.

Ich will daher schließlich bestimmt davor warnen, solche Berechnungen bei Hypertoniezuständen anzuwenden. Sie sind nur geeignet, unsere Auffassung auf irrige Wege zu leiten. Bezeichnend genug sind auch die Vorkämpfer für diese komplizierten Berechnungsmethoden

---

[1] Die Ziffern bedeuten

$$\frac{\text{Syst. Druck}}{\text{Diast. Druck}} = \text{Durchschnittsdruck} < \text{Ampl. } (\%\ \text{Ampl.}).$$

Theoretiker und Stubengelehrte gewesen, die moderner klinischer Tätigkeit am Krankenbett fernstehen, während die Männer der praktischen Internmedizin, wie Sahli, Müller, Geigel u. a., bestimmt davon Abstand genommen haben.

B. Der Capillardruck.

Während die Messung des arteriellen Blutdruckes besonders durch Gärtner, v. Basch, Riva-Rocci, v. Recklinghausen u. a. zu einer allgemein angewandten klinischen Methode ausgebildet worden ist, hat die Messung des Blutdruckes in den Capillaren in technischer Beziehung erheblich größere Schwierigkeiten ergeben. Schon früher wurden Versuche gemacht, diesen Druck zu messen (v. Kries, 1875), doch sind die technischen Schwierigkeiten erst während der letzten Jahre überwunden worden. Die Bedeutung des Studiums des Capillarsystems, sowie die mit seiner Physiologie und Pathologie zusammenhängenden Verhältnisse sind hingegen schon früher klar erkannt worden. So bemerkt z. B. Tigerstedt, daß, da die Arterien und Venen nur Rohrleitungen für das Blut zwischen Herz und Capillaren sind, diese letzteren „den Knotenpunkt des Gefäßsystems" darstellen.

Die Versuche, den Druck des Blutes in den Capillaren zu messen, sind, wie die arterielle und venöse Blutdruckmessung, zwei verschiedenen Richtlinien gefolgt. Teils hat man nämlich versucht, diesen Druck unmittelbar auf blutigem Wege durch Punktion zu bestimmen, teils hat man den Druck festzustellen versucht, der notwendig ist, um das Gefäß zu kompromieren.

1. Die unblutige Methode.

Als erster versuchte der Deutsche v. Kries (1875) den Druck in den Capillaren zu messen. Seine Methode ging darauf hinaus, den geringsten Druck zu finden, der notwendig ist, um ein sichtbares Erbleichen auf der Haut festzustellen. Er sah selbst ein, daß dieser Druck dem Druck des Blutes in den Capillaren nicht entsprach. Da er indessen mit den damaligen technischen Hilfsmitteln dem Ziele nicht näherkommen konnte, begnügte er sich mit dem erwähnten technischen Verfahren. Der von v. Kries angewandte Apparat bestand aus einer kleinen Glasscheibe mit dazugehöriger Vorrichtung für Belastung mit verschiedenen Gewichten.

Auf dieselbe oder ähnliche Weise haben den Capillardruck zu messen versucht Nathansson, v. Basch, Rotermund, v. Recklinghausen, Basler, Landerer, Goldmann, Krauss u. a. Mehrere verschiedene Apparate mit mehr oder weniger vollendeter Technik sind für diesen Zweck konstruiert worden. Da indessen diese Technik, die auf dem Grundsatze beruht, den für das Erbleichen der Haut notwendigen Druck zu messen, infolge der mangelnden Genauigkeit der Methode völlig beiseitegeschoben worden ist, glaube ich von einer eingehenderen Behandlung derselben absehen zu können.

Im Jahre 1878 versuchten Roy und Brown unter dem Mikroskop sichtbare Capillaren in der Schwimmhaut des Frosches zu komprimieren.

Der Apparat, dessen sie sich hierzu bedienten, bestand aus einer kleinen durchsichtigen Kammer, über deren untere Öffnung eine dünne, durchsichtige Membran gespannt war. Diese durchsichtige Kammer stand mit einem Wassermanometer und einer Luftpumpe in Verbindung. Die Schwimmhaut des Frosches wurde zwischen einer Glasplatte und der oben erwähnten durchsichtigen Membran placiert. Die Kammer wurde auf ein Mikroskop gesetzt, und unter durchfallendem Licht wurde das Mikroskop für die Capillaren eingestellt. Unter Beobachtung der Capillaren wurde langsam Luft in die luftdichte Kammer gepumpt. Die Membran übte dadurch einen Druck auf die Capillaren aus, die bei einer gewissen Druckhöhe komprimiert wurden. Dieser Druck wurde unmittelbar auf dem Wassermanometer abgelesen.

Diese Technik, deren Anwendung zu diesem Zeitpunkt für Capillardruckmessung beim Menschen nicht möglich war, ist später das grundsätzliche Vorbild für moderne Capillardruckmessung geworden.

Durch LOMBARDS aufsehenerregende Entdeckung 1912, daß auf der menschlichen Haut die Capillaren unter dem Mikroskop bei auffallender Beleuchtung sichtbar seien, wenn nur ein Tropfen Öl auf die Haut gebracht würde, wurde die Anwendung dieser erwähnten Roy- und Brownschen Technik zur Messung des capillaren Kompressionsdruckes auch beim Menschen möglich. Die Grundprinzipien waren nun gegeben, nämlich 1. durch das Mikroskop bei auffallendem Licht die Capillaren zu betrachten und 2. durch eine durchsichtige Membran einen Druck gegen die Capillaren auszuüben. Für die Messung des Capillardruckes ist die Roy- und Brownsche Kammer in verschiedenen Abänderungen angewandt worden.

Als erster versuchte LOMBARD selbst auf diesem genannten Wege vorwärts zu kommen (1912), und nach ihm eine Anzahl anderer Forscher. Verschiedene Apparate sind für diesen Zweck konstruiert worden von KRAUSS (1914), KYLIN (1918 und 1920), HOOKER und DANZER (1920), BASLER (1919), LIEBESNY (1923), VIGEVANI (1923). Der einzige der Apparate, der allgemeinere Verbreitung gefunden hat, ist der von KYLIN konstruierte.

a) KYLINS Capillardruckapparat.

Dieser Apparat[1] — s. Abb. 1 — besteht teils aus einer luftdicht geschlossenen Zelle (der Capillardruckkammer) und teils aus einem

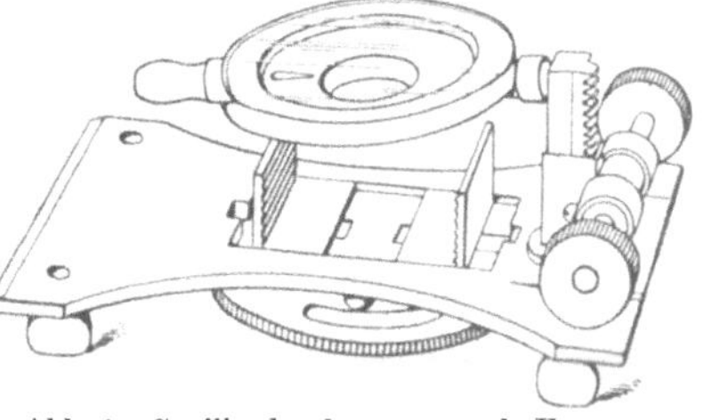

Abb. 1. Capillardruckmesser nach KYLIN.

Stativ. Die Capillardruckkammer ruht durch einen mittels Schraubanordnung heb- und senkbaren Pfeiler auf dem Stativ. Die Kammer ist ungefähr 5 mm hoch, ihre Wände sind aus Metall. Das Dach besteht aus Glas, und der Boden wird von einer lichtdurchlässigen tierischen Membran (dünner Goldschlägerhaut) gebildet, die mit Hilfe eines

---

[1] Ist bei Kirurgiska Instrumentfabriks AB. Stockholm zu erhalten.

Metallringes leicht fixiert wird. Vor dem Gebrauch wird diese Haut auf beiden Seiten eingeölt, wodurch sie vollständig durchsichtig wird. Auf der Innenseite wird das Öl leicht mit Hilfe einer feinspitzigen Spritze angebracht, die durch eine für den Anschluß an den Manometer bestimmte Olive geführt wird. Die Kammer ist in dem obenerwähnten Pfeiler beweglich befestigt und wird hierdurch in der Horizontalebene bewegbar.

Auf dem Stativ ist eine Vorrichtung zum Festhalten des Fingers angebracht.

Als Manometer wird immer ein Wassermanometer benutzt.

Dieser Apparat ist leicht zu handhaben, er kann auf jedem Mikroskop verwandt und außerordentlich leicht mitgeführt werden. Prof. STRAUB sagt von ihm in „ABDERHALDENS Handbuch", er sei „außerordentlich handlich", und Dozent SECHER bezeichnet ihn als „im Gebrauch schnell und leicht handzuhaben". Prof. ROMINGER sagt, daß diese Capillardruckmessungstechnik „von ESKIL KYLIN in sehr handliche Form für den klinischen Gebrauch gebracht ist".

b) Die Technik der Bestimmung des Capillardruckes.

Der Capillardruckapparat wird auf dem Objekttisch eines Mikroskops eingestellt. Eine Lampe mit starkem Licht wird so angeordnet, daß die Lichtstrahlen durch Glasdach und Bodenmembran fallen, um die für die Messung bestimmte Hautstelle beleuchten zu können. An die Kammer wird ein mit Pumpvorrichtung versehenes Manometer angekoppelt.

Der Druck wird an den Capillaren gemessen, die in der Nähe des Nagelfalzes eines Fingers liegen. Die langen, am weitesten nach dem Nagel zu befindlichen Capillaren liegen indessen in der Regel auf einer tieferen Fläche als die anderen und eignen sich nicht für die Messung.

Nachdem der für die Bestimmung in Frage kommende Finger in der Nähe des Nagelfalzes eingeölt und an dem Stativ festgemacht worden ist, wird die Capillardruckkammer so weit gesenkt, daß die erwähnte Membran die Fingerhaut berührt, ohne daß die Metallfassung gegen den Finger drückt (Bem.: Die Membran darf nicht zu straff gespannt sein!) Die Kammer wird durch Drehung in der Horizontalebene so eingestellt, daß die Membran parallel mit der Fingerhaut liegt. Da der Finger von einer Seite zur anderen und oftmals gewissermaßen proximal-distal gewölbt ist, so berührt die Membran die Haut oftmals nur auf einer kleinen (zuweilen nur quadratmillimetergroßen) Fläche. Dort also wird die Bestimmung des Druckes erfolgen.

Das Mikroskop wird für die Capillaren eingestellt. Man sieht diese in der Regel ebensogut wie bei gewöhnlicher Capillaroskopie. Bei dieser Druckbestimmung muß man sich mit einer schwachen Vergrößerung, Obj. I—II, Okular II, begnügen, um die gesamte Hautfläche, wo Fingerhaut und Membran einander berühren, im Gesichtsfeld zu haben. Man weiß ja von vornherein nicht, welche Stelle der Fingerhaut am höchsten liegt, oder wo die Capillaren zuerst verschwinden werden. Es erscheint zweckmäßig, zunächst eine Probemessung mit schwacher Vergrößerung (Obj. I) auszuführen, um zu sehen, an welcher Stelle die Capillaren zuerst verschwinden, und dann den Druck auf dieser Hautstelle genauer zu bestimmen.

Wird Luft in die Capillardruckkammer hineingepumpt — was von einem Helfer, der gleichzeitig das Manometer zu beobachten hat, besorgt werden soll —, so sieht man bei einem gewissen Druck, wie die Capillaren an einer kleinen Stelle (zuweilen auch an einigen getrennten Stellen) komprimiert werden und verschwinden. Dieser Augenblick wird angegeben, wobei der Helfer sofort den Manometerdruck abliest. Pumpt man mehr Luft hinein, so vergrößert sich der bleiche capillarleere Fleck immer mehr.

Nun fragt es sich: Welcher Druck soll jetzt als „Capillardruck" betrachtet werden? Ja, es soll nur der Druck sein, der knapp und genau benötigt wird, um die am höchsten oben an der Membran anliegenden Capillaren zu komprimieren; also diejenigen, die zuerst und auf einmal verschwinden. In der Regel sieht man 5—6 Capillaren zuerst und gleichzeitig verschwinden. Das Verschwinden einer einzelnen Capillare entscheidend sein zu lassen, ist nicht angebracht, da sich die Capillaren normalerweise selbständig komprimieren und verschwinden können. In diesem Falle sieht man indessen nur einzelne Capillaren verschwinden.

Der Capillardruck wird zweckmäßig 2—3 mal hintereinander bestimmt, worauf der Durchschnittsdruck dieser drei Messungen als „Capillardruck" angegeben wird. Der Unterschied zwischen den Einzelablesungen sollte bei Gesunden immerhin 15—30 (—40) mm H_2O nicht übersteigen. Bei Kranken können die abgelesenen Werte mehr differieren (siehe S. 181—184). Diesen so bestimmten Druck will ich den capillaren Kompressionsdruck nach KYLINS Methode nennen. Wie wir sehen, wird nämlich der Name Capillardruck für so viele verschiedene Druckwerte angewandt, daß man niemals weiß, was damit gemeint wird.

c) Fehlerquellen.

Man kann oftmals bei der Capillardruckbestimmung beobachten, daß eine Capillare bei einem gewissen Druck, z. B. 120 mm H_2O, komprimiert wird und verschwindet, während eine andere unmittelbar daneben befindliche erst bei einem Druckwert von 150 mm H_2O oder höher verschwindet. Wir verstehen, daß dies vorkommen kann, wenn wir bedenken, daß die verschiedenen Capillaren verschieden tief in der Haut liegen.

Ein anderer Umstand, der anfangs Schwierigkeiten bereiten kann, ist der, daß die Haut gerade dort, wo die Messung vorgenommen wird, faltig sein kann. Man kann in solchem Falle feststellen, daß gewisse Capillaren (und zwar die, die in einer Hautfalte liegen) erst bei außerordentlich hohen Werten komprimiert werden. Ja, versucht man z. B. den Druck auf den dem Nagel am nächsten liegenden Capillaren zu messen, die, wie gesagt, tiefer, gewissermaßen in einem Graben zwischen zwei Dämmen liegen, so wird man finden, daß die Capillaren nie verschwinden. Die Membran drückt nur gegen die Wände, sie wird aber nie gegen die tief im Graben liegenden Capillaren Druck ausüben.

2*

Zuweilen kann man auch eine Capillare verschwinden, aber scheinbar bei gesenkter Schraube wiederkommen sehen. Diese zuerst von ÖHNEL beobachtete Erscheinung tritt nur ein, wenn die Capillaren winkelrecht gegen die Haut, dagegen nie, wenn sie mehr horizontal laufen. Ich habe diese Beobachtung auch selbst in einigen wenigen Fällen gemacht. In einigen Fällen kann ich mit Sicherheit behaupten, daß nicht die gleiche, sondern eine in der Nähe befindliche Capillare bei gesenkter Schraube aufgetreten ist. Wir wissen ja, daß in jeder Hautpapille 2—3 Capillaren nach oben gegen die Hautaußenfläche zu verlaufen. Wenn die Capillare, die am höchsten hinaufgeht, komprimiert wird und verschwindet, so kann man dann auf einer niedrigeren Fläche eine tieferliegende wiederfinden. Es ist auch möglich, daß man zuerst den am weitesten nach außen liegenden Teil einer Capillare komprimiert und bei gesenkter Schraube den tieferliegenden, nicht blutleeren Teil derselben Capillare wiederfindet. Es ist klar, daß zur Kompression dieser tiefergelegenen Capillaren ein höherer Druck notwendig ist, da zu dieser Kompression das darüberliegende Gewebe komprimiert werden muß. Verlaufen die Capillaren mehr horizontal oder schief in der Haut, kann man niemals bei gesenkter Schraube die Capillaren wiederfinden. Eben darin finde ich einen sicheren Beweis dafür, daß die Capillaren wirklich komprimiert sind.

Ein grober Kardinalfehler ist es, wenn man seine Beobachtung nur auf eine bestimmte Capillare einstellt und dann den Druck für deren Kompression mißt. Aus dem Vorhergesagten geht zur Genüge hervor, daß man nicht von vornherein weiß, ob eine bestimmte Capillare nach außen zu oder tief liegt, ob sie sich auf einer kleinen Erhebung der Haut oder in einer Vertiefung befindet. Versucht man auf diese Art den Druck in willkürlich gewählten Capillaren zu messen, so kann man recht große Unterschiede finden und versucht werden, es mit FREUDENTHAL als unmöglich anzusehen, daß ein einigermaßen fester Wert für den capillaren Kompressionsdruck gefunden werden könne.

Die wechselnden Werte, die LOMBARD für die Kompression verschiedener Hautgefäße festgestellt hat, weisen auch bestimmt in diese Richtung.

Noch eine Fehlerquelle könnte man im Vorkommen von Ödem erwarten, wie z. B. BERGMARK und KLERCKER aus rein theoretischen Gründen ohne irgendwelche Untersuchungen oder Messungen vermutet haben. Schon vor zehn Jahren habe ich mich indessen davon überzeugt, daß das Ödem an sich keinen Einfluß auf den capillaren Kompressionsdruck nach KYLINS Methode ausübt. Bei nephrotischem Ödem z. B. ist dieser Wert normal.

2. Die blutige Methode.

Wie man bei der arteriellen und venösen Blutdruckbestimmung den Blutdruck gemessen hat, indem man unmittelbar in das Gefäß eine Kanüle einführte, die mit einem Manometer in Verbindung stand, suchte man auf diese Weise den Druck in den kleinsten Hautgefäßen zu messen. Es ergab sich indessen die Schwierigkeit, eine Kanüle in die Capillaren einzuführen. KRAUSS versuchte die Schwierigkeiten zu umgehen, indem er statt dessen den Druck maß, unter welchem das Blut aus einer kleinen Hautwunde hervorrinnt. Hierfür wurde ein besonderer Apparat konstruiert. Das Prinzip war, einen mit einer kleinen Wunde versehenen Finger einem meßbaren Druck von einer gewissen Flüssigkeit auszusetzen. Diese Flüssigkeit wurde mit Hirudin versetzt, das die Kongulation des Blutes verhindert. Er maß den Druck, der notwendig war, um eben noch die Blutung zu verhindern, mit zwischen 50—240 mm H_2O.

KRAUSS selbst war sich jedoch bereits im klaren darüber, daß diese Werte nicht gleichbedeutend zu sein brauchten mit dem Druck des Blutes in den Capillaren. Beim Lädieren der Haut mit einem spitzen Gegenstand konnten leicht an der Oberfläche verlaufende Arterien oder Venen geöffnet werden, und der bestimmte Wert stellte dann den Druck in den kleinen Hautarterien oder Venen dar.

Während des allerletzten Jahres sind die technischen Schwierigkeiten für blutige Capillardruckmessung in KROGHS Institut in Kopenhagen durch CARRIER und REHBERG gelöst worden, denen es gelungen ist, die Capillaren in der menschlichen Haut unmittelbar oberhalb des Nagelfalzes zu punktieren und auf diese Weise den Druck direkt zu messen. Ihre Technik ist folgende gewesen: kleine 4 mm dicke Glasröhren sind über einer Gasflamme zu feinen Kanülen mit einer Spitze von 0,01—0,02 mm Durchmesser ausgezogen worden. Die Glasröhren sind mit physiologischer Kochsalzlösung gefüllt worden, welche unter einen direkt auf einem angeschlossenen Manometer ablesbaren gewünschten Druck gesetzt wurde. Während die Capillaren bei gewöhnlicher Capillaroskopie beobachtet wurden, ist eine gewisse Capillare punktiert worden. War der Druck in der Kanüle höher als der Druck in der Capillare, so strömte die Flüssigkeit in die Capillare hinein. War im Gegenteil der Druck des Blutes in der Capillare höher als der Druck in der Kanüle, so strömte das Blut in die Kanüle hinein. Im letzterwähnten Falle gerann indessen das Blut bald in der Kanülenspitze, und für die Bestimmung des Druckwertes wurde eine neue Punktion notwendig. Durch wiederholte Punktionen stellten sie schließlich den Druck fest, bei welchem das Blut eben noch nicht in die Glasspitze hineinströmte. Wenn der Druck in Capillare und Glasspitze gleich waren, sahen sie das Blut gleichsam in der letzteren pulsieren.

Die Technik, die von hochentwickelter Geschicklichkeit und intensiver geduldiger Detailarbeit zeugt (davon, daß sie durchführbar ist, habe ich mich selbst überzeugt), führte zu außerordentlich interessanten Ergebnissen. Die Forscher fanden nämlich, daß, wenn die Capillare, in der der Druck gemessen wurde (die Messung erfolgte an Capillaren in der Nähe des Nagelfalzes. Durch Heben und Senken der Hand konnten sie ungleiche Niveauverhältnisse der untersuchten Capillare im Verhältnis zum Herzen erhalten), sich oberhalb der Herzhöhe befand, der Druck zwischen 45—75 mm H_2O betrug. Wurde die Hand unter diese Lage gesenkt, so daß sie ungefähr 5—7 cm unterhalb des Schlüsselbeines lag, so stieg der Capillardruck im Verhältnis zur Senkung.

3. Kritik der verschiedenen Methoden für die Bestimmung des Blutdruckes in den Capillaren.

Die verschiedenen Methoden, die zur Messung des Blutdruckes in den Capillaren angewandt worden sind, können, wie aus vorstehendem hervorgeht, in drei verschiedene Gruppen zusammengefaßt werden, nämlich in zwei ungleiche Gruppen der unblutigen und in eine solche der blutigen Methode. Es waren folgende Methoden: 1. Messung des Druckes, der notwendig war, um ein Erbleichen der Haut hervorzurufen, 2. Messung des zum Komprimieren der im Mikroskop sichtbaren Capillaren erforderlichen Druckes, 3. die blutige Methode der direkten Messung des Blutdruckes in den Capillaren.

Diese verschiedenen Methoden sind mit gewissen prinzipiellen Fehlern behaftet, die man notwendigerweise bei der Beurteilung der gewonnenen Resultate beachten muß.

1. Wie schon v. KRIES bemerkte, gab es keine Beweise dafür, daß das erste Erbleichen der Haut dem Druck des Blutes in den Capillaren entsprach. Später haben auch mehrere andere Forscher, die sich der erwähnten Methode Nr. 2 bedient haben, feststellen können, daß das erste Erbleichen der Haut der Kompression der Capillaren nicht entspreche (KRAUSS, KYLIN, LIEBESNY).

Es zeigte sich auch, daß es sehr schwer war, durch Bestimmung des ersten Erbleichens der Haut einheitliche Werte zu erhalten. v. KRIES. selbst erhielt Werte von 37,7 mm Hg. BASLER stellte solche von 7 bis 8 mm Hg fest. Andere Forscher gewannen Werte, die zwischen diesen beiden extremen Werten lagen. Teilweise dürften diese abweichenden Werte auf die Anwendung verschiedenartiger Apparate zurückzuführen sein, mit denen es mehr oder minder schwierig war, ein Erbleichen festzustellen. Zum Teil dürften jedoch andere subjektiv bedingte Momente diese Abweichungen hervorgerufen haben. So finden wir, daß BASLER mit seinem sog. Ochrometer Werte von ungefähr 7—8 mm Hg gemessen hat, während z. B. LANDERER mit dem gleichen Apparat solche von 17—25 mm Hg festgestellt hat.

Die Tatsache, daß die gefundenen Werte in außerordentlich hohem Grade schwankten, spricht schon an und für sich dafür, daß die Methode mangelhaft war. Das Messen des ersten Erbleichens der Haut oder eventuell das Messen eines anderen Grades des Erbleichens bedeutet ja nur eine Abschätzung einer gewissen Farbennuance. Diese Abschätzung muß von der Fähigkeit des Untersuchenden, Farbennuancen aufzufassen, abhängig sein, was ja auch am besten aus den außerordentlich schwankenden Werten hervorgeht, die mit dieser Methode gewonnen worden sind. Alle Versuche, auf diesem Wege zu einer klinischen sog. Capillardruckmessung zu gelangen, sind deshalb auch aufgegeben worden.

2. Dadurch, daß man unter Kontrolle seines Auges unmittelbar den Druck maß, der zur Kompression einer sichtbaren Capillare notwendig ist, erhielt man ein objektives Verfahren zur Bestimmung eines gewissen Druckwertes. Bei der Messung des Druckes nach diesem Prinzip und unter Anwendung jetzt konstruierter Apparate ergeben sich

gewisse Schwierigkeiten. Wenn z. B. mit meinem Capillardruckapparat ein Druck der Membran gegen die Haut ausgeübt wird, wird der Druck auf verschiedene Capillaren ungleich hart wirken. Nicht alle Capillaren liegen in der gleichen Lage in der Haut, sondern einige höher, andere tiefer. Die Haut ist ferner nicht völlig glatt, sondern sie wird von kleinen feinen Fältchen durchkreuzt. Die Capillaren, die auf dem Grunde eines Fältchens liegen, werden nicht dem gleichen Druck ausgesetzt werden wie die, welche sich auf der Spitze einer zwischen den Falten belegenen Erhöhung befinden. Ferner möge man bedenken, daß die Haut an der Stelle des Nagelfalzes, wo der Druck gemessen wird, sowohl von einer Seite zur anderen wie auch oft distal-proximal gewölbt ist. Diese Umstände im Verein bewirken, daß sich zwischen den im Gesichtsfeld sichtbaren Capillaren ein nicht unwesentlicher Höhenunterschied vorfinden kann. Wenn diese nun dem Druck ausgesetzt werden, verschwinden sie daher nicht alle gleichzeitig, sondern das eine zuerst, das andere später, je nachdem der Druck erhöht wird. Ein Teil Capillaren im Gesichtsfeld kann also bei einem Druckwert von z. B. 90, ein anderer Teil bei 150, wieder andere bei z. B. 300 mm H_2O zur Kompression gelangen, blutleer werden und verschwinden. Oft kann man auch beobachten, daß einzelne Capillaren überhaupt nicht verschwinden, nicht einmal bei sehr hohen Werten. Besonders gilt dies den Capillaren in der kleinen Furche am Nagelfalz, den Limbuscapillaren selbst. Verschiedene Capillaren, die unmittelbar beieinanderliegen, können ganz verschiedenartige Kompressionswerte aufweisen. Es dürften auch diese Umstände gewesen sein, die z. B. FREUDENTHAL zu der Auffassung gebracht haben, daß es nicht möglich sei, einen gewissen Normalwert für die Kompression der Capillaren zu finden.

Machen wir uns indessen klar, was wir bei der Messung des Capillardruckes nach diesem Verfahren bezwecken! Was wir feststellen wollen, ist gerade der Druck, der knapp und genau notwendig ist, um die äußersten, am leichtesten komprimierbaren Hautcapillaren zu komprimieren, bei deren Kompression der geringstmögliche Druck auf die Überwindung der Haut draufgeht. Die übrigen tiefer belegenen Capillaren können bei dieser Druckmessung nicht ausschlaggebend sein. Ich bin daher der Ansicht, daß der capillare Kompressionsdruck bei dem Druckwert angegeben werden soll, der knapp und genau benötigt wird, um die Capillaren zusammenzupressen, die am zeitigsten und bei dem geringsten Druck verschwinden. Verfährt man auf diese Art, so erhält man Werte, die, obwohl sie natürlich nicht gleich sind mit dem Druck des Blutes in den Capillaren, doch für klinischen Gebrauch von Mensch zu Mensch anwendbare Vergleichswerte darstellen. Diesen Druckwert möchte ich den capillaren Kompressionsdruck nach KYLINS Methode nennen, um auf diese Weise den viel angewandten Namen Capillardruck zu vermeiden.

3. Die sicherste Methode, den Druck des Blutes in den Capillaren zu bestimmen, ist natürlich die von CARRIER und REHBERG durchgeführte Methode, die Capillaren direkt zu punktieren und auf diese

Weise den Druck zu messen. Es ist indessen keineswegs sicher, daß der auf diese Art bestimmte Druck dem Druck des Blutes in den Capillaren unter normalen Verhältnissen entsprechen wird. Die Voraussetzung dafür, daß dies der Fall sein würde, ist, daß bei der Punktion wirklich der Seitendruck in der Capillare gemessen wird. Um diesen Seitendruck zu messen, muß der Blutstrom durch die Capillare ungehindert hindurchfließen können. Bei Punktion mit der Kanülenstärke, welche der erwähnte Verfasser angegeben hat, wird indessen nach meiner eigenen Erfahrung die Capillare so gut wie völlig von der Kanüle ausgefüllt werden, und der Blutstrom kann nicht durch diese Capillare geleitet werden. Die Capillare wird daher als Seitenrohr für die nächst höher belegene kleine Arterie dienen müssen, in welcher der Druck wahrscheinlich gemessen werden wird. Die von CARRIER und REHBERG gefundenen Werte, welche, wie bereits erwähnt, zwischen 45—75 mm H_2O lagen, dürften also den Wert des Blutdruckes in den kleinsten Arterioli darstellen.

Wo in der Gefäßbahn wird der Druck bestimmt?

Es wäre von größter Bedeutung, klarzustellen, wo in der Gefäßbahn der Druck vorhanden ist, der dem Druck für die Kompression der Capillaren entspricht. Natürlich muß der Druck, der die Kompression eines Gefäßes hervorruft, den Druck übersteigen, der sich tatsächlich in diesem Gefäß befindet. Werden die Capillaren komprimiert, so muß der Druck, der der Kompression entspricht, größer sein als der Druck des Blutes in den Capillaren. In einer Capillarschlinge muß der Druck an der Mündungsstelle in die Vene geringer sein als an der Übergangsstelle zwischen Capillare und Arterie. Wird die ganze Schlinge dem gleichen Druck ausgesetzt, so wird natürlich erst der an die Vene grenzende Teil der Capillaren komprimiert werden. Bei dieser Kompression wird das Blut nach der Stelle herausgepreßt, wo sich der geringste Widerstand findet, also nach der Vene zu. Wird der Druck erhöht, so muß das übrige Blut in der Capillare nach den Arterien zu herausgetrieben werden, da der Abfluß nach den Venen zu schon verschlossen ist. Hierbei muß indessen der Druck des Blutes in der Arterie überwunden werden. Der gemessene Druck wird also davon abhängig sein, wie viele Capillaren komprimiert werden, und der gemessene Druck entspricht dem Druck, der wahrscheinlich in der Arterie vorhanden ist, die dicht über derjenigen liegt, welche das komprimierte Capillargebiet versieht.

Diese kleine theoretische Spekulation entspricht jedoch nicht völlig den Verhältnissen in der Haut. Die Capillarschlingen gehen, wie SPALTEHOLTZ gezeigt hat, nicht parallel mit der Oberfläche der Haut, sondern sie kommen von den tieferliegenden kleinen Arterien nach der Haut zu herauf, um wieder als venöse Capillarschlinge zu den kleinen Venen in die Tiefe zu gehen. Der Druck bei der Capillardruckbestimmung mit meinem Apparat wird daher nicht nach dem einfachen von mir skizzierten Schema wirken. Die ganze Capillarschlinge wird wahrscheinlich nicht dem gleichen Druck ausgesetzt, da die Capillaren z. T.

tiefer, z. T. mehr an der Oberfläche liegen. Theoretisch können wir daher nicht bestimmen, in welchem Gefäßabschnitt der Druck gemessen wird, der der Kompression der Capillaren entspricht.

4. Vom wirklichen Druck des Blutes in den Capillaren.

Wir stellen also fest, daß es nach wie vor nicht möglich gewesen ist, den capillaren Blutdruck einwandfrei zu messen. Was wir bisher bestimmt haben, sind trotz der geringen Ziffern von CARRIER und REHBERG nach wie vor Werte, die höher sind als der Druck des Blutes in den Capillaren. Dieser Druck muß bei Ziffern liegen, die niedriger sind als wir es bisher geahnt haben.

Vergleicht man diese Ziffern mit den Feststellungen über den Wert des Venendruckes in der Vena mediana cubiti, so muß man über diese geringen Werte des Blutdruckes in den Capillaren erstaunt sein. Der Venendruck ist bekanntlich auf zwischen 40—80 mm H_2O bestimmt worden. Der Venendruck würde also gleich hoch oder höher sein als der Capillardruck, was von vornherein unvereinbar ist mit unserer alten Auffassung vom Herzen als der einzigen treibenden Kraft für den Blutstrom. Durch die Forschung der letzten Jahre ist indessen genügend bewiesen worden, daß die Capillaren selbst helfen, das Blut durch peristaltische Wellen vorwärts zu pressen (HOOKER, MAGNUS, PARRISIUS, HASEBROEK, KYLIN, HISINGER-JÄGERSKIÖLD u. a.). Die gleiche, das Blut vorwärtstreibende Kraft besitzen auch die Venen (HESS). Diese neuen Forschungsergebnisse, die für das Verständnis der Dynamik des Kreislaufsystems von allergrößter Bedeutung sind, können womöglich diese paradoxen Ziffern erklären.

Untersuchungen von KLINGMÜLLER haben ergeben, daß bei Fällen mit erhöhtem Venendruck der „Capillardruck" (nach KYLINS Methode) oft niedriger ist als der Venendruck. Dieser Befund spricht auch für die Auffassung, daß die peripheren Gefäße eine gewisse hämodynamische Kraft besitzen.

5. Die physiologischen Werte für den capillaren Kompressionsdruck nach KYLINS Methode.

Wir haben im vorhergehenden gesehen, daß keine der bisher zur Messung des Blutdruckes in den Capillaren angewandten Methoden uns diesen Druckwert wirklich genau hat bestimmen lassen. Vermittels der verschiedenartigen Verfahren ist der Druck in verschiedenen uns unbekannten Gefäßabschnitten mit mehr oder weniger großer Genauigkeit gemessen worden. Die gewonnenen Ziffernwerte haben daher Werte eines gewissen, an einer nicht bekannten Stelle in der Gefäßbahn belegenen Druckes dargestellt. Das Verfahren stimmt in dieser Beziehung mit der arteriellen Blutdruckuntersuchung überein. Wir wissen auch bei jener nicht, wo in der Gefäßbahn der Druck gemessen wird, aber mittels des üblichen Verfahrens bei arterieller Blutdruckmessung erhalten wir doch Kenntnis von einem gewissen Kompressionswert, der, mit erheblichen Fehlerquellen behaftet, doch Vergleichswerte von klinischer Anwendbarkeit und Bedeutung darstellt.

Durch die von mir angegebene Methodik, unter Anwendung der Roy- und Brownschen Kammer und der Lombardschen Capillaroskopie den Druck zu messen, der knapp und genau notwendig ist, um die der Oberfläche am nächsten liegenden Hautcapillaren zu messen, haben wir eine Methode erhalten, die klinisch anwendbar ist und innerhalb gewisser Grenzen genaue Werte ergibt. Mein Apparat ist von einer Anzahl verschiedener Forscher angewendet worden. Die Versuche der folgenden sind veröffentlicht worden: SECHER, SCHÖNFELDER, GÖBEL, ROMINGER, RAJKA, MELDOLESI, GRZECHOWIAK, NEVERMANN, LJUNGDAL und AHLGREN, BECKMANN, BRITANISKY und WEISSMANN, MARTINI und PIERACH, GERARDINI und BRASI. Andere, wie STRAUB, C. MÜLLER, ASKENSTEDT, NICKAU u. a. haben mir persönlich brieflich ihre Erfahrungen mitgeteilt. Die von diesen Forschern gefundenen Normalwerte liegen sämtlich innerhalb der von mir angegebenen Grenzen, nämlich zwischen 80 und 200 mm H_2O. NEVERMANN nimmt indessen an, daß die normalen Werte bis 175 mm H_2O liegen. Werte über 175 sind nach ihm erhöhte.

Auch bei Kaninchen liegt der capillare Kompressionsdruck zwischen 100—200 mm H_2O. (BECKMANN).

In welchem Maße genau die gefundenen Druckwerte sind, nachdem die Technik einmal wohlvertraut ist, geht aus folgenden protokollierten Ablesungsreihen hervor, die gleichzeitig von SCHÖNFELDER (S) und mir selbst (K) aufgestellt worden sind.

1)

K		S	
a^1	b^1	a	b
115	120	105	100
105	100	120	130
		110	110
		105	100

2)

S		K	
a	b	a	b
120		120	130
115	115		120
110			110

3)

S		K	
a	b	a	b
105	100	115	120
105	100	130	150
110	110	110	110
105	100	130	150

4)

K		S	
a	b	a	b
105	100	105	100
		105	100
		110	110
		105	100
		115	120

5)

S		K	
a	b	a	b
120	130	105	100
115	120	105	100
125	140		

---

[1] a und b bedeuten neue Einstellungen des Apparates.

Dieselbe Genauigkeit in der Methodik geht aus den von Rominger veröffentlichten Tabellen über diesen capillaren Kompressionsdruck hervor. Seine Untersuchung umfaßt 80 Personen unter 16 Jahren in verschiedenen Altersklassen von Neugeborenen an. An jeder Person sind eine größere Anzahl — von 3—16 schwankend — Druckbestimmungen gemacht worden. Der Unterschied zwischen diesen Ablesungen hat 40 mm H_2O nie überschritten. Oftmals haben die Ablesungen bei sämtlichen Messungen genau dieselben Zahlen ergeben. Um dieses Verhältnis zu demonstrieren, werden in der folgenden Tabelle die Druckwerte der 20 ältesten von Rominger untersuchten Personen aufgenommen.

Fortlaufende Nr.	Protokoll-Nr.	Name	Alter Jahre	Arteriell.Blutdr. nach v. Recklinghausen in cm Wasser	Capillardruck in mm Wasser				
					Zahl der Einzelbestimmungen	Mindestwert	Mittelwert	Höchstwert	Unterschied d. Grenzwerte
61	60	Ulmer, Max	10	145	6	120	133	140	20
62	65	Kropper, August. .	11	155	4	100	100	100	0
63	81	Thoma, Anna . . .	11½	135	4	140	150	160	20
64	64	Ramelsbacher, Hed.	12	170	5	100	100	100	0
65	76	Wullschlegel, Anna .	12	175	3	100	113	120	20
66	73	Freund, Kurt . . .	12	180	3	140	140	140	0
67	45	Scherer, Margarete .	13	170	6	100	103	120	20
68	59	Bürklin, Berta. . .	13	165	5	100	108	120	20
69	69	Flaig, Alfons . . .	13	165	5	100	120	140	40
70	80	Thoma, Mathilde .	13	165	6	100	113	120	20
71	67	Fischer, Luise . . .	14	155	5	120	128	140	20
72	9	Schmidt, Klara . .	14	150	11	100	115	140	40
73	10	Kunz, Emma . . .	14	155	16	125	149	165	40
74	43	Moser, Hedwig . .	14	145	9	120	139	160	40
75	53	Schneider, Anna . .	14	170	4	100	105	120	20
		Erwachsene							
76	37	Hanser, Paula . . .	15	160	7	100	106	120	20
77	73	Bürkle, Else. . . .	15	150	6	80	93	100	20
78	51	Hönig, Anna . . .	15	175	5	100	104	120	20
79	85	Meyer, Bernhard. .	15½	160	5	120	128	140	20
80	86	Stolz, Heinrich . .	15½	165	6	130	138	140	10

Mit anderer Methodik als der meinigen sind andere Werte erhalten worden. So haben Hooker und Danzer bei Anwendung eines von ihnen konstruierten Apparates und mit einem anderen Prinzip für die Druckbestimmung Werte von zwischen 20 und 25 mm Hg gefunden. Die gleichen Werte haben mit demselben Apparat und demselben technischen Verfahren Boas und Frant festgestellt.

Stellt man die Werte für den sog. Capillardruck zusammen, die von verschiedenen Forschern und unter Anwendung verschiedener Methoden festgestellt worden sind, so findet man, daß sie in sehr hohem Grade schwanken, und zwar zwischen 45 mm H_2O und 75 mm Hg. Daß jedoch von Freudenthal und Liebesny aus diesen Unterschieden im sog. Capillardruck gefolgert wird, daß ein einigermaßen genau feststellbarer Druckwert in den Capillaren nicht vorhanden ist, ist nicht berechtigt. Die verschiedenen Methoden sind, indem sie sich verschiedener Kriterien für die Bestimmung des Druckwertes bedienten, in dem Maße voneinander abgewichen, daß sie nicht vergleichbar sind. Wird indessen ein klinisch anwendbarer und technisch vollendeter Apparat benutzt, so kann man feste Werte erhalten, die innerhalb engerer Grenzen variieren als bei irgendeiner anderen Methode zur Messung des Blutdruckes, sei es in den Arterien oder in den Venen. Es ist also keinem Zweifel unterworfen, daß man jetzt eine klinisch anwendbare Methode besitzt, um sich gewisse Vergleichswerte über den Blutdruck in einem gewissen Gefäßabschnitt in den kleinen Hautgefäßen zu verschaffen. Diese Werte können von Person zu Person verglichen werden und auf diese Weise über krankhafte Veränderung im Gefäßsystem an der Stelle der Haut aufklären, wo der Druck gemessen wird. Diese Werte ergeben indessen **kein genaues Maß über den Druck des Blutes in den Capillaren, der aller Wahrscheinlichkeit nach erheblich niedriger ist als die mit meiner Methodik erhaltenen Werte.**

Beim Vorkommen pathologischer Druckwerte muß man jedoch bei der Beurteilung der dadurch erhaltenen Angaben große Vorsicht beobachten. Ein erhöhter Druckwert gibt natürlich nur die Aufklärung, daß der Druckwert an dieser Stelle, wo gemessen wurde, erhöht war, aber er darf nicht zu Schlußfolgerungen über allgemeine Störungen im Gefäßsystem veranlassen. Örtliche Veränderungen in den Hautgefäßen, wie z. B. bei RAYNAUDS Krankheit, können Drucksteigerungen verursachen. Aber andererseits gibt es auch allgemeine diffuse Gefäßkrankheiten, die diffuse Drucksteigerungen in der Gefäßbahn mit Lokalisation auf den capillaren oder präcapillaren Gefäßabschnitt ergeben können.

6. Die Abhängigkeit des capillaren Kompressionsdruckes vom hydrostatischen Druck.

Schon v. KRIES wies darauf hin, daß der von ihm gemessene und Capillardruck genannte Druck von der Lage der Messungsstelle im Verhältnis zum Herzen abhängig sei. Der Druck wurde am Nagelfalz gemessen. Wurde die Hand oberhalb der Herzhöhe gehalten, so ergab sich ein geringerer Wert, als wenn die Hand unterhalb Herzhöhe gehalten wurde. Auf das gleiche Verhältnis habe ich selbst in meiner 1920 erschienenen, in schwedischer Sprache verfaßten ausführlichen Arbeit hingewiesen, worin ich auch bemerke, daß die Messung mit der Hand in Herzhöhe erfolgen soll, eine Lage, die sich ungefähr 7—17 cm unterhalb des Schlüsselbeins befindet.

CARRIER und REHBERG haben den Einfluß des hydrostatischen Druckes auf den Druck des Blutes in den Capillaren besonders studiert, wobei sie sich ihrer oben beschriebenen Technik bedient haben. Sie stellten fest, daß der Druck bei einer Lage der Hand oberhalb einer Fläche, die durch einen Punkt 7 cm unterhalb des Schlüsselbeins gezogen war, konstant war und zwischen 45—75 mm H_2O lag. Wurde die Hand unter diese Fläche gesenkt, so stieg der Druck mit dem hydrostatischen Druck. Ihre Ergebnisse kann ich auf Grund späterer Studien bestätigen, soweit es sich um nicht allzu erhebliche Senkungen der Hand unter die angegebene Fläche handelt. Bei einer Lage der Hand oberhalb dieser Fläche finde ich zwischen 80 bis 150 mm H_2O schwankende Werte für den capillaren Kompressionsdruck. Wird die Hand gesenkt, so steigt der Druck, wie aus nebenstehendem Versuchsprotokoll hervorgeht.

Wir finden also, daß bei erheblicher Senkung der Hand unterhalb Herzhöhe der hydrostatische Druck auf irgendeine Weise kompensiert wird. Wahrscheinlich dürfte die hämodynamische Kraft der Capillaren hier hineinspielen.

	Lage des Fingers unter dem Schlüsselbein in cm	Capillarer Kompressionsdruck in mm H_2O
Versuch I	3	120
	10	140
	18	210
	50	340
		u. nach einig. Min.
		250
Versuch II	0	95
	7	105
	15	170
	22	250
Versuch III	3	100
	10	120
	12	140
	40	360
		später 240

In diesem Zusammenhang dürfte zu bemerken sein, daß, wenn der hydrostatische Druck direkt unter allen Umständen zu dem Druck des Blutes in den Capillaren hinzuaddiert würde, dieser in den Capillaren vorhandene Blutdruck im Fuß bei aufrechter Stellung ganz enorme Ziffern erreichen würde, die natürlich bedeutende Störungen verursachen würden. Sicherlich liegen hier verwickelte dynamische Verhältnisse vor, deren eingehendes Studium sehr interessant, wenn auch sehr schwierig sein dürfte.

7. Die Tagesschwankungen des Capillardruckes.

Während der letzten Jahre haben die Tagesschwankungen des arteriellen Blutdruckes erhöhte Aufmerksamkeit auf sich gelenkt. Wir wissen nunmehr auch, daß dieser arterielle Blutdruck im Laufe des Tages gewisse typische Änderungen zeigt. Ähnliche Schwankungen des capillaren Kompressionsdruckes im Laufe des Tages habe ich nicht feststellen können. Während des Schlafes habe ich selbst solche Messungen nicht vorgenommen. ROMINGER, der 10 gesunde Kinder untersucht hat, um das eventuelle Vorkommen von Tagesschwankungen festzustellen, macht folgende Angaben:

„Bei den untersuchten 10 gesunden Kindern schwankt also nach diesen Feststellungen der im Verlauf einer Tagesperiode mehrfach zu verschiedenen Zeiten einige Tage hintereinander ermittelte Capillardruck recht gleichmäßig, nämlich um etwa 40—50 mm Wasser. Die

Prot.-Nr. 34. Schneider, Werner, 2 Jahre 9 Monate, gesund. Capillarschlingen l. Mittelfinger.

	Blutdruck in cm Wasser	Capillardruck in mm Wasser		Capillardruck im Mittel	
		(R.)	(a. W.)		
1. V. 1922	125	120 140 140	140 120	132	4 U. 15 Min., nüchtern
10. V. 1922	110	120 120	120 110	115	12 U. 30 Min., nach dem Mittagessen
„	105	80 100	100 100 80	92	4 U. 15 Min., nach dem Mittagsschlaf
„	100	120 120	120 120	120	6 U., lebhaft
11. V. 1922	110	120 120 140	120 120	124	9 U. 45 Min., nach dem Frühstück
„	95	100 100 120	100 120	108	11 U. 20 Min., 2 Stunden nüchtern
„	90	80 80 100	100 100 80 80	89	6 U., schläft
14. V. 1922	110	100 80	80 100	92	10 U., nach lebhafter Bewegung

Capillardruck im Mittel: 109 mm Wasser.

Niederster Einzelwert 80; höchster Einzelwert 140; Abweichung der Einzelbestimmung 20.

Schwankungsbreite der Einzelwerte 60.

Schwankungsbreite der Mittelwerte (43) rund 40 mm Wasser.

Schwankungen erfolgen stufenweise, schnell hintereinander. Ein Einfluß von Wachsein, Schlaf und Nahrungsaufnahme ist nicht deutlich; jedenfalls sind wir nicht imstande, die feineren Schwankungen des Capillardruckes innerhalb einer Tagesperiode zu ergründen.‘‘

ROMINGER hat in seiner Arbeit Messungsreihen von zweien seiner Fälle veröffentlicht, welche Reihen in vor- und nebenstehender Tabelle aufgenommen sind.

8. Die Altersschwankungen des Capillardruckes.

Es ist allgemein bekannt, daß der arterielle Blutdruck, der im Kindheitsalter zwischen 80—90 mm Hg liegt, mit zunehmendem Alter steigt, um bei alten Menschen normal 120—140—150 mm Hg zu liegen. Im Gegensatz hierzu zeigt es sich, daß der capillarische Kompressionsdruck das ganze Leben hindurch bei den gleichen Werten, 80—200 mm H_2O, liegt. Schon zur Zeit meiner ersten Veröffentlichungen (1919) hatte ich diesen Druck in den Altersstufen von 7—70 Jahren untersucht und die

Prot.-Nr. 57. Metzger, Anneliese, 6½ Monate alt, gesund. Capillarschlingen r. Mittelfinger.

	Blutdruck in cm Wasser	Capillardruck in mm Wasser		Capillardruck im Mittel	
		(R.)	(a. W.)		
8. VI. 1922	135	120 140 140	140 140 120	133	9 U., morgens 4 Stunden nüchtern
,,	105	140 140	140 140	140	9 U. 45 Min., nach kühlem Bad
10. VI. 1922	110	100 100 120	100 100	104	12 U. 45 Min., nach der Flasche
10. VI. 1922	105	100 100	100 100 100	100	4 U. 25 Min., nüchtern; lebhaft wach
,,	120	100 100 120	120 100 100	107	5 U., nach einer Breimahlzeit
11. VI. 1922	110	100 100	120	107	9 U. 30 Min., morgens nüchtern
,,	95	140 120 120	120 120	124	11 U. 30 Min., lebhaft
,,	115	80 100 100	100 100 80	93	5 U. 30 Min., schläft

Capillardruck im Mittel: 114 mm Wasser.
Niederster Einzelwert 80; höchster Einzelwert 140; Abweichung der Einzelbestimmung 20.
Schwankungsbreite der Einzelwerte 60.
Schwankungsbreite der Mittelwerte (47) rund 50 mm Wasser.

gleichen Normalwerte bei verschiedenen Altersstufen festgestellt. Später hat ROMINGER Kinder untersucht und die gleichen Zahlen für das Alter von 1 Monat bis zu 15 Jahren festgestellt.

Es ist also deutlich, daß der Druck des Blutes in den kleinsten Hautgefäßen das ganze Leben hindurch, vom zartesten Kindes- bis zum späten Greisenalter, physiologisch der gleiche ist. Hierin unterscheidet sich dieser Druck also vom arteriellen Blutdruck, womit die Unabhängigkeit des Capillardruckes vom arteriellen Druck dargetan wird.

II. Der Mechanismus der Blutdrucksteigerung.

A. Welche mechanische Faktoren können eine Blutdrucksteigerung hervorrufen?

Der Druck, den das Blut auf die Gefäßwände ausübt, wird durch Mitwirkung dreier verschiedener Faktoren hervorgerufen:

1. das Herz;   2. das Blut;   3. die Gefäße.

Wird einer von diesen Faktoren verändert, während die anderen konstant bleiben, muß die Folge eine Veränderung der Druckverhältnisse in der Blutbahn sein. Daß sowohl eine Steigerung als eine Senkung des Blutdruckes durch Einwirkung jedes von den erwähnten Faktoren verursacht werden kann, ist darum schon a priori klar.

1. Kann das Herz allein eine Blutdruckerhöhung verursachen?

Wir müssen festhalten, daß eine Blutdrucksteigerung sowohl physiologisch als pathologisch sein kann. Die physiologische zeitweilige Blutdrucksteigerung, die im Zusammenhang mit vermehrter Herzaktion entsteht, kann, wenigstens theoretisch, von dem Faktor vermehrter Herzarbeit allein verursacht worden sein. So fand z. B. KAUFFMANN, daß der Blutdruck bei zeitweiligem Herzklopfen steigen kann. In einem Falle erwähnt er eine solche Steigerung von 124—155 mm Hg.

Ob indessen eine pathologische Blutdrucksteigerung, entweder eine transitorische oder eine permanente, allein durch vermehrte Herztätigkeit entstehen kann, ist nicht klargestellt worden. Einigermaßen wird die Beantwortung dieser Frage damit zusammenhängen, was man unter dem Begriffe physiologische und pathologische Blutdrucksteigerung versteht. Der Übergang zwischen diesen Begriffen dürfte fließend sein. Wenn man die Blutdrucksteigerung, die KAUFFMANN in dem erwähnten Falle mit Herzklopfen fand, pathologisch nennt, muß die Frage bejahend beantwortet werden.

Indessen dürfte es nicht mit dem allgemeinen Sprachgebrauch übereinstimmen, eine solche zeitweilige Blutdrucksteigerung pathologisch zu nennen.

v. BERGMANN betont, daß wir bei der Aorteninsuffizienz ein klassisches Beispiel von allein durch vermehrte Herztätigkeit verursachter Blutdrucksteigerung haben. Er sagt folgendes: „Bei ihr freilich ist das Blutdruckverhalten ein besonderes, die Mechanik jenes Klappenfehlers bringt es mit sich, daß nur der Maximumdruck erhöht ist, der Minimumdruck erniedrigt. Jene große Blutdruckamplitude ist ja geradezu klassisches Symptom der Aortenklappeninsuffizienz, aber jedenfalls belehrt es uns darüber, daß das vergrößerte Schlagvolumen, wenn sonst die Kreislaufverhältnisse, also die Gefäßweite unverändert bleibt, zur Erhöhung des Maximumdruckes führt. Man kann theoretisch aussagen, daß, wenn die Blutquanten, die der linke Ventrikel herauswirft, größere sind als in der Norm, die Spannung der Gefäßwand ansteigt, also ein größeres Minutenvolumen, wenn der Zustand nicht vasomotorisch ausgeglichen wird, zur Blutdruckerhöhung führen muß."

Wir finden also: 1. daß es theoretisch möglich ist, eine Blutdrucksteigerung durch vermehrte Herzaktion zu erhalten, nämlich wenn die Verhältnisse der Gefäße nicht verändert werden; 2. daß wir bei der Aorteninsuffizienz einen Krankheitszustand gefunden haben, bei welchem dauernde Steigerung des maximalen Druckes konstatiert worden ist, und wo die Drucksteigerung wahrscheinlich durch das Herz hervorgerufen ist.

Die Frage ist nun, ob man auch bei einer anderen Hypertonieform die Grundursache der Blutdrucksteigerung in Vermehrung der Herzaktion finden kann. v. BERGMANN hält es nicht für unmöglich, daß es der Fall sein könne. Die Zeit wird lehren, ob seine Vermutung richtig ist.

2. Die Menge und Viscosität des Blutes als blutdrucksteigernde Faktoren.

Theoretisch gesehen muß eine Vermehrung der Blutmenge eine Steigerung des Blutdruckes hervorrufen, wenn die Blutbahn unverändert bleibt. Indessen zeigen zahlreiche Versuche von WORM-MÜLLER, COHNHEIM und LICHTHEIM, PAWLOW, PLESCH, BIERNACKI, MORITZ, daß Vermehrung der Blutmenge keine Blutdrucksteigerung (oder nur eine sehr unbedeutende) verursacht. Die Vermehrung der Blutmenge wurde also durch einen anderen blutdrucksenkenden Faktor kompensiert.

Bei den Experimenten stellte sich heraus, daß sich ein Teil des Blutes in den zentralen Venen, in der Leber usw. ansammelte. Außerdem fand man eine vermehrte Transsudation von Flüssigkeit in die Brust- und Bauchhöhle.

Auch die Viscosität des Blutes ist ein Faktor, der, theoretisch gesehen, auf die Verhältnisse des Blutdruckes einwirken kann. Je höher die Blutviscosität ist, desto höher sollte der Blutdruck sein.

Indessen findet sich keine Blutdrucksteigerung in den Zuständen vor, wo die Viscosität sehr erhöht ist, wie bei Leukämien und Polyglobulien. Dies zeigt, daß die Viscosität keine größere Rolle für die Entstehung der Blutdrucksteigerung spielt.

Eine Ausnahme von der obenerwähnten Regel macht die Geisböcksche Form von Polyglobulie, bei welcher Hypertonie vorhanden ist. Ob die Hypertonie in diesen Fällen die Folge der vermehrten Blutviscosität oder der vermehrten Blutmenge oder eines anderen Faktors ist, entzieht sich unserer Beurteilung. Indessen scheint es mir nicht undenkbar zu sein, daß in diesen einzelnen Fällen die Drucksteigerung wenigstens teilweise, eine Folge der vermehrten Blutmenge und der vermehrten Viscosität ist.

Nach TIGERSTEDT soll bei experimenteller Überfüllung der Blutbahnen die Viscosität eine gewisse Rolle für die Entstehung der Blutdrucksteigerung spielen. Die Drucksteigerung wird nämlich hochgradiger nach Infusion mit Blut als nach Infusion mit Ringers Lösung.

3. Die Bedeutung der Blutgefäße für die Blutdrucksteigerung.

a) Welches Gefäßgebiet ist für die Entstehung der Blutdrucksteigerung das bedeutungsvollste?

Wir haben im vorhergehenden betont, daß die Verhältnisse des Herzens und des Blutes nur ausnahmsweise von entscheidender Bedeutung für die Entstehung der Blutdrucksteigerung sein können. Die Entstehung einer solchen Drucksteigerung muß darum durch Veränderungen des Kontraktionszustandes der Blutbahn hervorgerufen sein.

Untersuchungen von JANSEN, TOMS und ACHELI haben gezeigt, daß eine Verdrängung des Blutes aus den Extremitäten für die Entstehung der Blutdrucksteigerung von geringem Belang ist. Sie umwickelten die beiden Beine und einen Arm mit Gummibinden und verdrängten so das Blut aus diesen Extremitäten. Der Blutdruck wurde vor und in diesem Versuch an dem freien Arm gemessen. Sie fanden eine Blutdrucksteigerung in einigen Fällen zwischen 5—10 mm Hg. In einigen Fällen fanden sie gar keine Blutdrucksteigerung.

Dieses Ergebnis stimmt mit dem überein, was dieselben Autoren bei Tierexperimenten fanden. Wurde eine periphere Strombahn versperrt, trat eine vorläufige und kurzdauernde Blutdrucksteigerung von 5—20% auf. Die Drucksteigerung wurde sehr schnell durch Erweiterung anderer Gefäßbahnen kompensiert. Wurde indessen ein Splanchnicusgefäß versperrt, folgte eine Blutdrucksteigerung von 25—30%. Diese Blutdrucksteigerung blieb bestehen. Wurde jetzt, nachdem ein Splanchnicusgefäß zuerst versperrt worden war, noch ein peripheres Stromgebiet, z. B. die Art. iliaca commun. versperrt, erhielt man noch eine weitere Blutdrucksteigerung von 15—20%, die auch konstant fortdauerte.

Aus diesen Experimenten geht also hervor, daß das Splanchnicusgebiet in erster Linie den Blutdruck durch Zusammenziehung und Erweiterung seiner Gefäße regelt. Diese Behauptung wird ferner dadurch bekräftigt, daß JANSEN, TOMS und ACHELI gefunden haben, daß eine Kältewirkung in der Form eines Kaltbades eine Blutdrucksteigerung von nur 8% hervorruft, während ein kalter Einlauf dagegen eine Blutdrucksteigerung von 22,5% verursacht. JANSEN, TOMS und ACHELI betonen auch, daß „hauptsächlich das Splanchnicusstromgebiet auch beim Menschen, genau wie beim Tier, der Regulator des Blutdrucks ist, und daß Verengerungen seines Lumens den ausschlaggebenden Einfluß auf die Drucksteigerung haben".

b) In welchem Gefäßabschnitt entsteht die Blutdrucksteigerung?

Wie aus dem oben Erwähnten hervorgeht, wird die pathologische Blutdrucksteigerung durch eine Verengerung der peripheren Strombahn hervorgerufen. Die Frage ist nun: Wo in der Strombahn entsteht diese Verengerung? In der Aorta, in den mittelgroßen Arterien, den kleinen Arterienverzweigungen, den Capillaren oder den Venen?

Was zuerst die Aorta betrifft, lehrt uns die allgemeine Erfahrung aus der pathologischen Anatomie, daß sogar eine hochgradige Aortenverkalkung vorhanden sein kann, ohne daß der Blutdruck im Leben erhöht war; und war in gewissen Fällen eine Blutdrucksteigerung vorhanden, war sie nur ganz unebedeutend.

Diese Tatsache stimmt auch mit den tierexperimentellen Untersuchungen von DE HEER überein. Er fand an decerebrierten Hunden, daß die Aorta erheblich verengert werden mußte, ehe eine zentrale Drucksteigerung entstand.

Auch betreffs der mittelgroßen Arterien gilt dasselbe, nämlich daß eine sogar erhebliche Verkalkung keine Blutdrucksteigerung verursacht. HASENFELD und HIRSCH fanden, daß nur ein verhältnismäßig kleiner Teil der Fälle mit unkomplizierter Arteriosklerose (also ohne Nierenveränderungen) eine Hypertrophie der linken Herzkammer zeigte. Dieselben Verfasser fanden auch, daß, wenn der linke Ventrikel bei Fällen von unkomplizierter Arteriosklerose hypertrophisch war, die Hypertrophie nur unbedeutend war. Beim Vorkommen dieser unbedeutenden Herzhypertrophie waren die Splanchnicusgefäße gewöhnlich stark arteriosklerotisch. Dieser Befund stimmt mit den röntgenologischen Untersuchungen LANGES wohl überein. LANGE fand bei Fällen von unkomplizierter Arteriosklerose keine oder äußerst unbedeutende Vergrößerung des röntgenologischen Herzschattens.

Alles in allem dürfte vollständige Einigkeit unter allen Forschern darüber herrschen, daß die großen und mittelgroßen Gefäße nicht das Gebiet der Gefäßverengerung sind, die die Blutdrucksteigerung hervorrufen.

Gehen wir zu den kleinsten Arterienverzweigungen über, so wissen wir, daß sie eben das Gebiet des großen Blutdruckabfalles sind. Wenn das Blut die Arterioli passiert hat, ist der Blutdruck so beträchtlich gesunken, daß in den Capillaren der Druck des Blutes nur wenige (etwa 3—5) mm Hg beträgt (CARRIER und REHBERG, KYLIN u. a). Diese Arterioli haben in ihren Wänden eine sehr kräftige glatte Muskulatur. Sie sind auch in besonders hohem Grade vasomotorischen Einflüssen unterworfen. Sie sind darum besonders gut ausgerüstet, um den Widerstand für den Blutstrom vermehren oder vermindern zu können. Durch Messungen des capillaren Kompressionsdruckes wissen wir, daß bei unkomplizierten Fällen essentieller Hypertonie der capillare Kompressionsdruck normal ist. Bei dieser Form von Blutdrucksteigerung sind also die drucksteigernden Faktoren ganz und gar nach einem Gefäßgebiet oberhalb des Capillarsystems verlegt.

Ganz anders ist das Verhältnis bei Fällen von akuter Glomerulonephritis. Bei dieser Krankheit ist auch der capillare Kompressionsdruck gesteigert, was zeigt, daß bei dieser Hypertonieform die blutdrucksteigernden Faktoren auch mehr distal gelegene Gefäßgebiete beteiligen als bei essentieller Hypertonie[1].

Gegen die Auffassung, daß diffuse Affektionen im Capillarsystem zur Entstehung einer Blutdrucksteigerung beitragen könnten (eine Auffassung, die ich schon vor zehn Jahren vertrat), haben sich eine große Anzahl Forscher ablehnend ausgesprochen (DURIG, GOLDSCHEIDER u. a.). In der allerletzten Zeit hat indessen kein geringerer als v. BERGMANN sich dieser von mir schon vor zehn Jahren ausgesprochenen Auffassung angeschlossen. Er schreibt in einer kürzlich in der Neuen deutschen Klinik publizierten Abhandlung über die Blutdruckkrankheiten folgendes (S. 111): „Wir möchten aber keinesfalls so weit gehen, der Verengerung in den Capillargebieten jeden Einfluß auf die Blutdruckerhöhung abzusprechen. Das Capillargebiet ist mindestens für eine Form der Blutdruckerhöhung doch maßgebend: Ich meine die Blutdrucksteigerung bei der akuten Glomerulonephritis." Und auf S. 112 schreibt v. BERGMANN weiter: „So möchten wir, indem wir die Blutdruck-

---

[1] Zu diesem Schluß ist auch HERZOG durch neue Untersuchungen gekommen.

erhöhung bei der akuten Nephritis vorwiegend auf das Capillarverhalten beziehen[1], diese von dem einheitlichen Funktionsverhalten der übrigen Hypertensionspatienten ausnehmen, und die Hypertonie bei der akuten Nephritis nicht zur Blutdruckkrankheit in dem hier entwickelten Sinne zählen."

So froh ich auch darüber bin, daß ein Forscher von der Autorität v. Bergmanns sich zu meiner weit früher ausgesprochenen Auffassung, daß Blutdrucksteigerung durch Einwirkung auf das Capillarsystem entstehen kann, angeschlossen hat, so muß ich doch als meine Meinung hervorheben, daß von Bergmann zu weit gegangen ist, wenn er die Blutdrucksteigerung bei der akuten Glomerulonephritis hauptsächlich den Capillaren in Rechnung stellt. Wie ich auch an anderen Stellen (vgl. S. 62—63) hervorgehoben habe, scheint mir nur ein kleiner Teil der Blutdrucksteigerung bei der akuten Glomerulonephritis auf der Capillaraffektion beruhen zu können. In den leichtesten Fällen könnte man möglicherweise vermuten, daß die Blutdrucksteigerung hauptsächlich im Capillarsystem entstehe. In den schwereren Fällen dagegen, wo die Blutdrucksteigerung bis auf 150—200 mm Hg oder eventuell darüber steigt, dürfte der größere Teil der Blutdrucksteigerung durch Arteriolenkontraktion verursacht sein. Zum Tragen einer solchen erheblichen Drucksteigerung scheinen die dünnwandigen Capillaren nicht gebaut zu sein. Die muskelreichen Arterioli dagegen dürften eben dazu geeignet sein.

Man möchte jedoch vermuten, daß die Capillaraffektion mittelbar in gewisser Hinsicht die Arterienzusammenziehung verursacht. Man dürfte nämlich berechtigt sein zu der Vermutung, daß der primäre Capillarschaden einen Axonreflex hervorruft, wodurch eine Arteriolenkontraktion entsteht. Bekannte physiologische Daten geben Anhaltspunkte für eine solche Annahme (s. S. 148—154).

c) Ist die Arteriolenverengerung organisch oder funktionell bedingt?

Daß die Ursache der Blutdrucksteigerung nicht in einer organisch bedingten, pathologisch-anatomisch faßlichen Verengerung der Gefäße liegen kann, wird am besten dadurch bewiesen, daß der Blutdruck bei der essentiellen Hypertonie sehr labil ist, wie Kylin zuerst in neuerer Zeit gezeigt hat und Fahrenkamp, C. Müller u. a. bestätigten. Ein Krankheitszustand, wo der Blutdruck bei einer Gelegenheit 200 mm Hg, bei einer anderen einige Stunden später 100 mm Hg betragen kann, kann nicht durch eine Verkalkung in den Adern bedingt sein. Die Blutdrucksteigerung muß in solchen Fällen von einer funktionellen Gefäßverengerung verursacht worden sein. Die alte Auffassung, die zuerst von Gull und Sutton aufgestellt worden ist und später von einer geringen Anzahl von Forschern, u. a. Müntzer, Klein angenommen worden ist, nämlich daß eine diffuse, organische Veränderung die Blutdrucksteigerung verursache, muß zurückgewiesen werden. Läge eine organische Gefäßverengerung der Blutdrucksteigerung zugrunde, möchte der Blutdruck nicht, wie C. Müller, Katsch,

---

[1] Vom Verfasser gesperrt.

PONSDORF, BLUME, KYLIN u. a. gezeigt haben, im Schlafe auf etwa dieselben Werte wie bei Gesunden herabsinken. Heutzutage sind auch fast alle Forscher darüber einig geworden, daß, wie JOHNSON früher angenommen hat, die Ursache der Blutdrucksteigerung zum größten Teil von funktionellen Gefäßverengerungen in den kleinen und kleinsten Gefäßen hervorgerufen wird.

Wenn wir nun die wesentliche Ursache der Blutdrucksteigerung als funktionell bedingt auffassen, scheint mir eine gewisse Gefahr zu liegen in der Erweiterung dieser Auffassung dahin, daß wir die Möglichkeit verneinen, daß Drucksteigerung infolge diffuser organischer Prozesse im Gefäßsystem entstehen kann. In diesem Zusammenhang denken wir nicht an Verkalkungen in den mittelgroßen oder den ein wenig kleineren Arterien. Daß solche Prozesse die Blutdrucksteigerung nicht erklären können, geht aus dem auf S. 35 Erwähnten hervor. Wir denken vielmehr an den Blutdrucksteigerungstypus, der bei der akuten Glomerulonephritis vorhanden ist. Bei dieser Krankheitsform haben wir das Vorkommen einer diffusen organischen Erkrankung des Capillarsystems angenommen (s. S. 35) und wir haben wegen des Verhaltens des Capillardruckes vermutet, daß die Drucksteigerung zum Teil von diesen Störungen in den Capillaren verursacht werden könne. Indessen halten wir es für zu weitgehend, wenn man wie v. BERGMANN meint, daß die Blutdrucksteigerung bei dieser Krankheit ausschließlich durch den Capillarschaden verursacht wird. Auch in diesen Fällen von Glomerulonephritis dürfte der größte Teil der Blutdrucksteigerung durch eine Arteriolenverengerung hervorgerufen werden.

B. Blutdrucksteigerung als Reflexvorgang.

Es ist allgemein bekannt, daß Schmerzempfindung reflektorisch eine Blutdruckerhöhung hervorruft. So findet man nach Reizung des N. femoralis, des Trigeminus usw. eine Steigerung des Blutdruckes. Besonders bekannt sind die spontane Blutdruckerhöhung bei tabischen Krisen, wobei der Blutdruck um 60 mm Hg oder mehr ansteigen kann. Bei Cholelithiasis fand CURSCHMANN dagegen nur geringe Erhöhung um etwa 10 mm Hg.

Dieser Schmerzreflex muß als ein Affektsymptom aufgefaßt werden. Der psychische Vorgang des Schmerzes scheint dabei das wesentliche zu sein (CURSCHMANN, MARTINI und GRAF). Wenn man die Haut im Bereich organisch bedingter analgetischer Bezirke reizt, kommt keine Blutdrucksteigerung zustande (CURSCHMANN, BING).

Auch durch gewisse andere periphere Reizungen, die an und für sich nicht schmerzhaft zu sein brauchen, kann eine Blutdruckerhöhung verursacht werden. So findet man nach Behinderung des Harnabflusses oft eine Steigerung des Blutdruckes. Schon COHNHEIM hat von einem 11 jährigen Knaben berichtet, bei dem er eine enorme Herzhypertrophie fand, als deren Ursache er eine Blutdrucksteigerung annahm. Die Blutdrucksteigerung, glaubt er, war durch einen großen Blasenstein, der beide Ureterenmündungen verlegt hatte, verursacht. Im Tierexperiment hat man auch nach Unterbindung der Ureteren Herzhypertrophie gefunden (BRAUN). Bekannt sind Fälle mit Abflußbehinderung des Harns durch Stenosen der Urethra (z. B. bei Prostatahypertrophie), bei denen man Blutdrucksteigerung findet. Beseitigt man die Störung des Harnabflusses z. B. durch Katheterisierung, so sinkt der Blutdruck oft beträchtlich, wie u. a. MONAKOW und MAYER gefunden haben. Nach FULL kann der hohe Blutdruck schon innerhalb von Minuten nach Ausschaltung des Abflußhindernisses sinken. FULL faßt die Blutdrucksteigerung in solchen Fällen als reflektorisch bedingt auf, eine Auffassung, der ich gern zustimme. Wahrscheinlich entsteht dieser Reflex besonders leicht bei gefäßübererregbaren Individuen. Bei Gesunden kann man durch Füllung der Blase eine solche Blutdrucksteigerung nicht regelmäßig hervorrufen.

Auch Reizungen der Nierenbecken können reflektorisch Blutdrucksteigerung hervorrufen. (HARTWICH u. a.)

Auch bei Asthmaanfall findet man im allgemeinen eine Erhöhung des Blutdruckes, worauf besonders KERPPOLA hinwies. Ob diese Erhöhung durch Schmerzreiz oder auf andere Weise hervorgerufen ist, ist nicht klargestellt. Es ist möglich, daß eine Überladung des Blutes mit CO_2 durch Reizung des vasomotorischen Zentrums die Blutdruckerhöhung in diesen Fällen hervorruft. (Siehe auch die Untersuchungen von RAAB, S. 64.)

FREY hat die Entstehungsbedingungen einer Blutdrucksteigerung nach intraarterieller Injektion von verschiedenen Stoffen untersucht. Er fand dabei, daß schon im Bereich physiologischer Konzentration gewisse physiologische Stoffe (Milchsäure, Harnstoff, Kohlensäure u. a. m.) eine Blutdrucksteigerung hervorrufen könnten. Er nahm darum an, daß die pathologische Blutdrucksteigerung durch einen von den Arterien aus hervorgerufenen Reflex entstehen könnte (Reflexhypertonie nach FREY).

Im Zusammenhang mit seiner großen Monographie über die Nierenkrankheiten legt VOLHARD eine neue Theorie über die Entstehung der Blutdrucksteigerung vor. Seine Theorie ist der oben erwähnten Theorie von FREY sehr ähnlich. VOLHARD ist der Ansicht, daß die Ursache der Hypertonie ein diffuser Gefäßspasmus ist, der durch eine nervöse Reizung der peripheren Gefäße hervorgerufen wird. Bei verschiedenen Krankheitszuständen sollte dieser Gefäßspasmus verschiedene Gefäßabschnitte affizieren. So sitzt nach VOLHARDS Ansicht der Spasmus bei der benignen Nephrosklerose nur in den Arterienzweigen. Bei Glomerulonephritis und maligner Sklerose dagegen sollen auch die Capillaren spastisch kontrahiert werden.

VOLHARD stützt sich in dieser seiner Auffassung auf das bereits vorher bekannte Verhalten, daß die beiden letztgenannten Krankheiten gewisse typische, durch Capillaroskopie festgestellte Veränderungen in den Capillaren aufweisen.

Über die Ursache dieses Reflexes ist VOLHARD nicht im klaren. Er ist indessen geneigt anzunehmen, daß giftige adrenalin-sensibilisierende Stoffe im Blute der Hypertoniker diesen Reflex bei der Glomerulonephritis und der malignen Sklerose hervorrufen. Solche adrenalinsensibilisierende Stoffe hat HÜLSE im Blute bei den erwähnten Krankheiten gefunden, ein Befund, den KAHLSON und WERG nicht bestätigen können. Nach HÜLSE und STRAUSS sollen diese Stoffe von Peptonnatur sein. BECHER bestreitet indessen, daß im Blute der Kranken mit Glomerulonephritis solche pathologischen Peptonstoffe vorkommen.

Nach VOLHARD sollen die von ihm vermuteten Stoffe durch eine direkte Reizung der Gefäßwände die Blutdrucksteigerung hervorrufen.

Für die Blutdrucksteigerung bei der essentiellen Hypertonie nimmt VOLHARD eine ganz andere Pathogenese an. Hier kommen adrenalinsensibilisierende Stoffe im Blute nicht vor (HÜLSE). VOLHARD ist der Ansicht, daß bei dieser Form von Hypertonie die Blutdrucksteigerung durch eine Dysregulation des Blutdruckes verursacht wird.

Diese Theorie VOLHARDS, daß eine Art Reflex einen Krampf in dem vom vegetativen Nervensystem beherrschten Gefäßsystem hervorruft, scheint nichts zu enthalten, was unseren allgemeinbiologischen Anschauungen widerspricht. Es sei hier daran erinnert, daß unter gewissen Verhältnissen ein ähnlicher Krampfzustand in den Bronchien auftreten kann, nämlich bei Bronchialasthma, bei dem es an Vergleichspunkten mit den Hypertoniezuständen nicht mangelt.

Bezüglich der Blutdrucksteigerung bei der sog. diffusen Glomerulonephritis gestaltet sich die Frage schwierig. Bei der essentiellen Hypertonieform sind keine Zeichen von Capillarschädigung vorhanden, während die Glomerulonephritis gerade durch die Affektion in diesen kleinen Gefäßen gekennzeichnet wird. Hierdurch verwickelt sich die Frage, und sie kann nicht vor vollständiger Klarlegung der Physiologie des Capillarsystems gelöst werden.

Gerade hier liegt meiner Ansicht nach der schwache Punkt der Volhardschen Nierenlehre. Die Physiologie und Pathologie des Capillarsystems sind ihm nicht bekannt gewesen.

Auch ich habe für die Blutdrucksteigerung bei der akuten Glomerulonephritis einen Reflexvorgang angenommen. Indessen möchte ich annehmen, daß der Reflex nicht direkt durch eine chemische Reizung, sondern von den Capillaren aus hervorgerufen ist.

Ich habe schon früher erwähnt, daß die Forschungen der letzten Jahre auf diesem Gebiet ergeben haben, daß die Capillaren ein System, ja, man könnte sagen, ein Organ für sich darstellen. Es hat sich auch gezeigt, daß diese Capillaren auf allerlei Giftwirkungen mit einer Erweiterung reagieren, wodurch Stasis mit folgendem Ödem entstehen kann. Auf diese Erweiterung folgt bei kräftigeren Reizungen eine Arterienkontraktion, die indessen nach schwachen Reizungen nicht aufzutreten scheint. (Siehe noch S. 148—154.)

Gerade in diesen durch physiologische Erfahrungen bewiesenen Verhältnissen will ich den Mechanismus dieser sog. Glomerulonephritis sehen.

Der Unterschied zwischen meiner Auffassung von einer primären Capillaraffektion, mit folgender Arteriolenkontraktion und der Volhardschen von einem Arterienspasmus, der bei der Glomerulonephritis auch auf das Capillarsystem übergreift, kann haarfein erscheinen. Für mich aber bleibt der Unterschied von grundsätzlicher Bedeutung, teils weil ich auf Grund meiner Anschauung die Hypertonie bei diesen beiden Formen, der essentiellen und der bei sog. Glomerulonephritis, streng unterscheiden muß, ferner aber auch, weil ich, was die primäre Ursache für die Hypertoniekrankheiten angeht, zu einer ganz anderen Auffassung gelange als VOLHARD.

VOLHARD sagt: „Wem drängt sich da nicht die Frage auf: Ist denn die Blutdrucksteigerung in allen Fällen durch dieselbe Ursache bedingt?" Damit deutet er die Möglichkeit verschiedener Ursachen für die Hypertonie an. Aber in seiner großen Arbeit will er doch jede Blutdrucksteigerung auf einen primären Nierenschaden zurückführen, und zwar sowohl bezüglich der essentiellen Hypertonie wie der bei Glomerulonephritis. Immer ist es ein auf Grund von Nierenschaden hervorgerufener Reflex. In seinem Wiener Referat 1923 kehrte VOLHARD plötzlich um und schloß sich weitgehend meiner Auffassung über den Mechanismus der Blutdrucksteigerung bei den Hypertoniekrankheiten an. Er unterschied zwischen der „roten und blassen Hypertonie". Bei der roten war die Ursache der Blutdrucksteigerung eine Dysregulation der Blutdruckregulierung, womit er wohl nervöse Momente meint. Bei der weißen Hypertonie war die Steigerung durch die erwähnten extrarenalen Gefäßreflexe hervorgerufen. Diese Auffassung stimmte in den wichtigsten Teilen mit meiner schon ein paar Jahre früher dargelegten Auffassung überein. Gewiß war es auch nicht ohne Bedeutung für die neue Volhardsche Meinung gewesen, daß ich während der vorhergehenden 2 Jahre in sehr innigem brieflichen und persönlichen Verkehr mit ihm gestanden hatte. Wir stellten eingehende gemeinsame Überlegungen über die Hypertoniefrage an, und ich erinnere mich gern an diese Zeit.

Blutdrucksenkende Reflexe.

Wie es blutdrucksteigernde Reflexe gibt, so gibt es auch blutdrucksenkende Reflexe.

Schon LUDWIG und CYON hatten 1866 bei Kaninchen einen Nerv gefunden, bei dessen zentraler Reizung eine reflektorische Abnahme des Blutdruckes auftrat. Dieser Nerv greift an der Aorta an. Sie gaben diesem Nerv den Namen Nervus depressor.

KÖSTER und v. TSCHERMAK konnten später (1902) zeigen, daß der Füllungsgrad der Aorta diese blutdrucksenkenden Reflexe auslöste. Wurde die Aorta stärker mit Blut gefüllt, wurden die blutdrucksenkenden Reflexe ausgelöst. Das Erfolgsgebiet dieses Nerven sollen alle mit Vasomotoren versehenen Organe sein. Das Splanchnicusgebiet soll also die Hauptrolle spielen (E. KOCH).

Im Jahre 1923 beschrieb HERING einen neuen Nerv, durch dessen Reizung gleichfalls Blutdrucksenkung folgte. Die Nervenfasern fangen in der tiefen Schicht der Adventitia der Wand des Sinus caroticus an und sammeln sich zu einem präparatorisch darstellbaren Nerv. Der Nerv verläuft in gleicher Richtung wie die Carotis interna. Er mündet in den Nervus glossopharyngaeus ziemlich hoch unter dem Schädel ein. HERING nannte diesen Nerv den Carotissinusnerv.

Die Funktionsart dieses Nerven ist derjenigen des Nervus depressor gleich. Die Steigerung des Blutdrucks im Sinus caroticus löst die blutdrucksenkenden Reflexe aus.

Diese Reflexe sind auch, wie HERING zeigen konnte und KOCH und andere bestätigten, durch einen mechanischen Druck von außen auslösbar. Beim Menschen ist es nach HERING und KOCH leicht, diese Reflexe durch Druck von außen am Hals auszulösen. Diesen Druck nannte man früher den Vagusdruck, weil man glaubte, dadurch den Nervus vagus reizen zu können. Nach HERING ist diese Annahme falsch. Es war ein Carotisdruckversuch, der ausgeführt wurde, und die Blutdrucksenkung, die durch diesen Versuch ausgelöst wurde, war durch die Carotissinusreflexe hervorgerufen.

Nach HERING und seinen Mitarbeitern bilden die Nervi depressores (Aortennerven nach HERING) und Carotissinusnerven eine funktionelle Einheit. Beide Paare werden durch endoarterielle Durcksteigerungen gereizt und beide rufen Blutdrucksenkungen hervor. Normalerweise bewirken diese Reflexe indessen nach HERING weniger eine wirkliche Blutdrucksenkung, als daß sie ein weiteres Ansteigen des Blutdruckes hemmen. HERING benennt darum diese Nerven mit dem gemeinsamen Namen Blutdruckzügler.

Nach der Ansicht HERINGS besitzen diese Blutdruckzügler einen gewissen Tonus. Wird ihr Einfluß z. B. durch Durchschneidung aller vier Nerven (beide Aorten- und beide Carotissinusnerven) aufgehoben, so steigt der Blutdruck bis beinahe auf doppelte Werte gegen die Norm. Wird dagegen nur einer der vier Nerven durchschnitten, steigt der Blutdruck nur unbedeutend. Bei der Durchschneidung der zweiten und dritten wird der Blutdruck in wachsendem Maße beeinflußt.

Für die klinischen Fragestellungen ist es von allergrößter Bedeutung, daß HERING und seine Mitarbeiter (KOCH, NORDMANN u. a.) durch Durchschneidung aller vier Nerven des Blutdruckzüglers bei Tieren dauernde Blutdrucksteigerung hervorrufen konnten. Diese Blutdrucksteigerung war von labilem Typus, mit großen Schwankungen. Als Folge dieser dauernden Blutdrucksteigerung entstanden anatomische Veränderungen, die wir später näher erörtern wollen.

III. Ätiologie der pathologischen Blutdrucksteigerung.

Schon BRIGHT, der als erster auf den Zusammenhang zwischen Albuminurie und Nierenkrankheit hinwies, machte darauf aufmerksam, daß Herzhypertrophie oftmals gleichzeitig mit Nierenkrankheit vorkam. Er wollte die Ursache zur Vergrößerung des Herzens darin sehen, daß die Zusammensetzung des Blutes sich wegen der Nierenkrankheit veränderte und auf irgendeine Weise Herzhypertrophie hervorrief. Seitdem hat sich, wie VOLHARD bemerkt, eine Unzahl Forscher mit diesem Problem beschäftigt, das „zum Lieblings- und Schmerzenskind der inneren Medizin geworden ist" (VOLHARD).

Daß indessen der Weg zur Herzhypertrophie über eine Erhöhung der Arbeitslast des Herzens führt, ist seit COHNHEIMS Tagen die allgemeine Ansicht. Diese Erhöhung betrachten wir jetzt als durch die Blutdrucksteigerung verursacht, die auf gewisse Formen von Morbus Brighti folgt.

Soweit scheinen die Ansichten zusammenzugehen; gilt es jedoch, die Entstehung der Blutdrucksteigerung und deren Zusammenhang mit dem Nierenschaden zu erklären, so ist es vorbei mit der Einigkeit. „Die Ansichten über diesen Zusammenhang gehen heute weiter auseinander als je", bemerkt FAHR.

Die älteste Ansicht über die Ursache zur Hypertonie wurde von COHNHEIM vorgetragen. Er huldigte eine grob mechanischen Theorie. Durch den erhöhten Widerstand in den Nierenarterien, der durch die Nierenschrumpfung hervorgerufen wurde, stiege der Blutdruck. Die gleiche Ansicht hegte TRAUBE. Diese Auffassung scheint in gewissem Maße durch ALWENS Untersuchungen bestätigt zu werden. Er konnte durch Kompression der Nierenarterien eine gewisse Steigerung des Blutdruckes hervorrufen. ALWEN war jedoch der Meinung, daß dieses mechanische Moment nicht allein die Hypertonie bei Nephritis erklären könne, sondern er schrieb toxischen blutdrucksteigernden Stoffen aus den kranken Nieren die entscheidende Rolle zu.

Gegen die Traube-Cohnheimsche Auffassung sprachen Untersuchungsergebnisse aus den Tierversuchen von KATZENSTEIN und SENATOR. KATZENSTEIN konnte nach völliger Unterbindung der Nierenarterien keine Blutdrucksteigerung feststellen, und SENATOR kam bei Paraffinembolisierung der kleinen Nierenarterioli zu ähnlichen negativen Ergebnissen.

Auf Grund dieser Befunde, die von anderen ähnlichen Untersuchungen bestätigt wurden, fiel die Traube-Cohnheimsche Auffassung. Man mußte zu einer anderen Erklärung greifen, nämlich daß als Folge der Nierenkrankheit ein erhöhter Widerstand diffus im gesamten Gefäßsystem entstände.

A. Kritik der früheren Anschauungen über die Ätiologie der pathologischen Blutdrucksteigerung.

Während der letzten Jahre sind eine größere Anzahl Untersuchungen vorgenommen worden, die zu beweisen versuchen, daß die Blutdrucksteigerung als Folge der einen oder anderen Ursache entstehe. Ich will die wichtigeren dieser Untersuchungen anführen und erörtern, in welchem Umfange man z. Z. die Frage der Ätiologie der Hypertonie als geklärt betrachten kann. Ich stelle die Untersuchungen auf folgende Art zusammen:

1. Tierexperimentelle Versuche.

a) Nierenexstirpationen: α) totale, β) partielle.

b) Injektionen von im Urin vorhandenen Bestandteilen.

2. Klinische Untersuchungen.

a) Chemische Stoffe im Blut, die als blutdrucksteigernd angesehen werden können: α) durch die Nieren retinierte Stoffe, β) Adrenalin, γ) andere blutdrucksteigernde Stoffe im Blute.

1. Tierexperimentelle Versuche.

a) Nierenexstirpationen.

α) **Totale.** Die erwähnte Traube-Cohnheimsche Theorie, daß eine für das Blut erschwerte Durchströmung der Nieren Blutdrucksteigerung hervorruft, fiel, wie gesagt, durch die Untersuchungen von KATZENSTEIN und SENATOR. Später trat die Annahme hervor, daß chemische drucksteigernde Stoffe, aus beschädigten Nieren retiniert, Hypertonie verursache. Um dies zu beweisen, wurden Nierenexstirpationen an Tieren vorgenommen.

Als erster hat, soweit mir bekannt ist, MOSLER (1911) solche Experimente ausgeführt. Die Untersuchungen wurden an Kaninchen vorgenommen. Beide Nieren wurden exstirpiert. Von den Tieren lebten 13 mindestens 48 Stunden. Der Blutdruck wurde blutig in der Carotis teils vor, teils 48 Stunden nach der Operation gemessen. Seine Werte waren nebenstehend.

Tier	Blutdruck	Nach 48 Std.	Differenz
1	92	102	+ 10
2	94	100	+ 6
3	88	106	+ 18
4	94	106	+ 12
5	95	114	+ 19
6	97	98	+ 1
7	104	121	+ 17
8	98	95	− 3
9	97	122	+ 25
10	94	76	− 18
11	101	104	+ 3
12	87	99	+ 12
13	81	85	+ 4

Des Vergleiches wegen wurden 12 Kontrollversuche angestellt. Dabei fand er folgende Blutdruckwerte:

Diese Versuche scheinen nachzuweisen, daß nach der angeführten Operation eine gewisse Tendenz zu Blutdrucksteigerung vorhanden ist. Die Ergebnisse sind indessen nicht einwandfrei. In einer Anzahl Fälle tritt nach der Nefrektomie keine Erhöhung des Blutdruckes ein, ja,

Kontrollversuche.

Tier	Blutdruck	Nach 48 Std.	Differenz
1	97	97	0
2	70	71	+ 1
3	91	96	+ 5
4	75	76	+ 1
5	100	94	− 6
6	78	79	+ 1
7	100	91	− 9
8	85	87	+ 2
9	84	93	+ 9
10	84	86	+ 2
11	92	93	+ 1
12	108	108	0

bei einem Teil der Fälle beobachteten wir sogar eine Blutdrucksenkung. Außerdem weisen auch die Kontrolltiere hier und da eine Blutdrucksteigerung auf. Man muß auch bereits von Anfang an den Einwand machen, daß die beiden Tiergruppen nicht vergleichbar sind, da an der einen Gruppe ein großer Eingriff vorgenommen worden ist und bei der anderen Gruppe nicht. Gestützt auf die Kenntnisse, die wir jetzt von der Labilität des Blutdruckes auf Grund nervöser Momente besitzen, muß man bemerken, daß der Eingriff an und für sich mit den folgenden

Beschwerden von der Wunde diese unbedeutende Blutdrucksteigerung erklären dürfte, die innerhalb der Gruppe der nefrektomierten Tiere aufgetreten zu sein scheint.

BACKMAN hat 1915 den gleichen Versuch an vier Katzen vorgenommen. Bei drei derselben folgte keine Drucksteigerung nach der Nefrektomie, in einem vierten Falle dagegen eine deutliche. Es muß jedoch bemerkt werden, daß die Mehrzahl dieser hohen Werte im letzten Falle bei unruhigem Verhalten des Tieres oder durch einen Assistenten gemessen wurden. Den letzteren Messungen kann nicht die gleiche Bedeutung beigelegt werden wie den vom Experimentator selbst vorgenommenen.

BACKMAN selbst zieht die Schlußfolgerung, daß „die Blutdrucksteigerung keine notwendige Folge der vollständigen Entfernung der Nieren sei".

HARTWICH machte in 6 Fällen doppelseitige Nierenextirpation an Versuchstieren. Er fand keine sichere Blutdrucksteigerung nach dem Eingriff.

β) **Partielle.** PÄSSLER und HEINECKE (1905) nahmen an Hunden einseitige Nephrektomie und danach partielle Exstirpationen an der noch vorhandenen Niere vor. Ihre Versuche, allgemein bekannt und zitiert, ergaben, daß eine geringgradige Blutdrucksteigerung von 15 bis 29 mm Hg nach der letzten Operation auftrat.

BACKMAN hat 1915 zwei ähnliche Versuche an Katzen ausgeführt. In dem einen Falle beträgt der Unterschied zwischen dem höchsten Blutdruckwert vor und nach der Operation 10 mm Hg und in dem anderen 18 mm Hg mit Höchstwerten ½—4—5 Stunden nach der letzten Operation.

Bei diesen Versuchen hat BACKMAN nach den Operationen Gipskorsette um die Versuchstiere gelegt, um die Wunden vor eventuellen eigenen Angriffen der Tiere zu schützen. Eine solche Maßnahme ist indessen schon an und für sich geeignet, blutdrucksteigernd zu wirken, und zwar infolge der Erregung, der das Tier durch einen solchen Verband ausgesetzt wird. Kennt man die enorme Labilität, die für den Blutdruck kennzeichnend ist, so ist man sogar darüber erstaunt, daß die Blutdrucksteigerung unter solchen Umständen nicht größer gewesen ist.

Diese Untersuchungen sind später auf eine schöne und besonders beleuchtende Weise von HARTWICH in der Volhardschen Klinik wiederholt und erweitert worden. HARTWICH unterband 1—2 Arterienästen einer Niere. In 6 Fällen von acht trat deutliche Blutdrucksteigerung ein (um 24—26 mm Hg). In 5 Versuchen mit doppelseitiger Unterbindung von Nierenästen stieg der Blutdruck um 22—46 mm Hg und in 5 Fällen von Unterbindung des Hauptstammes einer Niere stieg der Blutdruck um 20—44 mm Hg.

Nach einseitiger Nephrektomie vermißte HARTWICH sichere Steigerung des Blutdruckes, ein Beweis, daß nicht die Reduktion des Nierengewebes an sich die Blutdrucksteigerung verursachte. HARTWICH zieht hieraus den Schluß, „daß die Resorption zerfallenden Nierengewebes maßgebend für den Anstieg ist".

Um zu prüfen, ob es eine Eigentümlichkeit zugrundegehenden Nierengewebes ist, den Blutdruck zu steigern oder „ob diese Fähigkeit auch anderem nekrotischen Gewebe zukommt", unterband HARTWICH Milzarterien. Blutdrucksteigerung trat nach diesem Eingriff nicht auf.

Nach Injektion von Preßsaft absterbender Niere fand HARTWICH gleichfalls Blutdrucksteigerung.

Zusammenfassung der Ergebnisse aus den Nierenexstirpationen.

Diese Tierversuche sind also in verschiedenen Fällen verschiedenartig ausgefallen. Mit Berufung auf sie kann die Frage, ob der Niereninsuffizienz eine Blutdrucksteigerung folgt, nicht endgültig beantwortet werden. Einige der Versuche scheinen dafür zu sprechen, daß nach dem Eingriff eine geringgradige Blutdrucksteigerung eintritt. Der Verlust an Nierenparenchym ruft die Blutdrucksteigerung nicht hervor, sondern möglicherweise Giftstoffe aus dem zerfallenden Nierengewebe.

Ein eindeutiges und sicheres Resultat kann jedoch aus diesen Versuchen herausgelesen werden. Die hochgradige Blutdrucksteigerung, die auf gewisse Formen von Morbus Brighti folgt, kann nicht durch diese Experimente erklärt werden.

b) Intravenöse Injektion von im Urin normal vorkommenden Stoffen.

Im Jahre 1912 hat BACKMAN in einer Abhandlung pro gradu eine außerordentlich eingehende Untersuchung vorgelegt über die Einwirkung, die normalerweise im Urin vorkommende Stoffe nach einer intravenösen Injektion in verschiedenen Konzentrationen auf den Blutdruck ausüben. Die Versuche sind an Kaninchen in Uretannarkose vorgenommen worden. Der Blutdruck wurde blutig in der Arteria carotis gemessen. BACKMAN führt ausführlich die hierher gehörige Literatur an; es dürfte sich daher eine Belastung meiner Darstellung mit diesen Angaben erübrigen. Er kommt zu dem Ergebnis, daß Einspritzung obenerwähnter Stoffe in Konzentrationen, die bei Nephritis z. B. im Blute vorkommen können, den Blutdruck erhöht. Die Steigerung geht in der Regel innerhalb einiger Minuten vorüber und ist geringgradig; gewöhnlich beträgt sie 10—25—30 mm Hg. In Ausnahmefällen ist die Erhöhung etwas größer gewesen.

Bei gleichzeitiger Injektion verschiedener dieser Stoffe entsteht, nach Ansicht BACKMANS durch eine Summationswirkung, kräftigere Erhöhung maximal bis 46 mm Hg.

Bei Beurteilung dieser Resultate muß man jedoch eingedenk sein, daß nach BACKMANS Experiment auch Injektion einer hypertonischen Lösung von NaCl (10 ccm 3 proz. NaCl-Lösung) eine Steigerung des Blutdruckes um 18 mm Hg hervorruft. Eine Injektion von 10 ccm 20 proz. Rohrzucker in 0,7 proz. NaCl-Lösung ergab auch eine Blutdruckerhöhung von 18 mm Hg.

Zur Beleuchtung dieser Befunde sind andere Untersuchungen von HARTWICH geeignet. HARTWICH machte an einigen Hunden doppelseitige Totalexstirpation der Nieren, an anderen doppelseitige Ureterunterbindung. Beide Gruppen von Tieren bekamen nach 48 Stunden dieselbe Erhöhung von Retentionsprodukten im Blute; bei den Tieren mit doppelseitiger Nierenexstirpation vermißte HARTWICH eine Blutdrucksteigerung, bei den Tieren mit Ureterunterbindung stellte sich deutliche Blutdrucksteigerung um 28—48 mm Hg ein. — Diese Untersuchungen sprechen gegen die Annahme, daß Retentionsprodukte der Nieren Blutdrucksteigerung hervorrufen.

2. Klinische Untersuchungen.

a) Das Vorkommen von blutdrucksteigernden Stoffen im Blute, die normalerweise durch die Nieren ausgesondert werden.

Durch die bereits erwähnten Untersuchungen über die Einwirkung gewisser normalerweise im Harn vorkommender Stoffe auf den Blutdruck hat es sich erwiesen, daß diese Stoffe eine gewisse blutdrucksteigernde Fähigkeit besitzen.

Durch zahlreiche Untersuchungen ist auch festgestellt worden, daß bei Niereninsuffizienz gerade diese Stoffe retiniert werden und in bedeutend erhöhter Menge im Blute auftreten.

Die Schlußfolgerung schien sich nunmehr für viele klar zu ergeben. Die durch den Nierenschaden retinierten N-haltigen Stoffe verursachen die Blutdrucksteigerung.

Wäre diese Schlußfolgerung richtig und allgemeingültig, so müßte man fordern:

1. daß bei allen Fällen von Blutdrucksteigerung Rest-N-Steigerung im Blute nachgewiesen werden könne,

2. daß alle Fälle mit Rest-N-Steigerung im Blute Blutdrucksteigerung haben.

1. Was die erste dieser Forderungen betrifft, so ist es schon seit langem allgemein bekannt, daß diese nicht erfüllt wird. VOLHARD hat die Beweise hierfür dargelegt, und ich übernehme seiner überlegenen Darstellung das folgende, in das ich einstimme.

„Gegen diese Retentionstheorie der Blutdrucksteigerung spricht aber die andere zweite Tatsache, daß wir

2. die höchsten Grade der Blutdrucksteigerung bei den gutartigen Nierenarteriensklerosen beobachten können, welche jahrzehntelang mit stärkster Hypertonie verlaufen und nicht zu Niereninsuffizienz führen, und daß wir

3. bei der akuten und chronischen diffusen Glomerulonephritis regelmäßig Blutdrucksteigerung eintreten sehen, auch ohne daß oder noch ehe es zu einer Retention, einer Erhöhung des Rest-N gekommen ist."

Was zunächst die Retention von N-haltigen Produkten bei der benignen Nephrosklerose anlangt, so ist es allgemein bekannt, daß der Rest-N im Blute bei dieser Form normal ist. Ja, VOLHARD sieht diesen Umstand als ein differential-diagnostisches Kennzeichen zwischen der benignen und der malignen Nephrosklerose an. Bei der letzteren ist der Rest-N im Blute gesteigert.

Durch spätere Untersuchungen mit verfeinerter Methodik oder bei Bestimmung gewisser Stoffe, die in den Rest-N eingehen, hat es sich indessen gezeigt, daß auch bei der benignen Nephrosklerose Retention vorkommen kann. So findet man z. B. mit dem Ambardschen Verfahren, daß eine gewisse Vermehrung von stickstoffhaltigen Stoffwechselprodukten bei dieser Krankheit im Blute vorhanden sein kann, auch bei normalen Rest-N-Werten, aber andererseits bemerkt GUGGENHEIMER, daß bei einer großen Anzahl von Fällen benigner Nephrosklerose — GUGGENHEIMER gibt 41% (30 von 73) der von ihm Untersuchten an — eine Erhöhung der Ambardschen Konstante nicht nachgewiesen werden konnte.

KRAUSS weist nach, daß das gleiche Verhältnis auf die Harnsäurewerte im Blute zutrifft. In einer gewissen Anzahl von Fällen benigner Nephrosklerose und essentieller Hypertonie stellt er eine gewisse Erhöhung der U-Werte im Blute fest, während er in anderen Fällen keine solche Erhöhung findet. Seine Ergebnisse kann ich durch eigene Untersuchungen bestätigen.

VOLHARDS Auffassung, nämlich daß Retention stickstoffhaltiger Stoffwechselprodukte die Blutdrucksteigerung bei dieser Krankheitsform nicht verursachen kann, erweist sich also als zutreffend.

Bezüglich der akuten Glomerulonephritis und der Blutdrucksteigerung bei dieser Krankheit sagt VOLHARD: „Es kann gar keinem Zweifel unterliegen, daß die Blutdrucksteigerung bei der akuten Nephritis schon zu einer Zeit einsetzt — — —, wo von Niereninsuffizienz und N-Retention noch keine Rede ist."

„Es mag sein, daß auch bei dieser Gruppe Niereninsuffizienz zu einer bereits vorhandenen Drucksteigerung hinzutreten und diese vielleicht erhöhen kann — — —, aber so viel ist sicher, daß für die Erklärung der akut mit der Nephritis einsetzenden und mit ihrer Abheilung verschwindenden Blutdrucksteigerung Niereninsuffizienz nicht verantwortlich gemacht werden kann."

Nachdem VOLHARD dies geschrieben hat, ist zur weiteren Gewißheit festgestellt worden, daß die Blutdrucksteigerung bei der akuten Glomerulonephritis ein früheres Symptom ist, als VOLHARD es sich wahrscheinlich selbst gedacht. Die Blutdrucksteigerung hat sich als zeitigeres und konstanteres Symptom erwiesen als das Nierensymptom selbst. VOLHARDS Aussprüche gewinnen hierdurch noch weiter an Wert.

VOLHARD unterscheidet zwei verschiedene Gruppen von Blutdrucksteigerung: eine mit und eine ohne Niereninsuffizienz. „In der einen erscheint die Blutdrucksteigerung ausgelöst und chemisch bedingt durch Retention von N-haltigen Gefäßgiften."

Hierin kann ich VOLHARDS Ansicht nicht teilen. Denn sehen wir einmal, welche Krankheitsformen es sind, bei denen Blutdrucksteigerung und Rest-N-Steigerung Hand in Hand gehen. Es sind 1. die akute Glomerulonephritis im Insuffizienzstadium, 2. das letzte Stadium der chronischen Glomerulonephritis mit Niereninsuffizienz und 3. die maligne Nephrosklerose.

Die zwei ersten dieser drei Formen sind nur Folge der akuten Glomerulonephritis, bei welcher die Blutdrucksteigerung mit Sicherheit nicht durch die Niereninsuffizienz verursacht wird. Was die maligne

Nephrosklerose angeht, so ist ihre Ätiologie weit von Klarheit entfernt. Ob man nun annimmt, sie sei das Schlußstadium der benignen Nephrosklerose oder eine Kombination zwischen Glomerulonephritis und benigner Nephrosklerose, so bleibt sie doch nur ein Folgestadium von Krankheiten, bei denen das Hypertoniesystem mit Sicherheit nicht von Rest-N-Erhöhung bedingt wird. Es erscheint mir daher nicht logisch, bei dieser Krankheitsform die Ursache der Blutdrucksteigerung in einer N-Retention zu suchen.

a) Verursacht Rest-N-Steigerung im Blute
klinisch eine Blutdrucksteigerung?

Daß die im Rest-N enthaltenen Stoffe den Blutdruck erhöhen können, ist schon unter Hinweis auf BACKMANS verdienstvolle Untersuchungen bemerkt worden. Es ist jedoch auch darauf hingewiesen worden, daß die von BACKMAN festgestellte Steigerung nur geringeren Grades war. BACKMANS Befunde waren nicht geeignet, die Frage der Ätiologie der klinischen Hypertoniekrankheit lösen zu können, was BACKMAN bereits selbst hervorgehoben hat.

Um die aufgeworfene Frage klären zu können, ergibt sich daher die Notwendigkeit, zu untersuchen, ob die primären Nierenkrankheiten, die an und für sich nicht mit Blutdrucksteigerung verlaufen, eine solche hervorbringen, wenn die Niereninsuffizienz hinzutritt. Solche Nierenkrankheiten sind Tbc. renis, Pyelonephritis mit Schrumpfung sowie nephrotische Schrumpfniere und Cystenniere.

Ich will mit einigen Fällen das Verhalten des Blutdruckes bei von solchen Krankheiten verursachter Niereninsuffizienz beleuchten.

Ehe ich hierauf eingehe, wird es jedoch erforderlich, zunächst von neuem die Frage der normalen Blutdruckwerte mit einigen Worten zu berühren.

In einem vorhergehenden Kapitel ist bereits bemerkt worden, daß man als normale Blutdruckwerte bei jungen Menschen 90—130 und bei älteren 90—140—150 ansehen können dürfte. Indessen können sich offenbar innerhalb dieser Grenzwerte erhebliche Druck steigerungen verbergen. Um entscheiden zu können, ob in einem gewissen Falle Blutdrucksteigerung vorhanden ist, muß man wissen, welcher Wert für die fragliche Person normal ist. Die Bedeutung dieser Frage will ich durch folgende zwei Fälle darlegen:

Ehefrau Matis Katarina G., geboren 1880, 31. V.

Soll vor 4 Jahren Eiweiß gehabt haben. Wurde damals im Krankenhaus Mölndal behandelt. Sonst soll sie immer gesund gewesen sein. Erkrankte mit Erbrechen, Bewußtlosigkeit am 6. IV., weshalb Patientin unmittelbar hier eingeliefert wurde. Soll in den letzten Tagen sehr viel Kopfschmerzen gehabt haben.

Stat. am 6. IV. 1919.

Konstitution normal. Liegt stuporös.

Blutdruck		Capillardruck	
6. IV.	125	—	
17. IV.	120	15. IV.	420
21. IV.	110	22. IV.	350

Antwortet nicht auf Anrede, sieht aber auf, wenn man zu ihr spricht. Urämischer Geruch aus dem Munde. Atmung normal. Zuweilen Erbrechen. Keine Nackensteifigkeit. Kein Babinski. Kernig negativ.

Herz: Reine Töne. Lungen: Nichts bestimmt zu hören. Lumbalpunktion: Druck 140. Normaler Zellgehalt.

Urin: Alb. + Almén — Gerhard —. Sed. einzl. Zyl. + rote Blutkörperchen.

15. IV. Reststickstoff 87,2 mg auf 100 ccm Blut.

10. IV. Augenhintergrund: Papillengrenzen scharf.

17. IV. Patient ist jetzt bei vollem Bewußtsein und klar.

Fräulein Amelie A., geboren 1867 am 22. X.

Immer gesund bis vor zwei Jahren, wo Patientin Eiweiß im Urin bekam. Seitdem zuweilen Eiweiß. Fühlte sich bis in die letzten Monate hinein völlig gesund, dann begannen Beschwerden durch Kopfschmerzen und Schwindel. Erkrankte am 4. VIII. mit Fieber und Kopfschmerzen, und am 5. VIII. zeigte sich blutiger Urin. Seit einer Woche Husten und Erkältung.

Stat. am 5. VIII. 1919.

Gute Konstitution. Allgemeiner Zustand: ziemlich mitgenommen. Übelkeit und zuweilen Erbrechen. Starker Kopfschmerz. Urineuser Geruch aus dem Munde. Keine Ödeme.

Herz: Grenze links in der Mam.-Linie, schwaches systolisches Nebengeräusch über der Spitze. Lungen: ohne Anmerkung. Bauch: weich. Leber 0. Milz 0.

12. VIII. Lumbalpunktion. Druck 120. Lumbalflüssigkeit: 1 Zelle je cmm

25. VIII. Reststickstoffbestimmung: 44,8 mg auf 100 ccm Blut. Urin: Alb. + Almén —. 18. VIII. Sed. zahlreiche rote Blutkörp. + einzl. Zyl.

Capillardruck, Blutdruck und Nierenfunktionsprobe siehe unten.

Diese beiden Fälle beziehen sich auf Patienten, die mit einer leichten Urämie in das Krankenhaus gekommen waren. Der Urinbefund mit roten Blutkörperchen im Sediment spricht indessen für die Möglichkeit einer diffusen Glomerulonephritis bei diesen Fällen. Die Blutdruckwerte sind innerhalb der normalen Grenzwerte gelegen. Aber trotzdem hat es sich gezeigt, daß in diesen Fällen doch eine Blutdrucksteigerung vorhanden war. Durch die Capillardruckmessung konnte man diese Steigerung schon von Anfang an wahrnehmen.

20. VIII. Zeit	Funktionsproben		
	Menge	Sp. V.	NaCl $^0/_{00}$
6 Uhr vormittags	100	1,009	1,6
7 ,, ,,	45	1,010	2,3
8 ,, ,,	70	1,010	2,5
9 ,, ,,	130	1,004	1,3
10 ,, ,,	150	1,003	1,1
11 ,, ,,	100	1,005	1,7
1 ,, nachmittags	90	1,008	2,4
4 ,, ,,	90	1,010	1,8

	Blutdruck	Capillardruck
5. VIII.	135/80	—
7. VIII.	125	520
13. VIII.	115	400
15. VIII.	106—107	260
22. VIII.	118	400
2. IX.	—	300
4. IX.	105	280

Wenn man nun entscheiden soll, ob eine Niereninsuffizienz mit Rest-N-Steigerung immer mit Blutdrucksteigerung verläuft, so ist man vor eine außerordentlich schwierige Aufgabe gestellt. Denn wenn man auch auf Fälle solcher Insuffizienz ohne nachweisbare Blutdrucksteigerung hinweisen kann, so ist es doch möglich, daß eine solche Blutdrucksteigerung sich innerhalb der großen normalen Grenzwerte verbirgt.

Während der letzten Jahre sind solche Fälle von Niereninsuffizienz ohne Blutdrucksteigerung von verschiedenen Seiten beschrieben worden. MACHWITZ und ROSENBERG beschrieben 1916 zwei solche Fälle.

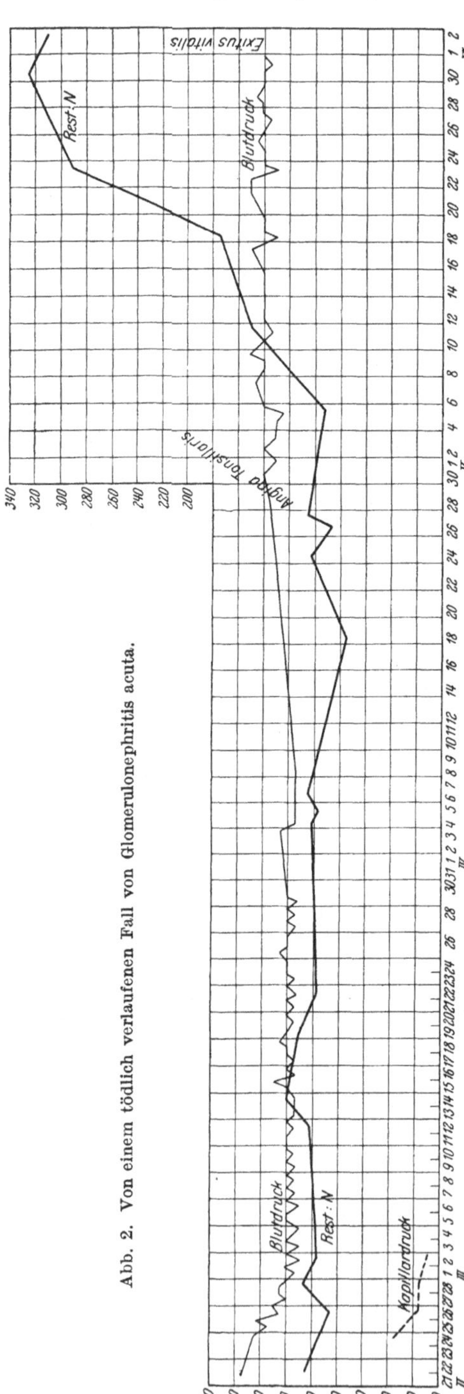

Abb. 2. Von einem tödlich verlaufenen Fall von Glomerulonephritis acuta.

BRUN erwähnt fünf solche Fälle. Von ihnen waren zwei pyelitische Schrumpfnieren, zwei Amyloidnieren und ein Fall Nierentuberkulose.

BERGSTRAND berichtet 1921 über einen solchen Fall.

Seitdem haben viele andere Autoren über derartige Fälle berichtet.

Ich selbst habe Gelegenheit gehabt, viele solche Fälle zu beobachten. Über drei von ihnen habe ich früher berichtet.

Von den früher dargestellten Fällen will ich hier einen erwähnen. Er betrifft eine 45 jährige Frau, die Mai—Juni 1921 wegen Nephrolithiasis und Pyonephrose in der chirurgischen Abteilung des Sahlgrenschen Krankenhauses behandelt wurde. Der Blutdruck war damals 90 mm Hg. Eine Niere wurde fortgenommen. Im Juli wurde sie wegen Urämie in die medizinische Abteilung eingeliefert (Rest-N 110). Ihr Blutdruck war jetzt 105.

Ich kann über viele andere Fälle berichten, bei denen meiner Meinung nach eine Blutdrucksteigerung auszuschließen ist und welche doch eine N-Retention im Blute gezeigt haben. Einer von diesen Fällen ist sogar an Urämie gestorben.

Fall 1. Ernst Walter J., 21 Jahre. Landwirtschaftlicher Arbeiter. Hereditär nichts von Interesse. Abgesehen von Kinderkrankheiten stets gesund. Nicht besonders oft Schmerzen im Hals. Mitte Januar 1923 begann Patient sich matt und müde zu fühlen. Verlor den Appetit. Anfang Februar verschlechtert mit Übelkeit und mehrmaligem Erbrechen. Hatte gleichzeitig Schmerzen in dem linken Ellenbogen, Hand- und Fingergliedern, die indessen nicht geschwollen waren. Temperatur wurde nicht gemessen, doch glaubt Patient, kein Fieber gehabt zu haben. Mußte etwas häufiger als früher Wasser lassen. Mußte zuweilen nachts zum Urinieren aufstehen. Einmal auch leichten Schmerz beim Urinieren. Suchte Arzt auf, der Blut im Urin feststellte. Wurde am 21. II. 1923 in der chirurgischen Abteilung des hiesigen Krankenhauses aufgenommen. Dort wurde Blutdrucksteigerung (mit einem systolischen Blutdruck von 155 mm Hg), Rest-N-Steigerung (105), sowie im Urin rote und weiße Blutkörperchen und Zylinder festgestellt. Patient wurde deshalb am 24. II. nach der medizinischen Abteilung überführt.

Status am gleichen Tage. Konstitution gut. Allgemeiner Zustand gut. Keine sicheren Ödeme, aber Patient sieht etwas „gedunsen" aus. Lungen: ohne Anmerkung. Herz: Ictus resistent in der Mam.-Linie. Grenze nach links unmittelbar außerhalb davon. Schwacher systolischer Nebenlaut mit Maximum an der Spitze. 2. Aortaton akzentuiert. Bauch: weich, empfindlich. Kein Ascites. Leber und Milz o. B. Tonsillen: ein wenig groß und zerklüftet. Zähne: nicht sichtbar cariös. Keine Retinit. albuminurica. Arterieller Blutdruck: 150 mm Hg systolisch; 105 mm Hg diastolisch; Capillardruck: 480 mm H_2O. Urin: sauer. Sp. v. 1,011. Heller pos. Esbach 2%. Almén neg. Im Sed. reichlich rote und weiße Blutkörperchen. Einzelne gekörnte Zylinder.

In nebenstehender Abb. 2 ist der systolische arterielle Blutdruck und der Capillardruck in mm Hg angegeben, Rest-N in mg auf 100 ccm Blut.

Aus dieser Kurve ersehen wir, daß der arterielle und der capillare Kompressionsdruck parallel gesunken sind, worauf beide nach einigen Tagen Aufenthalt im Krankenhause normale Werte erreicht haben. Während dieser Zeit sinkt auch das Körpergewicht um ungefähr 4 kg. Gleichzeitig bessert sich das Allgemeinbefinden. Rest-N und Harnsäureerhöhung bleiben jedoch nach wie vor aus. In diesem Falle erzeugt also eine erhebliche N-Retention keine Blutdrucksteigerung. Die frühere Hypertonie kann in einem solchen Falle auch nicht gut der N-Retention zugeschrieben werden. Denn warum sollte sie im gleichen Falle nicht wieder eine hervorrufen. Mit schlechterem Allgemeinbefinden kann die Blutdrucksenkung nicht erklärt werden, da das Befinden sich im Gegenteil während der Zeit erheblich gebessert hat.

Später ging es dem Patient schlechter, und er starb an Urämie. Der Blutdruck stieg aber nur unbedeutend.

Fall 2. Kaufmann, Nils L., 21 Jahre. Hereditär nichts von Interesse. Abgesehen von Kinderkrankheiten immer gesund. Wurde wegen Beinbruches in die hiesige chirurgische Abteilung aufgenommen, wo Alkuminurie als zufälliger Untersuchungsbefund festgestellt wurde. Erkrankte Ende Januar 1923 an Angina tonsillaris und bekam im Zusammenhang hiermit blutigen Urin, weshalb Patient nach der medizinischen Abteilung überführt wurde.

Status am 3. II. 1923. Konstitution gut. Allgemeinbefinden gut. Kein nachweisbares Ödem. Zähne: sehr cariös. Lungen: ohne Befund. Herz: ohne Befund. Bauch, Leber und Milz: sämtlich ohne Befund. Arterieller Blutdruck: 130 mm Hg systolisch, 95 diastolisch. Urin: sauer. Sp. v. 1,009. Heller pos. Almén neg. Im Sed. einzelne rote und weiße Blutkörperchen sowie einzelne gekörnte und hyaline Zylinder.

In nachstehender Abb. 3 sind systolischer arterieller Blutdruck, Rest-N und Harnsäure auf gleiche Weise wiedergegeben wie in der vorhergehenden Kurve.

Diese Kurve erscheint mir von besonderem Interesse, da wir hier, abgesehen von der ersten Rest-N-Bestimmung, normale Rest-N-Werte, aber erhöhte Harnsäurewerte hatten, was man oft bei der essentiellen Hypertonie antrifft. Hier ergibt indessen die Harnsäureerhöhung keine Blutdrucksteigerung. In diesem Falle ist wie im vorhergehenden das Allgemeinbefinden gut.

Fall 3. Er betrifft eine ungefähr 30jährige Frau. Sie wurde Anfang Juni 1921 wegen einer gewöhnlichen aber bösartigen Anginanephritis in das Sahlgrensche Krankenhaus eingeliefert. Im Urin wurden Eiweiß, Zylinder und rote Blutkörperchen gefunden. Der Blutdruck näherte sich 200 und blieb eine Zeit hindurch auf dieser Höhe mit etwas mehr als normalgroßen Tagesschwankungen (der Fall wurde mit täglichen Blutdruckmessungen am Morgen und am Abend verfolgt). Nach etwa 2 bis 3 Monaten war die Blutdrucksteigerung verschwunden,

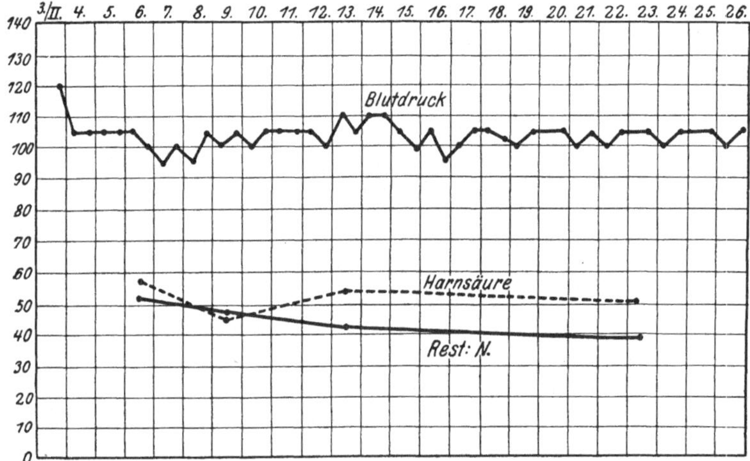

Abb. 3. Glomerulonephritis acuta.

und der Blutdruck hielt sich dann zwischen 110—120 mm Hg. Da sich bei der Patientin nach wie vor Blutkörperchen im Urin vorfanden und die Nierenfunktionsproben ungünstig waren, mußte sie zu Bett liegen. Nach einigen weiteren Monaten begannen sich Zeichen für Niereninsuffizienz mit Reststickstoffsteigerung (früher normale Rest-N-Werte im Blut) zu zeigen, und Patientin starb an Urämie (Rest-N 124). Der Blutdruck war diese ganze letzte Zeit hindurch normal.

Pathologisch-anatomisch zeigten die Nieren folgende mikroskopische Veränderungen (Prof. BERGSTRAND): Einzelne hyalinisierte Glomeruli. Die übrigen zeigen starke Proliferation des Epithels der Bowmanschen Kapsel mit Halbmondbildung; außerdem Zellvermehrung in den Schlingen und hyaline Verdickungen von deren Wänden. Umwandlung der Schlingen in hyaline Klumpen ist jedoch selten. Hyaline Tropfendegeneration — neutralfette und lipoide Verfettung. Arterioli weit, einzelne mit hyalinisierten Wänden, mehrere mit Intimaverfettung. Keine Elasticahypoplasie. Zahlreiche Rindenblutungen; herdweise Leukocytenansammlung in den Rindenkanälen, fleckenweise ist das Parenchym untergegangen, das interstitielle Gewebe ausgedehnt und rundzellinfiltriert. Sehr geringe Verdickung der äußeren Kapsel.

b) Über das Vorkommen von Adrenalin im Blute bei Hypertonikern.

Schur und Wiesel bemerkten 1909, daß sie mit der Ehrmannschen Froschbulbus-Methode eine erhöhte Menge Adrenalin im Blute von Patienten mit Hypertonie nachweisen konnten. Das Experiment schien die von französischen Forschern (Vaquez, Aubertin, Ambard) herstammende Auffassung zu stützen, daß die Blutdrucksteigerung von einer Erhöhung der Adrenalinmenge im Blute verursacht werde. Schurs und Wiesels Befunde haben indessen trotz einer größeren Anzahl Nachuntersuchungen (von Schlayer, Volhard u. a.) nicht bestätigt werden können. Hülse hat auf eine außerordentlich verdienstvolle Weise diese Untersuchungen vervollkommnet, und er glaubt mit Bestimmtheit behaupten zu können, daß Hyperadrenämie im Hypertonikerblut nicht vorkomme. Er verweist auch auf die Tatsache, daß bei akuter Glomerulonephritis der Blutzuckergehalt nicht gesteigert ist, was man voraussetzen könnte, wenn Hyperadrenämie die Steigerung verursachte. Hierin stimmt seine Erfahrung mit meiner eigenen sowohl wie mit der von William und Humphrey, v. Noorden u. a. überein, die bei akuter Glomerulonephritis Blutzuckererhöhung vermißt haben. Jüngst haben Kahlson und Werg diesen Befund, daß Hyperadrenalinämie bei Hypertonikern nicht vorkommt, bestätigt.

c) Andere blutdrucksteigernde Stoffe im Blute.

Hülse konnte nachweisen, daß im Blute bei akuter Nephritis und maligner Nephrosklerose Stoffe zirkulieren, welche die Eigenschaft besitzen, Adrenalin zu sensibilisieren. Diese Stoffe sollen von Peptonnatur sein (Hülse und Strauss). Spätere Untersuchungen von Becher konnten diese Angabe nicht bestätigen.

Gefäßverändernde Eigenschaft besitzt auch Cholesterin (Westphal), das bei der essentiellen Hypertoniekrankheit oft in vermehrter Menge zu finden ist (Pribram und Klein, Westphal u. a.). Diese Stoffe sind indessen im Blute auch bei den Nephrosen vermehrt und können darum kaum die pathologische Blutdrucksteigerung erklären. (Siehe hierüber auch S. 130[1].)

Zusammenfassung.

Aus dem Bericht über die angestellten tierexperimentellen Versuche erinnern wir uns, daß die Versuche mit totaler doppelseitiger Nephrektomie das Resultat zu ergeben schienen, daß sich nach der Nephrektomie keine sichere Blutdrucksteigerung geltend machte. Nachdem die eine Niere vollständig und die andere teilweise entfernt worden war, entstand eine unbedeutende Blutdrucksteigerung.

Durch Einspritzung gewisser im Urin normalerweise vorkommender Stoffe konnte eine ähnliche geringgradige Blutdrucksteigerung hervorgerufen werden.

---

[1] Kahlson und Werg berichteten neulich über Blutuntersuchungen, bei denen sie das Vorkommen von blutdrucksteigernden Stoffen im Blute von Hypertonikern (auch bei essentieller Hypertonie) festgestellt haben. Diese Stoffe wirken nicht adrenalinsensibilisierend und sind sicherlich nicht Adrenalin.

Durch Einspritzung von Preßsaft absterbenden Nierenparenchyms entstand gleichfalls eine gewisse Blutdrucksteigerung (HARTWICH).

Betrachten wir nun die in der Literatur angeführten Fälle von Niereninsuffizienz mit normalen Blutdruckwerten, so müssen wir zugeben, daß eine geringgradige Blutdrucksteigerung in einigen von diesen Fällen nicht ausgeschlossen werden kann. Und in den von mir auf S. 48—49 beschriebenen Fällen, wo der Blutdruck nicht über den normalen Grenzwerten lag, ist nachweislich festgestellt, daß eine solche Steigerung vorhanden war, obwohl die Blutdrucksteigerung in diesen Fällen von einer Glomerulonephritis verursacht gewesen sein kann.

In anderen Fällen dagegen scheint es sicher, daß eine Blutdrucksteigerung nicht vorhanden war. Über einen besonders beleuchtenden Fall berichte ich auf S. 190.

Wenn man also nicht mit bindenden Beweisen die Möglichkeit ausschließen kann, daß ein Nierenschaden eine gewisse geringgradige Blutdrucksteigerung verursachen kann, so kann man doch mit Sicherheit behaupten, daß wir keine Beweise dafür kennen, daß hochgradige Blutdrucksteigerung durch einen Nierenschaden hervorgerufen wird. Die exquisite Blutdrucksteigerung, die bei der essentiellen Hypertonie vorhanden ist, kann nicht von durch Nierenschaden retinierten Stoffwechselprodukten verursacht sein, wie schon VOLHARD bemerkt hat. Dagegen scheint die Annahme berechtigt, daß sich zu der extrarenal bedingten Blutdrucksteigerung als ein Extraplus eine gewisse Steigerung gesellen kann, wenn die vom Gefäßschaden verursachte Niereninsuffizienz auftritt (im Schlußstadium von Glomerulonephritis und maligner Nephrosklerose).

Die Ergebnisse UMBERS, daß eine geringgradige Blutdrucksteigerung bei Rest-N-Retention als Folge eines Ureterenverschlusses bei Nierensteinen auftreten kann, kann eine solche Annahme stützen. Doch muß bemerkt werden, daß ein erhöhter Druck in den Nierenbecken schon an und für sich Blutdrucksteigerung reflektorisch hervorruft. Ich erinnere auch an die Versuche HARTWICHS, der schon 4—5 Stunden nach einer Ureterunterbindung Blutdrucksteigerung bei Versuchstieren fand.

In einer früheren Arbeit habe ich bemerkt: „Alle Versuche, die Entstehung der Blutdrucksteigerung als eine Folge von Nierenschaden zu erklären, sind mißglückt." Gegen diese meine Äußerung hat FAHR Widerspruch erhoben und zu beweisen versucht, daß ein primärer Nierenschaden Blutdrucksteigerung ergeben kann. Zunächst erwähnt er PÄSSLERS und HEINECKES Versuche, bei denen diese bei Experimenten an Tieren eine gewisse Drucksteigerung nach Nephrektomie gefunden haben. Schon früher sind diese wie auch ähnliche Versuche von MOSLER und BACKMAN erwähnt worden. Zu einwandfreien Resultaten haben diese Versuche, wie schon bemerkt ist, nicht geführt. Aber selbst, wenn wir annehmen, daß eine geringgradige Blutdrucksteigerung auf einen Nierenschaden folgen kann, so haben wir damit nicht erklärt, ich wiederhole es, die hohe Blutdrucksteigerung u. a. bei essentieller Hypertonie.

FAHR fährt in seiner Beweisführung fort durch Erwähnung dreier von VEIL beschriebener Fälle von Cystenniere, die gleichzeitig Blutdrucksteigerung aufgewiesen haben. Untersucht man indessen diese Fälle VEILS genauer, so wird man finden, daß die Diagnose unsicher ist.

Aber selbst wenn diese Fälle wirklich Cystenniere waren, können sehr wohl Hypertonie und Nierenschaden auch in diesen Fällen koordinierte Erscheinungen sein, wie sie es auch in den von FAHR aus seiner eigenen Praxis erwähnten Fällen sein können. Eine andere mögliche Erklärung ist die, daß in diesen Fällen von VEIL und FAHR die Blutdrucksteigerung durch Druck auf das Nierenbecken oder durch eine hinzukommende Glomerulonephritis verursacht ist. Ich kann in diesen Fällen keine bindenden Beweise für die von FAHR vertretene Auffassung sehen.

Ich finde es auch nicht angängig, aus solchen einzeln dastehenden Fällen allgemeingültige Schlüsse zu ziehen.

B. Die gegenwärtige Auffassung über die Ätiologie pathologischer Blutdrucksteigerung.

Im vorhergehenden haben wir kritisch die verschiedenen älteren Ansichten über die Entstehung klinischer Blutdrucksteigerung dargestellt. Wie wir sahen, hat keine von den darin erörterten Theorien sich als befriedigend erweisen können. Der Grund, daß diese Anschauungen fehlgingen, lag unserer Ansicht nach darin, daß die Blutdrucksteigerung von Anfang an als ein Symptom einer Nierenerkrankung angesehen wurde. Die Fragestellung bekam darum die Formulierung: „Wie entsteht die Blutdrucksteigerung als Folge eines Nierenschadens?"

Mit dieser Fragestellung war die Ursache der Blutdrucksteigerung unmöglich zu finden.

Es war darum notwendig, die Hypertoniefrage selbständig ohne vorgefaßte Meinung zu studieren.

Zwei feste Tatsachen scheinen nun von grundsätzlicher Bedeutung zu sein, wenn es gilt, das Rätsel der Ätiologie der pathologischen Blutdrucksteigerung zu lösen:

1. Die Feststellung von HERING und seiner Mitarbeiter, daß die Ausschaltung der Blutdruckzügler bei Versuchstieren eine dauernde Blutdrucksteigerung vom labilen Typus hervorruft. Bei dieser Blutdrucksteigerung stellten sich später nach NORDMANN pathologisch-anatomische Veränderungen in den Nieren ein, die mit dem bekannten Befund bei der genuinen Schrumpfniere übereinstimmten.

2. Die Feststellung, die KYLIN als der erste veröffentlicht hat, und die später KOCH, LUNDBERG, RAPPAPORT, STEINER u. a. bestätigten, daß bei der sog. akuten diffusen Glomerulonephritis die Blutdrucksteigerung früher einsetzt, als die Harnsymptome eines Nierenschadens zu finden sind.

Diese beiden Tatsachen scheinen uns zu zeigen, daß Blutdrucksteigerung ohne Einfluß der Nieren entstehen kann. Im ersten Fall ist diese Annahme eindeutig bewiesen.

Im zweiten Fall kann man gegen die Annahme, daß die Blutdrucksteigerung rein extrarenal bedingt ist, die Einwendung machen, daß der Nierenschaden schon einige Tage vor dem Auftreten von Harnsymptomen eingetreten sein könnte, und daß dieser vermutete Nierenschaden die Blutdrucksteigerung hervorrief. Hiergegen mag angeführt werden, daß der Nierenschaden, der vor dem Auftreten von Harnsymptomen möglicherweise bestehen könnte, nur von allergeringstem Grade sein kann.

Nun lehrt die allgemeine Erfahrung, daß so schwere Nierenschäden, daß sie Harnsymptome geben, wie z. B. bei Stauungsnieren, bei ortostatischer Albuminurie, bei Nephrosen usw., den Blutdruck an und für sich nicht steigern. Es scheint also eine geradezu phantastische Ansicht zu sein, daß noch geringere Nierenschäden, die nicht einmal Harnsymptome machen, auf den Blutdruck so kräftig einwirken sollten, daß eine deutliche Steigerung folgt. Auch hat keiner von den Kennern der Hypertoniefrage einer solchen Spekulation beipflichten können. Im Gegenteil! Sagte doch VOLHARD in seinem Wiener Referat 1923: „Mit der Feststellung, daß die Blutdrucksteigerung den Nierensymptomen vorangeht, verliert die akute Glomerulonephritis ihre Bedeutung als eine primäre Nierenkrankheit.“ Und RICKER schreibt in seinem Buch „Sklerose und Hypertonie der innervierten Arterien“ folgendermaßen: „Wir haben es also in einem derartigen Fall bei einer Person, die in den nächsten Tagen eine akute Glomerulonephritis bekommen soll, mit einer solchen Person zu tun, in deren Körper die kleinen Arterien, zweifellos auch die der Niere, so weit — durch Constrictorenreizung — verengt sind, daß der Blutdruck erhöht ist, und deren Nieren normal sezernieren, bis sich im Harne diejenigen Zeichen einstellen, aus denen auf eine akute Nephritis, hämorrhagische oder Glomerulonephritis genannt, geschlossen wird. Der Nierenprozeß tritt dann also mit seinem die Arteriolen und Capillaren des Organs betreffenden Teilvorgang zu der den Blutdruck steigernden Arterienenge hinzu.“

Wir müssen also zum Schluß feststellen, daß, wenn wir auch nicht durch bindende Beweise endgültig ermitteln können, daß bei der Glomerulonephritis die Blutdrucksteigerung und die Nierenschäden koordinierte Erscheinungen sind, so doch alle bekannten Tatsachen stark für eine solche Annahme sprechen.

Wir haben also gefunden, daß die alte Annahme, daß die Blutdrucksteigerung eine Folge von Nierenkrankheit sei, einer strengen Kritik nicht standhalten könnte. Nachdem wir zu diesem negativen Schlußsatz gekommen sind, wäre es bedeutungsvoll, die wirkliche Ursache der Blutdrucksteigerung klären zu können. Wenn wir an diese Aufgabe herangehen wollen, haben wir kaum irgendwelche Richtlinien, nach denen wir unsere Forschungen einrichten könnten.

Aus den schon bekannten Tatsachen geht indessen hervor, daß die pathologische Blutdrucksteigerung nicht einheitlich bedingt sein kann. Diese Auffassung, die der Verfasser schon seit 10 Jahren vertritt, wird durch die erwähnten Befunde von HERING über Hypertonie nach Dauerausschaltung der Blutdruckzügler und von KYLIN über die präalbuminurische Blutdrucksteigerung bei der akuten Glomerulonephritis bewiesen. Denn diese beiden verschiedenen Hochdruckzustände können keine einheitliche Ursache haben.

Wollen wir nach der Ätiologie der Hypertonie suchen, so müssen wir verschiedene Ursachen vermuten.

Die einzige durch Tierexperimente festgestellte Hypertonieform, die einer klinischen Hypertonie nahekommt, ist diejenige, die HERING durch Dauerausschaltung der Blutdruckzügler hervorrief. Haben wir Grund zu der Annahme, daß einige von den klinischen Hochdruckformen durch eine ähnliche Ursache verursacht ist? Diese Frage ist noch nicht möglich zu beantworten. Meiner Vermutung nach muß sie verneint werden. Aber es ist möglich, daß ich mich in diesem Punkte irre.

Bei der Beurteilung der Ätiologie klinischer Blutdrucksteigerung stehen wir also vor einer Aufgabe, die heutzutage unlösbar ist. Wir können keine stichhaltige Erklärung liefern, sondern nur Hypothesen und Vermutungen aufstellen. Und wir handeln gewiß klug, wenn wir unseren Mangel an Sachkenntnis ruhig zugeben und von dem alten Versuche abstehen, unseren Mangel an Wissen hinter einem supponierten Nierenschaden zu verbergen.

Ganz sicher werden wir in der Zukunft verschiedene Ursachen für verschiedene Hochdruckformen finden. Unsere gegenwärtigen Kenntnisse berechtigen schon zu einer solchen Annahme. Im folgenden Kapitel werde ich auch über Versuche zu einer klinischen Einteilung der Hypertoniekrankheiten berichten.

Ehe wir dazu übergehen, mag es richtig sein, zu überlegen, ob alle Formen von Hochdruck ohne die Annahme einer renalen Ätiologie restlos zu erklären sind.

Wie wir sehen, sind die Ansichten über den Zusammenhang zwischen Blutdrucksteigerung und Nierenkrankheiten weit auseinander gegangen. Meiner Auffassung nach ist es indes nicht möglich, aus den komplizierten Fällen von Hypertoniekrankheit, den permanenten chronischen Hypertonien, Schlüsse zu ziehen, wenn es sich um die jetzt vorliegende Fragestellung handelt. Nach meiner Auffassung der Sachlage ist es notwendig, in erster Reihe diejenigen Fälle zu analysieren, wo die Verhältnisse am einfachsten liegen, d. h. die akuten Glomerulonephritiden und die essentielle Hypertoniekrankheit.

Die Fragestellung, vor der ich nun stehe, ist folgende: Findet sich ein Anlaß zur Annahme, daß die Blutdrucksteigerung bei den permanenten Hypertonien von einer anderen Genese ist als die der zwei früher erwähnten einfacheren Formen?

Man dürfte es schon a priori als sicher betrachten können, daß eine große Zahl von Fällen essentieller Hypertonie sich im Laufe der Jahre immer weiter entwickelt. Der Blutdruck, der anfangs labilen Charakter gehabt hat, geht in einen anderen mehr permanenten Typ von Hypertonie über. Der Gefäßtonus fixiert sich immer mehr. Die organischen Zerstörungsprozesse, die eine Folge des abnormen Tonuszustandes in den Gefäßen sind, schreiten immer weiter fort, und wir stehen bald vor der malignen Form der permanenten Hypertonie. Die Niereninsuffizienz wird früher oder später das Schlußresultat, sofern der Patient nicht einer anderen Komplikation erliegt.

In analoger Weise dürfte eine Anzahl von akuten Glomerulonephritiden direkt in das chronische Stadium mit Hypertonie übergehen. Die Entwicklung wird hier analog, wie sie im vorhergehenden skizziert worden ist.

Kann man nun annehmen, daß alle Formen von permanenten Hypertonien in der ebengenannten Weise entstanden sind?

VOLHARD, der in seinem Wiener Referat 1923 plötzlich in seinen Ansichten über die Nierenhypertoniefrage umschwenkte, hat sich nicht ganz von seiner alten Auffassung freimachen können, daß ein primärer Nierenschaden Blutdrucksteigerung gäbe. Er zählt einige Zustände auf, bei welchen er die Blutdrucksteigerung für sicher renal bedingt hält. Es sind dies: „1. Die seltenen Fälle von primärer Endarteriitis der Nierenarterien und 2. die ebenso seltenen reinen chronischen Amyloidnieren."

Was die letzte Gruppe betrifft, so wissen wir, daß die Amyloidniere, die in der Regel nicht mit Blutdrucksteigerung verläuft, auf der Basis eines chronisch eitrigen Prozesses entsteht. Dies ist indes in ganz gleicher Weise die gewöhnliche Ursache der chronischen Nephritis: chronische eitrige Prozesse (cariöse Zähne, Sinusempyeme usw.). Da scheint es mir wahrscheinlicher, daß die Ursache der Blutdrucksteigerung in den seltenen Fällen, wo eine solche bei Amyloidose vorhanden ist, durch eine gleichzeitige Glomerulonephritis verursacht wurde.

Was die erste Gruppe von krankhaften Veränderungen betrifft, so muß ich zugestehen, daß ich niemals einen solchen Fall gesehen habe. Ich kann indes nicht finden, daß VOLHARDS Beweisführung bindend ist, dadurch, daß er einfach behauptet, daß der endarteriitische Prozeß im Verhältnis zur Blutdrucksteigerung das Primäre ist.

VOLHARD stellt eine Gruppe von Fällen auf, „bei welchen der Hochdruck sicherlich mittelbar oder unmittelbar von der Niere ausgeht". Er nennt dabei folgende Zustände:

„1. Bei Harnsperre, Anurie jeder Art, auch bei der zu Unrecht erfolgten Entfernung der einzig gesunden Niere steigt in der Regel der Blutdruck.

2. Bei Harnstauung durch Harnleiterverengerung oder -verschluß, Vergrößerung der Vorsteherdrüse, Harnröhrenverengerung, Phimose finden wir in der Regel Blutdrucksteigerung, die nach Beseitigung der Stauung rasch wieder abklingen kann.

3. Bei der Cystenniere, die wir vielleicht als höchstsitzende Harnstauung, als Hydronephrose einzelner Nephrone ansehen können, finden wir ebenfalls Blutdrucksteigerung.

4. Im Tierversuch entsteht bei künstlicher Nierenschrumpfung, sei sie durch chronische Cantharidinvergiftung oder durch zeitweiligen Harnleiterverschluß (RAUTENBERG) erzeugt, und ebenso bei künstlicher chirurgischer Verkleinerung der gesunden Niere (PÄSSLER und HEINECKE) Blutdrucksteigerung und Herzhypertrophie. Auch bei der

pyelonephritischen und hydronephritischen Schrumpfniere des Menschen wird nicht selten Blutdrucksteigerung beobachtet."

1.—2. Was die beiden ersten Untergruppen betrifft, so stimmen meine Erfahrungen nicht mit denen VOLHARDS überein. Ich habe, wie schon früher erwähnt, mehrere Fälle von Anurie gesehen, bei welchen der Tod unter Urämie erfolgte, ohne daß Blutdrucksteigerung aufgetreten war. Meine diesbezügliche Erfahrung deckt sich mit der vieler anderer, wie BRUNS, BERGSTRANDS, ROSENBERGS und MUNTHERS u. a.

3. Bei Prostatahypertrophien und Cystitiden findet man sehr oft Hypertonie. Wir dürfen aber nicht vergessen, daß die Prostatahypertrophie gerade in dem Alter Symptome gibt, in dem die essentielle Hypertonie mit ihrem Folgezustand der gemeinen Schrumpfniere ein sehr gewöhnliches Vorkommnis ist. Ein Zusammentreffen dieser beiden an und für sich häufigen Krankheiten muß mithin etwas recht Gewöhnliches sein.

Sicherlich stoße ich nun auf den Einwand, daß die Blutdrucksteigerung bei Prostatahypertrophie mit Cystitis oftmals verschwindet, nachdem der Patient in das Krankenhaus aufgenommen und die Harnstauung durch Katheterisierung behoben worden ist. Dieser Einwand ist richtig. Daraus wird nun oft der Schluß gezogen, daß die Harnstauung die Ursache der Hypertonie sei. Dieser Schluß aber ist falsch. Denn wir wissen, daß eine sehr große Zahl von Fällen essentieller Hypertonie nach einigen Tagen Bettruhe normalen Blutdruck aufweist. Es braucht nicht das Fortfallen der Harnstauung an und für sich gewesen zu sein, welches die Blutdrucksenkung bewirkte. Diese Senkung wird gut durch die Ruhe erklärt, welche die Spitalspflege dem Patienten bringt, und durch die psychische und physische Linderung, welche die Behebung einer beschwerlichen Harnstauung mit sich bringt. Zum Schluß ist es besonders bemerkenswert, daß eine Reizung an der Blase, den Harnleitern oder Nierenbecken schon an und für sich Blutdrucksteigerung hervorruft, wie wir schon auf Seite 38 bemerkt haben. Man braucht dann gar nicht anzunehmen, wie VOLHARD es tut, daß die Blutdrucksteigerung z. B. bei Prostatikern „mittelbar oder unmittelbar von der Niere ausgeht". Es scheint mir viel wahrscheinlicher, daß die Blutdrucksteigerung bei Harnstauung durch die von mir vermuteten Momente verursacht ist.

VOLHARD gibt an, daß wir Blutdrucksteigerung bei Cystenniere finden. Diese Angabe ist nicht allgemein zutreffend. Ich habe mehrere Fälle von Cystenniere gesehen, bei keinem von diesen Fällen aber habe ich Blutdrucksteigerung angetroffen. ROSENBERG und MUNTHER haben dieselbe Erfahrung wie ich gemacht. Die zum Überdruß zitierten Fälle von VEIL sind, wie ich früher hervorgehoben habe, nicht beweiskräftig.

Bei Pyelonephritiden kann man gelegentlich Blutdrucksteigerung vorfinden. In der Regel fehlt sie aber. Da die Pyelonephritis indes durch eine Infektion bedingt ist, dürfte es nicht wundernehmen, daß sie ab und zu Anlaß zu einer Glomerulonephritis mit Steigerung des Blutdruckes geben kann. Ich glaube, daß eine solche Auffassung über die

Ursache der selten vorkommenden Hypertonie bei Pyelonephritis nicht
so ganz selten zu Recht besteht.

Wir kommen nun zu Punkt 4. Schon früher habe ich gezeigt, daß
die obenerwähnten Versuche von PÄSSLER und HEINECKE wohl nachgewiesen haben, daß nach einer einseitigen Nephrektomie und einer
darauffolgenden partiellen Exstirpation der zurückgebliebenen Niere
eine geringgradige Blutdrucksteigerung auftrat. Die Steigerung war indes so gering, daß sie keineswegs geeignet war, die Blutdrucksteigerung
bei Morbus Brighti zu erklären. Außerdem ist es bei anderen Tierversuchen, wie bei denen von MOSLER und BACKMAN nicht gelungen,
nach ähnlichen Eingriffen konstant eine Blutdrucksteigerung nachzuweisen. Dazu kommt schließlich die klinische Erfahrung, die gegen
VOLHARDS Angabe ergibt, daß eine durch Verlust von Nierenparenchym
verursachte Anurie keine Blutdrucksteigerung hervorruft (ROSENBERG
und MUNTHER, LICHTWITZ, KYLIN u. a.). Siehe auch Seite 44.

Überblicken wir schließlich, was wir über die Ursache der Blutdrucksteigerung bei den permanenten Hypertonien wissen, so müssen wir
unbedingt zugeben, daß unsere Kenntnisse außerordentlich gering sind.
Was wir indes mit Sicherheit sagen können, ist, daß alle
Versuche zur Erklärung der Blutdrucksteigerung als Folge
eines Nierenschadens, wie ich schon vor mehreren Jahren
hervorgehoben habe, mißglückt sind. Meine obengenannte Behauptung, welche die heftigste Opposition von seiten FAHRS hervorrief,
ist nun feststehender als vor einigen Jahren. Neue Forschungsergebnisse und erweiterte Kenntnisse haben immer mehr gezeigt,
daß meine Auffassung richtig war.

Welches sind dann aber die ätiologischen Momente für die permanenten Hypertonien? Ich habe früher hervorgehoben, daß die akute
Glomerulonephritis und die essentielle Hypertonie natürlicherweise oftmals in permanente Hypertonien übergehen. In diesen Fällen werden
die permanenten Hypertonien nur spätere Entwicklungsphasen der
genannten Krankheiten. Ob es noch eine andere Krankheitsform gibt,
die Anlaß zu permanenter Hypertonie geben kann, weiß ich nicht und
bezweifle ich nicht, aber ich glaube es auch nicht.

IV. Die klinische Einteilung der Hypertoniekrankheiten.

Die Forschungen der letzten Jahre haben immer deutlicher gezeigt,
wie schwierig es ist, eine einheitliche Erklärung für das Entstehen der
Blutdrucksteigerung zu finden. Mehrere Forscher haben in den letzten
Jahren auch die Ansicht ausgesprochen, daß die Hypertonie bei verschiedenen Zuständen durch verschiedene ätiologische Momente verursacht wird. Der große Unterschied zwischen dem klinischen Krankheitsbild der sog. akuten Glomerulonephritis und dem der sog. essentiellen
Hypertonie hat zu diesem Fortschritt unserer Erkenntnis besonders
beigetragen. Bei beiden Krankheiten ist die Steigerung des Blutdruckes

ein Kardinalsymptom. Davon abgesehen, haben diese Leiden aber kein beständiges Symptom gemeinsam.

Schon im Herbst 1920 legte ich gelegentlich eines Vortrags in Stockholm (veröffentlicht im Zentralbl. f. inn. Med. 1921) eine Zusammenstellung von Tatsachen vor, die eine rationelle Einteilung der Hypertoniekrankheiten in zwei verschiedene Gruppen notwendig machen. Meine Untersuchungen wurden von schwedischer Seite mit großer Skepsis aufgenommen, und es wurde ihnen wenig Aufmerksamkeit geschenkt. Im Einleitungsvortrag auf dem Kongreß in Wien 1923 legte indes VOLHARD dieselbe Einteilung vor, obzwar mit einer anderen Nomenklatur. Seine nunmehrige Auffassung stand in vollkommenem Gegensatz zu der, die er früher in seiner großen Monographie vorgebracht hatte. Seine geänderte Ansicht fiel nahezu vollständig mit derjenigen zusammen, die ich früher teils in dem obenerwähnten Vortrag, teils in einer Serie von Aufsätzen in der Zeitschrift publiziert hatte, deren Redakteur VOLHARD ist.

Auf demselben Kongreß in Wien berichtete DURIG über die verschiedenen physiologisch denkbaren Möglichkeiten für die Entstehung einer Blutdrucksteigerung. DURIG unterscheidet eine durch Störung des vasomotorischen Regulationsmechanismus verursachte Form der Hypertonie und eine zweite Form, die durch diffuse organische Veränderungen der Gefäße entsteht. Die erstgenannte Form teilt er weiter in einen zentrogenen und einen peripheren Typ, sowie in eine chemisch und eine rein nervös hervorgerufene Form.

Diese physiologische Einteilung DURIGS schließt sich ziemlich nahe derjenigen an, die VOLHARD und ich aus klinischen Gründen glaubten vornehmen zu müssen.

In großen Zügen stimme ich also mit DURIG überein.

In einer Beziehung kann ich mich indes der Auffassung DURIGS nicht anschließen. Er schreibt nämlich: „Ob aber Hochdruck entstehen kann, dessen Hauptursache in ausgedehnter Capillarverödung besteht, ist wegen der leichten Weitbarkeit der übrigen Capillaren höchst fraglich." Und an einer anderen Stelle, bei Besprechung des hämodynamischen Vermögens der peripheren Gefäße, sagt er, alle Argumente, die hierfür sprechen, wären „so widerlegt worden, daß heute kein Grund zur Annahme eines peripheren Herzens mehr besteht. Nicht ein positiver Beweis ist dafür vorhanden".

Für jeden, der sich lange mit Fragen über das Capillarsystem beschäftigt hat, steht es fest, daß die Capillaren wirklich ein Vermögen besitzen, das Blut selbständig durch ihre Bahn durchzupressen. Zu dieser Auffassung sind u. a. MÜLLER, WEISS, PARRICIUS, MAGNUS, HOOKER, HISINGER-JÄGERSKIÖLD gekommen. Durch die Untersuchungen, die ich früher vorgelegt habe, ist auch vollauf nachgewiesen worden, daß das Blut nach Abschnürung des Blutstromes von einem Finger noch weiter bis 15—20 Minuten lang durch die Capillaren gepreßt werden kann. Ob dieses Vermögen der Capillaren indes von praktischer Bedeutung für die Blutzirkulation unter normalen Verhältnissen ist, das entzieht sich derzeit der Beurteilung. Absolut sicher dürfte man jedoch sagen können, daß diese hämodynamische Kraft physiologisch im Vergleich mit der Herzkraft nur von sehr untergeordneter Bedeutung sein kann, denn sonst würde ein Verschluß der Arterien nicht die nahezu vollständige Stagnation des Blutstromes hervorrufen, die sie in Wirklichkeit verursacht.

Von großem Interesse ist es, den Überlegungen von FLEISCH betreffs der Frage der aktiven Blutförderung der Capillaren zu folgen. FLEISCH ist bekanntlich der Ansicht, daß eine solche Blutförderung nicht vorkommt. Er kann indes nicht verneinen, daß die peristaltischen Capillarkontraktionen bei vollständigem Gefäßverschluß, die von PARRISIUS, NICKAU, PRIBRAM, HISINGER-JÄGERSKIÖLD, KYLIN u. a. beschrieben sind, „den idealen Mechanismus für eine Stromförderung durch röhrenförmige Gebilde darstellt". Er berechnet dann die strombefördernde Kraft der gesamten Capillaren und kommt zu dem Schluß, daß die Capillaren $^1/_{6000}$ der Kraft des Herzens leisten können. Tatsächlich schließt er sich also der Auffassung über das hämodynamische Vermögen der Capillaren an.

Wenn diese Berechnung FLEISCHS richtig ist, besteht meine oben ausgesprochene Vermutung zu Recht, daß die Kraft der Capillaren im Vergleich mit der Herzkraft von nur sehr untergeordneter Bedeutung ist. Persönlich möchte ich auch vermuten, daß die Bedeutung der hämodynamischen Kraft der Capillaren vornehmlich von blutregulierender Art ist. Wo ein erhöhter oder erniedrigter Zufluß von Blut nötig ist, treten die Capillaren in Aktion, sich öffnend oder sich schließend. In solchen lokalen Bezirken indessen, wo der Blutstrom aus äußeren Gründen (lokaler Druck z. B.) versagt, können die Capillaren mithelfen, ein bißchen Blut durch sich hindurchzupressen.

Wenn die Capillaren auch nicht viel mitwirken können, das Blut vorwärts zu treiben, so können sie doch dem Blutstrom ein bedeutendes Hindernis entgegensetzen. Das wissen wir z. B. aus den KROGHSCHEN Untersuchungen, in denen K. zeigen konnte, daß hochgradiger Druck in den Arterien die geschlossenen Capillaren zu öffnen nicht imstande war.

Man muß annehmen, daß die Capillaren durch spastische Kontraktion dem Blutstrom ein bedeutendes Hindernis entgegensetzen können. Aber auch durch organische Veränderungen dürften die Capillaren ein solches blutdrucksteigerndes Hindernis setzen können. Die organischen Veränderungen können in Schwellungen der Capillarwände bestehen, wie wir sie später bei der sog. akuten diffusen Glomerulonephritis beschreiben werden.

Für die Entstehung von Blutdrucksteigerung kann man also, meiner Meinung nach, drucksteigernde Faktoren in den Capillaren nicht vollständig ausschließen. Diese Faktoren können theoretisch von zweierlei Art sein: 1. ein diffuser allgemeiner Spasmus im Capillarsystem, durch welchen der Widerstand in der Peripherie erhöht wird; 2. eine diffuse, allgemeine Capillaralteration (MUNK), wobei dann die Mehrzahl der Capillaren geschwollen ist. Hierdurch entsteht ein größerer Widerstand für das Blut bei seiner Strömung durch die Capillaren, und so muß der periphere Widerstand zunehmen. Demzufolge muß auch der Blutdruck steigen, wenn die Zirkulation vor sich gehen soll. Daß die Capillarwände stark genug sind, um einen beträchtlichen Druck zu ertragen, davon kann man sich überzeugen, indem man eine periphere Stauung erzeugt. Ich habe selbst unter solchen Umständen einen capillaren Kompressionsdruck von über 60 mm Hg gemessen.

Insofern muß man DURIG recht geben, daß es einem schon a priori bei dem Gedanken an die Möglichkeit schwindeln muß, daß drucksteigernde Faktoren große Blutdruckerhöhungen im Capillarsystem hervorrufen könnten. Zum Ertragen einer solchen Drucksteigerung sind diese dünnwandigen Gefäße sichtlich nicht gebaut. Und in der Tat hat ja die Natur selbst einen Damm gegen Drucksteigerung im Capillarsystem errichtet in Form der muskulären Arterioli, in welchen, wie wir wissen, der große Blutdruckabfall stattfindet. In den Fingerarterien erreicht ja der Druck normalerweise immer noch bis gegen 100 mm Hg, in den Capillaren dagegen beträgt der normale Blutdruck nur einige wenige (bis zu 5) mm Hg. Ich kann mich also der Auffassung von BERGMANNS nicht auschließen, daß für die Blutdrucksteigerung bei der Glomerulonephritis die Capillaren maßgebend sind.

Daß man durch eine Capillaraffektion, ob sie nun auf die eine oder andere Weise hervorgerufen sei, eine geringere Blutdrucksteigerung, von sagen wir 20—25 mm Hg, erhalten könnte, scheint mir nicht undenkbar. Um eine hochgradigere Blutdrucksteigerung zu erklären, wie bei den schweren Formen von Nephritis, dürfte man jedoch gezwungen sein, eine Arteriolenkontraktion als hervorrufendes Moment anzunehmen. Diese kann man sich jedoch sehr wohl als peripheren Reflex, von einem primären Capillarschaden ausgelöst, denken. Denn wir wissen ja, daß gewisse Stoffe, wie z. B. Histamin, in schwacher Konzentration capillare Dilatation, in stärkerer aber auch eine Arteriolenkontraktion verursachen.

Meine diesbezüglichen Annahmen finden auch ihre Stütze in vorliegenden Forschungsresultaten. Es hat sich nämlich gezeigt, daß bei den leichten Formen der akuten Glomerulonephritis mit niedriger Blutdruckerhöhung eine konstante Blutdrucksteigerung mit normalen Tagesvariationen besteht. Wird die Blutdrucksteigerung dagegen größer, über 140—150 mm Hg, so werden auch die Tagesschwankungen hochgradiger. Es ist also ein labileres Moment hinzugekommen, das wohl durch einen nervösen Reflex bedingt sein kann.

Ich komme später noch auf diese Verhältnisse zurück.

Gleichzeitig mit VOLHARD und mir und unabhängig von uns ist KAHLER in Wien zu einer Einteilung der Pathogenese der Blutdrucksteigerung gekommen. Er ist von der wichtigen Beobachtung ausgegangen, daß der Blutdruck nach Lumbalpunktion bei einem Teil der Fälle beträchtlich sinkt, bei anderen aber nicht. Seine Einteilung ist sehr weit durchgeführt und von großem theoretischen Interesse. Sie kommt auch der theoretisch-physiologischen Einteilung, die DURIG vorgelegt hat, ziemlich nahe. KAHLER unterscheidet folgende Gruppen:

I. Die zentralen Hypertensionen.

a) Der zentral-psychische und zentral-mechanische Hochdruck.

b) Der zentral-läsionäre Hochdruck.

c) Der zentral-toxische Hochdruck.

d) Der zentral-reflektorische Hochdruck.

II. Die peripheren Hypertensionen.

a) Der peripher-toxische Hochdruck.

b) Der peripher-reflektorische Hochdruck.

III. Die anatomischen Hypertensionen.

An der Hand illustrierender Fälle sucht er zu zeigen, daß diese Einteilung klinisch durchführbar ist.

Eine weitere Stütze für die Richtigkeit der klinischen Einteilung der Hypertoniekrankheiten haben wir durch die schönen Untersuchungen von RAAB erhalten. R. ging von der Tatsache aus, daß forcierte Atmung atmosphärischer Luft den Blutdruck herabzusetzen imstande ist (VINCENT und CAMERON, HILL und FLACK, BOOTHBY, VINCENT und THOMPSON). R. suchte jetzt den Mechanismus dieser Blutdrucksenkung, den er besonders hervortretend bei Kranken mit essentieller Hypertonie fand, wissenschaftlich zu erforschen. Er konnte dann folgende Tatsachen feststellen.

1. Vertiefte Atmung (Hyperventilation, HV) ändert beim normalen Menschen den arteriellen Blutdruck und die Pulsfrequenz nicht wesentlich.

2. Bei „essentieller" (nicht mit Erscheinungen einer Glomerulonephritis einhergehender) Hypertonie sinkt der systolische (weniger der „diastolische") Druck während der HV ausnahmslos ab, und zwar parallel zu dem Absinken der alveolären CO_2-Spannung. Nach Beendigung der HV steigen CO_2-Spannung und Blutdruck rasch wieder an.

3. Bei HV mit CO_2-haltigen Gasgemischen bleibt sowohl die Senkung der CO_2-Spannung der Alveolarluft als auch die Blutdrucksenkung vollständig aus. Die Kurven beider verlaufen auch hier in groben Zügen parallel.

4. Beim Normalen ist die HV gänzlich ohne Einfluß auf die Adrenalinblutdrucksteigerung.

5. Bei Hypertonikern und zu Hypertensionen neigenden Personen dagegen, die schon auf die HV an sich mit Blutdrucksenkung reagieren, wird die Adrenalinblutdrucksteigerung durch HV teilweise oder ganz zum Verschwinden gebracht bzw. durch die HV-Drucksenkung verschleiert.

6. Die Adrenalinwirkung wird beim Normalen durch gleichzeitige CO_2-Einatmung nicht verändert.

7. Unmittelbar nach Muskelarbeit sind sowohl beim Normalen als auch beim Hypertoniker alveoläre CO_2-Spannung und Blutdruck kurze Zeit hindurch erhöht. Anschließend sinkt der Blutdruck besonders bei den Hypertonikern stärker ab als die CO_2-Spannung (Milchsäurewirkung usw. auf die Gefäße?).

8. CO_2-Inhalation erhöht bei Normalen und Hypertonikern den Blutdruck, bei letzteren im Durchschnitt dreimal so stark wie bei ersteren.

9. Die prozentuale Steigerung der Lungenventilationsgröße bei CO_2-Einatmung weicht bei den Hypertonikern nicht wesentlich von der Norm ab.

10. Die alveoläre CO_2-Spannung der nicht kardial dekompensierten Hypertoniker ist nicht erhöht.

11. Bei Kranken mit Tendenz zu Angina-pectoris-Anfällen und zeitweiliger Drucksteigerung ist die HV-Drucksenkung etwas deutlicher erkennbar als bei Normalen.

12. Bei Nephritikern mit erhöhtem Druck fehlt der HV-Effekt meist gänzlich oder ist nur ganz schwach angedeutet.

RAAB hat darum angenommen, daß die Blutdrucksteigerung von essentiellem Typus durch eine Übererregbarkeit des Vasomotorenzentums gegenüber CO_2 hervorgerufen ist. Die Blutdrucksteigerung bei der Glomerulonephritis dagegen sollte nach RAAB durch einen peripheren Capillarschaden hervorgerufen sein. R. schließt sich also in dieser Beziehung meiner Ansicht an.

Durch diese Forschungen, die hier nur ganz flüchtig berührt sind, erhielt man triftige Gründe für eine endgültige Scheidung der Hypertoniekrankheiten. Es existieren zum mindesten zwei verschiedene Formen, jede mit ihrer eigenen Ätiologie und Pathogenese und mit ihrer besonderen Therapie und Prognose. Wir haben es mit differenten, vollständig voneinander geschiedenen Krankheiten zu tun, die in jeder Hinsicht streng auseinandergehalten werden müssen.

Obzwar also vom theoretischen Standpunkt die Möglichkeit für die Entstehung verschiedener Hypertonieformen existiert, und obzwar die klinischen Krankheitsbilder bedeutende Unterschiede zwischen den verschiedenen Formen zeigen, so ist der Zeitpunkt doch für eine allzu weit getriebene Aufteilung kaum reif. Unser Wissen über den Regulationsmechanismus des Blutdruckes ist noch lange nicht vollständig. Und vor allem fehlen uns klinische Untersuchungsmethoden. Wie interessant die Kahlersche Einteilung auch ist, und wie berechtigt sie von physiologischen Gesichtspunkten auch sein kann, so fällt es mir doch schwer, mich ihr ganz anzuschließen. Wenn jemand durch eine Reihe von Jahren mit den Schwierigkeiten gekämpft hat, denen man bei der Forschung auf dem Hypertoniegebiet begegnet, so wird es ihm schwer, ganz auf eine weitgetriebene Einteilung einzugehen. Vor allem fühle ich mich nicht völlig überzeugt, weil die klinischen Untersuchungsmethoden noch nicht so weit ausgearbeitet sind, wie wir es, meiner Ansicht nach, für eine Einteilung nach dem Schema KAHLERS brauchen würden.

Sowohl physiologische Untersuchungen als klinische Erfahrungen haben indes gezeigt, daß eine Gruppierung der Hypertoniekrankheiten in zwei verschiedene Formen nicht bloß zweckmäßig und wünschenswert, sondern zwingend notwendig ist. Die beiden verschiedenen Formen werden einerseits von der essentiellen Hypertoniekrankheit, anderseits von der sog. diffusen Glomerulonephritiskrankheit repräsentiert. Diese beiden Krankheiten sind in jeder Beziehung voneinander geschieden; sowohl ätiologisch als pathogenetisch als betreffs des klinischen Krankheitsbildes. Pathologisch-anatomisch sind die beiden Krankheitszustände grundwesentlich verschieden, ihre Therapie und Prognose desgleichen.

Um diese Reihe von Unterschieden übersichtlich klarzulegen, sind sie in folgendes Schema zusammengefaßt.

Hypertonie bei Glomerulonephritis	Essentielle Hypertonie
Capillarmorphologische Veränderungen sind vorhanden	Die Capillaren erscheinen normal
Ödem ist vorhanden	Ödem fehlt
Capillardruck erhöht	Capillardruck normal
Retinitische Veränderungen sind vorhanden	Retinitische Veränderungen fehlen in der Regel
Tagesvariationen des Blutdruckes normal oder unbedeutend erhöht	Tagesvariationen des Blutdruckes pathologisch (bis zu 80—100 mm Hg)
Adrenalinblutdruckreaktion normal oder erhöht	Adrenalinblutdruckreaktion paradox
	Abnorme Reaktion für Wärme usw.
	Adrenalinblutzuckerkurve abgeflacht
Blutzuckerwerte normal	Blutzuckerwerte oft erhöht
	Blut-Ca erniedrigt. Blut-K und Cholesterin erhöht
	Oft Glykosurie
Keine Neigung zu Diabetes	Blutbild oft verändert mit Vermehrung der mononukleären Elemente und oft Eosinophilie
Akute Krankheit nach gewissen Infektionen	Chronisch schleichende Entstehung, oft im Zusammenhang mit dem Klimakterium (mit Neigung zu Vagotonie)[1]
Abnorme adrenalin-sensibilisierende Stoffe im Blute (nach HÜLSE)[2].	Blutdruck überempfindlich für den normalen CO_2-Gehalt des Blutes

Im folgenden sollen nun die beiden Hypertonieformen von ein paar verschiedenen Gesichtspunkten aus miteinander verglichen werden.

A. Nach ätiologischen Gesichtspunkten.

In Kürze zusammengefaßt kann man sagen, daß die eine von diesen Hypertoniekrankheitsformen primär eine diffuse Gefäßerkrankung ist, wobei die Capillaren besonders mitaffiziert sind. Der Nierenschaden und andere Gewebsschäden sind koordiniert. Das ist die sog. diffuse Glomerulonephritiskrankheit. Die andere Hypertonieform findet sich bei der essentiellen Hypertonie. Diese Krankheit kennzeichnet sich durch eine Reihe von Symptomen, die sämtlich auf eine Störung der Funktion des vegetativen Systems — was den Blutdruck betrifft, wenn man es so nennen will, auf eine Dysregulation (VOLHARD) — zurückzuführen sind. Die Ursache dieser Form von krankhafter Störung ist nicht bekannt, ebensowenig wie die Ursache bei vegetativen Neurosen. Als mitwirkendes Moment in ätiologischer Hinsicht dürfte man ausschweifende Lebensweise, ein gehetztes nervöses Dasein usw. bezeichnen können. Ob oder in welchem Grad aber die genannten Momente in einem bestimmten Einzelfall von Einfluß waren, das entzieht sich unserer Beurteilung.

---

[1] Nach MANNABERG ist der Grundumsatz bei der essentiellen Hypertonie im allgemeinen erhöht, während bei Hypertonien auf nephritischer Grundlage diese Steigerung selten ist.

[2] KAHLSON und WERG konnten diesen Befund HÜLSES nicht bestätigen.

Wenn wir auch gezwungen sind, die aufgezählten und andere ähnliche Momente als mitwirkende Faktoren zu betrachten, so kann meiner Meinung nach die Grundursache doch nicht in diesen äußeren Faktoren liegen. Ich habe zahlreiche Fälle von essentieller Hypertonie gesehen, die nicht dem Einfluß der erwähnten oder ähnlicher exogener Faktoren unterlagen. Meiner Erfahrung nach sind Personen, die in der Ruhe ländlicher Verhältnisse leben und sich des Alkohols- wie des Tabakgenusses so gut wie völlig enthalten haben, der essentiellen Hypertoniekrankheit gleichwohl ausgesetzt. Vielleicht ist sie hier weniger häufig als bei den hastenden, jagenden Großstadtmenschen. Darüber kann ich mich nicht äußern, da ich keine diesbezügliche Untersuchung vorgenommen habe. Aber anderseits ist nach meiner allgemeinen Erfahrung die Hypertoniekrankheit vom erwähnten Typus in der Landbevölkerung der schwedischen Hochlandsgegend Småland eine sehr häufige Erkrankung. Diese Gegend zeichnet sich, wie Hochländer im allgemeinen, durch das häufige Vorkommen von Struma und damit zusammenhängend von innersekretorischen Störungen aus, und die Bevölkerung ist auch durch ihre neurogene Labilität charakterisiert.

Wir sind hier zu dem vielleicht wichtigsten Moment für die Entstehung der essentiellen Hypertoniekrankheit gelangt, nämlich dem konstitutionellen Faktor. Daß die Blutdrucksteigerungskrankheit und vielleicht in noch höherem Grad ihr Folgezustand, die Arteriosklerose, ebenso wie gewisse nervöse und innersekretorische Störungen eine familiäre Krankheit ist, hat man lange vermutet, und in der letzten Zeit ist es u. a. von Fr. Müller, Weiss, Kylin u. a. hervorgehoben worden. Die näheren statistischen Beweise sind indes von Kämmerer in München und Weitz in Tübingen geliefert worden. Sie haben gezeigt, daß in der Familienanamnese derer, die an essentieller Hypertonie leiden, sehr häufig Angaben über Blutdrucksteigerung oder über Folgezustände dieser essentiellen Hypertoniekrankheit, wie Schlaganfälle usw., vorkommen.

Betrachten wir die konstitutionellen Bedingungen als kausale Momente für die in Rede stehende Krankheit, so haben wir indes die Frage nach der Ursache der Erkrankung noch keineswegs gelöst. Denn was liegt eigentlich im Begriff Konstitution als krankheitserzeugender Faktor? Über diesen Punkt sind unsere Kenntnisse noch sehr unzureichend. Die allgemeine Körperkonstitution, wie sie beim Erwachsenen zum Ausdruck kommt, ist nicht nur durch erbliche Momente, sondern auch durch die Einwirkung äußerer Einflüsse bedingt. Zu solchen äußeren Einflüssen muß man die Faktoren rechnen, die in klimatischen und tellurischen Verhältnissen liegen, so z. B. in verschiedenen Salz- und Ionenkonzentrationen und Ionenkonstellationen in Trinkwasser und Nahrungsstoffen. Wir wissen ja, daß die Strumakrankheit in gewissen Hochländern, wie bereits erwähnt, sehr häufig vorkommt, wie viele mit einer gewissen Berechtigung meinen, durch ungenügende Jodzufuhr bei den Bewohnern dieser Gegenden hervorgerufen. Durch geeignete Jodmedikation beim heranwachsenden Geschlecht wird dem Entstehen dieser Krankheit auch vorgebeugt. Andere Gebiete können arm sein an anderen Salzen, und es ist gut denkbar, daß dadurch andere Störungen im innersekretorischen Apparat auftreten. So können innersekretorische Anomalien und Krankheiten entstehen, welche auf die Tonusverhältnisse und den Gleichgewichtszustand im vegetativen System, sowie auf die konstitutionellen Verhältnisse einwirken. Denn wir wissen ja, wie Körperwachstum und Körperkonstitution durch die Produkte der verschiedenen innersekretorischen Drüsen in verschiedenen Richtungen beeinflußt werden.

Die konstitutionellen Momente, die Produkte der innersekretorischen Drüsen und die Tonusänderungen des vegetativen Nervensystems, all dies sind Faktoren, die so unauflöslich miteinander verbunden sind, daß wir nicht über den einen sprechen können, ohne gleichzeitig die anderen zu berühren. Wir können deshalb meiner Meinung nach diese essentielle Hypertoniekrankheit mit demselben Recht als eine Konstitutionskrankheit, eine vegetative Neurose oder eine Inkretkrankheit bezeichnen. Der eine oder der andere Name deutet nur darauf, daß wir die eine oder die andere Seite des Problems in Betracht gezogen haben.

Ich für meinen Teil habe schon früher die essentielle Hypertoniekrankheit als eine vegetative Neurose betrachtet, welcher Name mir am geeignetsten scheint. Denn was wir mit Sicherheit wissen, ist, daß die hervortretendsten Symptome über das vegetative Nervensystem gehen; die wirklichen Ursachen der Krankheiten kennen wir aber nicht. Ist es nicht gerade das, was wir unter der Bezeichnung Neurose meinen? Zeichen einer nervösen Störung, deren Ursache wir nicht kennen!

Die Ätiologie der sog. diffusen Glomerulonephritiskrankheit ist im Gegensatz zu derjenigen der essentiellen Hypertonie ziemlich gut bekannt. Sie hängt mit einer Intoxikation zusammen. Wenn diese behoben wird, heilt die Krankheit mit oder ohne Zurücklassung größerer oder kleinerer Defekte ziemlich bald aus.

Es scheint, als ob die Krankheit durch verschiedene toxische Stoffe hervorgerufen werden könnte. Bei der Schwangerschaftshypertonie dürfte kein Zweifel mehr darüber bestehen, daß die Krankheit durch Stoffwechselprodukte vom Fetus oder dessen Hüllen verursacht wird. Der beste Beweis für die Richtigkeit dieser Theorie ist, daß die Krankheit verschwindet, sobald der Fetus und die Nachgeburt aus dem Körper der Mutter ausgeschieden sind. Die Krankheit heilt dann rasch aus.

Bei der akuten Glomerulonephritis stammen die toxischen Stoffe von gewissen entzündlichen Prozessen, in deren Heilungsstadium die Krankheit als Folgekrankheit auftritt. Die häufigste Ursache für diese Hypertoniekrankheit sind Entzündungen in den oberen Luftwegen. Ob dabei eine gewisse Bakterienart oder Bakteriengruppe als spezifischer Krankheitserreger fungiert, oder ob jedes beliebige Bakterium die Krankheit verursachen kann, ist nicht bekannt. Daß die Streptokokkenangina indes die Krankheit hervorzurufen vermag, davon habe ich mich durch bakteriologische Untersuchungen überzeugen können und das ist auch schon lange allgemein bekannt. Nach anderen entzündlichen Prozessen, z. B. Panaritien, Abscessen (beispielsweise nach Pediculosis), Impetigo contagiosa kann die Krankheit gleichfalls auftreten. Wenn der entzündliche Prozeß aufhört, oder, richtiger gesagt, wenn die Resorption der zurückgebliebenen Abfallsprodukte vom Entzündungsherd abgeschlossen ist, wird damit auch die Krankheit behoben, und sie heilt mit oder ohne Zurücklassung definitiver Schäden aus. Ist die Entzündung dagegen chronisch, wie es z. B. bei cariösen Zähnen, Nebenhöhlenempyem, chronischen eitrigen Otitiden usw. der Fall ist, so ergibt sich auch eine chronische Resorption der toxischen Substanzen, woraus folgen muß, daß die sog. Glomerulonephritiskrankheit chronisch wird.

B. Nach pathogenetischen Gesichtspunkten.

Wenn die Ätiologie der sog. akuten diffusen Glomerulonephritis als ziemlich gut bekannt bezeichnet werden kann, so ist der Pathogenese um so schwerer auf den Grund zu kommen. Lange hielt man diese Krankheit für die typischste primäre Nierenerkrankung und die Blutdrucksteigerung wurde als Folge der primären Nierenschädigung betrachtet. Ich war auch der erste, der Beweise dafür zu sammeln suchte, daß diese Auffassung nicht richtig ist, und der gegen den angeblichen ätiologischen Ausgang von der Niere in die Schranken trat. Schon 1919 sprach ich auf dem Nordischen Kongreß für innere Medizin in Kopenhagen als meine Ansicht aus, daß diese diffuse Glomerulonephritis eine primäre diffuse Gefäßerkrankung sei und die Nierenschädigung eine koordinierte Erscheinung derselben. In den Jahren 1920—1921 wurde ich durch meine weiteren Untersuchungen in dieser Ansicht bestärkt, und im Januar 1922 erschien eine Arbeit, in der ich die Stützpunkte für meine diesbezügliche Auffassung zusammengestellt hatte.

Dieser Aufsatz kann im großen ganzen immer noch völlig ausreichen, um die Auffassung einer extrarenalen Genese der in Rede stehenden Krankheit wahrscheinlich zu machen.

Im Abschnitt über die Pathogenese der sog. akuten diffusen Glomerulonephritis bin ich auch im großen ganzen diesem Aufsatz gefolgt. Ich verweise auf diesen Abschnitt (s. S. 148—152) und sehe der Raumersparnis wegen davon ab, die betreffenden Gesichtspunkte hier zu besprechen.

Ich konstatiere hier also kurz, daß die Ergebnisse der modernen Forschung Wahrscheinlichkeitsbeweise dafür ergeben haben, daß die sog. akute diffuse Glomerulonephritis als eine akute diffuse Gefäßkrankheit anfängt. Wie bereits oben erwähnt wurde, ist VOLHARD, der früher gegen meine Auffassung über die extrarenale Genese der Glomerulonephritis opponierte, nunmehr vollständig zur selben Ansicht übergegangen. Auf dem Wiener Kongreß 1923 sagte er folgendes: „Mit dieser Feststellung, daß die Blutdrucksteigerung . . . das Primäre ist, verliert aber die akute diffuse Glomerulonephritis den Charakter einer primären Nierenerkrankung."

Sind wir indes nunmehr dahin gelangt, es als wahrscheinlich anzusehen, daß die sog. akute diffuse Glomerulonephritis eine primäre diffuse Gefäßerkrankung ist, so drängt sich uns die Frage auf: In welcher Weise wird die in Rede stehende Gefäßerkrankung hervorgerufen? Daß die Ur-

sache irgendwie in toxischen Substanzen aus den erwähnten entzündlichen Prozessen zu suchen ist, dürften wir mit einer an Gewißheit
grenzenden Wahrscheinlichkeit als festgestellt betrachten können. Aber
wie rufen diese Substanzen die Krankheit hervor?

Wir befinden uns damit auf dem Gebiet der Hypothesen und die
Suppositionen und Theorien, die hier vorgelegt werden, haben ihre
Berechtigung nur so lange, als sie nicht mit gewonnenen
Untersuchungsresultaten in Widerspruch geraten oder auf
andere Weise unwahrscheinlich gemacht werden. Bevor ich
mich indes auf den Boden der Hypothesen begebe, möchte ich auf
einige Analogien hinweisen.

Nach einer gewissen Halskrankheit, Diphtherie, treten in manchen
Fällen 2—3 Wochen nach Beginn der Erkrankung gewisse Nervenschädigungen auf, die sich in Form der bekannten postdiphtherischen
Lähmungen äußern. Wir betrachten diese als eine Folge spezifischer
Toxinwirkung.

Im Zusammenhang mit einer gewissen Wundinfektion (durch Starrkrampfbakterien) entstehen gewisse Krampfzustände. Wir betrachten
diese als durch spezifische Toxinwirkung verursacht.

Bei gewissen Hals- und Wundinfektionen entsteht nach Verlauf
einiger Tage eine diffuse Allgemeinerkrankung im Körper, die sich
durch Ödem, Blutdrucksteigerung und gewisse Urinsymptome äußert
(von welch letzteren das eine oder andere in einzelnen Fällen, wie es
scheint, fehlen oder sich dem Nachweis entziehen kann). Die Krankheit
hat den Namen akute diffuse Glomerulonephritis erhalten. — Kann
nun diese Affektion nicht eine spezifische Infektionskrankheit sein wie
die früher erwähnten?

Die frühesten Zeichen der in Rede stehenden Krankheit wären
Symptome von Schäden im Gefäßsystem, von welchen solche im Capillarsystem besonders hervorstechend sind. Diese kennzeichnen sich durch
1. capillaroskopische Erweiterung der Hautcapillaren mit Tendenz zum
Bersten und zu Blutung, 2. erhöhte Durchlässigkeit der Capillarwände
für Flüssigkeit, Krystalloide und Kolloide, 3. Erhöhung des capillaren
Kompressionsdruckes.

Diese Veränderungen entsprechen vollständig denen, die man durch
Giftwirkung auf die Capillaren erhält. So hat z. B. HEUBNER gezeigt, daß
durch Goldchlorid eine diffuse Capillarvergiftung zustande gebracht werden kann, die sich durch Capillardilatation mit Blutungen und Austreten
von Ödemflüssigkeit äußert. Dieselbe Capillarvergiftung haben DALE und
seine Mitarbeiter (RICHARDS, LADELOW) sowie KROGH durch verschiedene
Stoffe, wie Adrenalin, Uretan, Histamin usw. hervorrufen können.

Es fragt sich dann: Wie soll die in gewissen Fällen bis über 100 mm Hg
erreichende Blutdrucksteigerung, welche die akute Glomerulonephritis
begleitet, als eine Folge dieser primären diffusen Capillaraffektion
erklärt werden können? Bei Beantwortung der Frage können wir
uns nur auf Hypothesen stützen. Einen gewissen, wenn auch
unsicheren Anhaltspunkt dürfte indes die Erfahrung gewähren, daß
Histamin, welches in kleinen Dosen nur eine Capillardilatation gibt,

in größeren Dosen auch eine Arterienkontraktion hervorruft. Wollte man von einem teleologischen Standpunkt ausgehen, so könnte man sagen, daß der Körper, um sich gegen die Folgen eines zu hochgradigen Capillardruckes zu schützen, mit der Auslösung eines reflektorischen Arteriolospasmus antwortet.

Die Vermutungen, die ich jetzt vorlege, sind nur hypothetischer Art, also keine bewiesenen Schlußsätze.

Wenn nach einer Angina tonsillaris z. B. die vermuteten giftigen Substanzen resorbiert worden sind, werden sie ihre Giftwirkung in der Blutbahn diffus auf die Capillaren ausüben und die diffuse Allgemeinerkrankung hervorrufen. Ein gewisser Grad von Blutdrucksteigerung dürfte meiner Meinung nach auf Grund dieses Capillarschadens entstehen können, wobei der Widerstand durch die Capillarschädigungen vermehrt wird. Hierzu dürfte eine weitere, durch die Arterioli hervorgerufene Drucksteigerung kommen. Man kann sich nämlich denken, daß als Folge des allgemeinen Capillarschadens ein diffus ausgelöster Arteriolenkrampf zustande kommt. Das entspräche der peripher toxischen (und reflektorischen) Blutdrucksteigerung nach KAHLER.

Als Resultat ergibt sich ein diffuser, reflektorisch hervorgerufener Gefäßspasmus. Wir sind damit zu derselben Spasmushypothese gekommen, wie sie VOLHARD vorgelegt hat, aber prinzipiell ist unsere Auffassung doch von der VOLHARDs weit verschieden. VOLHARD steht noch heute auf dem Standpunkt, daß jede Blutdrucksteigerung durch einen reflektorischen Gefäßspasmus hervorgerufen wird, der sich in einem Fall, bei der essentiellen Hypertonie, nicht auf das Capillarsystem erstreckt, bei dem anderen aber auch auf dieses übergreift. Nach meiner Auffassung dagegen besteht zwischen der Blutdrucksteigerung des einen und der des anderen Zustandes ein grundwesentlicher Unterschied, und zwar nicht nur in bezug auf die Ätiologie und Pathogenese, sondern auch auf den Mechanismus. Bei der essentiellen Hypertoniekrankheit ist das Capillarsystem intakt, sofern die Verhältnisse nicht durch das Vorliegen von Herzinsuffizienz kompliziert werden. Trotzdem erreicht die Blutdrucksteigerung bei der essentiellen Hypertonie hohe Grade. — Bei der Glomerulonephritis sind dagegen blutdrucksteigernde Faktoren auch in den allerkleinsten Gefäßen wirksam, wie zuerst KYLIN und später HERZOG zeigen konnten. Darin liegt jedoch eine prinzipielle Differenz. In einem Fall ist eine nichthochgradige Blutdrucksteigerung mit einem hochgradigen Capillarschaden kombiniert, im anderen Fall haben wir eine hochgradige Blutdrucksteigerung ohne Capillaraffektion.

Meine vor langer Zeit vorgebrachte Vermutung, daß die diffusen Gefäßsymptome bei der Glomerulonephritiskrankheit durch toxisch wirksame Substanzen hervorgebracht werden, scheint durch die verdienstvollen Untersuchungen von HÜLSE eine gewisse Stütze erhalten zu haben. HÜLSE hat zuerst gezeigt, daß Hyperadrenämie nicht die Ursache der Blutdrucksteigerung sein kann, weder bei der einen, noch bei der anderen Form der Hypertoniekrankheit. Diese alte Streitfrage scheint dadurch endlich definitiv aus der Welt geschafft zu sein.

HÜLSE hat später durch fortgesetzte Untersuchungen zeigen können, daß im Blute von Patienten, die an Glomerulonephritis leiden, ein Stoff zirkuliert, der das Vermögen besitzt, das Adrenalin zu sensibilisieren, so daß dieses eine stärkere Drucksteigerung gibt. Zusammen mit STRAUSS glaubte er feststellen zu können, daß dieser sensibilisierende Stoff von Peptonnatur ist, also eines der Eiweißspaltprodukte. Später haben andere Forscher wie BECHER bestritten, daß im Blute der Nephritiskranken pathologische peptonartige Stoffe vorkommen. Dieser adrenalinsensibilisierende Stoff scheint also eine andere chemische Zusammensetzung zu haben[1].

Diese Untersuchungen, die von hochentwickelter technischer Geschicklichkeit und beharrlichem Arbeitseifer zeugen, sind wohl noch nicht nachuntersucht[1]. Sie mögen vielleicht nicht ganz einwandfrei sein und bieten bei genauerer Prüfung nicht ganz bedeutungslose Angriffspunkte, scheinen jedoch einen großen Wert zu besitzen.

Im Zusammenhang mit der Veröffentlichung dieser Untersuchungen bringt HÜLSE auch gewisse Theorien und Hypothesen vor, die in sehr auffallendem Grad denen gleichen, die ich früher vorgelegt habe, und die ihm nicht unbekannt gewesen sein dürften. Er schreibt darüber folgendes: „Der akuten diffusen Glomerulonephritis ist es, wie schon erwähnt, eigentümlich, daß sie in einem ganz bestimmten zeitlichen Verhältnis zu der vorausgehenden Infektion steht. Diese Beobachtung weist darauf hin, daß sie mit der Biologie der Krankheitserreger (Streptokokken) im Zusammenhang steht. Wie bei der Pneumonie am 7. oder 9. Tage die Krisis eintritt, erfolgt beim Scharlach am 14.—19. Tage der Blutdruckanstieg. Ich möchte annehmen, daß dieses der Zeitpunkt ist, in dem Abwehrkräfte des Körpers der Infektion endgültig Herr werden. Wir wissen vorläufig so gut wie nichts über die während dieser Zeit im Körper sich abspielenden immunisatorischen Vorgänge. Aber ist es nicht leicht denkbar, daß in dieser Zeit, schon allein durch Auflösung der Krankheitserreger, höhere Eiweißspaltprodukte entstehen, so daß die Vermutung von der anaphylaktischen Natur der akuten Nephritis (VOLHARD, CEDERBERG) bei der Ähnlichkeit, wenn nicht Identität, der echten Anaphylaxie mit den Erscheinungen eines Peptonschockes zu Recht besteht?"

„In bezug auf die Pathogenese der sog. akuten Glomerulonephritis vollzieht sich schon jetzt ein Wechsel der Anschauungen. Wie von VOLHARD in seinem Wiener Referat nachdrücklich hervorgehoben wurde, kann kaum mehr daran gezweifelt werden, daß der allgemeine Gefäßkrampf, d. h. die Blutdrucksteigerung, der sog. Nephritis vorausgeht. Dadurch wird es sehr wahrscheinlich, daß die Veränderungen in den Nieren nur eine Teilerscheinung eines allgemeinen Gefäßkrampfes sind, von dem die Nierengefäße, vielleicht infolge einer besonderen Empfindlichkeit, besonders stark betroffen werden."

Durch Untersuchungen von WESTERGREN erhalten wir eine weitere Ergänzung, die in dieselbe Richtung weist wie die Forschungen HÜLSES.

---

[1] Zur Korrektur: In der jüngsten Zeit haben KAHLSON und WERG Nachuntersuchungen ausgeführt. Sie haben das Vorkommen von adrenalin-sensibilisierenden Stoffen im Nephritikerblut nicht bestätigen können.

Bei der essentiellen Hypertonie ist die Senkungsreaktion für rote Blutkörperchen normal, bei Glomerulonephritis dagegen oft bedeutend erhöht. Diese weist darauf hin, daß bei der letzteren Krankheit eine Änderung in der Eiweißzusammensetzung des Blutes vorhanden ist, während bei der essentiellen Hypertonie diesbezüglich normale Verhältnisse bestehen, soweit aus dieser Untersuchungsmethode etwaige Schlüsse gezogen werden können.

Was die Pathogenese der essentiellen Hypertoniekrankheit betrifft, so scheint diese Form der Blutdrucksteigerung ganz durch eine auf nervösem Weg vermittelte Vasokonstriktion zustande zu kommen. Die große Labilität des Blutdrucks, der hier im Laufe von 24 Stunden zwischen 100 und 250 mm Hg variieren kann, läßt sich, wie nunmehr von den meisten Forschern (FR. V. MÜLLER, PAL, V. BERGMANN, C. MÜLLER, FAHRENKAMP u. a.) geltend gemacht wird, nicht auf andere Weise erklären. Auch VOLHARD schließt sich jetzt dieser Auffassung an und spricht von einer Dysregulation des Blutdruckes als Ursache dieser Form der Blutdrucksteigerung.

Ich habe schon früher darauf hingewiesen, daß die Ursache dieser Form der Hypertonie uns ebenso unbekannt ist wie die Ursache anderer vegetativer Neurosen. Ich habe aber auch hervorgehoben, in welch intimem Konnex vegetative Neurosen mit Konstitutionskrankheiten, sowie mit innersekretorischen Störungen und Anomalien stehen.

Ebenso schwierig, wie es bei solchen Krankheiten ist, die Ätiologie herauszufinden, so schwer ist es auch, die Pathogenese zu erklären. Das vegetative Nervensystem (oder vielleicht richtiger: das vegetative System, worin dann sowohl das vegetative Nervensystem als auch die ganze innere Sekretion mit den verschiedenen Hilfskräften beider, den anorganischen Ionen, inbegriffen sind) ist noch so wenig erforscht, daß der physiologische Vorgang sich unserer Beurteilung entzieht. In noch höherem Grade gilt das von den pathologischen Prozessen in diesen komplizierten und feinregulierten Mechanismen.

Daß die essentielle Hypertonie mit Tonusstörungen im vegetativen System zusammenhängt, muß indes als sicher betrachtet werden. Auch bei denjenigen Fällen dieser Hypertonieform, wo die Blutdrucksteigerung sich allmählich auf hohe Werte eingestellt hat, dürfte wohl dieselbe Vermutung berechtigt sein. Eine solche Annahme dürfte nichts enthalten, was unseren bekannten biologischen Gesetzen widerstreitet. So wird ja die spastische Obstipation durch eine geänderte Tonuslage der glatten Darmmuskulatur bedingt. Es ist indes allgemein bekannt, daß eine solche chronische Obstipation lange Zeiten hindurch bestehen bleiben kann. Einen ähnlichen Zustand von konstant erhöhtem Tonus kennen wir auch von den Folgezuständen nach der akuten lethargischen Encephalitis.

Man kann sich nun wohl denken, daß sich als Folge eines solchen supponierten kontinuierlichen Gefäßspasmus geänderte Stoffwechselverhältnisse werden geltend machen können. Ich finde deshalb nichts Unmögliches in der Annahme HÜLSES, wenn er schreibt:

„Bei der anderen Form des akuten Hochdruckes, der Schwangerschaftseklampsie, sind die Voraussetzungen für die Entstehung höherer

Eiweißspaltprodukte ohne weiteres gegeben. Auf Grund der Lehre von der Abderhaldenschen Reaktion kann man sich vorstellen, daß in einzelnen Fällen von Schwangerschaft ein krankhaft vermehrter Abbau von Placentareiweiß stattfindet, der eine beträchtliche Vermehrung höherer Eiweißprodukte im Blute zur Folge haben kann.

Die Bedingungen für das Auftreten höherer Eiweißspaltprodukte können weiterhin bei arterieller Ischämie gegeben sein: die mangelhafte Sauerstoffzufuhr wird zu einer einfachen Hemmung im Ablauf des intermediären Stoffwechsels führen. Bei der chronisch gewordenen Nephritis und bei der gemeinen Schrumpfniere, bei denen pathogenetisch die Veränderungen am Kreislauf im Vordergrunde stehen, kann man Ischämien örtlicher oder auch allgemeiner Art ohne weiteres annehmen."

Daß bei der essentiellen Hypertoniekrankheit geänderte Tonusverhältnisse im vegetativen System im Spiele sind, darüber kann kein Zweifel bestehen. Dies wurde durch die Änderung in der Adrenalinreaktion, die bei dieser Krankheit typisch ist, zur vollen Evidenz bewiesen. Dieses Verhalten habe ich als erster im Jahre 1922 nachgewiesen. Die damals vorgelegte Untersuchung betraf nur die Blutdruckreaktion. Im Jahre 1923 und 1930 konnte ich an einem größeren Material zeigen, daß bei dieser Krankheit auch betreffs der Blutzuckerreaktion oft gewisse Abweichungen vom Normalen zu finden waren. Gegen die Untersuchungen, die ich vorgelegt hatte, erhoben HASSENKAMP sowie HETENYI und SÜMEGI den Einwand, daß meine Versuche mit subcutaner Injektion von Adrenalin ausgeführt seien, wobei ihrer Ansicht nach die Resorptionsgeschwindigkeit des Mittels die entscheidende Rolle spiele. Dieser Einwand hat sich indes als unberechtigt erwiesen. Denn

1. zeigte es sich bei der Untersuchung eines großen Materials, daß gewisse Gruppen krankhafter Zustände, wie Asthma, Ulcus ventriculi und essentielle Hypertonie je für sich in typischer und vom Normalen abweichender Weise auf eine subcutane Adrenalininjektion von 1 mg reagieren. Würde die zufällige individuelle Resorptionsgeschwindigkeit eine entscheidende Rolle spielen, so wäre es undenkbar, daß sich ein solcher Gruppenunterschied geltend machen könnte. Man müßte dann annehmen, daß für gewisse Krankheitsgruppen eine gewisse Resorptionsgeschwindigkeit kennzeichnend sei, was schon an und für sich auffallend wäre, aber a priori als unwahrscheinlich zu betrachten sein dürfte. Gegen die Annahme einer solchen Bedeutung der Resorptionsgeschwindigkeit spricht auch der Umstand, daß ich bei Fällen von akuter Glomerulonephritis mit Ödem, bei welchem Zustand man die Resorptionsgeschwindigkeit als vermindert betrachten muß, eine gesteigerte Blutdruckreaktion nach subcutaner Injektion gefunden habe.

2. Es hat sich gezeigt, daß die abnorme Adrenalinreaktion bei essentieller Hypertonie nach Kalk-Atropinbehandlung sich ändert und normal wird. Da man nicht voraussetzen kann, daß die Resorptionsgeschwindigkeit des Adrenalins durch die genannte Medikation erhöht wird, so muß man annehmen, daß die Änderung des Reaktionsverlaufes eine Folge

der Tonusverschiebung im vegetativen System ist, welche durch die Kalk-Atropinwirkung bedingt wird.

3. Am wichtigsten ist es indes, daß sich die geänderte Reaktion nach subcutaner Adrenalininjektion bei der in Rede stehenden Krankheit nach einer intravenösen Injektion von 0,01 mg Adrenalin in derselben Weise feststellen läßt. Diese Dosis ruft normalerweise bekanntlich eine Steigerung des Blutdruckes hervor, die zwischen 10—20 mm Hg liegt. Bei Hypertonikern des essentiellen Typus tritt im allgemeinen eine Senkung ein.

Von allergrößter Bedeutung ist auch, daß die intravenöse Adrenalinreaktion sich nach Atropinmedikation ändert und in derselben Weise wie die subcutane normal wird.

Meine Untersuchungen sind auch später von mehreren Autoren bestätigt worden (BASCH, BREMS, JANSSEN, KAUFFMANN, RAAB u. a.) (siehe auch Seite 103—104).

Ich habe also in allen Punkten die Behauptungen der genannten Verfasser widerlegt. Es bleibt deshalb als unumstößliches Faktum das Verhalten bestehen, daß wir bei der essentiellen Hypertoniekrankheit eine Tonusveränderung im vegetativen System finden.

Wie dieser nervöse reflektorische Gefäßspasmus ausgelöst wird, das entzieht sich vorläufig unserer Beurteilung. Man kann sich vorstellen, daß der Reflex über das Großhirn geht, wo sich am Boden des 3. Ventrikels gefäßregulierende Zentren finden (DRESEL). Man kann sich aber auch denken, daß der Reflex peripher ausgelöst wird. Ich erinnere an die Blutdruckzügler HERINGS. Auch andere Möglichkeiten für die Entstehung dieser Tonusänderung im vegetativen System lassen sich denken. Durch die Untersuchungen, zuerst von KYLIN und später von JANSEN, LOEWENSTEIN, SPIRO u. a. ist nachgewiesen worden, daß die essentielle Hypertoniekrankheit oft mit einer Senkung des Blutkalkspiegels verläuft. Der K.-Gehalt des Blutserums ist dagegen im allgemeinen erhöht, wie zuerst KYLIN und später BREMS, LOEWENSTEIN, SPIRO u. a. zeigten. Da wir wissen, daß Ca in seiner Eigenschaft als Elektrolyt für den Sympathicus die sympathische Reizung von Nervenende zur Zelle (Myoneuraljunktion) vermittelt, so dürfte sich nicht ausschließen lassen, daß diese Ca-Verminderung eine gewisse Rolle bei der Entstehung der Blutdrucksteigerung spielen kann. Die guten Resultate, die FAHRENKAMP und BASCH nach ihrer Angabe durch Ca-Diuretinbehandlung und KYLIN, MATHES, WEISS u. a. durch Ca-Atropinbehandlung der genannten Krankheit erhalten haben, kann möglicherweise wenigstens zum Teil auf einer Erhöhung des Blutkalkspiegels beruhen.

Hochinteressant sind auch die Untersuchungen von RAAB, die früher auf Seite 64—65 erwähnt sind. RAAB hat zeigen können, daß bei Hypertonikern des essentiellen Typus schon die normale CO_2-Menge des Blutes das Gefäßzentrum übernormal erregt und eine zu Hypertonie führende Gefäßkontraktion hervorruft. Er zieht den Schluß, daß die essentielle Hypertonie durch eine Übererregbarkeit des Gefäßzentrums verursacht ist.

Bemerkenswert ist, daß RAAB bei der sog. akuten diffusen Glomerulonephritis die erwähnte Übererregbarkeit für CO_2 nicht finden konnte.

Wir haben aus dem Vorhergehenden also gesehen, daß grundwesentliche Unterschiede zwischen den beiden Formen von Hypertoniekrankheiten bestehen. Sie haben verschiedene Ätiologie und Pathogenese. Nach obenstehenden Ausführungen ist auch der Mechanismus der Drucksteigerung bei diesen beiden Hypertonieformen verschieden. Was die Drucksteigerung bei der Glomerulonephritis betrifft, so scheint mir die Kahlersche Erklärung recht wohl annehmbar, nach der diese Drucksteigerungsform peripher reflektorisch hervorgerufen wird. Für mich liegt es da nahe, anzunehmen, daß der Reflex durch die Capillaren ausgelöst wird, die primär geschädigt wurden. Man muß zwar im Auge behalten, daß diese Vermutungen bisher hypothetisch sind, sie sind aber durch mehrere Untersuchungen sehr wahrscheinlich gemacht.

In Übereinstimmung mit KAHLER bin ich geneigt, zu vermuten, daß durch verschiedene Ursachen auch andere Formen von Drucksteigerung entstehen können. Ich stehe also dem Kahlerschen Vorschlag einer weitgehenden Aufteilung der sog. essentiellen Hypertonie keineswegs ablehnend gegenüber, obzwar ich es, wie früher gesagt, nicht für klinisch möglich halte, derzeit eine weitergehende Aufteilung konsequent durchzuführen. Ich möchte es indes als wahrscheinlich ansehen, daß die Mehrzahl der Fälle von sog. essentieller Hypertonie auf einer Tonusstörung im vegetativen System beruht, die durch bisher unbekannte — vielleicht in innersekretorischen Störungen oder sog. konstitutionellen[1] Faktoren liegende — Grundursachen hervorgerufen ist. In dieser Gruppe weist das klinische Krankheitsbild andere Anzeichen einer Allgemeinerkrankung auf.

Ob Blutdrucksteigerungen durch primäre cerebrale Schäden mit folgender Reizung der blutdruckregulierenden Zentren im Boden des dritten Ventrikels oder in den Corpora striata zustande kommen, ist gegenwärtig schwer zu entscheiden. Nach meinen Erfahrungen ist der Blutdruck bei Steigerungen des intrakraniellen Druckes nicht erhöht, außer bei Hirnblutungen. Diese beruhen indes bekanntlich in der großen Mehrzahl der Fälle auf Hypertonie. Das Verhalten des Blutdruckes bei Hirndrucksteigerungen dieser Ätiologie kann deshalb zur Lösung der hier vorliegenden Problemstellung nicht beitragen. Der Umstand, daß Blutdrucksteigerung bei erhöhtem Hirndruck anderer Ätiologie fehlt, scheint indes dagegen zu sprechen, daß diese Entstehungsweise der Blutdrucksteigerung praktisch eine Rolle spielt, obzwar sie theoretisch denkbar wäre.

Nach KAUFFMANN soll indessen eine Blutdruckerhöhung eintreten, wenn der Hirndruck allmählich erhöht wird.

Schließlich dürfte es berechtigt sein, zu erwägen, ob alle Zustände von Hypertonie auf die eben dargelegte Weise ihre Erklärung finden können. Die Blutdrucksteigerung bei der Glomerulonephritiskrankheit inkl. der Scharlachnephritis und bei der Eklampsiehypertonie müssen meiner Meinung nach zu KAHLERS peripher reflektorischer Form gerechnet werden, wobei der primäre Schaden, der den Reflex auslöst,

---

[1] O. MÜLLER in Tübingen hat den Namen „konstitutionelle Hypertonie" statt essentielle Hypertonie vorgeschlagen.

diffus in den Capillaren des Körpers lokalisiert ist. Die Drucksteigerung, die bei tabischen Krisen, Nieren- und Gallensteinanfällen und ähnlichen Schmerzzuständen entsteht, dürfte auf reflektorischem Wege als direkte Folge des Schmerzes ausgelöst werden. Eine ähnliche Blutdrucksteigerung hat die Volhardsche Klinik rein experimentell hervorrufen können, indem eine Esmarchsche Binde um eine Extremität angelegt und 20 Minuten liegen gelassen wurde, wobei gleichzeitig mit der Blutdrucksteigerung starker Schmerz auftrat.

Die Blutdrucksteigerung bei Behinderung des Harnabflusses könnte auch durch einen Reflexvorgang hervorgerufen sein.

In diesem Zusammenhang dürfte es am Platze sein, darauf hinzuweisen, daß die Blutdrucksteigerungen, die in Tierexperimenten durch verschiedene Eingriffe an den Nieren mit deren völliger oder teilweiser Entfernung hervorgerufen wurden, sich gut als Folge eines solchen Schmerzreflexes erklären lassen.

Die essentielle Hypertoniekrankheit, zu der auch die klimakterielle gerechnet werden muß, bei welcher sich das Krankheitsbild durch die hochgradige Labilität des Blutdruckes auszeichnet, werden durch Tonusänderung im vegetativen System verursacht. Der Wahrscheinlichkeitsbeweis dafür ist die abnorme Adrenalinreaktion und die abnorme Reaktion für CO_2 (RAAB). Bei dem chronischen Krankheitszustand, der diese Hypertonie begleitet, mag theoretisch angenommen werden, daß eine diffus im Körper erfolgte Sklerosierung der Gefäße dazu beitragen kann, den Blutdruck bei hohen Werten zu fixieren. Ob ein solcher organischer Faktor im Einzelfalle eine entscheidende Rolle spielt, entzieht sich unserer Beurteilung. Auch konstante Blutdrucksteigerungen dürften indes als Folge eines abnormen Tonuszustandes im vegetativen System erklärt werden können. Ich erinnere an meine früher angeführte Analogie mit der spastischen Obstirpation, bei welcher ein abnormer Tonuszustand in der Darmmuskulatur durch Jahre und Jahrzehnte bestehen kann. Ich erinnere auch an die Versuche von HERING, der nach Durchschneidung der Aorten- und Carotissinusnerven dauernde Blutdrucksteigerung fand.

Es erübrigt noch, eine Erklärung für die Entstehung der Hypertonie bei gewissen anderen Zuständen zu geben, nämlich: 1. Hypernephrom, 2. Cystopyelitis, Hydronephrose und ähnlichen Zuständen, 3. Gicht und Bleivergiftung.

1. Was zunächst das Hypernephrom betrifft, so findet sich die Angabe (VOLHARD), daß diese Geschwulst an und für sich Blutdrucksteigerung machen könne. Ich stehe dieser Angabe äußerst skeptisch gegenüber. Ich selbst habe Gelegenheit gehabt, mindestens 20 Fälle von Hypernephrom zu sehen, und obzwar ich meine Aufmerksamkeit ständig besonders auf die Hypertoniefrage gerichtet hatte, konnte ich nur bei sehr wenigen dieser Fälle Blutdrucksteigerung finden. Die Erfahrungen KAHLERS sind etwa dieselben wie die meinen.

Unsere Ansicht wird auch durch einen von WINKEL veröffentlichten Fall von Hypernephrom mit essentieller Hypertonie gestützt. Das Hypernephrom wurde durch Operation entfernt. Der Blutdruck sank im Anschluß an die Operation, wie man es ja im allgemeinen findet, stieg aber später wieder zu bedeutend erhöhten Werten an.

2. Cystopyelitis, Hydronephrose und ähnliche Zustände: Was die Erklärung des Zustandekommens von Blutdrucksteigerung bei Zuständen mit eitriger Affektion in den Harnwegen, wie Blase und Nierenbecken, betrifft, so scheint es merkwürdig, daß niemand an die Möglichkeit gedacht hat, die meiner Ansicht nach am nächsten liegt, nämlich die, daß der eitrige Prozeß eine gewöhnliche Glomerulonephritis verursache, die ihrerseits von Blutdrucksteigerung gefolgt ist. Daß es sich wenigstens bei einem Teil der Fälle tatsächlich so verhält, davon habe ich mich bei Sektionen überzeugen können.

Bei den genannten Krankheiten sind es indes nur Ausnahmefälle, die mit Blutdrucksteigerung einhergehen. Was die Ursache davon ist, läßt sich schwer sagen. Möglicherweise — das wäre nicht undenkbar — liegt sie darin, daß die Cystitiden und Pyelitiden nicht durch eine solche Infektion verursacht werden, welche die sog. Glomerulonephritis zur Folge hat. Bei einer Anzahl von Cystitisfällen findet man jedoch die Bakterienflora einer Mischinfektion, darunter nicht selten auch Streptokokken. Es ist möglich, daß gerade diese Fälle mit Blutdrucksteigerung einhergehen. Darüber kann ich mich jedoch nicht äußern, da ich leider keine Untersuchung darüber angestellt habe.

FAHR, VEIL, VOLHARD u. a. haben behauptet, daß die Blutdrucksteigerung bei Pyelonephritis entsteht, wenn das Nierenparenchym so hochgradig vermindert ist, daß Niereninsuffizienz eintritt. Daß diese Auffassung indes grundfalsch ist, davon konnte ich mich bei Fällen von Pyelonephritis überzeugen, die an Niereninsuffizienz mit Urämie zugrunde gingen. Sie bekamen keine Blutdrucksteigerung.

Bei gewissen Fällen gleichzeitigen Vorkommens von Blutdrucksteigerung und Pyelonephritis dürfte sicherlich kein ursächlicher Zusammenhang zwischen den Krankheiten existieren. Sowohl die Blutdrucksteigerung als die Pyelonephritis sind häufige Krankheiten, und ein zufälliges Zusammentreffen beider muß ab und zu vorkommen. Die Gefahr des Irregehens ist meiner Ansicht nach sehr groß, wenn man allzu weitgehende Schlüsse aus einzelnen abweichenden Fällen zieht, wo es sich um eine so häufig vorkommende Störung handelt wie die Blutdrucksteigerung.

3. Gicht, Bleivergiftung: Fälle von Hypertonie bei diesen Krankheiten zu studieren, hatte ich leider keine Gelegenheit. Es ist mir deshalb nicht möglich, die Frage der Entstehung der Blutdrucksteigerung bei diesen Fällen zu erörtern. Wir wissen indes, daß die Gicht eine familiäre Krankheit ist, die man in Familienanamnesen häufig zusammen mit Zuckerkrankheit und Aderverkalkung antrifft. Die Vermutung dürfte vielleicht nicht ganz unberechtigt sein, daß die Gichthypertonie eine gewöhnliche sog. essentielle Hypertonie ist. Der Umstand, daß diese so häufig von Stoffwechselstörungen begleitet wird, dürfte für die Richtigkeit einer solchen Vermutung sprechen.

Der Umstand, daß ich bei meinen zwar seltenen Fällen von Gicht nicht Hypertonie finde, spricht auch gegen die Bedeutung der Gicht für Blutdruckerhöhung.

Was die Bleihypertonie anbelangt, so ist die Angabe GELMANNS erwähnenswert. GELMANN hat große Untersuchungen über das Vorkommen von Hypertonie bei verschiedenen Gewerben durchgeführt. Er fand dabei entgegen der bis heute wiederholten Behauptung über die Häufigkeit der Hypertonien der Setzer (Bleihypertonie), bei letzteren eine normale, im Vergleich zu den Mittelwerten sogar eine etwas verminderte Anzahl der hypertonischen Zustände. „Die Bleihypertonie ist", sagt GELMANN, „eine Legende, die aus einer unrichtigen Verallgemeinerung der vorübergehenden hypertonischen Zustände bei Bleikoliken entstand."

Wir sind mit unserer Darstellung der klinischen Einteilung der Hypertoniekrankheiten zum Schluß gekommen.

Wir dürfen uns indes nicht vorstellen, daß die Hypertoniefrage mit der vorgebrachten Auf- und Einteilung endgültig gelöst ist. Neue Erfahrungen und Untersuchungsresultate werden vielleicht zeigen, daß wir in einer oder der anderen Beziehung auf unrichtigem Wege waren oder es noch sind. Dann muß die Zukunft die Berichtigungen und Änderungen bringen. Oder die weitere Forschung wird vielleicht unsere Kenntnisse auf den Wegen weiterführen, die wir jetzt ausgesteckt haben. In diesem Falle können wir von der Zukunft Nachträge und Erweiterungen erwarten.

Die Erfahrungen und Kenntnisse zu sammeln, die in den letzten Jahren aus den Forschungen erwachsen sind, schien uns eine Aufgabe von wesentlicher Bedeutung. Was so als Ganzes aufgebaut wurde, ist sicherlich nicht unfehlbar. Mag die Kritik es angreifen und abspalten, was davon etwa unrichtig ist. Auf dieser Basis kann dann die weitere Forschung weiterbauen.

Was uns indes zwingend notwendig schien, das war die Aufteilung und Sonderung. Dieses Bedürfnis ist aus den klinischen Forschungen selbst entsprungen.

In einer Beziehung indes ist die Forschung als abgeschlossen zu betrachten. Das ist die Sonderung der beiden durch das Vorhandensein von Blutdrucksteigerung verschiedener Form charakteristieren Krankheitsbilder, denen ich früher den Namen einfache Arterienhypertonie und Capillarhypertonie gegeben habe. Dadurch wollte ich schon im Namen feststellen, daß die Ursache der Drucksteigerung im ersteren Falle ausschließlich im Arteriensystem liegt, im anderen dagegen durch einen Schaden bedingt wird, der gleichviel das Capillarsystem berührt. Die genannten Hypertonieformen repräsentieren Krankheitsgruppen, die in jeder Beziehung verschieden sind und nichts Wesentliches gemein haben. Diese beiden Krankheitsgruppen sind, wie bereits an mehreren Stellen hervorgehoben wurde, die Glomerulonephritiskrankheiten und die essentielle Hypertonie.

Wir dürfen indes nicht glauben, daß diese beiden Gruppen in ätiologischer Beziehung einheitliche Krankheiten darstellen. In dieser Beziehung ist die Gruppierung noch nicht beim endgültigen Ziel angelangt. Die sog. Glomerulonephritis muß zumindest in zwei ätiologisch scharf voneinander abgegrenzte Krankheiten aufgeteilt werden, in die Graviditätshypertoniekrankheit und die Glomerulonephritiskrankheit im engeren Sinne, welch letztere die gewöhnliche akute (und chronische) Glomerulonephritis und die Scharlachnephritis umfaßt. Die sog. essentielle Hypertonie dürfte gleichfalls aufgeteilt werden müssen. Wie bereits erwähnt, ist indes hier eine auf sicherer Forschungsgrundlage aufgebaute Einteilung vorläufig nicht möglich; das ist also eine der Zukunft vorbehaltene Aufgabe. Heute mögen diese Formen unter einem Namen und in eine Gruppe vereint sein. Morgen müssen sie vielleicht geteilt und in Gruppen und Untergruppen geschieden werden, wenn die Forschungsresultate dies als notwendig erweisen.

Diese neuen, nunmehr sichergestellten Forschungsresultate schaffen den Bedarf einer neuen Nomenklatur. Die sog. Glomerulonephritis ist keine Nierenkrankheit im eigentlichen Sinne, obzwar die Nieren mitaffiziert sind. Es ist zur Genüge betont worden, daß sie primär wahrscheinlich als eine diffuse Capillarkrankheit anzusehen ist. Ich schlage deshalb für diese Gruppe den Namen Capillaropathia universalis vor. Ätiologisch wird die Aufteilung fortzusetzen sein und die Gruppen Graviditätscapillaropathie und die postinfektiöse Capillaropathie umfassen.

Für die andere Hypertonieform, welche durch die einfache Arterienhypertonie gekennzeichnet ist, dürfte bis auf weiteres der Name essentielle Hypertonie genügen können. Für ihr Endstadium scheint mir eine besondere Nomenklatur eigentlich nicht notwendig, und vom ätiologischen Standpunkt dürfte es sogar unzweckmäßig, um nicht zu sagen, von Schaden sein, das Endstadium der Krankheit von ihrem Anfangsstadium zu scheiden, indem man ihm einen neuen und geänderten Namen gibt. Der Begriff maligne Nephrosklerose sollte deshalb meiner Ansicht nach verschwinden.

Vom klinischen, therapeutischen und besonders vom didaktischen Standpunkt aus ist es indessen notwendig, die essentielle Hypertonie von den Hypertonieformen mit manifesten Nierenschäden abzutrennen. Die Begriffsverwirrung in diesem schon an und für sich durch mehrere verschiedene Nomenklaturen verwirrtem Gebiet würde sonst, wie es mir scheint, unübersehbar.

Gegen eine solche Einteilung, wie ich sie schon früher vorgeschlagen habe, können mit Recht Einwendungen gemacht werden. Schon hat auch KAUFFMANN gegen diese Einteilung bemerkt, daß „eine essentielle Hypertension sehr wohl eine konstante Höhe des Blutdruckes aufweisen kann, von dem Gesichtspunkt der Blutdruckkurve aus betrachtet also gleichzeitig als permanente Hypertension zu charakterisieren wäre".

Hierin hat KAUFFMANN meiner Ansicht nach vollständig recht. Die Einteilung, die ich vorgeschlagen habe, ist nicht in allen Fällen aufrecht zu halten. Indessen ist dieser Fehler meiner Einteilung, meiner Meinung nach, nicht der größte. Größer ist der Fehler, daß man durch diese Einteilung das Endstadium zweier verschiedener Krankheiten von ihren Anfangsstadien abtrennt und diese Endstadien verschiedener Krankheiten unter einem Namen vereinigt. — Dies bedeutet einen grundsätzlichen Fehler.

Obwohl ich mir dieses Fehlers bewußt bin, finde ich es doch aus didaktischen und therapeutisch-klinischen Gründen zweckentsprechend, die vorgeschlagene Einteilung aufrecht zu halten.

Die Ursachen hierfür sind die folgenden:

1. Die Endstadien der essentiellen Hypertonie und der akuten Glomerulonephritis sind einander im allgemeinen so gleich, daß es klinisch oft nicht möglich ist, in dem einzelnen Fall mit Bestimmtheit sagen zu können, ob die Krankheit als akute Glomerulonephritis oder essentielle Hypertonie angefangen hat. In beiden Fällen ist es zu einer typischen Schrumpfniere gekommen und die klinischen Erscheinungen decken einander vollständig.

2. Die Therapie bei diesen Endstadien ist dieselbe. Beide sind als Nierenkrankheiten zu behandeln, wobei die wichtigste Aufgabe ist, die richtige Diät zu verordnen.

3. Zwischen dem Anfangsstadium der Glomerulonephritis und der essentiellen Hypertonie ohne jedes Zeichen von Nierenschädigung einerseits und der vollentwickelten genuinen Schrumpfniere anderseits ist ein großer klinischer Unterschied. Die Therapie ist auch bei diesen beiden Stadien vollständig verschieden.

Ich meine darum mit essentieller Hypertonie nur die Hypertonieformen, wo Nierenschäden fehlen oder ganz gering sind. Die späteren Formen mit manifesten Nierenschäden nenne ich maligne oder permanente Formen von Hypertonie.

V. Essentielle Hypertonie.

Die essentielle Hypertoniekrankheit ist keine scharf abgegrenzte Krankheit sui generis. Sie geht ohne scharfe Grenze in die Zustände von permanenter Hypertonie über, bei welchen die Nierensymptome erscheinen und manifest werden. Das Endstadium der fortschreitenden Hypertoniekrankheit ist, wenn nicht eine Hirnblutung oder Herzinsuffizienz das Leben der Kranken endet, die Schrumpfniere mit Niereninsuffizienz.

Wenn ich jetzt die essentielle Hypertoniekrankheit behandle, so schließe ich darin die Fälle von Blutdrucksteigerung ein, bei welchen manifeste Zeichen eines Nierenschadens nicht entdeckt werden können, oder geringfügig sind.

Wie ich schon betont habe, ist dieses Verfahren, die essentielle Hypertonie für sich zu behandeln, aus rein theoretischen, prinzipiellen Grundsätzen nicht glücklich, und ich möchte gern v. BERGMANN zustimmen, wenn er schreibt: „Ich sehe keinen Grund, funktionell Zusammengehöriges auseinanderzureißen, wie es vielfach noch versucht wird in bezug auf diese Verschiedenartigkeit des Blutdruckverhaltens.‘‘

Es ist ganz richtig, daß diese Form der Blutdruckkrankheit dieselbe ist, wenn sie ohne oder mit Nierenschädigung verläuft, oder, wie VON BERGMANN hervorhebt:

„Das Zustandekommen des Hochdruckes ist uns bei der Schrumpfniere nicht klarer oder unklarer, wie bei der essentiellen Hypertonie, und für beide sind wir gezwungen, am wahrscheinlichsten eine funktionelle Enge im präcapillaren Gebiet, in den Arteriolen anzunehmen. Dann schließt doch wieder die einheitliche Funktionsstörung jene Menschen mit Dauerhochdruck zusammen und wir haben keinen Anlaß, eine Gruppe abzutrennen, bei der zunächst nur die Bereitschaft zu Blutdruckerhöhung sich gelegentlich manifestiert, zumal, wenn uns die ärztliche Erfahrung zeigt, daß oft das wechselnde Blutdruckverhalten in jugendlichen Jahren gefolgt ist von der dauernden Blutdruckerhöhung später im Leben, und daß oft im Verlauf dauernder Blutdruckerhöhungen sich Albuminurie und Funktionsstörung der Niere einstellen."

Wie jeder Arzt weiß und besonders die wissen, die sich mit monographischen Zusammenstellungen beschäftigt haben, ist es indessen notwendig, verschiedene Stadien und Komplikationen im Verlaufe einer Krankheit an verschiedenen Orten zu beschreiben. Niemand beschreibt die akute luetische Primärsklerose auf derselben Seite eines Lehrbuches wie die Tabes dorsalis. Und doch sind sie beide Folge einer und derselben luetischen Infektion.

So ist es auch notwendig, die essentielle Hypertonie für sich und die wirkliche genuine Schrumpfniere für sich zu beschreiben.

Aber aus anderen Gesichtspunkten mag „die essentielle Hypertoniekrankheit" keine Einheit bedeuten. Es scheint sehr wahrscheinlich zu sein, daß eine Hypertonie von diesem Typus durch verschiedene Ursachen entstehen kann, wie z. B. durch inkretorische Störungen, durch Wegfall des Einflusses der Blutdruckzügler (HERING), durch primäre cerebrale Affektionen usw. Wie v. BERGMANN ganz richtig hervorhebt, bedeutet doch die essentielle Hypertonie, ob auch die Ursache mannigfach sein kann, eine biologische Betriebsstörung einheitlicher Art. Und als solche muß sie einheitlich behandelt werden.

Hiermit will ich nicht behaupten, daß wir nicht später besondere Untergruppen der essentiellen Hypertonie losreißen müßten. Wenn die künftigen Forschungen uns einmal zeigen werden, daß wir klinisch zwischen verschiedenen Formen essentieller Hypertonie unterscheiden können, wird eine solche neue Einteilung notwendig werden.

A. Ätiologie und Pathogenese.

1. Die Bedeutung endogener Faktoren für das Entstehen der essentiellen Hypertonie.

a) Die Bedeutung der Erblichkeit für das Entstehen der essentiellen Hypertonie.

α) **Über die Familie der Hypertoniker.** Schon seit mehreren Jahrzehnten hat die medizinische Forschung die Bedeutung der Erblichkeit für das Entstehen von Arteriosklerose und gewissen Stoffwechselkrankheiten erkannt. Besonders haben die französischen Autoren dies Verhältnis betont. Sie haben auch die Namen „la famille arthropatique" und „la famille neurasthenique" eingeführt.

Als die essentielle Hypertoniekrankheit als eine selbständige Krankheit erkannt wurde, wurde unsere Aufmerksamkeit auf die erblichen Bedingungen dieser Krankheit gerichtet. Schon frühzeitig haben FR. v. MÜLLER und KYLIN die Tatsache berücksichtigt, daß in der Familienanamnese von Hypertonikern Blutdrucksteigerung oft vorkommt. Statistische Untersuchungen über die hereditären Verhältnisse der essentiellen Hypertonie haben indessen WEITZ und KÄMMERER als erste vorgenommen. Sie haben Familienangehörige von Hypertonikern untersucht und gefunden, daß Geschwister, Eltern und andere Verwandte dieser Hypertoniker sehr oft an derselben Krankheit gelitten haben. Später hat auch VOLHARD der Heredität der Hypertoniker seine Aufmerksamkeit gewidmet. In dem Vortrag über den arteriellen Hochdruck, den er Pfingsten 1926 in Bad Nauheim hielt, hat er über eine typische Hypertoniker-Familie berichtet.

Ähnliche typische Epigramme kann ich auch aus meiner Erfahrung vorlegen:

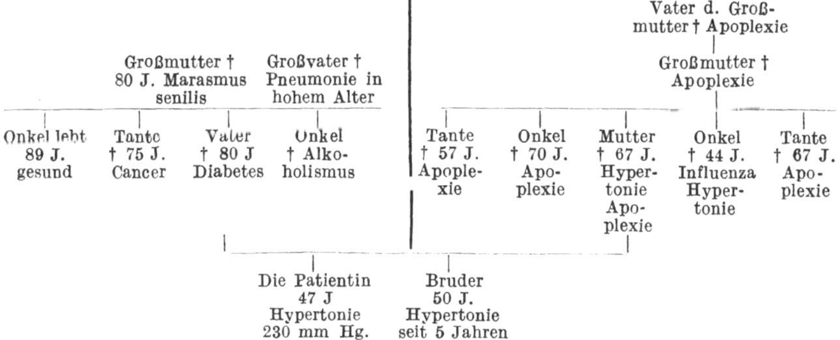

Genauere Untersuchungen über die Erblichkeit des essentiellen Hochdruckes hat, wie gesagt, besonders WEITZ vorgelegt. Er schreibt selbst über seine Untersuchungen: „Es wurden Feststellungen bei 82 Hypertonikern gemacht, welche wegen Beschwerden, die mit der Hypertonie zusammenhingen, die Tübinger Poliklinik aufsuchten. Es wurden bei ihnen genaue Familienanamnesen erhoben und es wurden, soweit es ging, ihre Geschwister und sonstigen Blutsverwandten auf das Bestehen einer Hypertension untersucht. Zum Vergleich wurden ähnliche Feststellungen und Untersuchungen bei Personen gemacht, die keine Hypertensionsbeschwerden hatten. Über eine mit dem Blutdruckapparat diagnostizierte Blutdruckerhöhung bei verstorbenen Anverwandten unserer Hypertoniker, vor allem den Eltern, erfuhren wir natürlich so gut wie nie etwas. Daß sie bestanden hatte, schlossen wir mit einer gewissen Wahrscheinlichkeit aus den Angaben, daß ihr Tod an Herzleiden, Herzschlag, Wassersucht, Schlaganfall erfolgt sei.

Unter den 82 Fällen ließ sich dreiundsechzigmal, d. h. in 76,8 %
feststellen, daß mindestens eins der Eltern an diesen Leiden gestorben
war, bei den übrigbleibenden 19 Fällen ließ sich dreimal das Vorkommen
des Leidens bei zwei und zehnmal bei einem Geschwister wahrscheinlich
machen, und nur sechsmal ließ sich weder bei der Ascendenz noch unter
den Geschwistern das Bestehen des Leidens nachweisen.

Ich hatte soeben gesagt, daß 76,8 % der Hypertoniker eines ihrer
Eltern oder beide an Schlaganfall verloren haben. Wir wollen auf diese
Zahl noch näher eingehen.

Nun wird man im allgemeinen Tod an Herzleiden oder Schlaganfall
um so eher auf eine Hypertension beziehen müssen, in je höherem Alter
er aufgetreten ist, denn Todesfälle im hohen Alter werden, auch wenn
keine Hypertension vorhanden ist, wohl häufig unter den Erscheinungen
der Herzschwäche verlaufen und im Greisenalter werden encephalo-
malacische Herde auf rein arteriosklerotischer Basis ohne Hypertension
nicht selten das Bild des Schlaganfalls machen. Wir haben daher das
Todesalter der an Schlaganfall oder Herzleiden gestorbenen Eltern
unserer Hypertoniker und der beliebigen Personen berechnet. Es geht
aus der folgenden Tabelle hervor:

Starben im Alter	Von den an Herzleiden oder Schlaganfall gestorbenen Eltern	
	der Hypertoniker	beliebiger Personen
bis zu 50 Jahren	15 %	8,6 %
von 51—60 Jahren	21,7 %	18,3 %
von 61—70 Jahren	50 %	42 %
über 70 Jahren.	13,3 %	30,9 %

Es starben also die Eltern von beliebigen Personen nicht nur viel
seltener an Schlaganfall und Herzleiden als die Eltern der Hypertoniker,
sondern sie starben auch später daran. Nach dem, was wir soeben über
den Zusammenhang von Hypertension und Tod bei Schlaganfall und
Herzleiden im hohen Alter gesagt hatten, dürfen wir annehmen, daß die
Mortalität an Hypertension bei den Eltern von Hypertonikern und
beliebigen Personen noch mehr differiert, als es den Prozentzahlen von
76,8 und 30,3 entspricht."

Um ein Vergleichsmaterial zu bekommen, hat W. auf dieselbe Weise
Feststellungen bei 267 beliebigen Personen gemacht, die wegen Leiden
irgendwelcher anderer Art die Poliklinik aufgesucht hatten. Von diesen
hatten nur 30,3 % eins ihrer Eltern oder beide an Herzleiden oder
Schlaganfal verloren.

WICHMANN und PAL haben durch Nachuntersuchungen die Ergebnisse von WEITZ bestätigen können. Sie haben ihre Untersuchungen in
Köln ausgeführt und haben zwar niedrigere absolute Ziffern bekommen,
die Resultate sind aber ähnlich. W. und P. haben Untersuchungen an
500 Hypertonikern und 100 beliebigen Personen vorgenommen. Sie fanden,
daß in 38,4 % von den Hypertonikern der eine oder auch beide Eltern
an Herzleiden, Herzschlag, Wassersucht oder an Schlaganfall gestorben
waren. Unter den beliebigen Personen war die entsprechende Ziffer 19 %.

KÄMMERER in München hat auch bedeutungsvolle Untersuchungen über die Erblichkeit des essentiellen Hochdruckes unternommen. Er ist im großen und ganzen zu denselben Ergebnissen wie WEITZ und WICHMANN-PAL gekommen.

Daß die essentielle Hochdruckkrankheit erblich bedingt ist, geht aus dem oben Gesagten zur Genüge hervor. Andere Forscher, wie FR. v. MÜLLER, ALVAREZ und ZIMMERMANN, KYLIN, WEISS u. a. haben sich auch in dieser Richtung ausgesprochen.

Es ist indessen nicht genug, daß die Hypertoniekrankheit erblich bedingt ist. Nach WEITZ vererbt sich in gewissen Familien auch die Neigung, an Hypertension frühzeitig zu erkranken und zu sterben. W. konnte nämlich feststellen, daß die Eltern der jüngeren Hypertoniker im Durchschnitt früher starben als die Eltern der älteren Hypertoniker. „Das Todesalter der an Schlaganfall oder Herzleiden verstorbenen Eltern von Hypertonikern, die unter 50 Jahre alt waren, lag in 25% der Fälle unter 51 Jahren gegenüber 15% bei den Eltern aller Hypertoniker" schreibt W.

Durch seine Untersuchungen kommt WEITZ wie schon früher OTFR. MÜLLER zu der Auffassung, daß der Erbgang der Hypertonie einfach dominant ist. Auch aus den Epigrammen, die ich vorgelegt habe, scheint die Dominante hervorzugehen.

β) **Über die Koinzidenz zwischen essentieller Hypertonie und gewissen anderen Krankheiten.** Schon bald nachdem der Blutdruckapparat durch BASCH, RECKLINGHAUSEN, RIVA-ROCCI zu klinischen Zwecken ausgearbeitet worden war, haben französische Autoren das Zusammentreffen von Hochdruck und Glykosurie erkannt. Später wurde indessen dieses Verhältnis vergessen und die Hypertonie galt lange als Symptom einer Nierenkrankheit. Im Anfang des dritten Dezenniums dieses Jahrhunderts wurde der Zusammenhang zwischen Hochdruck und Diabetes wieder gefunden. Aus drei Ländern kamen ungefähr gleichzeitig Berichte hierüber. Es waren der Wiener HITZENBERGER, der Spanier MARAÑON und der Schwede KYLIN, die unabhängig voneinander diese Tatsache beobachteten. Später haben mehrere andere Autoren diese Tatsache bestätigt (v. NOORDEN, KOOPMANN, WICHMANN, WEISS, KORANYI u. a.).

Meine eigene (KYLIN) Statistik, die zuerst als vorläufige Mitteilung im Zentralbl. f. inn. Med. Nr. 45, 1921, veröffentlicht worden ist, ist seitdem etwas erweitert worden und umfaßt 85 Fälle von Diabetes, die sämtlich in der Medizinischen Abteilung des Sahlgrenschen Krankenhauses von dem 1. I. 1920 bis 1922 behandelt worden waren. Das Material

40 Jahre oder darüber		Unter 40 Jahren	
Blutdruck	Anzahl	Blutdruck	Anzahl
140	6	120	15
140—159	9	120—139	12
160—179	14	140—159	1
180—199	15	160	1
> 200	12		
	56		29

ist in zwei Gruppen eingeteilt, z. T. jüngere, z. T. über 40 Jahre alte Patienten umfassend. Die Ziffern lauten wie vorstehend.

Aus diesen Ziffern geht hervor, daß bei der senilen Form von Diabetes (Fälle über 40 Jahre) eine Blutdrucksteigerung sehr üblich ist, während eine solche bei Fällen unter 40 Jahren (der juvenilen Form) sehr selten auftritt. Bei der senilen Form haben also 88% Blutdrucke von 140 mm Hg und mehr, 72% von 160 mm Hg und mehr und 48% von 180 mm Hg und mehr gehabt. Von großem Interesse ist es zu bemerken, daß eine Zusammenstellung aus meinem gegenwärtigen Arbeitsort (Jönköping) ganz andere Ziffern geben. Hier finde ich, daß von 149 Diabetikern über 40 Jahre nur 48, d. h. 32%, Blutdruck über 160 mm Hg gehabt haben.

Marañon legte seine Statistik im Zentralbl. f. inn. Med. Nr. 10, 1922, vor, gewissermaßen veranlaßt, wie es scheint, durch meine obenerwähnte vorläufige Mitteilung. Seine Statistik umfaßt 90 Fälle von Diabetes. Seine Zahlen stellen sich wie folgt:

Bis zu 40 Jahren (12 Fälle)

Maximaldruck unter	180	10 Fälle	(83,3%)
,, zwischen 180—210		2 ,,	(16,6%)
,, über	210	0 ,,	(0,0%).

Zwischen 40 und 50 Jahren (35 Fälle)

Maximaldruck unter	180	19 Fälle	(54,2%)
,, zwischen 180—210		10 ,,	(28,5%)
,, über	210	6 ,,	(17,1%).

Über 50 Jahre (43 Fälle)

Maximaldruck unter	180	17 Fälle	(39,5%)
,, zwischen 180—210		11 ,,	(25,5%)
,, über	210	15 ,,	(32,5%).

Wir sehen also, daß diese beiden Statistiken wohl miteinander übereinstimmen. So hat Marañon bei 78 Fällen von senilem Diabetes 42 mit Blutdruck von 180 mm Hg und mehr, d. h. 54% festgestellt. Meine entsprechende Ziffer war 48%.

Hitzenbergers Statistik umfaßt 97 Fälle. Er stellt sein Material in folgender Tabelle zusammen.

Hitzenbergers Tabelle.

Jahr	11—20		21—30		31—40		41—50		51—60		über 60	
Zahl der Unters.	91	7	128	12	102	11	117	10	84	42	39	15
Blutdruck	Normal in %	Diabetes in %	Normal in %	Diabetes in %	Normal in %	Diabetes in %	Normal in %	Diabetes in %	Normal in %	Diabetes in %	Normal in %	Diabetes in %
70—109	33	86	16	67	13	46	13	—	7	—	3	—
110—140	66	14	78	33	76	27	59	60	51	33	30	33
141—180	1	—	6	—	10	27	24	30	37	38	54	13
über 180	—	—	—	—	1	—	4	10	5	31	13	54

Aus dieser Tabelle ersehen wir, daß auch Hitzenberger einen Zusammenhang zwischen Blutdrucksteigerung und senilem Diabetes festgestellt hat. Rechnen wir sein Material nach den gleichen Unterlagen wie das Marañons und das meinige zusammen, so finden wir, daß seine Statistik 67 Fälle über 40 Jahre umfaßt. Von diesen haben 64% über 140 mm Hg Blutdruck gehabt (in meiner Statistik 88%) sowie 33%

Blutdruck über 180 mm Hg (nach Marañons Statistik 54% und nach der meinigen 48%).

Hitzenbergers Zahlen stellen sich durchgehend niedriger als Marañons und die meinigen, was die Blutdrucksteigerung bei seniler Form von Diabetes angeht. Dies ergibt sich auch deutlich, wenn ich mein Material nach den gleichen Grundsätzen wie Hitzenberger ordne. Meine Ziffern ergeben dann folgende Tabelle:

Es geht jedoch auch aus Hitzenbergers Statistik hervor, daß der Blutdruck bei Diabetes des senilen Typus oft erhöht ist.

Alter	41—50	51—60	über 60
Anzahl der Fälle . .	7	22	27
Blutdruck	%	%	%
70—109	—	—	—
110—140	43	18	—
141—180	43	59	29
über 180	14	23	72

Von Interesse dürfte es auch sein, zu erfahren, wie oft Diabetes bei Fällen von essentieller Hypertonie vorkommt. In einer Zusammenstellung von 292 Fällen mit essentieller Hypertonie fand ich 55 mit Diabetes, d. h. 19%. Hetenys und Sümegi fanden, daß 21% von ihren Fällen mit essentieller Hypertonie an Diabetes litten. Als Vergleich mag angeführt werden, daß in einer Zusammenstellung von 3390 Kranken aus meiner Abteilung 7% an Diabetes litten.

Daß ein deutlicher Zusammenhang zwischen seniler Form von Diabetes und Blutdrucksteigerung besteht, ist somit erwiesen. Dies wird auch ferner durch die Erfahrungen des Amerikaners Joslin bestätigt. Dieser findet beim Vergleich zwischen dem Blutdruck bei Normalen und Diabetikern für die Gruppe unter 40 Jahren gleiche Werte. Bei Diabetikern über 40 Jahre stellt er dagegen eine Steigerung des Blutdruckes im Vergleich zu den Werten, die bei Normalen vorhanden sind, fest. Janeway bemerkt, daß junge Diabetiker niemals erhöhten Blutdruck haben, während alte Diabetiker oft Blutdrucksteigerung aufweisen.

Um den Parallelismus, von dem oben die Rede ist, richtig verstehen zu können, ist die Kenntnis der normalen Blutdruckwerte bei Personen von mehr als 40 Jahren notwendig. Es würde ferner von großem Werte sein, zu wissen, in welchem Grade das Auftreten von Hypertonie bei Menschen von über 40 Jahren üblich ist.

Über die erste Frage gibt die Literatur ziemlich ausgiebigen und zuverlässigen Aufschluß. Ich will hier nur eine Statistik des Schweden Wikner vorlegen, der mit dem gleichen Apparat wie ich (Riva-Rocci mit Recklinghausens breiter Manschette) 192 Personen von mehr als 50 Jahren untersucht hat. Die Untersuchten sind sämtlich völlig gesund gewesen. Fälle irgendwelcher Art von Nephritis sind ausgeschlossen worden. Er findet folgende systolische Blutdruckdurchschnittswerte für die innerhalb verschiedener Altersgruppen Untersuchten:

50—60 Jahre	73 Untersuchte	141,4 mm Hg
61—70 ,,	68 ,,	150,4 ,, ,,
71—80 ,,	51 ,,	155,7 ,, ,,
	192	

WIKNER stellt also bei alten Personen eine Steigerung des Blutdruckes über die Ziffern hinaus fest, die sonst gewöhnlich als normal angesehen werden (unter 130 bis höchstens 140 mm Hg). Seiner Auffassung entgegen steht indessen die SCHEELS. Letzterer findet nämlich bei 175 Personen, von denen 84 zwischen 51 und 90 Jahren alt waren, daß der Blutdruck sich bis zu einem Alter von 60—70 Jahren unverändert hält und erst dann etwas steigt. Ungefähr die gleiche Ansicht hegt C. MÜLLER auf Grund seiner vergleichenden Untersuchungen des Blutdruckes während wachen und schlafenden Zustandes, indem er bemerkt, daß „das Alter als solches auch bei den Alten keine Erhöhung des Blutdruckes bewirkt, und daß die für die Jungen aufgestellten Normalwerte auch für die Alten Gültigkeit haben".

Stelle ich die Blutdruckziffern meines Diabetesmaterials nach der gleichen Altersgruppierung wie WIKNER zusammen, so finde ich folgende Mittelwerte für systolischen Blutdruck.

Alter	Anzahl	Mittelblutdruck
40—50	7	142 mm Hg
51—60	22	163 „ „
61—70	22	190 „ „
71—80	5	183 „ „
	56	

Es fällt also in die Augen, daß mein Material von senilem Diabetes eine bedeutende Blutdrucksteigerung aufweist gegenüber den Werten, die WIKNER als normale Blutdruckwerte für die entsprechenden Altersgruppen festgestellt hat. WIKNERS und mein Material sind indessen nicht völlig vergleichbar, da WIKNER alle Fälle mit Albumin im Urin abgerechnet hat, während ein Teil (eine geringe Anzahl) meiner Diabetespatienten auch Albuminurie aufgewiesen hat.

Was nun die Frage betrifft, inwieweit das Auftreten von Hypertonie nach Überschreiten der vierziger Jahre üblich ist, so liegt in der Literatur, soweit ich feststellen konnte, keine größere Statistik vor. Nach HITZENBERGERS oben wiedergegebener Tabelle wäre das Auftreten von Blutdruck über 140 indessen recht üblich (39%). C. MÜLLER hat dieselben Ziffern gefunden. Er stellte bei 58 Personen im Alter von 46—90 Jahren in 21 Fällen (also 38%) einen Tagesblutdruck von über 141 mm Hg fest. Man muß also festhalten, daß die normalen Werte bei diesem Alter bis 150—160 gesetzt werden müssen.

In meinen Fällen von senilem Diabetes ergab sich die entsprechende Blutdrucksteigerung von über 140 mm Hg bei 88%, wie bereits erwähnt, in denen HITZENBERGERS bei 64%.

Schließlich dürfte zu erwähnen sein, daß die Blutdrucksteigerung bei Diabetes vom gleichen labilen Typus ist wie die im vorhergehenden Kapitel erwähnte.

Hyperglykämie bei essentieller Hypertonie.

NEUBAUER veröffentlichte 1909 eine Untersuchung über den Blutzuckergehalt bei gewissen Zuständen mit Blutdrucksteigerung. Er konnte hierbei feststellen, daß bei nephritischer Hypertension der Blutzuckergehalt gesteigert war und fand diese Blutzuckersteigerung parallel mit der Hypertonie gehend. Je höher die Blutdruckwerte waren, um so höher war auch die Hyperglykämie. NEUBAUER will dies mit einer erhöhten Nebennierenfunktion, mit Hyperadrenämie, in Zusammenhang bringen.

Nach NEUBAUER sind eine große Anzahl Untersuchungen der Blutzuckermenge bei Hypertonie vorgelegt worden.

STILLING konnte keine Erhöhung der Blutzuckermenge bei Nephritis mit hohem Blutdruck feststellen. Das gleiche Ergebnis erhielt BITTORF. PORT fand zwar bei einer Anzahl Fälle von Hypertonie eine Blutzuckersteigerung, will deren Ursache jedoch in vorhanden gewesenen Komplikationen, wie z. B. Gehirnblutung, suchen. Diese Auffassung teilt ROLLY. Zu Komplikationen werden indessen hierbei auch Arteriosklerose gerechnet.

Die Mehrzahl der Forscher hat jedoch die Ergebnisse NEUBAUERS darin bestätigen können, daß sie bei Hypertonie oft eine Blutzuckersteigerung finden, die indessen entgegen NEUBAUERS Ansicht nicht unmittelbar von dem Grade der Blutdrucksteigerung abhängig ist (HAGELBERG, TACHAU, HIRSCH, V. NOORDEN, ANDREEN-SVEDBERG, HÄRLE, MARAÑON, WICHMANN u. a.). In der Regel scheint die Hyperglykämie keine höheren Werte zu erreichen, sondern der Grenze des Normalen nahezuliegen. Einzelne Forscher, wie z. B. MARAÑON, HITZENBERGER und RICHTER-QUITTNER haben jedoch zuweilen bedeutend höhere Blutzuckerwerte, bis zu 0,25 hinauf, feststellen können.

Von Interesse dürfte auch die Bemerkung sein, daß BORCHARDT und BENNIGSON bei Hypertonie einen leichten Grad von Hyperglykämie nur in solchen Fällen angetroffen haben, wo gleichzeitig Kochsalz- oder Stickstoffretension vorhanden war. In anderen Fällen dagegen waren die Blutzuckerwerte normal.

Während eine Anzahl Forscher bei Hypertoniefällen nur ausnahmsweise Hyperglykämie finden, stellen andere, wie HITZENBERGER und RICHTER-QUITTNER sowie MARAÑON, ständig oder nahezu ständig eine solche fest. V. NOORDEN findet z. B. Hyperglykämie bei 40% aller chronischen Nephritiker.

Ich selbst habe bei 15 Fällen essentieller Hypertonie nur in einem Falle Blutzuckersteigerung festgestellt, wie ich in meiner vorläufigen Mitteilung[1] erwähnte. Bei diesen Untersuchungen habe ich mich BANGS Mikromethode bedient und dabei als normale Werte solche bis zu 0,11 zugrunde gelegt. Verschiedene Fälle haben Blutzuckerwerte an oder nahe dieser Grenze aufgewiesen. Für die Beurteilung dieser Werte ist indessen von Wichtigkeit zu erwähnen, daß ich später bei der Bestimmung des Blutzuckerwertes bei völlig gesunden Personen diese zwischen 0,08 und 0,095 liegend gefunden habe. Ich will auch erwähnen, daß ich durch fortgesetzte Studien gefunden habe, daß Blutzuckererhöhung nicht so ganz selten bei essentieller Hypertonie gefunden wird. Ich muß also, entgegen meiner Bemerkung in dieser meiner vorläufigen Mitteilung, diese Werte zwischen 0,10 und 0,11 als etwas erhöhte Werte betrachten und damit das Vorkommen von Hyperglykämie bei essentieller Hyper-

---

[1] Zbl. f. inn. Med. Nr. 45. 1921.

tonie bestätigen. Diese Blutzuckersteigerung ist jedoch nach meiner Erfahrung im allgemeinen niederen Grades.

Interessieren dürfte in diesem Zusammenhang die Bemerkung, daß die Blutzuckerwerte bei der akuten diffusen Glomerulonephritis nicht erhöht sind. Ich habe mehrere Fälle akuter Glomerulonephritis untersucht, doch hat sich bei diesen der Blutzuckerwert immer innerhalb der von mir als normal gefundenen Grenzwerte gehalten. Und dies, trotzdem die Blutdrucksteigerung bei meinen Fällen von akuter Glomerulonephritis erheblich gewesen ist (bis gegen 200 mm Hg). Hierin stimmt meine Auffassung mit der anderer Forscher, wie v. NOORDEN, HÜLSE, WILLIAMS und HUMPREY u. a. überein.

Über die Kohlehydrattoleranz bei essentieller Hypertonie.

Eine verminderte Toleranz für Kohlehydrate wird von mehreren Autoren bei der essentiellen Hypertonie behauptet. Dieses Verhältnis kann auch dadurch eine gewisse Stütze erhalten, daß, wie ich in einigen Fällen habe feststellen können, einfache essentielle Hypertonie ohne Glykosurie in wirklichen Diabetes mellitus übergehen kann. Das gleiche Verhältnis hat auch LEPINE erwähnt, obgleich er es als Zufall aufgefaßt zu haben scheint. Mehr Gewicht legt indessen MARAÑON hierauf, der in der essentiellen Hypertonie nur ein prädiabetisches Stadium sieht. Diese Auffassung MARAÑONS geht meiner Meinung nach zu weit. In dieser seiner Auffassung wird M. durch den Umstand bestärkt, daß er bei einer Anzahl Fälle von essentieller Hypertonie ohne Glykosurie, andere bei Diabetes übliche Symptome, wie Jucken, Furunculose, Neuralgien usw. festgestellt hat. Bei diesen Fällen fand er auch eine mehr hervortretende Hyperglykämie.

MARAÑON hat auch konstatieren können, daß man bei Fällen von essentieller Hypertonie, die glykosuriefrei befunden worden waren, bei an verschiedenen Tagen und zu verschiedenen Tageszeiten vorgenommenen Untersuchungen zufällig Zucker im Urin finden kann.

Wir finden, 1. daß bei jugendlichen Diabetikern der Blutdruck fast ohne Ausnahme normale oder niedrige Ziffern zeigt, 2. daß bei Diabetikern über 40 Jahren dagegen der Blutdruck öfter höher ist als bei gesunden oder an anderen Krankheiten leidenden Menschen.

Eine ähnliche Koinzidenz findet man zwischen Asthma und essentieller Hypertonie. Den Zusammenhang zwischen diesen beiden Krankheiten haben schon frühzeitig FR. MÜLLER und KYLIN betont, statistische Ziffern sind indessen zuerst von KYLIN vorgelegt. So fand KYLIN bei 46 Fällen von Asthma 12 Fälle von essentieller Hypertonie und bei 163 von essentieller Hypertonie 12 Fälle von Asthma. Gerade wie beim Diabetes bei Individuen unter 40 Jahren der Blutdruck normal oder niedrig ist, so verhält es sich auch bei Asthmatikern. Bei 41 Asthmatikern unter 40 Jahren fand ich keinen Fall von Hypertonie; bei 38 Asthmatikern über 40 Jahren fand ich dagegen 12 Fälle mit Hochdruck. Um diese Ziffern verstehen zu können, ist es notwendig, zu wissen, wie oft Asthma zusammen mit anderen Krankheiten vorkommt. Ich habe darum Ziffern aus sechs internmedizinischen Abteilungen in Schweden für das Jahr 1927 zusammengestellt. Es wurden in diesen Abteilungen während dieses Jahres 8707 Kranke gepflegt. Hiervon waren 122 Asthmatiker, d. h. 1,8%.

Auch WEISS hat die Koinzidenz zwischen essentieller Hypertonie und gewissen anderen Krankheiten bestätigt. Er fand unter 130 Fällen von essentieller Hypertonie:

Diabetes	in 27	Fällen	= 22,5%
Konst. Adipositas	„ 30	„	= 25%
Gicht	„ 10	„	= 8,3%
Bronchialasthma	„ 4	„	= 3,3%
Migräne	„ 2	„	= 1,7%
Spast. Colit.	„ 2	„	= 1,7%
Vasomot. Störungen.	„ 4	„	= 3,3%

KAUFFMANN und LICHTWITZ haben auch über das Zusammentreffen von essentieller Hypertonie und Migräne berichtet.

KAUFFMANN fand bei 48 Fällen von essentieller Hypertonie, daß 21 nach ihren Angaben an Migräne gelitten hatten. In meinem eigenen Material kommt Migräne gar nicht so oft vor.

γ) **Die Erblichkeit für Hochdruck im Licht der modernen Erblichkeitsforschung. Was sich vererbt.** Durch die obenstehenden Tatsachen ist zur Genüge gezeigt, daß die essentielle Hochdruckkrankheit erblich bedingt ist. Die nächste Frage muß dann heißen: Was vererbt sich dabei?

Um diese Frage beantworten zu können, ist es notwendig, einige Tatsachen aus der modernen Erblichkeitslehre darzulegen.

Wir wissen, daß Primula sinensis rubra im allgemeinen rote Blüten trägt. Nimmt man indessen zwei Ableger derselben Mutterpflanze und bringt eine Pflanze in Zimmertemperatur, die andere dagegen in ein warmes und feuchtes Treibhaus, so wird man eine hochinteressante Erfahrung machen. Die Pflanze, die in Zimmertemperatur wächst, bekommt wie gewöhnlich rote Blüten; die andere dagegen, die im Treibhause unter hoher Temperatur lebt, bekommt weiße Blüten. Wenn man nun die Pflanze mit den weißen Blüten in ein Zimmer mit gewöhnlicher Zimmertemperatur stellt, so bleiben die schon aufgeblühten Blumen weiß, die neuen Blüten dagegen sind von roter Farbe. Die rote bzw. weiße Farbe der Blüten war also keine erbliche bestehende Eigenschaft. Das erblich bedingte war dagegen das Reaktionsvermögen, bei einer gewissen Temperatur weiße, bei einer anderen Temperatur indessen rote Blüten zu entfalten.

Aus dem Gesagten geht hervor, daß die fertig ausgebildete Eigenschaft nicht einfach vererbt wurde. Es war die Neigung, auf gewisse äußere Reize mit einem gewissen Ausschlag zu reagieren, die sich vererbte. Kam der äußere Reiz nicht zustande, dann wurde die typische Eigenschaft auch nicht ausgebildet.

In derselben Weise hat man die Erblichkeit beim essentiellen Hochdruck betrachten wollen. Diejenigen, die den konstitutionellen Faktor dieser Krankheit anerkennen, wollen annehmen, es sei der hypertonische Reaktionstypus, der sich vererbt.

Das Altern und die essentielle Hypertonie. Gegen die obenerwähnte Auffassung hebt VOLHARD hervor, es wäre nicht der Reaktionstypus, sondern das, was die hypertonische Reaktion auslöst, das vererbt wird. „Und hierbei", schreibt V., „muß der wichtige Faktor des Alters zu seinem Recht kommen. Denn es wäre doch höchst merkwürdig, wenn die vererbte abnorme Ansprechbarkeit des Gefäßsystems erst in der absteigenden Periode des Lebens in die Erscheinung träte, in der sonst die Erregbarkeit doch nachzulassen pflegt."

Ich muß unbedingt zugeben, daß diese Gesichtspunkte VOLHARDS in gewisser Beziehung berechtigt sind. Die Bedeutung des Alters für das Entstehen des essentiellen Hochdrucks tritt jedoch, wie an anderer Stelle ausführlich auseinandergesetzt wird, so dominant hervor, daß sie nicht außer acht zu lassen ist. Freilich ist es wahr, daß man dann und wann Hypertoniker trifft, die jünger als 40 Jahre sind. Meiner Erfahrung nach sind diese jugendlichen Hypertoniker (von dem essentiellen Typus) doch sehr selten. Möglicherweise sind sie an anderen Orten häufiger. So haben bekanntlich MOOG und VOIT aus der Marburger Klinik in 1¼ Jahr nicht weniger als 16 Fälle zusammenstellen können. Ich selbst sehe nur ganz selten Fälle von jugendlicher Hypertonie. In den letzten drei Jahren habe ich in meiner Abteilung z. B. nur zwei jugendliche Hypertoniker gesehen, obwohl bei jedem Patienten der Blutdruck gemessen wird.

Daß die jugendliche Hypertonie selten vorkommt, geht auch aus Zusammenstellungen von WICHMANN und PAL hervor. Sie fanden unter 500 Hypertonikern nur 25, die jünger als 40, und nur 11, die jünger als 30 Jahre waren.

VOLHARD wie auch KYLIN haben schon seit langem die essentielle Hypertonie eine Alterskrankheit genannt. Hiergegen haben verschiedene Autoren, z. B. KAUFFMANN hervorgehoben, daß infolge des Vorkommens von jugendlicher essentieller Hypertonie der Name „Alterskrankheit" keine Berechtigung hat. In dieser Beziehung kann ich KAUFFMANN nicht zustimmen.

Wenn ich mit VOLHARD darin übereinstimme, daß dem Altern für das Entstehen der Hypertonie eine große Bedeutung zuzumessen ist, kann ich ihm doch nicht darin beipflichten, daß ein hypertonischer Reaktionstypus nicht mit dem Altern zusammenhängen kann. VOLHARD betrachtet die Hypertonie als eine erhöhte Reaktionsfähigkeit der Gefäße. In gewisser Beziehung wäre es möglich dem zuzustimmen; darin nämlich, daß der Blutdruck leicht in die Höhe zu treiben ist. In einer anderen Beziehung indessen bedeutet die Hypertonie ein erniedrigtes Reaktionsvermögen: darin nämlich, daß der Blutdruck sich bei hohen Werten für kürzere oder längere Zeit fixiert.

BARATH hat interessante Untersuchungen vorgelegt, die für das Verstehen dieser hypertonischen Reaktion bedeutungsvoll sind. Er hat alternde aber gesunde Menschen untersucht und dabei gefunden, daß der Blutdruck bei diesen nicht hypertonischen, alten Menschen eine Neigung hat, sich nach einer körperlichen oder seelischen Anstrengung auf hohe (doch physiologische) Werte zu fixieren, während bei jungen Menschen der Blutdruck bald wieder normal wird. Das wichtige wäre dann, daß die physiologische Blutdruckerhöhung sich fixiert. Dies bedeutet keine erhöhte Reaktionsfähigkeit, sondern eine Erniedrigung des normalen Regulierungsvermögens.

Es ist also gar nicht sicher, daß die hypertonische Reaktion als eine erhöhte oder abnorme Ansprechbarkeit der Gefäße aufzufassen ist. Es scheint wahrscheinlicher, daß diese Reaktion als ein erniedrigtes Reaktionsvermögen, d. h. ein verschlechtertes Regulationsvermögen aufzufassen ist. Und in dieser Beziehung stimmt die Verschiebung in der Reaktion ganz und gar mit anderen Altersveränderungen überein.

Wie wir sehen, ist es nicht unbedingt sicher, daß der hypertonische Reaktionstypus mit den Altersveränderungen unvereinbar ist, wie VOLHARD meint. Im Gegenteil! Der hypertonische Reaktionstypus scheint mir eben durch die Altersveränderungen hervorgerufen zu sein; und der Unterschied zwischen den Vorstellungen von VOLHARD und den anderen scheint hauptsächlich ein Streit um Worte zu sein.

Kehren wir jetzt zu unserer Frage zurück! Was ist es, das sich in der essentiellen Hypertonie vererbt?

Haben wir die Frage so beantwortet, daß es ein gewisser hypertonischer Reaktionstypus ist, der mit dem Altern zusammenhängt und durch Altersveränderungen hervorgerufen wird, der sich vererbt, so ist die Frage nicht endgültig gelöst. Die Fragestellung ist nur ein wenig verschoben. Und hinter der ersten Frage hat sich eine andere verborgen.

Um die neue Frage zu beleuchten, ist es meiner Meinung nach bedeutungsvoll, sich an die Koinzidenz zwischen Hochdruck und anderen Krankheiten zu erinnern. Die Koinzidenz zwischen diesen Krankheiten scheint mir dafür zu sprechen, daß etwas Gemeinsames vererbt wird, was sowohl den Hochdruck als auch die Verschiebungen im Stoffwechsel, die neurotischen Symptome, das Asthma usw. hervorruft. Das erblich Bedingte sollte nicht nur eine spezifische hypertonische Reaktion sein, sondern etwas ganz Besonderes, das sowohl auf die Gefäßregulation als auch auf das vegetative System und auf den Stoffwechsel wirkt. Dann erhebt sich die Frage, was für eine erbliche Einheit in allen diesen Richtungen wirken kann. Ich glaube, daß eine Verschiebung in dem inkretorischen System in dieser Weise einwirken könnte.

Wir kommen jetzt auf eine neue Frage. Ist ein Grund zu der Annahme vorhanden, die essentielle Hypertonie als eine inkretorische Krankheit aufzufassen?

Ich meine, daß es nicht möglich ist, diese Frage unbedingt mit ja zu beantworten, wenigstens nicht in dem Sinne, daß eine besondere inkretorische Drüse affiziert ist. Man hat freilich schon seit mehreren Jahren an eine Hyperadrenalinämie als bestimmenden Faktor der Hypertension gedacht. Der von mehreren Verfassern erwähnte Befund von Hypertonie bei Nebennierentumoren könnte möglicherweise für die Richtigkeit einer solchen Annahme sprechen. Meiner Erfahrung nach sind indessen die Hypernephrome nur ausnahmsweise mit Hochdruck vereinigt. So regelmäßig ist es gar nicht, daß die Hypernephrome mit Hochdruck vereinigt sind, daß man allgemeine Schlußfolgerungen daraus ziehen könnte.

Nach Troell sollen die Basedowkranken höheren Blutdruck haben als Gesunde im entsprechenden Alter. Nach Mannaberg, Baur und anderen ist der Grundumsatz bei den Hypertonikern erhöht. Aber dennoch nimmt niemand an, daß der Hochdruck die Folge einer Überfunktion der Schilddrüse sei. Das Hypophysenhormon steigert den Blutdruck. Aber die Tatsache, daß Akromegale und Patienten mit Dystrophia adiposogenitalis im allgemeinen einen normalen Blutdruck haben, spricht doch gegen die Möglichkeit, daß die Hypophyse für das Auftreten der Hypertoniekrankheit von essentiellem Typus ausschlaggebend wäre. Auf dieselbe Weise könnten wir eine inkretorische Drüse nach der anderen durchgehen, ohne Belege dafür zu erhalten, daß eine inkretorische Drüse für das Entstehen des essentiellen Hochdrucks als ursächlicher Faktor angeklagt werden könnte. Möglicherweise bilden die Geschlechtsdrüsen eine besondere Ausnahme. Das weibliche Klimakterium ist so deutlich durch die Hypertonie und Hypertoniebereitschaft gekennzeichnet, daß man an einen kausalen Zusammenhang zwischen Klimakterium und Hochdruck denken möchte. Von Interesse sind auch Untersuchungen von Kylin, wodurch er zeigen konnte, daß Extrakte aus der Follikularflüssigkeit von Pferde- und aus Kühe-Ovarien den Blutdruck bei weiblichen Hochdrucklern bedeutend und bis zu normalen Werten senkt. Extrakt aus Ovarialstroma dagegen wirkt in entgegengesetzter Richtung und ruft eine Blutdrucksteigerung hervor. Extrakte aus Hengst- und Stier-Hoden senken Blutdruck bei männlichen Hochdrucklern bis zu normalen Werten.

In diesem Zusammenhang muß man auch erwähnen, daß Munk schon längst daran erinnert hat, daß bei männlichen Hochdrucklern die Libido sexualis oft verschwunden oder bedeutend verringert ist.

Kehren wir zu der Frage nach der Bedeutung des Alterns für das Entstehen des Hochdrucks zurück, so finden wir eben in dem oben Gesagten eine neue Möglichkeit für diese Bedeutung des Alterns. Das Altern ist eben durch den Ausfall des Geschlechtstriebes charakterisiert. Es ist durchaus nicht undenkbar, daß dieselben inkretorischen Verschiebungen, die das Altern hervorrufen, auch für das Entstehen des Hochdruckes bedeutungsvoll sind.

Oben haben wir hervorgehoben, daß wir nicht irgendeiner bestimmten inkretorischen Drüse die Schuld am Entstehen der essentiellen Hypertoniekrankheit zuschreiben können, obwohl gewisse Tatsachen für die besondere Bedeutung der Sexualdrüsen sprechen. Trotzdem besteht mit Recht der Verdacht, daß inkretorische Störungen sich oft hinter dem essentiellen Hochdruck verbergen. Hierfür spricht u. a. die Tatsache, daß die jugendlichen Hypertoniker, worüber Moog und Voit berichtet haben, inkretorische Störungen zeigten. Hierfür spricht auch noch, daß nach Vasiliu der Cholingehalt des Hochdrucklers im Harn und Blut höher ist als bei gesunden Individuen. Wir können dann annehmen, daß die vermutete inkretorische Störung pluriglandulär ist. Vielleicht wäre es indessen richtiger, daß wir nicht von einer Störung der inneren Sekretion sprechen, sondern lieber an eine auf der Grenze zwischen dem Normalen und Pathologischen liegende Verschiebung der inkretorischen Formel denken. Wir nähern uns dann auch der großen Gruppe der vegetativen Neurosen, welche mehrere Analogien mit der essentiellen Hypertoniekrankheit besitzen.

b) Essentielle Hypertonie und innere Sekretion.

Schon frühzeitig haben französische Forscher eine innersekretorische Störung bei der essentiellen Hypertonie angenommen. Sie haben in erster Linie an eine Erhöhung des Adrenalinspiegels im Blute gedacht und haben sogar von einer Hyperepinephrie gesprochen. Auch hat VAQUEZ noch neuerdings diese Ansicht vertreten. Spätere Forschungen haben jedoch keine Belege für die Ansicht, daß eine Hyperadrenalinämie die essentielle Hypertoniekrankheit verursache, bringen können. Im Gegenteil findet ASCHOFF pathologisch-anatomisch keine spezifischen Nebennierenveränderungen bei der essentiellen Hypertoniekrankheit. HÜLSE konnte am Laewen-Trendelenburgschen Präparat keine Hyperadrenalinämie im Blute der Hypertoniker nachweisen, obwohl es ihm gelang, nach ganz kleinen Adrenalininjektionen das Adrenalin im arteriellen Blute der injizierten Individuen festzustellen. Auch FRANK und KRETSCHMER stellen die Ansicht in Abrede, daß Hyperadrenalinämie Schuld an der Blutdrucksteigerung wäre. Die Ansicht, daß eine Hypersekretion der Nebennieren die essentielle Hypertonie verursache, ist deshalb erledigt. Nur VOLHARD scheint noch an eine Hyperadrenalinämie bei solchen Fällen zu glauben, die eine Hypertonie bei gleichzeitig bestehendem Hypernephrom zeigen. Mir scheint es nicht notwendig, eine solche spezifische Ätiologie bei diesen ganz seltenen Fällen anzunehmen, teils, weil die meisten Fälle von Hypernephrom meiner Erfahrung nach normalen Blutdruck haben, teils weil in den außerordentlich seltenen Fällen, wo Hypertonie und Hypernephrom zusammen vorkommen, ein zufälliges Zusammentreffen von zwei Krankheiten vorliegen kann. Meine Ansicht wird gestützt durch einen Fall von Hypernephrom mit essentieller Hypertonie, den WINKEL veröffentlicht hat. Das Hypernephrom wurde durch Operation entfernt. Der Blutdruck sank im Anschluß an die Operation, wie man es im allgemeinen findet, stieg aber später wieder zu bedeutend erhöhten Ziffern an.

Daß die Nebennieren eine entscheidende Bedeutung für das Entstehen der essentiellen Hypertonie haben, ist also abzuleugnen.

Ebenso dürfte dem Thyreoideahormon für das Entstehen des Hochdrucks keine maßgebende Bedeutung zukommen. Wohl sieht man dann und wann Hypertonie und Basedow zusammen vorkommen. Und wohl geben mehrere Forscher an (MANNABERG, BAUR u. a.), daß der Grundumsatz bei essentiellen Hochdrucklern erhöht ist. Auch hat TROELL, wie auch BARAHT in einer größeren Zusammenstellung von Basedowpatienten den Blutdruck etwas höher gefunden, als es dem Alter entspricht. Man findet indessen, und in dieser Beziehung dürften alle einig sein, im allgemeinen normalen Blutdruck bei Basedowkranken. Und bei Myxödemkranken findet man auch dann und wann, wenn auch nicht oft, Hypertonie.

Vom Insulin wissen wir, daß es besonders bei Hypertonikern vom essentiellen Typus den Blutdruck senkt (KLEMPERER und STRISOVER). Es wäre da denkbar, daß eine Unterfunktion des Inselapparates Blutdrucksteigerung bewirken könne. Diese Ansicht ist indessen abzulehnen (s. S. 109).

Über das Parathyreoideahormon und den Blutdruck wissen wir sehr wenig. Da eine Zuführung von Parathyreoidea die Adrenalinreaktion in pressorischer Richtung beeinflußt, wie KYLIN als der erste zeigen konnte und ALPERN bestätigt hat und gleichzeitig den Blut-Ca-Gehalt erhöht (COLLIP und Mitarbeiter, KYLIN, BERENCSY, KÜHNAU und NOTHMANN), so wäre zu vermuten, daß Parathyreoideazufuhr den Blutdruck senkt. Durch eigene Erfahrung kann ich indessen mitteilen, daß ich keinen Einfluß auf den Blutdruck bei essentiellen Hochdrucklern nach Parathyreoideamedikation gesehen habe.

Auch kann ich mitteilen, daß ich in einem Fall von parathyreopriver Tetanie bei einem 22jährigen Mädchen (Blut-Ca 8,44 mg%, typische Tetanieanfälle) normale Blutdruckwerte fand. Ihr Blutdruck wurde durch Parathyreoideamedikation nicht beeinflußt, obwohl der Blut-Ca-Gehalt sich bedeutend erhöhte (bis zum Werte von 11,5 mg%).

Über die Beziehung der Hypophyse zur Blutdrucksteigerung ist nur wenig bekannt. Da nach DIXON und TRENDELENBURG die Sekretion der Hypophyse in den Liquor cerebrospinalis abgegeben wird, und da HÜLSE angegeben hat, daß es ihm gelang, bei Hunden Blutdrucksteigerung durch Injektionen von Hypertoniker-Lumbalflüssigkeit hervorzurufen, möchte es angezeigt sein, Forschungen in dieser Richtung anzufangen. Indessen spricht die Tatsache, daß bei Hypophysenkranken keine Hypertonie regelmäßig vorkommt, gegen die Annahme, daß Hypophysenkrankheiten Hochdruck hervorrufen.

Größere Bedeutung für das Entstehen des Hochdrucks dürfte den Geschlechtsdrüsen beizumessen sein. Schon die bekannte Tatsache, daß während des weiblichen Klimakteriums die essentielle Hypertonie gewöhnlich ist, zeigt, daß dies der Fall ist. Diese klimakterielle Hypertonie ist auch, wie besonders MUNK hervorhebt, allen ihren Symptomen nach, eine echte essentielle Hypertonie.

Die Blutdrucksteigerung während des weiblichen Klimakteriums wurde schon von BASCH und HUCHARD erkannt. HUCHARD hat die klimakterielle Hypertonie als das erste Stadium eines beginnenden Hochdrucks angesehen. Später haben mehrere Verfasser die Häufigkeit der Blutdrucksteigerung beim Klimakterium vermerkt, wie z. B. SCHLESINGER, HEGAR, VINEY, HOUCHARD, LENHARTZ, F. MEYER, KÜLBS, ALVAREZ. Große Schwankungen des Blutdrucks während des Klimakteriums haben auch mehrere andere Autoren (KIRCH, WIESEL u. a.) bemerkt. SEHFELD gibt an, daß bei einem Viertel aller Frauen während der Wechseljahre entweder Hochdruck oder abnorme Blutdruckschwankungen zu finden sind.

SCHIEKELE findet oft Blutdrucksteigerung während der physiologischen Menopause. Er findet vor der Menopause im Durchschnitt einen Blutdruck von 125—130 mm Hg, nachher dagegen 160—170 mm Hg.

Auch aus statistischen Untersuchungen von GRIESBACH geht die Hochdrucksbereitschaft der Wechseljahre der Frauen hervor, GRIESBACH findet folgende Blutdruckwerte in verschiedenen Lebensaltern:

bei Männern 132, 142, 148 $\Big\}$ im 40., 50. bzw. 60. Lebensjahr.
„ Frauen   133, 152, 139

Statistische Untersuchungen von STRASSMANN geben ähnliche Ergebnisse an. STRASSMANN findet, daß der Blutdruck bei Nichtklimakterischen im Durchschnitt 127,2 mm Hg, bei Klimakterischen dagegen 144,2 beträgt.

STRASSMANN hat auch Untersuchungen über die Einwirkungen der operativen Kastration bei Frauen auf den Kreislauf vorgenommen. Er kommt zu folgendem Ergebnis:

1. „Bei menstruierten Frauen bewirkt die operative Kastration eine durchschnittliche Erhöhung des Blutdrucks systolisch um 32 mm Hg.

2. Bei klimakterischen Frauen bewirkt die operative Kastration keine Änderung des Blutdrucks."

Im Gegensatz zu diesen Forschern stehen nur Angaben von MOSBACHER und MEYER, die bei kastrierten Frauen beinahe gleich oft Blutdrucksenkung wie Blutdrucksteigerung fanden.

Wie wir sehen, besteht nach der Ansicht der meisten Forscher ein inniger Zusammenhang zwischen Hochdruckbereitschaft und weiblichem Klimakterium. Die Auffassung liegt somit nahe, daß die Geschlechtsdrüsen ein Hormon produzieren, das depressorisch wirkt. Tatsächlich sieht man auch dann und wann, daß der Blutdruck bei klimakterischen Frauen nach Behandlung mit Ovarialpräparaten sinkt.

Um die Hormonwirkung der Geschlechtsdrüsen in bezug auf den Blutdruck zu untersuchen, habe ich einige Hochdruckler mit Sexualdrüsenextrakt behandelt.

Wir fanden, daß dem Geschlechtsdrüsenextrakt eine deutlich depressorische Wirkung zukommt. Ausnahme machte nur Extrakt aus dem Restovar, nachdem alle Corpora lutea und alle Follikel entfernt waren. Extrakt aus den Restovaren wirkte pressorisch.

Daraus scheint sich ohne weiteres die Folgerung zu ergeben, daß das Sexualhormon der Blutdrucksteigerung entgegenwirkt. Die klimakterische Hypertonie wäre dann als Ausdruck der eingestellten Sexualhormonsekretion anzusehen.

Diese Schlußfolgerung, die gewiß sehr viel für sich zu haben scheint, ist indessen durchaus nicht einwandfrei. Zunächst ist es nicht bewiesen, daß es die spezifische Sexualhormonwirkung ist, die die Blutdrucksenkung bei meinen Fällen bewirkte. Nach MAYOR, MCDONALD und EGGERT MÜLLER sieht man denselben blutdrucksenkenden Effekt nach Injektionen von Leberextrakt. Die Meinung, daß diese blutdrucksenkende Wirkung des Leberextrakts Histaminen zuzuschreiben wäre, ist auch ausgesprochen worden, eine Ansicht, die jedoch MAYOR in Abrede stellt.

Es ist also möglich, daß die blutdrucksenkende Wirkung meines Sexualdrüsenextraktes Histaminstoffen zuzuschreiben wäre. Dabei wäre allerdings sehr sonderbar, daß 1. Extrakt aus Restovar nicht blutdrucksenkend wirken sollte, 2. daß die depressorische Wirkung des Follikularflüssigkeits-Extraktes auf Männer unwirksam sein sollte.

Die Frage ist noch immer ungelöst, ist aber genaue Nachuntersuchungen wert.

Wie wir sehen, sprechen mehrere Umstände für die Annahme, daß ein Ausfall der innersekretorischen Aufgabe der Sexualdrüsen essentielle Hypertonie hervorrufen könnte. Erwähnenswert dürfte indessen in diesem Zusammenhang sein, daß ich bei einem ungefähr 40jährigen Mann, der vor 10 Jahren wegen Hodentuberkulose kastriert war, einen normalen Blutdruck fand.

Es scheint aber möglich, daß auch gewisse andere inkretorische Störungen dieselbe Blutdrucksteigerung hervorrufen. Die Auffassung, daß Inkretstörungen die essentielle Hypertonie hervorrufen, findet man auch in den Arbeiten von FAHRION und MOOG und VOIT.

c) Über die Reaktionsart der essentiellen Hypertoniker.

Während der letzten Jahre ist zur Genüge bewiesen worden, daß die Hochdruckler vom essentiellen Typus in mehreren Beziehungen abnorm auf Reize reagieren, ein Verhalten, dem KYLIN schon seit mehreren Jahren große Bedeutung beigemessen hat. In einer vor kurzem erschienenen Arbeit hat auch kein Geringerer als v. BERGMANN dieser veränderten Reaktionslage der Hypertoniker besondere Bedeutung zuerkannt. Er schreibt:

„Solche inverse Reaktionen der Blutdruckler haben uns noch in anderem, mehr klinischen Zusammenhang später zu beschäftigen. Sie zeigen eine veränderte Reaktionslage als maßgebend für viele Fälle der Blutdruckkrankheit[1] und weisen ganz allgemein gesprochen darauf hin, daß nicht nur die Reaktionsart des vegetativen Nervensystems für die Funktion des Blutdruckes maßgebend ist, sondern die Gesamtsituation des ‚vegetativen Systems' überhaupt, wenn wir unter dieser, weit über das Nervensystem hinausgreifend, die gesamte vegetative Struktur der Person im Sinne von KRAUS und S. G. ZONDEK verstehen, beim Humoralen also nicht nur an die Hormone, die Elektrolyte, sondern das gesamte Verhalten auch der Kolloide, etwa der Membranen mit ihren Grenzflächenpotentialen usw. denken."

Besonders bedeutungsvoll für die Erklärung der Reaktionsart und der Reaktionslage bei den Hochdrucklern ist die Adrenalinreaktion, die bei den essentiellen Hypertonikern im allgemeinen invers (paradox, vagoton, depressorisch) ist. Es dürfte auch in diesem Zusammenhang angezeigt sein, etwas näher auf das Verhalten der Adrenalinreaktion einzugehen. Wegen der Bedeutung der Elektrolyten für die Reaktions-

---

[1] Gesperrt vom Verfasser.

weise der lebenden Organismen möchte ich jedoch zuerst kurz hierüber berichten.

α) **Die Bedeutung der Elektrolyte für das Reaktionsvermögen der Zelle.** Die Bedeutung der Elektrolyte ist erst während der letzten Jahre erforscht worden. Früher hatte man wohl gewußt, daß die Salze wichtig für den Organismus sind. Man hatte indessen diese Bedeutung in ihrer osmotischen Wirkung gesehen. Der erste, der den Grundcharakter der Elektrolyte erkannte, war JACQUES LOEB. Seine Untersuchungen über die Bedeutung der verschiedenen Salzkonzentrationen für die Entwicklung der unbefruchteten Eier gewisser niederer Seetiere können zweifellos als medizinische und biologische Großtat angesehen werden. Diese Forschungen haben auch die Untersuchungen über die Elektrolyte in hohem Grade gefördert.

Von größtem Belang für die Erfassung der Bedeutung der Ionen und des Ionenantagonismus ist die Tatsache, daß das Meerwasser in qualitativer Hinsicht dem Blute der Tiere und Menschen ganz genau gleicht. Die Entwicklung der niedrigen Tiere im Meere geschieht also in einer Elektrolytenkonstellation, die qualitativ derjenigen des Blutes der höheren Tiere gleicht. Schon aus dieser Tatsache könnte man den Schluß ziehen, daß die Elektrolytenkonstellation für das Leben bedeutungsvoll ist. Diese Tatsache wird durch mehrere Untersuchungen bestätigt. So wissen wir durch Untersuchungen von KRAUS und ZONDEK, daß das Verhältnis von K/Ca für das Kontraktionsvermögen des Herzens von allergrößter Bedeutung ist. Ein Zuviel von K vermindert die Systole, vergrößert dagegen die Diastole. Wird das Übergewicht an K noch größer, so kann das Herz in der Diastole stillstehen bleiben. Ein Zuviel an Ca vergrößert dagegen die systolische, vermindert die diastolische Phase des Herzens, wirkt also antagonistisch gegen K. Wird das Übergewicht an Ca noch größer, so bleibt das Herz in der Systole stehen. Die Einwirkung von K und Ca war also gegenseitig antagonistisch. Ähnlich wie K wirkt auch Na, obwohl nicht in so hohem Grade wie K. Ähnlich wie Ca wirken Sr und Ba. Die Wirkung dieser Elektrolyte hängt mit ihrer elektrischen Ladung zusammen. K und Na sind einfach, Ca, Sr und Ba dagegen doppelt geladen.

Diese antagonistische Wirkung zwischen ein- und zweiwertigen Kationen gilt nicht nur für das Reaktionsvermögen des Herzens, sondern auch für andere Organe. Für den Darm z. B. führt K zu einer Kontraktion, Ca dagegen zur Erschlaffung.

Besonders wichtig ist die Tatsache, daß die vegetativen Nerven durch Elektrolyte ihre Reizung an die Zellen vermitteln. Hierbei wirkt K im Dienste des parasympathischen, Ca dagegen im Dienste des sympathischen Systems (KRAUS und ZONDEK). Ohne Elektrolyte kommt nach KRAUS und ZONDEK keine Nervenreizung zustande.

Ganz besonders interessant ist die Tatsache, daß nach Überladung eines überlebenden Froschherzens mit K eine Reizung des sympathischen Nerven einen Vaguseffekt hervorruft. Umgekehrt ruft eine Vagusreizung an einem mit Ca überladenen, überlebenden Froschherzen eine Sympathicuswirkung hervor.

Oben ist nur die Bedeutung der Kationen erörtert worden. Den Anionen kommt diese Bedeutung nicht zu, wenigstens nicht in dem Maße wie den Kationen. Eine Ausnahme macht das Hydroxylion OH. Für das funktionelle Geschehen der Zellen sind die H- und OH-Ionen von größter Bedeutung, wie schon LOEB gezeigt hat. Besonders gilt das vom Atmen. Wie WINTERNITZ gelehrt hat, wird das Atemzentrum in erster Linie nicht durch die Kohlensäure, sondern durch H-Ionen erregt.

Wenn es sich um eine Beeinflussung kolloider Systeme handelt, nehmen die H- und OH-Ionen eine vollständige Ausnahmestellung ein.

Wir haben gefunden, daß die Elektrolyte für das Reaktionsvermögen des Herzens ausschlaggebend sind. Dasselbe gilt auch für andere Zellen des Körpers. Bei den glattmuskeligen Organen beeinflussen die Elektrolyte die Funktion in stärkstem Maße. Am Magen, am Darm, an der Blase und am Uterus bewirkt das Überwiegen von K Tonussteigerung, Ca dagegen Erschlaffung. Eine Änderung des K/Ca-Gleichgewichtes übt indessen auch auf mehrere andere Funktionen des menschlichen und tierischen Organismus einen Einfluß aus. So wirkt eine Ca-Vermehrung hyper-, K-Vermehrung hypoglykämisch (ZONDEK und BENATT, KYLIN und NYSTRÖM, KYLIN und ENGEL, SEMLER, BARATH). Auch auf das phagocytäre Verhalten der weißen Blutkörperchen üben die Elektrolyte K und Ca einen Einfluß aus. Ca fördert, K hemmt die Phagocytose der Leukocyten.

S. G. ZONDEK faßt die Bedeutung der Elektrolyte folgendermaßen zusammen: „Es gibt kaum einen funktionellen Vorgang, im tierischen Organismus, gleichgültig auf welcher Stufe der phylogenetischen und ontogenetischen Entwicklung er sich befindet, der nicht durch die Elektrolyte zu beeinflussen wäre."

β) **Die Adrenalinreaktion.** a) Allgemeines über die Adrenalinreaktion. Da die Adrenalinreaktion, und besonders ihr Verhalten bei den Hypertoniezuständen, während der letzten Jahre Gegenstand des größten Interesses gewesen ist, dürfte es angezeigt sein, in diesem Zusammenhang etwas näher auf das Verhalten der Adrenalinreaktion einzugehen. Die Bedingungen für diese Reaktion und die Faktoren, die auf sie einwirken, sind nämlich dank der Forschungen der letzten Jahre so weit geklärt worden, daß wir uns mit Hilfe dieser Forschungen eine Auffassung über das verwickelte Reaktionsproblem bilden können. Eine solche Auseinandersetzung ist um so wichtiger, als wir dadurch verstehen können, welche verschiedenen Faktoren für die Reaktionsart des menschlichen Organismus von Bedeutung sind. Dadurch können wir auch einen Einblick gewinnen, wie kompliziert die Verhältnisse liegen, die für die Reaktion ausschlaggebend sind.

Am Anfang der Forschungen über das Gebiet der Hormonwirkung haben die Autoren die Ansicht gehegt, daß die Reaktionsart der verschiedenen Hormone ganz spezifisch war. Das Adrenalin wirkte, dieser Ansicht nach, blutdruckerhöhend; das Insulin blutzuckersenkend usw. Indessen haben spätere Forschungen besonders von H. ZONDEK und seinen Mitarbeitern (UCKO, REITER, BENATT u. a.) sowie von KYLIN u. a. uns eines anderen belehrt.

Wenn man die Reaktionsart ganz kleiner Mengen von Hormonen ungefähr in der Dosierung, die der physiologischen entsprechen dürfte, studiert, wird man finden, daß man nach Einwirkung eines und desselben Hormons zwei entgegengesetzte Reaktionen beobachten kann. So kann man betreffs Adrenalin eine blutdrucksenkende sowohl wie eine blutdrucksteigernde Wirkung finden; man kann eine blutzuckersteigernde als auch eine blutzuckersenkende Wirkung finden, wie ich zusammen mit LIEDBERG als der erste zeigen konnte. Auch beim Insulin stellt sich sowohl eine blutzuckersenkende als auch eine blutzuckersteigernde Wirkung ein. Es ist also klar, daß diese Hormone die Zellen des Körpers in zwei Richtungen beeinflussen können. Die Ansicht, daß die Hormonwirkung unter allen Bedingungen spezifisch und einphasig war, müssen wir also fallen lassen.

Durch Untersuchungen von mehreren Forschern (ZONDEK und Mitarbeiter, DRESEL und Mitarbeiter, KYLIN, ALPERN, LEITES, BREMS u. a.) konnte gezeigt werden, daß die Elektrolyte auf die Reaktionsart der Hormone einen bestimmenden Einfluß ausüben. So verstärkt K die blutzuckersenkende Wirkung des Insulins, wie KYLIN als der erste zeigte. BERTRAM, STAHL haben dieses Ergebnis bestätigt. Ca wirkt in entgegengesetzter Richtung (ZONDECK und UCKO, BERTRAM, STAHL, KYLIN), K senkt die blutdrucksteigernde Wirkung des Adrenalins und kann sie sogar invertieren (KYLIN), MAHLER bestätigte diesen Befund. Ca steigert die blutdrucksteigernde Wirkung des Adrenalins (KYLIN, ZONDEK, DRESEL, LEITES u. a.).

Diese Beeinflussung der Hormone durch Elektrolyte scheint nicht in jeder Beziehung hervorzutreten. So könnte KYLIN, HEGLER und HASENÖHRL keinen Einfluß auf die Adrenalinblutzuckerreaktion durch die Elektrolyte K und Ca feststellen.

Durch frühere Untersuchungen habe ich zeigen können, daß 1. eine durch intravenöse Injektion verursachte Verschiebung des K/Ca-Gehaltes des Blutes zugunsten des Ca-Ions die Adrenalinblutdruckreaktion in pressorischer Richtung, eine Verschiebung des K/Ca-Gehaltes zugunsten des K-Ions in depressorischer Richtung beeinflußt; 2. daß Calcium-Medikation (evtl. Ca-Atropin-Medikation) gleichzeitig den Ca-Gehalt des Blutes erhöht, und die Adrenalinreaktion in pressorischer Richtung beeinfußt; 3. daß Parathyreoidea-Medikation die K/Ca-Quote des Blutes senkt (der Ca-Gehalt wurde erhöht, der K-Gehalt im allgemeinen, doch nicht immer, gesenkt) und gleichzeitig die Adrenalinreaktion in pressorischer Richtung beeinflußt; 4. daß ein Zusammenhang zwischen der K/Ca-Quote des Blutes und der Adrenalinreaktion besteht, und zwar so, daß, statistisch gesehen, eine hohe K/Ca-Quote für eine vagotone, eine niedrige K/Ca-Quote für eine sympathikotone Adrenalinreaktion prädisponiert. (Dieser Zusammenhang zwischen K/Ca-Quote und Adrenalinreaktion ist aber nicht so gesetzgebunden, daß man nicht Ausnahmefälle finden kann.)

Durch diese Ergebnisse unserer Forschungen ist bewiesen, daß ein inniger Zusammenhang zwischen den Elektrolyten K/Ca und der Adrenalinreaktion besteht, d. h., daß die Reaktionsart des menschlichen Organismus auf Adrenalin durch die Elektrolyte K und Ca beeinflußt wird. Diese Tatsache wird auch durch Untersuchungen mehrerer Autoren bestätigt (ALPERN, DRESEL und Mitarbeiter, ZONDEK und Mitarbeiter, LEITES, BRUNS, LEWANDOWSKI u. a.).

Wenn wir also den Elektrolyten K und Ca eine große Bedeutung für den Ausfall der Adrenalinreaktion zumessen, ist es andererseits notwendig, dessen eingedenk zu sein, daß auch andere Faktoren für diesen Reaktionsverlauf mitbestimmend sind. ALPERN und LEWANDOWSKI haben z. B. an parathyreoidierten Hunden gleichzeitig einen erniedrigten Blut-Ca-Gehalt, eine erhöhte Alkalireserve und erniedrigte Adrenalinreaktion gefunden. Wurde diesen Tieren $CaCl_2$ injiziert, wurde die Adrenalinreaktion dadurch in pressorischer Richtung beeinflußt. A. und L. ziehen den Schluß, daß der Gehalt an Ca und die Alkalireserve die Reaktion auf das Adrenalin bestimmen.

ALPERN hat am isolierten Kaninchenohr zeigen können, daß die Adrenalinwirkung bei stärkerer Alkalität der Durchströmungsflüssigkeit zunimmt. Bei Erhöhung der Acidität nimmt sie dagegen ab. Auch CSEPAI hat auf die Bedeutung der Blutacidität hingewiesen.

CSEPAI hat auch dem Blutzuckergehalt eine Bedeutung für den Ausfall der Adrenalinreaktion zumessen wollen. Je höher der Blutzuckergehalt, je stärker sollte nach CSEPAI die pressorische Phase der Adrenalinreaktion hervortreten. In dieser Hinsicht kann ich ihm jedoch nicht beistimmen. In 85 Fällen habe ich gleichzeitig den Blutzuckergehalt und die Adrenalinblutdruckreaktion bestimmt, konnte aber keinen Zusammenhang zwischen diesen finden. Ebensowenig hat BREMS diese Behauptung CSEPAIS bestätigen können.

Sehr interessant scheinen die Ergebnisse BILLIGHEIMERS zu sein, daß die Ernährungsweise auf die Adrenalinblutdruckreaktion einen Einfluß ausübt. Nach Eiweißzufuhr soll die pressorische Wirkung der Adrenalinblutdruckreaktion größer sein als nach Kohlehydratzufuhr.

Die Hormone anderer inkretorischer Drüsen als der Nebennieren beeinflussen in verschiedener Weise die Adrenalinwirkung, wie schon FALTA, NEWBOURG und NOBEL gefunden haben. Diese Tatsache geht auch daraus hervor, daß die Parathyreoidin-Medikation die Adrenalinblutdruckreaktion in pressorischer Richtung beeinflußt, wie KYLIN als erster zeigen konnte. Dieser Einfluß der Parathyreoidea-Hormone geht, wie es scheint, über eine Verschiebung des inneren Milieus nach der Ca-Seite.

Wir wissen auch, daß das Insulin dem Adrenalin entgegenwirkt.

Thyreoidin soll nach KRAUS, FRIEDENTHAL und SANTESSON für das Adrenalin sensibilisieren. Durch Hypophysin soll nach BÖHMER und ROHMER eine Steigerung der Adrenalinwirkung hervorgerufen werden.

Wir finden also, daß noch mehrere Faktoren außer den Elektrolyten K und Ca auf die Adrenalinreaktion einen Einfluß ausüben. Wahrscheinlich stehen jedoch alle diese Verhältnisse im Zusammenhang miteinander. Wissen wir doch z. B., daß die Elektrolyte K/Ca in ihrer Wirkung den Elektrolyten OH/H gleichen. Die H-Wirkung auf das Herz gleicht der Ca-Wirkung, die OH-Wirkung dagegen der K-Wirkung (ZONDEK). Zwischen H- und OH-Wirkung einerseits und K/Na/Ca-Wirkung andererseits bestehen nach ZONDEK innere Beziehungen. „Eine

Änderung der Kationenzusammensetzung führt nämlich auf dem Wege über die Kolloidelektrolyte auch zu einer Änderung des H- und OH-Ionengleichgewichtes."

Wir wissen auch, daß die Hormone und die Elektrolyte einander gegenseitig beeinflussen.

b) Die Adrenalinblutdruckreaktion bei essentieller Hypertonie. Im Jahre 1922 hat KYLIN in einer kurzen vorläufigen Mitteilung über die Adrenalinreaktion bei Hypertonikern dargelegt, daß er eine paradoxe Adrenalinreaktion bei Fällen von essentieller Hypertonie gefunden habe. Bei Fällen von akuter Glomerulonephritis fand K. dagegen eine übernormale oder normale Adrenalinreaktion.

Aus dieser kleinen Mitteilung, die ungefähr den Raum einer Druckseite einnahm, ist eine große Literatur über die Adrenalinreaktion bei Hypertonikern hervorgegangen. Zuerst haben DEIKE und HÜLSE die Ergebnisse KYLINS bestätigt. Sie fanden bei Fällen von akuter Glomerulonephritis eine sympathicotone Adrenalinblutdruckreaktion. Bei Fällen von essentieller Hypertonie fanden sie, wie früher KYLIN, eine primäre Blutdrucksenkung, also was KYLIN paradoxe, DRESEL vagotone Reaktion genannt hatte.

KYLIN hatte seine Adrenalinreaktionen nach subcutaner Applikation des Mittels bestimmt. DEIKE und HÜLSE hatten dagegen die intravenöse Methodik nach CSEPAI angewandt.

Im Jahre 1923 teilten HETENYI und SÜMEGI Untersuchungen mit, in welchen sie angaben, daß sie bei allen Fällen von Hypertonie sympathicotone Adrenalinreaktion gefunden hätten. H. und S. hatten jedoch unter ihrem Material nur 2 Fälle von „essentieller Hypertonie". HETENYI-SÜMEGI hatten ihre Untersuchungen mit der intravenösen Methodik (CSEPAI) ausgeführt und sie nahmen an, daß die oben erwähnten Untersuchungen KYLINS nicht beweiskräftig seien, weil sie mit der subcutanen Methodik ausgeführt waren. Anläßlich dieser Angabe führte KYLIN eine neue Untersuchungsserie durch, jedoch mit Anwendung der CSEPAIschen Methodik. Die Ergebnisse bestätigten die früheren Untersuchungen KYLINS. Bei essentieller Hypertonie wurde beinahe ausnahmslos eine paradoxe (primärsenkende) Reaktion gefunden. Diese Ergebnisse KYLINS wurden später von JANSEN (intravenöse Methode), BASCH und KAUFFMANN (subcutane Methode) und von BREMS (sowohl intravenöse wie subcutane Methode) bestätigt. Die Ergebnisse KAUFFMANNS scheinen mir von Interesse zu sein, weshalb ich sie in folgenden Tabellen veröffentliche.

		Zahl	An-stieg	Sen-kung	Unbe-einflußt
Essentielle Hypertonie	wärmeüberempfindlich . .	9	1	8	—
	nicht wärmeüberempfindlich	6	3	1	2
Renale Hypertonie		14	12	—	2
Unbestimmte Hypertension	wärmeüberempfindlich . .	2	1	—	1
	nicht wärmeüberempfindlich	20	14	1	5

Wir sehen also, daß von den Fällen essentieller Hypertonie in KAUFF-MANNS Tabelle nur vier mit einer primär steigenden Reaktion auf die Adrenalininjektion geantwortet hatten. Ob diese vier normale oder subnormale oder hypernormale Steigerung gezeigt hatten, erwähnt K. leider nicht.

BREMS bestimmte die Adrenalinreaktion nach subcutaner Injektion von 1 mg Adrenalin in 32 Fällen von essentieller Hypertonie. Er fand in 29 Fällen (90,5%) einen Blutdruckabfall. Nur in 3 Fällen vermißte er diesen Blutdruckabfall. Er bestimmte weiter in 20 Fällen essentieller Hypertonie die Adrenalinreaktion nach intravenöser Injektion von 0,1 mg Adrenalin. In 19 Fällen verlief die Reaktion mit Blutdrucksenkung.

HETENYI und SÜMEGI haben später nach neuen Untersuchungen ihre frühere Angabe korrigiert. Sie haben in einer größeren Untersuchungsserie die paradoxe Adrenalinblutdruckreaktion bei der essentiellen Hypertonie gefunden. Ein Unterschied in den Anschauungen über die Adrenalinreaktion bei essentieller Hypertonie existiert überhaupt nicht mehr, und die Tatsache, daß diese Form von Hypertonie paradox auf Adrenalin reagiert, wie KYLIN schon 1922 gefunden hat, steht fest.

c) Die Adrenalinblutzuckerreaktion bei essentieller Hypertonie. Auch betreffs der Adrenalinblutzuckerreaktion weicht die essentielle Hypertonie, statistisch genommen, von der Regel ab, obzwar der einzelne Fall normal reagieren kann. Um diese Tatsache zu beleuchten, lege ich folgende Untersuchung vor.

Bei diesen, meinen Untersuchungen habe ich die subcutane Injektionsmethode des Adrenalins angewendet.

Die Untersuchung ist immer mit der Kranken am Morgen mit nüchternem Magen ausgeführt worden. Der Blutzucker ist unmittelbar vor der Adrenalininjektion und 10, 20, 40, 60, 90, 120, 150 und 180 Min. nach der Injektion bestimmt worden. Während des Versuches durfte der Untersuchte weder Speise noch Trank zu sich ·nehmen.

Der Blutzucker wurde in den 36 ersten Fällen, worüber ich schon früher berichtet habe, mit der Methode FOLIN-WU bestimmt, in den letzteren 53 Fällen nach HAGEDORNS Methode.

Das Material.

Das gesamte Material stellt sich folgendermaßen zusammen:

Normalfälle	17
Diabetes ohne Hypertonie	14
Diabetes mit Hypertonie	16
Essentielle Hypertonie ohne Diabetes	13
Asthma bronchiale	6
Ulcus ventriculi sive duodeni	8
Leberkrankheiten	6
Addisonsche Krankheit	1 (2?)
Wilsonsche Krankheit	1
Diabetes renalis	1
Funktionelle Neurosen	2
Hämolytische Ikterus	1
Summe	87

Um mein Material leichter zu übersehen und zu beurteilen, habe ich für die verschiedenen Gruppen die Durchschnittszahl für die verschiedenen Bestimmungszeiten vor und nach der Adrenalininjektion berechnet und die erhaltenen Zahlen zu einer Durchschnittskurve für jede Gruppe zusammengeführt. In Abb. 4 und 5 lege ich diese Kurven vor. Aus denselben geht folgendes hervor:

Die normale Adrenalinblutzuckerreaktion nach einer subcutanen Injektion von 1 ccm Adrenalin verläuft, wie wir aus meinem Material ersehen, immer in steigender Richtung. Im allgemeinen ist die Steigerung des Blutzuckers schon nach 10 Minuten deutlich. In einigen Fällen fand ich doch keine Steigerung nach dieser Zeit. Senkung des Blutzuckers fand ich bei meinen Normalfällen niemals. Die maximale Steigerung fand ich bei meinem Material im allgemeinen nach 60 Minuten. Doch ist zu bemerken, daß die Durchschnittssteigerung nach 40 Minuten nur 5 mg % niedriger war. In einigen Fällen fand ich jedoch die maximale Steigerung schon nach 40 Minuten und in einem Falle schon nach 20 Minuten. Die maximale Steigerung war an der Durchschnittskurve 65 mg %. Nach 90 Minuten nach der

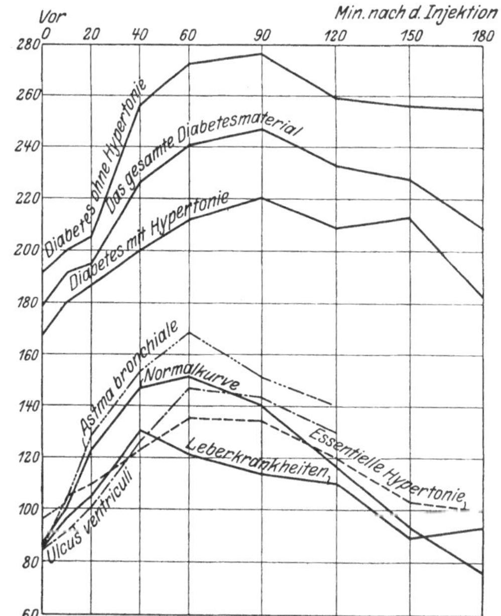

Abb. 4. Verschiedene Durchschnittskurven für die Adrenalinblutzuckerreaktion.

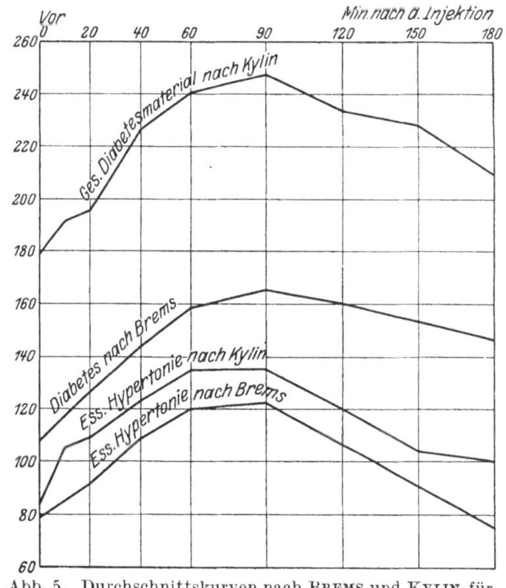

Abb. 5. Durchschnittskurven nach BREMS und KYLIN für die Adrenalinblutzuckerreaktion bei essentieller Hypertonie und Diabetes.

Adrenalininjektion fand ich im allgemeinen etwas niedrigere Ziffern als nach 60 Minuten nach der Injektion. Die Senkung des Blutzuckers war nach 120 Minuten deutlicher. Die normalen Werte waren indessen erst nach 180 Minuten erreicht.

Die Ergebnisse anderer Forscher stimmen im großen und ganzen mit meinen Erfahrungen überein. So hat BREMS, der 14 Normalfälle untersuchte, eine Steigerung des Blutzuckers von 28 bis 82 mg% mit einem Durchschnittswert von 54 mg% gefunden. Die maximale Blutzuckersteigerung fand er im allgemeinen 60 Minuten nach der Adrenalininjektion. Primäre Senkung des Blutzuckers fand BREMS bei seinen Normalfällen niemals, jedoch ist zu bemerken, daß BREMS keine Blutzuckerbestimmung 10 Minuten nach der Injektion vorgenommen hat, sondern zuerst 20 Minuten nach der Adrenalininjektion. Die Senkung der Adrenalinblutzuckerkurve begann auch nach BREMS schon nach 90 Minuten. Die Ausgangswerte des Blutzuckers waren oft, doch nicht im allgemeinen, 180 Minuten nach der Injektion wieder erreicht.

Bemerkenswert ist, daß die maximale Steigerung der Blutzuckerkurve nach BREMS etwas niedriger war, als wie ich es gefunden habe.

BRÖSAMLEN hat in 8 Normalfällen die Adrenalinblutzuckerkurve nach einer subcutanen Injektion von 1 ccm Adrenalin bestimmt. Er hat leider seine Primärziffern nicht veröffentlicht. Er hat die maximale Steigerung der Blutzuckerkurve zu durchschnittlich 58 mg% angegeben, also höher als der Befund BREMS und etwas niedriger, als was ich gefunden habe.

BILLIGHEIMFR hat in seinem Material von 38 Adrenalinblutzuckerreaktionen 4 Fälle, die als Normalfälle angesehen werden können. Die maximale Steigerung an die aus diesen 4 Fällen errechnete Durchschnittskurve ist 63 mg%.

Die Adrenalinblutzuckerkurve bei meinem gesamten Diabetesmaterial, das 30 Fälle umfaßt, weicht, wie wir aus der Tabelle ersehen, in gewissen Beziehungen von der Normalkurve ab. Die maximale Steigerung ist gleichgroß als in meinem Normalmaterial. Der Unterschied ist unbedeutend. Die maximale Steigerung der Blutzuckerkurve fand ich zu 68 mg% gegen normal 65 mg%. Die maximale Steigerung in der Durchschnittskurve kommt zuerst nach 90 Minuten. In einigen Fällen wurde die maximale Steigerung jedoch schon nach 60 Minuten gefunden. Bemerkenswert ist, daß an der Durchschnittskurve die Steigerung nach 90 Minuten nur ein bißchen (6 mg%) höher ist als nach 60 Minuten. Der sinkende Teil der Blutzuckerkurve verläuft bei Diabetikern weniger steil als bei den Normalfällen (s. Abb. 4).

Die Ergebnisse BREMS stimmen, was die Adrenalinblutzuckerkurve bei den Diabetikern betrifft, vollständig mit meinem erwähnten Befund überein. Auch BREMS findet, daß die Blutzuckersteigerung ihre Maximalhöhe erst nach 90 Minuten erreicht. An der Durchschnittskurve, die ich aus BREMS Material errechnet habe, ist die maximale Steigerung 58 mg%. Der sinkende Teil der Kurve ist nach BREMS noch weniger steil, als ich es gefunden habe. In der Abb. 5 sehen wir, wie gut die Kurven von BREMS und mir miteinander übereinstimmen.

Zum Vergleich mag weiter aus der Literatur angegeben werden: BILLIGHEIMER untersuchte 2 Fälle von Diabetes innocens. Beide zeigten eine ungefähr normale Adrenalinblutzuckerreaktion. Er untersuchte

weiter einen Fall von Diabetes mellitus, der eine hypernormale Adrenalinblutzuckerreaktion zeigte (maximale Steigerung 185 mg%). BRÖS-
AMLEN untersuchte 8 Fälle von Diabetes. „Bei einem Teil steigt der Blutzuckerspiegel nach der Einspritzung nur ganz wenig — bei wieder anderen ist die Hyperglykämie sehr stark und oft ausgeprägter wie bei
Gesunden" sagt er. VEIL und REISERT prüften die Adrenalinblutzuckerreaktion bei 11 Fällen von Diabetes. In einigen Fällen fanden sie eine
hypernormale, in anderen eine hyponormale Reaktion. Bedeutungsvoll
ist, daß sie bei Diabetikern mit Hypertonie eine unternormale
Adrenalinblutzuckerreaktion fanden.

Wie wir finden, haben also die verschiedenen Forscher bei Diabetes
mellitus keine übereinstimmende Adrenalinblutzuckerreaktion gefunden.
In einigen Fällen war die Reaktion hypo-, in anderen
hyponormal, und in anderen wieder ganz normal. Meine Erfahrung stimmt in dieser Beziehung vollständig mit den anderen Forschern überein. In einigen Fällen fand ich die Reaktion normal, in anderen
unter- und in noch anderen übernormal. Die Durchschnittskurve stimmt
im großen und ganzen ganz gut mit der Normalkurve überein.

Teile ich das Diabetesmaterial in zwei Gruppen ein, nämlich:

1. ohne Hypertonie, 2. mit Hypertonie,

so finde ich einen hochgradigen Unterschied zwischen diesen beiden
Gruppen.

Die Adrenalinblutzuckerreaktion verläuft bei Diabetikern ohne
Hypertonie im allgemeinen doch nicht immer in den einzelnen Fällen
mit einer bedeutend stärkeren Blutzuckersteigerung, als was wir in der
Gruppe mit Hypertonie finden. Der steigende Teil der Kurve ist steiler
als in der Gruppe mit Hypertonie. Die maximale Steigerung in der
Gruppe ohne Hypertonie ist an der Durchschnittskurve 85 mg%,
in der Gruppe mit Hypertonie dagegen 52 mg%. Beide Kurven gleichen
einander indessen in der Beziehung, daß die maximale Steigerung später
als bei Gesunden kommt, und zwar erst nach 90 Minuten. Der sinkende
Teil der Kurve ist in beiden Gruppen nicht so steil wie bei Gesunden.
In der Gruppe von Diabetes mit Hypertonie sinkt die Kurve schneller
als in der Gruppe ohne Hypertonie.

Vergleichen wir weiter die Kurven von den beiden Gruppen von
Diabetes mit meiner Normalkurve, so finden wir folgendes:

In der Gruppe Diabetes ohne Hypertonie ist die Adrenalinblutzuckerreaktion deutlich hypernormal. Die Steigerung war in meinem Material
85 mg% gegen 65 bei meinen Normalfällen. Der steigernde Teil ist
steiler und die Steigerung setzt sich länger fort als an der Normalkurve.
Die maximale Steigerung kommt darum später als bei den Normalfällen. Die Blutzuckersteigerung sinkt langsamer als normal.

Bei Diabetikern mit Hypertonie ist die Adrenalinblutzuckerreaktion
deutlich hyponormal. Die Kurve steigt langsamer und erreicht später
den Gipfel als in meinem Normalmaterial. Die Senkung des Blutzuckers
geschieht langsamer als normal. Die maximale Steigerung der Durchschnittskurve war für den Diabetiker mit Hypertonie 52 mg%, bei
meinem Normalmaterial dagegen 65 mg%.

Die Adrenalinblutzuckerreaktion bei Fällen mit essentieller Hypertonie wurde in 29 Fällen untersucht. Von diesen hatten 16 sogleich Diabetes. Die Blutzuckerreaktion bei den Fällen mit Hypertonie ohne Diabetes zeigt an der Durchschnittskurve eine maximale Steigerung von 50 mg%. Die Gruppe von Hypertonie mit Diabetes zeigte an der Durchschnittskurve eine maximale Steigerung von 52 mg%. Die maximale Steigerung setzte in der Gruppe ohne Diabetes nach 60 Minuten ein. Indessen ist bemerkenswert, daß an dieser Kurve der Wert nach 90 Minuten eben derselbe ist wie nach 60 Minuten. Die Kurve zeigt also ein deutliches Plateau. Die Kurve sinkt dann ungefähr gleich so schnell wie in meinem Normalmaterial. Die Durchschnittskurve von den Gruppen von essentieller Hypertonie mit Diabetes gleicht, was den steigernden Teil und die Maximalsteigerung anbelangt, der Durchschnittskurve für die Gruppe ohne Diabetes. Doch ist zu bemerken, daß die maximale Steigerung erst nach 90 Minuten zu finden ist. Der sinkende Teil der Kurve der Hypertoniker mit Diabetes ist nicht so steil wie in der Gruppe von Hypertonie ohne Diabetes.

Wir finden also, daß die Adrenalinblutzuckerreaktion bei Hypertonikern mit und ohne Diabetes einander weitgehend gleichen. Das Bemerkenswerte ist, daß beide Kurven der Regel zuwider abgeflacht sind.

BREMS hat in 22 Fällen von essentieller Hypertonie die Adrenalinblutzuckerreaktion untersucht. Seine Durchschnittskurve von dieser Gruppe stimmt weitgehend mit der meinigen von derselben Gruppe überein. Die maximale Steigerung an der Durchschnittskurve, die ich an seinem Material errechnet habe, war 44 mg%. Die maximale Steigerung kam nach BREMS erst nach 90 Minuten. Jedoch ist zu bemerken, daß der Durchschnittswert nach 68 Minuten nur 3 mg% niedriger war als nach 90 Minuten. (Siehe Abb. 5.)

γ) **Reaktion auf Wärme.** KAUFFMANN hat 1924 einen Aufsatz veröffentlicht, in dem er angibt, daß Patienten, die an essentieller Hypertonie leiden, oft schlecht eine höhere Temperatur vertragen, daß die Kälte ihnen dagegen im allgemeinen keine Beschwerden verursacht. Er hat Blutdruckmessungen bei verschiedenen Gruppen von Individuen gemacht, teils während sie der Wärme ausgesetzt wurden, teils vor- und nachher. Seine Erfahrungen faßt er in folgende Worte zusammen: „Während im allgemeinen die Wärme einen blutdruckerniedrigenden Einfluß hat, ist ihre Wirkung bei manchen Hypertonikern eine andere; hier führt Wärme zu Blutdrucksteigerung. Diese umgekehrte oder inverse Wirkung der Wärme scheint ausschließlich bei Kranken mit essentieller Hypertension zu bestehen."

δ) **Prüfung der Gefäße nach WESTPHAL und LANGE.** Eine gleiche inverse Reaktion hat WESTPHAL in den Capillaren nach Abschnürung des Blutstromes gefunden. Er ist bei seinen Untersuchungen auf folgende Weise verfahren. Während die Capillaren am Nagelfalz nach der Müller-Lombardschen Methode studiert wurden, hat er während einer Minute den Blutstrom abgeschlossen. Dann wurde plötzlich der Manschettendruck aufgehoben, so daß das Blut wieder freien Lauf bekam. Während der ganzen Zeit wurden die Capillaren genau studiert. Während der Abschnürung des Blutstromes kontrahierten die Capillaren sich und wurden teilweise blutleer. Sobald der Blutstrom seinen freien Lauf wieder bekommen hatte, trat bei Gesunden eine starke Hyperämie auf. Bei Hypertoniepatienten dagegen blieb eine deutliche Anämie in den Capillaren zurück, auch nachdem die Abschnürung aufgehoben war.

WESTPHAL glaubt, daß diese Anämie daher kommt, daß bei Hypertonie ein Spasmus sich in den Capillaren vorfindet, so daß das Blut dadurch verhindert wird, in den Capillaren zu strömen. Er sagt: „Es baut sich demnach das ganze pathologische Phänomen der inversen Abschnürungsreaktion auf einer völlig anderen Dauereinstellung der Gefäße, vor allem der Arteriolenmuskulatur auf. Nur grobe chemische Reize oder physikalisch-chemische Änderungen, wie etwa Nitroglycerin oder das Fieber, sind dazu imstande, beim Dauerhypertoniker, der oft auch während der Nacht (KATSCH-PONSDORF) seinen Hochdruck wahrt, diesen Verkürzungszustand der Gefäßwand zur Dehnung zu bringen. Er ist gleich einer dauernd erhaltenen, fast maximalen glcichblcibenden Sperrung, für die der Vergleich des Sperrhakens oder Sperrades von GRÜTZNER den Zustand am treffendsten zeichnet.“

LANGE, ein Schüler ROMBERGS, hat eine ähnliche Funktionsprobe der Gefäße vorgenommen. Er hat, während der Blutstrom abgesperrt wurde, mit der oben genannten Müller-Lombardschen Methode die Capillaren studiert. Er hat die Zeit bestimmt, welche verfließt, ehe der Blutstrom in den Capillaren zur Ruhe kommt. Er hat weiter den Einfluß von Wärme und Kälte auf diese Nachströmung des Blutes in den Capillaren geprüft. LANGE behauptet, daß psychische Erregungen, Schmerz und andere unbehagliche Empfindungen die Nachströmungszeit verlängern. Wärme wie auch andere angenehme Empfindungen verkürzen die Nachströmungszeit.

Bei den Hypertonikern wurden mehrere Abweichungen gefunden: „Im Vorversuch ist die Strömungszeit verlängert. Sie beträgt durchschnittlich 14 Sekunden. Bei Einwirkung der Wärme nimmt die Dauer der Nachströmung im Laufe weniger Minuten ständig zu, die Kurve steigt langsam an. Kälte verkürzt die Nachströmungszeit fast augenblicklich, die Kurve fällt plötzlich ab.“

ε) Die Reaktion des Blutdruckes auf Insulin bei Hypertonikern und anderen. KLEMPERER und STRISOWER teilten 1922 mit, daß der Blutdruck nach Insulininjektion sinken solle. Dieses Verhältnis bestätigten WEINBERGER und HOLZMANN sowie MAZETTI. Ich selbst kann mitteilen, daß ich in einigen Fällen zu demselben Ergebnis gekommen bin, möchte jedoch hervorheben, daß ich nur Senkungen mäßigen Grades und nicht in allen Fällen gesehen habe.

Später hat STRISOWER an einem größeren Material die Blutdruckreaktion nach Insulininjektion, und besonders bei Hypertonikern studiert. Er fand dabei, daß bei Hypertonikern von essentiellem Typus mit oder ohne Diabetes der Blutdruck eine bedeutende Senkung nach Insulininjektion zeigte. Bei Hypertonikern mit Nierenkrankheiten dagegen sank der Blutdruck nur unbedeutend und ungefähr in demselben Grade wie bei normalen Individuen.

Den erwähnten Untersuchungen nach sollte also dem Insulin eine gewisse depressorische Wirkung zukommen, im Gegensatz zum Adrenalin also, das pressorisch wirkt.

Man wäre jetzt vielleicht geneigt anzunehmen, daß bei den Hypertoniediabetikern der Blutdruck aus demselben Grund steigt wie der Blutzucker bei den Diabetikern, d. h. aus Mangel an Insulin. Gegen eine solche Annahme spricht indessen das Verhältnis, daß bei schweren jugendlichen Diabetikern, bei denen die Zuckerkrankheit sicher pankreatogen verursacht ist, und wo ein Insulinmangel sicher vorliegt, der Blutdruck normal oder sogar abnorm niedrig ist.

ζ) **Die alimentäre hypoglykämische Reaktion bei essentieller Hypertonie.** Schon seit langer Zeit wissen wir, daß, wenn man einem Individuum auf nüchternen Magen eine gewisse Menge Zucker gibt, der Blutzuckergehalt zuerst steigt, um später zu sinken. Bei gesunden Individuen sinkt der Blutzucker nach dieser primären Steigerung unter den Ausgangswert, wie besonders DEPISCH und HASENÖHRL hervorgehoben haben. Diese beiden Autoren haben sich besonders mit dieser alimentären Blutzuckerreaktion beschäftigt. Sie haben bei ihren Versuchen 75—100 g Zucker morgens auf nüchternen Magen gegeben und danach den Blutzucker wiederholt bestimmt. Bei gesunden Individuen finden sie eine Hyperglykämie, die nach 1—1½ Stunden ihren Höhepunkt erreicht. Der Höhepunkt liegt zwischen 144—212 mg%. 2 Stunden nach Beginn des Trinkens nähert sich der Blutzucker bei der Mehrzahl der Fälle bereits dem Ausgangswert, nach 3 Stunden ist er fast durchweg erreicht und sogar bei einem Teil unterschritten. Nach 3½ Stunden sind die Blutzuckerwerte noch meistens subnormal, nach 4 Stunden sind sie gewöhnlich schon wieder im Ansteigen begriffen. Der Abfall des Blutzuckers unter den Ausgangswert schwankt zwischen 8—21 mg%.

Diesem Absinken des Blutzuckers unter das Ausgangsniveau messen DEPISCH und HASENÖHRL einen besonderen Wert zu. Sie glauben, daß sie durch die Größe dieses Unterschreitungswertes die Funktion des Inselapparates beurteilen können. Ist der Unterschreitungswert größer als die oben erwähnten Ziffern, schließen sie auf eine Überfunktion, ist er dagegen kleiner, auf eine Unterfunktion des Inselapparates.

Ehe man den Ausfall dieser Probe beurteilt, ist es indessen notwendig, die Tatsache zu kennen und zu bewerten, daß der Ausfall der Probe davon abhängt, ob der Untersuchte die letzten Tage vor der Probe kohlehydratreich oder kohlehydratarm ernährt worden ist. Ist der Untersuchte kohlehydratreich ernährt, so steigt der Blutzucker nicht so hoch, wie wenn er kohlehydratarm ernährt ist.

Bei Untersuchungen über die Zuckerbelastungsprobe bei Individuen mit essentieller Hypertonie haben DEPISCH und HASENÖHRL gefunden, daß die alimentäre Hypoglykämie größer ist als bei gesunden. Die Probe fällt also bei diesen Kranken übernormal aus. Der Inselapparat sollte also übernormal funktionieren.

KYLIN hat später Untersuchungen mit dieser Funktionsprobe bei Diabetikern mit und ohne Hypertonie vorgenommen. Es zeigte sich dabei, daß in mehreren, jedoch nicht allen Fällen von Hypertonie-diabetikern die Funktionsprobe übernormal ausfiel. Die Angabe von DEPISCH und HASENÖHRL wurde also in dieser Beziehung bestätigt. Bei Diabetikern ohne Hypertonie fiel die Probe dagegen beinahe aus-nahmslos unternormal aus.

η) **Zusammenfassung über das Reaktionsvermögen bei essentieller Hypertonie.** Wir haben aus dem Obenstehenden ersehen, daß die Reak-tion auf verschiedene Reize bei den Hypertonikern eine andere ist als bei Gesunden. Diese Verschiebung im Reaktionsvermögen trifft besonders das Gefäßsystem.

Wir begegnen meiner Meinung nach hier einem der Kern-probleme der essentiellen Hypertoniekrankheit.

Um dieses Problem verstehen zu können, ist es notwendig, sich zuerst folgende Frage zu stellen: Wie kommt es, daß die Zellen des mensch-lichen und tierischen Organismus auf einen Reiz auf diese oder jene Weise reagieren? Welche Faktoren sind für das Reaktionsvermögen der Zellen ausschlaggebend?

Ich habe schon die Bedeutung der Elektrolyte für das Reaktions-vermögen des menschlichen und tierischen Organismus hervorgehoben. Aus dieser Auseinandersetzung geht hervor, daß die Elektrolyte einen außerordentlich wichtigen Einfluß ausüben, da es sich um das Reaktions-vermögen der lebenden Zellen handelt. Indessen dürfte es berechtigt sein anzunehmen, daß auch andere Einflüsse und Verschiebungen im colloid-chemischen Zustand der Körperflüssigkeit außer und in den Zellen eine Rolle für das Reaktionsvermögen der Zellen spielen. Nach Untersuchungen von DRESEL und Mitarbeitern spielen z. B. die Lipoid-stoffe auch eine große Rolle. Besonders wichtig wäre das Verhältnis Lecithin/Cholesterin in den Zellen. Lecithin sollte nach DRESEL einen vagischen Zustand der Zellen bewirken, Cholesterin dagegen einen sym-pathischen.

Das chemische Verhalten der Gewebe, **das sog. innere Milieu,** dürfte für dieses Reaktionsvermögen ausschlaggebend sein.

Wenn wir die oben vorgelegten Fragen so beantworten, daß die Reaktion der Zelle eine Folge des inneren Milieus ist, so ist die Frage jedoch nicht endgültig beantwortet. Es entsteht jetzt eine neue Frage: Wodurch wird die Zusammensetzung des inneren Milieus bestimmt?

Wir haben oben gesehen, daß das Elektrolytverhalten im Blute durch verschiedene Inkrete verändert werden kann. So verursacht eine Zufuhr von Parathyreoideahormon eine Erhöhung des Ca und (im allgemeinen) eine Senkung des K (COLLIP und CLARK, NOTHMANN und KÜHNAU, KYLIN, ALPERN, BERENSCY u. a.). Eine Zufuhr von Adrenalin senkt den Blut-Ca-Gehalt, erhöht aber den Blut-K-Gehalt (BILLIGHEIMER, DRESEL, KATZ u. a.). Nach Insulininjektion sinkt der Blut-Ca-Gehalt (KYLIN). — Auch andere Verschiebungen im inneren Milieu werden durch die Inkrete verursacht. Ich brauche wohl nicht an die Verschiebungen im Blutzucker und in der Blutacidose zu erinnern, die durch Insulin hervorgerufen werden. Das Verhalten des inneren Milieus steht also im innigen Zusammenhang mit inkretorischen Verhältnissen. Daß das Reaktionsvermögen dadurch in dem gleichen innigen Zusammenhang mit der inneren Sekretion stehen muß, ist ohne weiteres klar.

Zwischen dem vegetativen Nervensystem und den Elektrolyten besteht nach KRAUS und seinen Mitarbeitern gleichfalls ein enger Zusammenhang. So haben KRAUS und ZONDEK zeigen können, daß ohne Ca keine sympathische und ohne K keine parasympathische Nervenwirkung zustande kommen kann. Die Nervenwirkung war nach KRAUS und ZONDEK also eng an die Elektrolyte gebunden, ja, die Nervenwirkung kam letzten Endes nur durch die Elektrolyte zustande.

Wir sind hier den für das Reaktionsvermögen drei wichtigsten Faktoren, den Hormonen, Elektrolyten und Nerven begegnet. Diese drei Faktoren werden von KRAUS unter dem Namen des vegetativen Systems zusammengefaßt.

Die Frage: „Wodurch werden Verschiebungen des inneren Milieus verursacht?" dürfte teilweise dadurch beantwortet werden können, daß inkretorische Störungen und vegetativ-nervöse Reizungen Verschiebungen im inneren Milieu verursachen können. Aber auch durch andere Eingriffe kann das innere Milieu verändert werden. Durch Zufuhr von großen Mengen Ca-Salzen kann z. B. der Ca-Gehalt des Blutes erhöht werden, besonders bei Individuen mit von Anfang an erniedrigtem Blut-Ca-Gehalt (JANSEN, BREMS, KYLIN). Sehr deutlich geht diese Tatsache aus den Untersuchungen an parathyreoidektomierten Hunden von SALVESEN hervor. S. konnte durch Fütterung mit großen Ca-Mengen den Blut-Ca-Gehalt dieser Hunde so lange erhöhen, daß sie jahrelang am Leben gehalten wurden.

Man könnte nun annehmen, daß durch Zufuhr großer Mengen von Salzen bestimmter Zusammensetzung (z. B. mit zu viel einwertigen und zu wenig zweiwertigen Ionen oder umgekehrt) eine Verschiebung im inneren Milieu hervorgerufen werden kann. Wahrscheinlich dürfte jedoch eine solche Belastung nur bei solchen Individuen zu einer Verschiebung führen, bei denen die Pufferungsorgane nicht befriedigend fungieren, oder bei gesunden Individuen nur unter besonders extremen Verhältnissen.

Kommen wir nun zu der Frage, warum das Reaktionsvermögen bei essentieller Hypertoniekrankheit (und dann besonders das Reaktionsvermögen der Gefäße) pathologisch ist, so sind mehrere Faktoren zu berücksichtigen. Zuerst müssen wir die eigentümlichen hereditären und konstitutionellen Verhältnisse berücksichtigen. Wir müssen weiter daran denken, daß gewisse andere Krankheiten (und zwar besonders gewisse Stoffwechselkrankheiten und sog. vegetative Neurosen wie Asthma, vasoneurotische Störungen, Migräne usw.) in einer gewissen Koinzidenz zu der essentiellen Hypertonie stehen. Der Zusammenhang zwischen essentieller Hypertonie und dem Altern ist weiter ein Faktor von Bedeutung. Ebenso ist wichtig, daß bei Frauen die Zeit des Klimakteriums für Hypertonie prädisponiert. Die Tatsache, daß in gewissen Gegenden Hypertonie häufiger ist als in anderen, ist auch unserer Aufmerksamkeit wert. (So geht z. B. aus den Zusammenstellungen von WEITZ und WICHMANN hervor, daß in Tübingen die Hochdruckkrankheit öfter vorkommt als in Köln. Ich selbst bin über die Häufigkeit der essentiellen Hypertonie in dem Hochland Smålands in Schweden sehr erstaunt gewesen.) Zuletzt ist äußeren Faktoren wie Kummer und Sorgen usw. eine gewisse Bedeutung für die Ätiologie des essentiellen Hochdrucks zuzuschreiben.

2. Die Bedeutung der exogenen Faktoren für das Entstehen des Hochdruckes.

Ebenso wie bei anderen Krankheiten, deren Ursache uns nicht bekannt ist, ist es auch bei der essentiellen Hypertoniekrankheit gewesen; alle möglichen schädlichen Einflüsse, denen der Mensch im Leben begegnet, sind als ätiologische Faktoren angesehen worden. So hat man den Genuß von Alkohol und Nicotin, psychische Anstrengungen und Erregungen, Lues, Vergiftung mit Blei u. a. als hervorrufende Ursachen des Hochdruckes von diesem Typus angeführt.

Untersuchen wir aber, in welchem Grade unsere Hypertoniekranken diesen schädlichen Einflüssen ausgesetzt waren, so finden wir, daß die Hochdruckkranken nicht mehr als andere Menschen unter dem Einfluß jener Schädigungen standen. Schon seit Jahren habe ich auch hervorgehoben, daß, meiner Erfahrung nach, bei Frauen vom Lande, die nicht rauchen, nicht trinken, nicht viel Fleisch essen und in ruhigen Verhältnissen leben, Hypertonie ungefähr ebenso oft angetroffen wurde wie bei den Einwohnern der Großstädte. Möglich ist es, daß ich mich darin etwas täusche. Statistische Untersuchungen habe ich in dieser Beziehung leider nicht ausführen können. Daß Hypertonie auch bei Nichtrauchern und Abstinenzlern oft vorkommt, steht jedoch fest.

Genauere Untersuchungen über den Einfluß äußerer Schädigungen für das Entstehen des essentiellen Hochdruckes hat WEITZ vorgelegt.

Zuerst hebt W. hervor, daß in seinem Tübinger Hypertoniematerial das weibliche Geschlecht das männliche überwiegt, und fährt fort: „Bei der relativen Kleinheit der Zahlen darf man daraus keine weitgehenden Schlüsse ziehen, aber es sprechen diese Zahlen entschieden gegen den Einfluß des Alkohols und des Tabaks auf die Entstehung der Hypertension, denn die Frauen rauchen nicht und trinken im Durchschnitt weniger Alkohol.‘‘

Weiter hat W. den Einfluß des Alkohols für das Entstehen des Hochdruckes untersucht. Er hat an 93 Schwertrinkern in Tübingen, welche fast ausnahmslos im Hypertoniealter waren, gefunden, daß irgendeine Wahrscheinlichkeit, daß der Alkohol in der Ätiologie der Hypertension eine ätiologische Rolle spiele, sich aus seiner Versuchsreihe nicht ergibt.

Oft sieht man in der Literatur, daß Erregungen und psychische Affekte besonders depressiver Natur Blutdrucksteigerung hervorrufen. Auch gegen diese Ansicht, die u. a. KLEMPERER vertritt, wendet sich WEITZ. Er untersuchte zusammen mit SCHMIDT Leute, die „seit langer

Zeit an Depressionen und tiefgehenden inneren Spannungen und Kon-
flikten litten". Im ganzen wurden 334 Patienten untersucht. „Es ergab
sich, daß die Blutdruckwerte dieser Leute kaum höher waren als die
beliebiger anderer Personen."

Auch gegen die Bedeutung der Lues für das Entstehen von Blutdrucksteigerung sprechen sich mehrere Forscher aus, während z. B.
ROSIN dieser Krankheit eine gewisse Rolle in der Ätiologie des Hochdruckes zuschreiben will.

Wir sehen also, daß die Bedeutung der exogenen Faktoren erheblich
hinter der der endogenen Faktoren zurücksteht. Wie besonders VOL-
HARD, WEITZ, O. MÜLLER, WICHMANN, PAL u. a. hervorheben, ist die
essentielle Hypertoniekrankheit so stark an die Erblichkeit gebunden,
daß die Hauptursache konstitutionell-hereditärer Art ist. Indessen kann
ich die Bedeutung der äußeren Faktoren nicht ganz verneinen. Erleben
wir ja doch nicht so ganz selten, daß die Blutdrucksteigerung bei Menschen mit essentieller Hypertonie, allerdings leichter Art, zu normalen
Werten herabsinkt, nachdem sie ein ruhiges Leben mit einfachem Essen
und Trinken begonnen haben. Auch eine psychische Beruhigung kann
eine essentielle Hypertonie zum Ausheilen bringen.

Bei der gehetzten Großstadtbevölkerung verschwindet oft auch die
Blutdrucksteigerung, wenn der Patient eine Ruhekur durchgemacht hat.

Für die Bedeutung der äußeren Faktoren für das Entstehen von
Hochdruckkrankheit können auch statistische Ziffern sprechen. Nach
Untersuchungen von WICHMANN und PAL fällt die größte Zahl der
Hypertonien bei Männern in das Alter von 51—60 Jahren, bei Frauen
in das Alter von 61—70 Jahren. Ähnliche Ziffern hat nun auch VOL-
HARD vorgelegt. Die Frauen bekommen also die Hypertoniekrankeit in
einem späteren Alter als die Männer. Diese Tatsache kann in den ver-
schiedenen Anforderungen, die das Leben an beide Geschlechter stellt,
gesucht werden. „Denn für das männliche Geschlecht ist das Leben ohne
Frage viel aufreibender als für das weibliche" (WICHMANN und PAL).
Indessen könnten auch andere Erklärungsgründe angenommen werden.

Alles in allem möchte man also das Verhältnis zwischen
der Bedeutung der exo- und endogenen Faktoren so aus-
drücken, daß die endogenen Faktoren die wichtigsten sind,
daß aber bei Individuen mit Hypertoniebereitschaft die
exogenen Momente das Entstehen von Hochdruck begünstigen können.

In anderer Beziehung sind die äußeren Schädigungen gewiß von
nicht zu unterschätzender Bedeutung. Die ersten Symptome, die den
Hypertoniekranken zum Arzt führen, sind im allgemeinen Herz- und
gewisse nervöse Symptome. Um diese Symptome hervorzurufen, sind
gewisse äußere Schädigungen nicht ohne Einfluß.

3. Zusammenfassung der Ätiologie und Pathogenese der essentiellen Hypertoniekrankheit.

Um die Ätiologie und Pathogenese der essentiellen Hypertoniekrankheit verstehen zu können, ist es meiner Meinung nach notwendig,

vier verschiedene Ergebnisse der Forschungen der letzten Jahre zu berücksichtigen, nämlich:

1. Die abnorme Reaktionsart der essentiellen Hypertoniker.

2. Die Stoffwechselveränderungen der essentiellen Hypertoniker.

3. Die Bedeutung des Alterns für das Entstehen der essentiellen Hypertonie.

4. Die Tatsache, daß die essentielle Hypertonie eine hereditär-konstitutionelle Krankheit ist.

1. Die abnorme Reaktionsweise der essentiellen Hypertoniker kam nach allerlei Reizungen zum Vorschein. Wir haben sie nach thermischen Einflüssen, nach psychischen und physischen Belastungen, nach chemischen und hormonalen Injektionen und schließlich nach Gefäßabschnürungen gefunden. Besonders wichtig ist es, die abnorme Blutdruckreaktion auf Adrenalin zu kennen, weil eben die Bedingungen dieser Reaktion weitgehend aufgeklärt sind. Das Studium der abnormen Adrenalinreaktion ist darum geeignet, das Verständnis für die abnorme Reaktionsweise der essentiellen Hypertoniker zu erleichtern. Eben diese Ursache ist für mich bestimmend gewesen, der Adrenalinreaktion so großen Raum zu widmen.

Wir haben gesehen, daß die Adrenalinreaktion in engem Zusammenhang mit dem Verhalten der Elektrolyte K/Ca stand. Auch andere Verschiebungen im Verhalten des inneren Milieus waren für den Ausfall der Reaktion bedeutungsvoll. So müssen wir das Verhalten der Gewebsflüssigkeit in den Zellen und rund um die Zelle herum als ausschlaggebend für die Reaktionsart ansehen.

2. Wir kommen also zu der Auffassung, daß das innere Milieu für die Reaktionsweise ausschlaggebend ist. Dieses Verhalten des inneren Milieus ist indessen eine Folge der Stoffwechselvorgänge. Wir haben gefunden, daß in mehreren Beziehungen der Stoffwechsel der essentiellen Hypertoniker verschoben ist. Nach dem gegenwärtigen Stand unseres Wissens betrifft diese Verschiebung verschiedene Stoffe. So findet man allgemein oder oft eine Erhöhung des Cholesterins, des Kaliums, des Zuckers, der Harnsäure im Blute und eine Erniedrigung des Calciums. Von besonderer Wichtigkeit ist es, sich zu erinnern, daß diese Verschiebungen nicht in jedem Fall zu finden sind. Man kann also nicht die Verschiebungen eines einzigen dieser Stoffe als Ursache zu der Blutdrucksteigerung ansehen, wie WESTPHAL es betreffs Cholesterin tun wollte. Die Verschiebungen in dem Gehalt dieser Stoffe im Blute ist als ein Zeichen der veränderten Stoffwechsellage anzusehen, wodurch das innere Milieu verändert wird.

Will man nach der Ursache der Stoffwechselverschiebungen suchen, so muß man die Aufmerksamkeit in erster Linie auf die inkretorischen Drüsen richten. Wissen wir doch, daß das Insulin den Kohlehydratstoffwechsel, das Parathyreoideahormon den Kalkstoffwechsel beherrscht. Darum sind wir schon daran gewöhnt, die Stoffwechselkrankheiten als inkretorische Krankheiten anzusehen.

Eine Stütze für die Annahme, daß Stoffwechselkrankheiten inkretorisch bedingt sind, bildet auch die Erfahrung, daß Inkretanomalien gewissermaßen durch diätetische Maßnahmen beeinflußt werden. Wir erinnern uns der schönen Untersuchungen von SALVESEN, welcher parathyreoidektomierte Hunde durch große Ca-Extragaben monatelang am Leben erhalten konnte. Und wir wissen, daß viele Diabetiker durch rein diätetische Maßnahmen zuckerfrei zu halten sind. Andererseits wissen wir, daß ein Zuviel manchmal diese Krankheiten verschlimmern kann.

Wenn wir jetzt annehmen, a) daß die abnorme Reaktionsweise, die die essentielle Hypertoniekrankheit kennzeichnet, durch Verschiebungen im inneren Milieu verursacht wäre, b) daß die Änderungen im inneren Milieu durch inkretorische Verhältnisse bedingt sein können, so können meiner Ansicht nach auch andere Einflüsse, wie z. B. diätetisches Verhalten, allzu große physische und psychische Arbeitsleistungen, Giftwirkung usw. das Entstehen abnormer Reaktionsweisen begünstigen.

3. Das Alter spielt eine Hauptrolle für das Entstehen einer essentiellen Hypertonie. In dieser Beziehung schließe ich mich ganz VOLHARD an, im Gegensatz zu FR. V. MÜLLER, KAUFFMANN u. a. Das Vorkommen einzelner Fälle von jugendlicher Hypertonie kann meine Auffassung in dieser Beziehung nicht ändern.

Suchen wir jetzt nach Verhältnissen, die das Entstehen der essentiellen Hypertonie eben während dieser Epoche im Leben des Menschen erklären können, so möchten wir an inkretorische Verschiebungen denken, welche das Altern kennzeichnen. Während dieser Zeit erlöschen die Geschlechtstriebe. Wir wissen, welche revolutionierenden Einflüsse die Pubertät im Körper des Menschen hervorruft. Wäre es also merkwürdig, daß das Aufhören der spezifisch-sekretorischen Tätigkeit der Sexualdrüsen auch revolutionierende Einflüsse auf den menschlichen Körper ausüben kann?

4. Die hereditär-konstitutionellen Verhältnisse der essentiellen Hypertoniekrankheit können auch für die Annahme sprechen, daß inkretorische Verschiebungen für das Entstehen der essentiellen Hypertonie eine nicht zu unterschätzende Rolle spielen. Wir wissen ja, daß inkretorische Krankheiten oft hereditär-erblich sind. So ist es mit der Zuckerkrankheit, so mit Thyreoideakrankheiten. Woran es liegt, daß gewisse Geschlechter auf diese Weise in bezug auf inkretorische Organe schlechter gestellt sind als andere, wissen wir noch nicht. Wir müssen uns hier mit der Feststellung dieser Tatsache begnügen.

B. Die pathologische Anatomie.

Hier beabsichtige ich nicht, alle verschiedenen Ansichten betreffs pathologisch-anatomischer Befunde bei der essentiellen Hypertonie zu erörtern. Eine solche eingehende Beschreibung gehört den Lehrbüchern des Faches und fällt aus dem Rahmen meines gegenwärtigen Themas. Hier will ich nur einige Daten anführen, die für das Verstehen der Ätiologie und Pathogenese wichtig sind.

Bei den frühzeitigen Fällen von essentieller Hypertonie findet man gar keine pathologisch-anatomische Veränderung in den Nieren. Diese Tatsache, die zuerst von MONAKOW, FRANK, MUNK u. a. hervorgehoben ist, ist besonders wichtig. Sie ist auch von mehreren Autoren bestätigt worden, und ist jetzt allgemein anerkannt. Diese Tatsache zeigt, nach meiner Art die Dinge zu sehen, daß der essentielle Hochdruck nicht durch primäre Nierenveränderungen verursacht sein kann.

Wenn wir als eine allgemein anerkannte Tatsache feststellen können, daß einzelne frühzeitige Fälle von essentieller Hypertonie ohne Nierenveränderungen vorkommen, so müssen wir doch unbedingt zugeben, daß wir bei den meisten Fällen von essentieller Hypertonie, die auf den Obduktionstisch kommen, pathologisch-anatomische Veränderungen finden. Diese Veränderungen sind bekanntlich stellenweise interstitielle Bindegewebswucherungen und Verödung einzelner Glomeruli. Auch an den Kanälchen finden wir stellenweise degenerative Veränderungen. In dem befallenen Bezirke kommt es zu einer schon makroskopisch sichtbaren Schrumpfung.

An anderen Orten, wo die Gefäße erhalten geblieben sind, kann man sogar eine gewisse Hypertrophie (RIBBERT) des Parenchyms finden. Diese gesunden, eventuell hypertrophischen Partien treten an der Oberfläche als kleine Körnchen gegenüber den geschrumpften Partien hervor.

An den Arteriolen findet man eine Hypertrophie der elastischen Elemente, eine Tatsache, der VOLHARD eine besondere Bedeutung zuschreibt. Er zieht hieraus den gewiß ganz richtigen Schluß, daß die Blutdrucksteigerung das Primäre, die Glomeruliveränderung das Sekundäre ist. Der übernormale Druck, der auf den Arteriolen lastet, ruft nach VOLHARD diese Hypertrophie der elastischen Elemente hervor.

Während des Fortschreitens der Krankheit werden die Verödungen im Nierenparenchym tiefgreifender und die Funktion des Organs wird herabgesetzt.

Auch in anderen Organen, wie im Pankreas, in den Därmen, im Gehirn, in der Herzmuskulatur treten ähnliche Veränderungen auf, die zu Funktionsstörungen führen können.

Diese pathologisch-anatomischen Veränderungen, die wir bei den nicht ganz frühen Fällen von essentieller Hypertonie zu finden gewöhnt sind, werden durch experimentelle Untersuchungen von NORDMANN leichter verständlich. NORDMANN hat an Tieren die Blutdruckzügler (siehe S. 41) ausgeschaltet. Die Tiere bekamen chronischen Hochdruck zwischen 120—170 mm Hg. Pathologisch-anatomisch fand NORDMANN 1. Herzmuskelhyperplasie und Bindegewebsvermehrung im Herzmuskel, 2. mehr oder weniger ausgedehnte Sklerose der Aorta, 3. Glomeruliverödung mit oder ohne Vermehrung des interstitiellen Bindegewebes.

Die anatomischen Befunde waren jenseits eines kritischen Wertes des arteriellen Blutdruckes von 140 mm Hg besonders stark.

Bei der Beurteilung dieser Veränderungen ist es wertvoll, dessen eingedenk zu sein, daß, wie NORDMANN sagt, „die einzige und erste Ursache dieser experimentellen Hypertonie ein Eingriff am Nervensystem war:

die Durchschneidung zentripetaler Nerven, die in engster Beziehung zum Gefäßnervensystem der Peripherie stehen".

NORDMANN setzt, meiner Ansicht nach mit Recht, die pathologisch-anatomischen Veränderungen in Zusammenhang mit der Blutdrucksteigerung. „Nur wenn nach einem derartigen Eingriff Hypertonie eintritt, sind pathologisch-anatomische Befunde zu erheben", sagt NORDMANN.

Die Veränderungen der innervierten Strombahn, die für die Gewebe bedeutungsvoll sind, müssen wir im periphersten Teil suchen, in den Capillaren, die die Gewebe versorgen. KOCH und NORDMANN haben die Veränderungen in diesem terminalen Gebiet der Gefäße untersucht, und zwar besonders nach Ausschaltung der Blutdruckzügler. Sie fanden, daß, wenn die Blutdrucksteigerung nicht 140 mm Hg überschritt, die Arteriolen und Capillaren sich verengten. Der Blutstrom wurde beschleunigt. Stieg der Blutdruck über 140, verengten sich die Arteriolen noch mehr, die Capillaren wurden dagegen wieder erweitert, eventuell über die Norm. Der Blutstrom wurde verlangsamt. KOCH und NORDMANN nehmen an, daß durch diese Störung der Ernährung teils Gewebsuntergang, teils Bindegewebsvermehrung auftritt. Die pathologisch-anatomischen Veränderungen waren also eine direkte Folge nervös-funktioneller Prozesse der innervierten Strombahn der Gefäße. Wir haben also zum Schluß experimentelle Belege dafür bekommen, daß rein funktionelle Störungen der Gefäßbahn tiefgreifende pathologisch-anatomische Veränderungen in mehreren Organen, unter anderem auch in den Nieren hervorrufen können.

Schon seit beinahe zehn Jahren habe ich die Meinung verfochten, daß der essentielle Hochdruck durch eine funktionelle Störung in den Gefäßen hervorgerufen wird. Ich stützte mich damals unter anderem auf die seit KÜLBS und RALF vergessene, von mir wieder entdeckte Labilität des Blutdruckes bei der essentiellen Hypertoniekrankheit, die eine funktionelle Störung vermuten ließ. Meine Meinung wurde bekanntlich von mehreren Autoren eifrig bestritten, ist indessen heutzutage allgemein anerkannt. Die oben erwähnten Untersuchungen liefern endgültige Beweise für meine Meinung, daß anatomische Schrumpfniere durch primäre funktionelle Störungen hervorgerufen werden kann.

C. Symptomatologie.

1. Die subjektiven Symptome.

Die essentielle Hypertoniekrankheit hat sich, seitdem während der letzten Jahre die Blutdruckmessung eine allgemein geübte Methode wurde, viel häufiger gezeigt, als man früher geahnt hätte. Die Krankheit trifft den Menschen besonders während des kräftigsten Alters, im Zenith seines Lebens.

Die ersten Symptome der Krankheit sind oft nervöser Art. PAL behauptet auch, „gewöhnlich ist es eine eigentümliche Nervosität, die den Kranken zum Arzt führt". Ist man über die subjektiven Beschwer-

den der Kranken klar geworden, dann wird man finden, daß diese diffusen, nervösen Allgemeinsymptome vielmals hinreichend typisch sind,
um eine Diagnose zu stellen. Hierin stimmt meine Auffassung ganz und
gar mit derjenigen KAUFFMANNS überein, wenn er sagt: „Jede einzelne
derselben ist allerdings uncharakteristisch, in ihrer Gesamtheit aber
sind sie für den arteriellen Hochdruck und auch für die frühesten
Stadien geradezu typisch, so daß ich so weit gehen möchte, zu behaupten, man könne die Diagnose eines arteriellen Hochdrucks in nicht
wenigen Fällen schon aus der Anamnese stellen."

Die gewöhnlichsten Symptome, welchen man in der Anamnese
begegnet, sind Schwindel, Kopfweh, Herzklopfen, Schwere
auf der Brust, rheumatoide Schmerzen, psychische Reizbarkeit, leichte Ermüdbarkeit und sexuelle Impotenz.

Die Schwindelanfälle können mehr oder weniger hervorragend sein.
Sie sind oft gerade das Moment, das den Kranken zum Arzt führt. Oft
werden sie als ein Gefühl der Blutwallung zum Kopfe aufgefaßt. Nicht
selten sind sie indessen lastender und können Ohnmacht hervorrufen.

Oftmals stellen sich diese Beschwerden am Tage nach einer mehr
oder weniger durchwachten Nacht ein.

Der Kopfschmerz des Hypertonikers ist im allgemeinen nicht schwer.
Die Patienten klagen über ein Gefühl von Schwere und Druck auf dem
Kopfe, welches sich besonders morgens einstellt. Während der Arbeit
des Tages verschwindet im allgemeinen der Kopfschmerz. Zeitweise ist
indessen der Kopfschmerz von mehr bohrendem Charakter. Nicht
selten gibt der Hypertoniker an, daß er Migräne hat. KAUFFMANN hat
in 48 Fällen von essentieller Hypertonie in 21 die Aufgabe von Migräne
gefunden. In meinem Material kommt Migräne nicht so oft vor.

Die Herzbeschwerden dürften nebst den nervösen Beschwerden die
gewöhnlichsten Symptome sein, die die Kranken zum Arzte führen. Das
Herzklopfen ist oft mit einem Gefühl von Schwere und Druck auf der
Brust kombiniert. Vielmals ist das letztere dominierend. Das Herzklopfen scheint öfter bei Personen mit labilem Blutdruck vorzukommen
als da, wo der Blutdruck sich auf hohe Werte stabilisiert hat. Vielfach
findet man das Herzklopfen bei der weiblichen klimakteriellen Hypertonie. Es scheint, als ob es eher die Blutdruckvariabilität wäre, die das
Herzklopfen des Hypertonikers hervorruft. KAUFFMANN hegt dieselbe
Ansicht, wenn er sagt: „Man wird eine solche abnorme Empfindlichkeit
und gesteigerte Reizbarkeit des sensiblen Nervensystems, die FAHREN
KAMP als neben der vasomotorischen Übererregbarkeit bestehend anzunehmen scheint, sicher nicht unberücksichtigt lassen und diesem Moment
eine nur so größere Bedeutung zuerkennen dürfen, je länger das Herzklopfen besteht. An anderer Stelle habe ich aber auf Grund experimenteller Befunde und kardiographischer Messungen darzulegen versucht,
daß für die Entstehung des Herzklopfens bei den Kranken mit labilen
Blutdruckverhältnissen möglicherweise die infolge des schwankenden
Blutdruckes unaufhörlich sich abspielenden Änderungen der mechanischen Kreislaufbedingungen als auslösender Faktor in Betracht zu
ziehen sind. Der unaufhörlich wechselnde Widerstand im arteriellen

System schafft fortwährend wechselnde Kontraktionsbedingungen, an die der Herzmuskel immer wieder sich anpassen muß dank eines regulatorischen Mechanismus, der, wie die Untersuchungen verschiedener Autoren am isolierten Kreislaufpräparat lehren, innerhalb der Wandungen des Herzens selbst gelegen, im menschlichen Organismus freilich auch dem Einfluß der extrakardialen Herznerven unterworfen ist. Für manche Kranke mit großen Blutdruckschwankungen scheint es richtig zu sein, wenn man sagt: „die Gefäße lassen das Herz nicht zur Ruhe kommen."

Oft dürfte das Herzklopfen von einer beginnenden Herzinsuffizienz verursacht sein. In solchen Fällen findet man oft die Angabe, daß die Beine am Abend schwellen und die Kranken während der Nacht oft Wasser lassen müssen.

Die Angaben über rheumatoide Schmerzen sind bei Hypertonikern sehr gewöhnlich. KAUFFMANN fand sie in 33 von seinen 48 Fällen. Die Muskelschmerzen sitzen bald hier, bald da, im Nacken, im Rücken, in den Beinen usw. Oft stehen sie in einem deutlichen Zusammenhang mit Wetterwechsel. Sie werden sehr oft gut durch antirheumatische Mittel beeinflußt. BAUER faßt sie als angiospastische Phänomene in der Muskulatur auf und hat sie Hochdruckrheumatismus genannt.

Außer den genannten Symptomen begegnen wir auch solchen des Magen- und Darmkanals. Oft leiden diese Patienten an Verstopfung, wahrscheinlich aus spastischen Ursachen. Nicht selten berichten sie von saurem Aufstoßen, und viele Hypertoniepatienten sind, wie VOLHARD hervorhebt, „Sodaesser".

Oftmals charakterisiert die Patienten mit essentieller Hypertonie eine psychische Reizbarkeit. Vielfach klagen sie auch über leichte Ermüdung, Gedächtnisschwäche usw.

Nach KAUFFMANN weisen diese Beschwerden der Hypertoniker eine gewisse Periodizität auf. Im Herbst und Frühling vermehren sich diese Beschwerden im allgemeinen. KAUFFMANN zeigt auch, wie, statistisch genommen, die Hirnblutungen während Herbst- und Frühlingsmonaten gewöhnlicher sind als während des Sommers und des Winters. Er sagt: „Frühjahr und Herbst scheinen kritische Zeiten für den Kranken mit arterieller Hypertension zu sein."

Wir finden hier dieselben Verhältnisse, die wir früher in bezug auf Magengeschwüre und gewisse vegetative Neurosen kennengelernt haben. Diese Krankheiten rezidivieren bekanntlich besonders im Frühjahr und Herbst.

Was bedingt denn diese mit den Jahreszeiten zusammenhängenden Schwankungen im Verlauf der obengenannten Krankheiten? Antwort hierauf zu geben ist nicht leicht. Man dürfte indessen nicht ohne Grund annehmen können, daß sie mit Schwankungen im inneren Milieu (in der intermediären Gewebsflüssigkeit) zusammenhängen. STRAUB und seine Mitarbeiter haben zeigen können, daß die aktuelle Reaktion des Blutes sich mit den Jahreszeiten ändert und während der ersten Monate des Jahres saurer ist als z. B. im Sommer und Herbst. Wahrscheinlich stehen diese Wandlungen auch im Zusammenhang mit der Funktion der innersekretorischen Drüsen. So hat z. B. HAGEN gefunden, daß beim Weib das morphologische Aussehen der Capillaren sich mit den periodischen menstruellen Perioden ändert. Während der Tage zunächst vor dem Anfang der Regel werden die Capillaren mehr und mehr spastisch kontrahiert. Die Capillaren tendieren zu aneurysmatischen Ausbuchtungen und capillaren Blutungen. Ein paar Tage nach dem Anfang der Menstruation lösen sich diese Spasmen, und die Capillaren werden weniger spastisch kontrahiert. Analoge Veränderungen in der Capillarmorphologie hat HAGEN dem Wechsel der Jahreszeiten folgend gefunden. Es scheint nicht unwahrscheinlich zu sein, daß diese jahreszeitlichen Wandlungen der Morphologie der Capillaren im Zusammenhang mit inneren sekretorischen Verschiebungen stehen, ganz wie die menstruellen Capillarveränderungen.

2. Die objektiven Symptome.

a) Die Blutdrucklabilität und die Tagesvariationen.

Im ersten Kapitel habe ich hervorgehoben, daß die vegetativen Funktionen genau eingedämmt sind, und sich deshalb innerhalb gewisser Grenzwerte halten. Nehmen wir z. B. den Blutzucker, so wissen wir, daß er beim Menschen unter normalen Verhältnissen gewöhnlich zwischen ungefähr 0,08—0,11% variiert. Unter verschiedenen physiologischen Bedingungen, wie z. B. nach einer kohlehydratreichen Mahlzeit, kann der Blutzucker beträchtlich steigen, z. B. bis 0,15—0,20%. Bei gewissen pathologischen Zuständen wird die Blutzuckerregulation gestört, und es erfolgt eine Verschiebung der normalen Grenzwerte.

In ähnlicher Weise wird unter pathologischen Verhältnissen die Blutdruckregulation gestört. Dabei werden gleichfalls die normalen Grenzwerte verschoben, und es kommen pathologische Blutdruckwerte zustande.

In der vorliegenden Arbeit interessieren uns nur die hypernormalen Blutdruckwerte.

Schon bald nachdem die Technik der Blutdruckmessung ausgearbeitet worden war, wurde man darauf aufmerksam, daß die Blutdruckvariationen unter gewissen Verhältnissen im Laufe des Tages sehr groß waren. So legten 1905 PAL und KÜLBS Untersuchungen vor, die dies nachwiesen. Im Jahre 1907 veröffentlichte ISRAEL eine Arbeit, in der er berichtete, daß er bei gewissen Hypertoniezuständen Tagesvariationen bis zu 50 cm H_2O erhalten habe. Im nächstfolgenden Jahrzehnt verband man das Problem der Blutdrucksteigerung mit dem der Nierenkrankheiten. Die Forschung stellte sich deshalb auf die Frage nach dem Zusammenhang zwischen Blutdrucksteigerung und Nierenkrankheit ein. Erst als ungefähr ein Dezennium später das Hypertonieproblem wieder in den Vordergrund rückte, begann man die Blutdrucksteigerung von neuem mehr voraussetzungslos zu studieren. Ein sehr wichtiges Detail wurde es nun, die Blutdruckvariationen unter physiologischen und pathologischen Verhältnissen klarzulegen.

Die Forscher, die dabei voran gingen, waren MOOG und SCHÜRER, FAHRENKAMP, C. MÜLLER und KYLIN. Von diesen studierten MOOG und SCHÜRER die Blutdrucklabilität bei der Kriegsnephritis. FAHREN-

KAMP und KYLIN studierten später gleichzeitig, aber unabhängig voneinander die Blutdruckvariationen bei anderen Zuständen. Die erste Mitteilung KYLINS ging der von FAHRENKAMP zeitlich voraus. C. MÜLLER machte die Blutdrucksenkung während des Schlafes zum Gegenstand seines Studiums.

Durch die Untersuchungen dieser Forscher ist unsere Auffassung über das Problem der Blutdrucksteigerung wesentlich geändert worden. Während man die Blutdrucksteigerung früher für konstant gehalten hatte, erfuhr man nun, daß sie, wenigstens bei der sog. essentiellen Hypertonie, höchst inkonstant war.

Um dies kurz zu illustrieren, folgen hier einige Blutdruckkurven von Fällen essentieller Hypertonie, und zwar will ich zur größeren Klarheit und Übersichtlichkeit der Zusammenstellung verschiedene Kurventypen vorlegen, von welchen jeder eine Gruppe repräsentiert. Dabei ist indes keineswegs beabsichtigt, die essentielle Hypertoniekrankheit weiter aufzuteilen. Ein prinzipieller Unterschied zwischen den verschiedenen Kurventypen existiert nicht.

Gruppe I.

In einer Anzahl Fälle ist die Steigerung des Blutdruckes am Tage der Einlieferung ins Krankenhaus ziemlich erheblich gewesen, und zwar, trotzdem der Blutdruck erst gemessen wurde, nachdem der Patient einige Stunden zu Bett gelegen hatte. Bereits am folgenden Tage sind jedoch in diesen Fällen die Blutdruckwerte bis unter die obere Grenze der Normalwerte gesunken. Der Blutdruck hat dann während der Krankenhausbehandlung Tagesschwankungen bis zu 20—30—40 mm Hg aufgewiesen. Die höheren Werte sind im allgemeinen abends festgestellt worden.

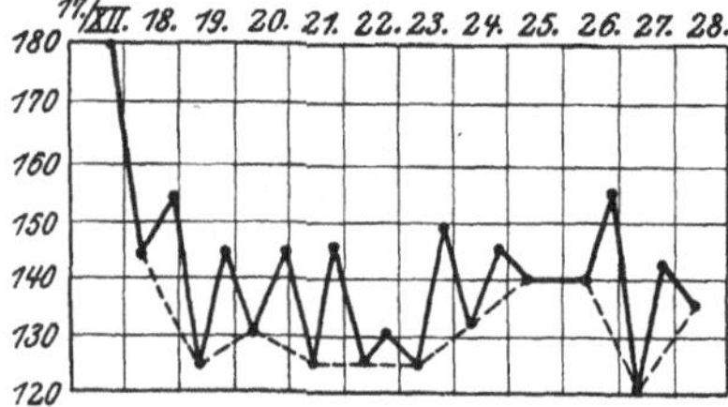

Abb. 6. Essentielle Hypertonie.

Diese Abendwerte waren indessen unter Berücksichtigung des Alters der Patienten nicht abnorm hoch. Als normale Grenzwerte für bejahrte Leute gelten dabei in Übereinstimmung mit WIKNERS u. a. Angaben Blutdruckwerte von 150 bis 160 mm Hg. Ein solcher typischer Fall ist der folgende.

Dieser Fall betrifft einen 74jährigen ehemaligen Seemann, der früher immer gesund gewesen war. Lues wurde abgeleugnet, und Wassermanns Reaktion im Blute war während des Aufenthalts im Krankenhause negativ. Er hatte vor der Einlieferung ins Krankenhaus nach übermäßigem Alkoholgenuß einen Ohnmachtsanfall gehabt und litt dann unter Schwindel. Bei der Untersuchung im Krankenhause ist an seinen inneren Organen nichts Besonderes festzustellen. Sein Blutdruck ist indessen bei der Einlieferung bis auf 180 mm Hg gesteigert. Im Urin kein Eiweiß, im Urinsediment keine pathologischen Bestandteile. Die Nierenfunktionsprobe ergibt: Konzentration 1,027, Verdünnung 1,006, Aussonderung 300 innerhalb 4 Stunden (von einem genossenen Liter) — Herzschwäche?

Gruppe II.

Zu dieser Gruppe rechne ich solche Fälle, bei denen der systolische Blutdruck sich auf etwas höhere Werte eingestellt zu haben scheint, so daß die Abendmessungen in der Regel abnorm hohe Ziffern aufweisen. Die Variabilität ist ebenso groß wie in der vorhergehenden Gruppe, und die Morgenwerte des systolischen Blutdruckes liegen nach wie vor unter den normalen oberen Grenzwerten.

Fall. (Siehe Abb. 7.) Ein 60jähriger Arbeiter, der im allgemeinen früher gesund gewesen war. In der letzten Zeit litt er unter Atemnot, Schwere über der Brust und Herzklopfen. Bei Einlieferung 195 mm Hg Blutdruck. Kein Albumin, kein Sediment. Nierenfunktionsprobe: Konzentration 1,026, Verdünnung 1,003, Aussonderung 810 g Wasser (nach Genuß eines Liters). Wassermann negativ. Herz: schwaches, systolisches Geräusch über der Spitze. Über der Basis schwaches diastolisches Geräusch über der Auscultationsstelle der Aorta. Die Lungen emphysematisch.

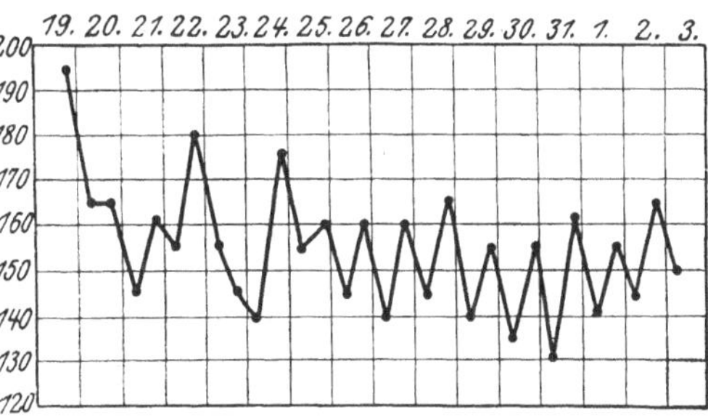

Abb. 7. Essentielle Hypertonie.

Gruppe III.

Diese Gruppe umfaßt Fälle, bei denen in der Regel sowohl die Morgen- wie die Abendwerte eine Steigerung über die normalen aufweisen. Hin und wieder können indessen normale Morgenwerte auch in Fällen, die zu dieser Gruppe gehören, festgestellt werden.

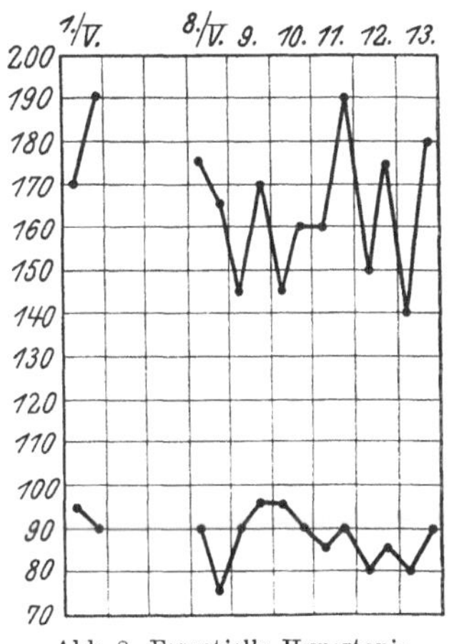

Abb. 8. Essentielle Hypertonie.

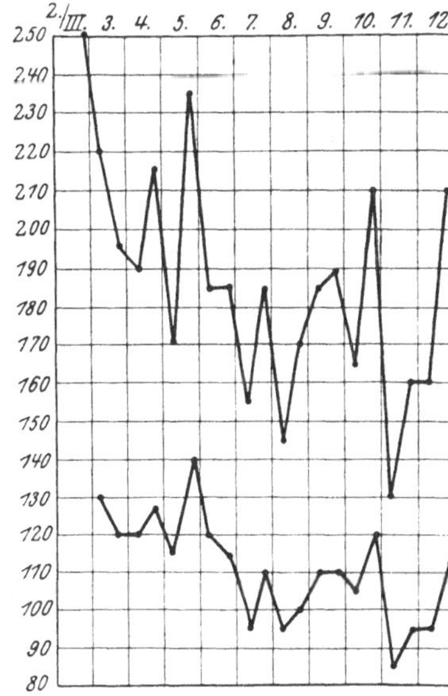

Abb. 9. Essentielle Hypertonie.

Fall. (Abb. 8.) Er betrifft einen 55jährigen Mann, der, abgesehen von einer 1906 zugezogenen Lues, immer gesund gewesen war. 1906—1909 mit Hg behandelt. Wurde am 17. IV. wegen einer frischen Thrombosis cerebri in die Nervenklinik des Seraphimerlazaretts eingeliefert. Bei der Einlieferung war der Blutdruck 200 mm Hg. Innere Organe ohne Besonderheiten. Im Urin kein Albumen, kein Zucker.

Zu dieser Gruppe werden eine Anzahl Fälle zu rechnen sein, wo die Blutdrucksteigerung erheblich hochgradiger war als die Fälle in Gruppe I und II ergeben. Die Tagesschwankung ist indessen hier auch größer gewesen, weshalb der Blutdruck zuweilen morgens normale Werte aufweisen konnte. Dies geht aus Abb. 9 hervor.

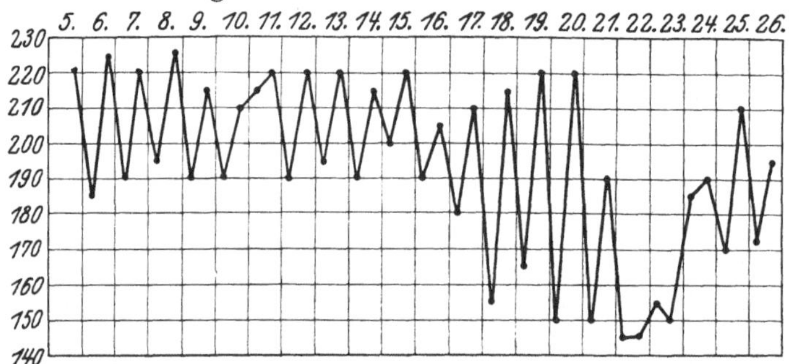

Abb. 10. Essentielle Hypertonie.

In diesem Zusammenhang will ich auch eine weitere Kurve vorlegen, die in bezug auf gewisse Einzelheiten von Interesse sein kann (Abb. 10). Aus dieser Kurve sehen wir, daß der Blutdruck während der ersten 12 Tage im Krankenhause mit fast konstanten Variationen geschwankt hat, so daß der Blutdruck abends ständig zwischen 215—225 und morgens bis auf ein paar Ausnahmen zwischen 185—195 mm Hg gestanden hat. Während der 4 folgenden Tage bleiben die Abendwerte auf un-

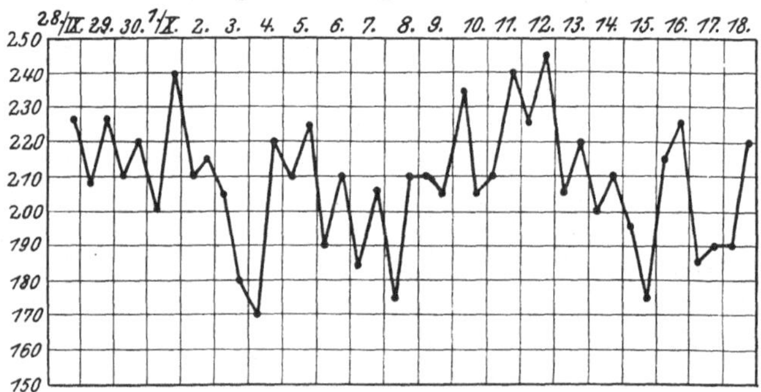

Abb. 11. Essentielle Hypertonie.

gefähr gleicher Höhe stehen, während die Morgenwerte bis zwischen 150—165 mm Hg sinken. Die Tagesschwankungen, die sich vorher auf ungefähr 30 mm Hg gehalten hatten, wachsen nun bis zu 70 mm Hg an. Darauf steht der Blutdruck 2 Tage auf normalen Werten zwischen 145 bis 155 mm Hg, um später von neuem zu steigen.

Gruppe IV.

Zu dieser Gruppe zähle ich alle die Fälle, bei denen nie normale Blutdruckwerte festgestellt worden waren. Es ist jedoch wahrscheinlich, daß man auch innerhalb dieser Gruppe hier und da bei einzelnen Ge-

legenheiten normale Blutdruckwerte finden kann. Ich will ·diese Gruppe
mit Abb. 12 demonstrieren.

Diese Blutdruckkurven zeigen interessante Ungleichheiten auch in
anderer Beziehung als der, die obenstehender Gruppierung zugrunde
liegt. In einer Anzahl Fälle, z. B. bei Abb. 8, 10 und 12, finden wir,
daß die Abendwerte sich auf ungefähr dem gleichen Stande halten. Ver-
bindet man in solchen Fällen alle diese Abendwerte, so erhält man eine
Kurve ohne größere Schwankungen. Man bekommt den Eindruck
eines beständigen hohen Blutdruckes, wie man ihn aus Kurven von
KALIEBE und GUGGENHEIMER erhält. Diese Kruven stimmen auch mit
der Schilderung des Verlaufes der Blutdrucksteigerung überein, die VOL-
HARD, JUNGMANN, BRUNS, MAGNUS-ALSLEBEN, NONNENBRUCH u. a.
gegeben haben. Den gleichen Eindruck konstanter Blutdruckwerte geben
in diesen Fällen die Morgenmessungen. Durch Konstatieren der
großen Tagesvariationen erhält man indessen in solchen
Fällen eine ganz andere und richtigere Auffassung von den
wirklichen Blutdruckverhältnissen bei diesen Personen.

Andere Blutdruckkur-
ven hingegen ergeben
nicht nur Tagesschwan-
kungen vom Morgen bis
zum Abend, sondern man
stellt auch große Varia-
tionen von Abend zu
Abend und von Morgen
zu Morgen fest. Dies wird
durch die Abb. 9 und 11

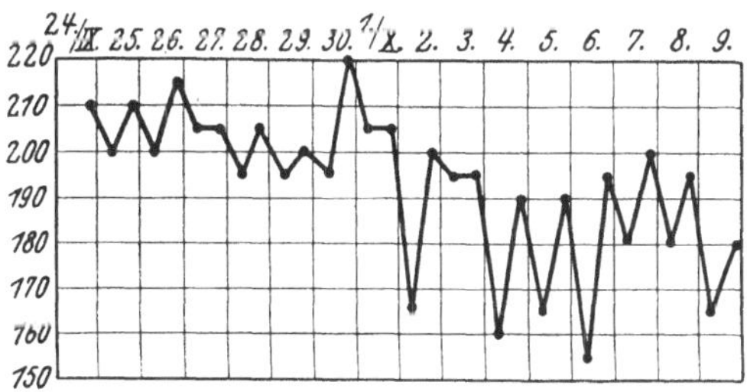

Abb. 12. Essentielle Hypertonie.

demonstriert. In einzelnen Fällen kann man während einiger Tage die
pathologischen Druckschwankungen vermissen, trotzdem eine erhebliche Hypertonie vorhanden ist. So sehen wir in Abb. 12, wie der Blutdruck sich mehrere Tage hindurch sowohl morgens wie abends ziemlich
konstant gehalten hat. Ganz plötzlich beginnen indessen die
Morgenwerte bedeutend niedriger zu werden und das typische Bild pathologischer Blutdruckvariabilität tritt hervor. Solche Fälle hat auch FAHRENKAMP beschrieben.

Diese Studien über das Verhalten des Blutdruckes zu den verschiedenen Tageszeiten ergeben als am meisten in die Augen fallendes Resultat den außerordentlich starken Eindruck von Labilität
und Variabilität. Was den Blutdruck bei der essentiellen Hypertonie kennzeichnet, ist weniger eine Steigerung des Blutdruckes als vielmehr eine Labilität in diesem. Denn wir
sehen, daß auch in Fällen mit außerordentlich hochgradiger Blutdrucksteigerung normale Werte gemessen werden können. Ja, in gewissen
Fällen kann man einen abnorm hohen Blutdruck während des Krankenhausaufenthaltes bei ständiger Bettruhe nur zufällig erhalten. Die
großen Tagesschwankungen aber zeigen doch in diesen Fällen das
gleiche typische Verhältnis von Variabilität, das die übrigen Fälle von
essentieller Hypertonie kennzeichnet.

FAHRENKAMP, der gleichzeitig mit mir diese Verhältnisse studiert und nur einige Monate später seine Studienergebnisse vorgelegt hat, hat durchweg die gleichen Blutdruckvariationen feststellen können wie ich selbst. Er hat indessen auch auf eine pathologische Vasolabilität bei einigen Fällen aufmerksam gemacht, wo keine Blutdrucksteigerung festgestellt worden war. Von besonderem Interesse ist der Fall einer 50jährigen Frau mit klimakterischen Beschwerden und gleichzeitiger pathologischer Blutdruckvariabilität ohne Hypertonie. Wir wissen seit langem, daß das weibliche Klimakterium außerordentlich oft durch Hypertonie gekennzeichnet wird. Nach SCHLESINGER soll auch bei dieser Blutdrucksteigerung die Variabilität des Blutdruckes am häufigsten hervortreten. Wenn nun FAHRENKAMP diesen Fall pathologischer Blutdrucklabilität ohne Hypertonie während eines Krankheitszustandes, der in erster Linie durch Hypertonie mit Blutdruckvariabilität gekennzeichnet wird, vorlegt, so ist man versucht, auch diesen Fall ohne Blutdrucksteigerung in die Gruppe der essentiellen Hypertonie einzureihen. Und man möchte gern durch den Hinweis auf das Eintreten solcher Fälle die Ansicht weiter stützen, daß das primär Krankhafte in fraglichem Krankheitsbild eine durch Vasolabilität hervorgerufene Blutdruckvariabilität ist, von der die Blutdrucksteigerung nur eine Folge ist.

Diese Ergebnisse der Untersuchungen von FAHRENKAMP und mir werden durch C. MÜLLER bestätigt. MÜLLER hat zu ungefähr gleicher Zeit seine außerordentlich verdienstvollen Studien über das Verhalten des arteriellen Blutdruckes während des Schlafes ausgeführt und etwas später vorgelegt. Er hat dabei festgestellt, daß der Blutdruck bei der essentiellen Hypertonie während des Schlafes auf Werte sinkt, die stets unter der oberen Grenze der normalen Tageswerte liegen, während die normalen Schlafwerte nicht erreicht worden sind. MÜLLER äußert, veranlaßt durch seine Ergebnisse, die gleiche Ansicht, die ich selbst ausgesprochen habe, nämlich „die gutartige Hypertonie wird also anscheinend mehr durch die Vasolabilität als durch den Grad der Blutdruckerhöhung charakterisiert".

Vergleichen wir nun diese Blutdruckkurven bei essentieller Hypertonie mit den von mir bei akuter Glomerulonephritis erhaltenen, so finden wir einen augenfälligen Unterschied. Wurde das Bild bei der essentiellen Hypertonie in erster Linie durch eine Labilität im Blutdruck gekennzeichnet, so finden wir bei der akuten Glomerulonephritis eine bedeutend größere Stabilität im Verlauf der Kurven. Dies ist besonders kennzeichnend für die Fälle, wo die Blutdrucksteigerung relativ gering, bis zu 150—160 mm Hg ist. Hier finden wir eine Tagesschwankung, die meiner Erfahrung nach die normalen Tagesschwankungen nicht übersteigt. Wir sehen in den Abb. 21—22 einen solchen typischen Fall leichter akuter Glomerulonephritis.

In den Fällen dieser Krankheit jedoch, wo die Blutdrucksteigerung höher, bis zu 200 mm Hg, ist (Abb. 23—25), da sind auch die Tagesschwankungen mehr hervortretend. Sie sind indessen bei weitem nicht so stark wie bei der essentiellen Hypertonie. Nach meiner Erfahrung, die sich ja auf eine überaus große Anzahl Fälle dieser Kategorie erstreckt, sind die Tagesschwankungen hier maximal nur 20—30 mm Hg. Diese Maximalvariationen werden indessen sehr selten gemessen. Moog und Schürers Erfahrungen hierin stimmen nicht völlig mit den meinigen überein. Sie haben nämlich größere Tagesschwankungen, bis zu 45 mm Hg hinauf, festgestellt.

Gegen diese meine Auffassung hat Kauffmann eingewendet: „Ob stabile oder labile Blutdruckverhältnisse bestehen, ist nicht charakteristisch für eine bestimmte Ätiologie der Blutdruckkrankheit." Er hebt auch hervor, daß Moog und Schürer gerade bei der akuten Glomerulonephritis große Blutdruckschwankungen gefunden haben. Kauffmann vergißt indessen, daß die Tagesschwankungen, die Moog und Schürer bei akuter Glomerulonephritis gefunden haben, obwohl größer als normal, doch nicht so hochgradig sind, wie man sie bei der essentiellen Hypertonie findet. Bei essentieller Hypertonie ist es keine Seltenheit, Tagesschwankungen bis 75—100 mm Hg zu sehen. Die höchste erwähnte Tagesschwankung bei der akuten Glomerulonephritis, die Moog und Schürer gefunden haben, ist dagegen nur 45 mm Hg.

Es steht also fest, daß man aus dem Aussehen der Blutdruckkurve auf einen Unterschied zwischen diesen beiden Hypertonieformen schließen kann.

Die große Variabilität im Verhalten des Blutdruckes, die also das Pathognomische bei der in Rede stehenden Krankheit ist, kommt auch zum Vorschein, wenn man durch einige Zeit, z. B. 5 Minuten. den Blutdruck Minute für Minute mißt. Man kann so bei diesem Krankheitszustand Blutdruckwerte erhalten, die bis zu 40—50 mm Hg variieren (Hahn).

b) Essentielle Hypertonie und Stoffwechsel.

α) **Kohlehydratstoffwechsel.** S. Seite 86—91.

β) **Der Calcium- und Kaliumgehalt im Blutserum bei essentieller Hypertonie.** Unter den anorganischen Bestandteilen, welche in den letzten Jahren besonders studiert worden sind, nehmen das Calcium und Kalium eine dominierende Stellung ein. Der Gehalt des Blutserums an diesen Substanzen ist durch umfassende Untersuchungen einer Anzahl von Forschern in verschiedenen Ländern klargestellt worden. Es hat sich dabei gezeigt, daß der Calcium- und Kaliumgehalt des Blutserums sich normal in gewissen, sehr engen Grenzen hält.

Was die Methoden für die Bestimmung von Ca im Blutserum betrifft, sind sie von Kramer und Tisdall und von de Waard ausgearbeitet. Die Methoden gleichen einander prinzipiell, weichen aber betreffs einiger Details voneinander ab. Die Methode nach Kramer-Tisdall scheint etwas zu niedrige Werte zu geben. Die Methode nach de Waard, die ich immer angewendet habe, ist in meinem Laboratorium von meinem Mitarbeiter Abramson eingehend kontrolliert. Abramson hat eine größere Anzahl Bestimmungen an Lösungen mit bekanntem Ca-Gehalt gemacht und hat die Ca-Menge ganz genau wiedergefunden. Eingehende Untersuchungen über diese Methode de Waards sind auch von Tomas-

SON ausgeführt worden. Er findet, daß der Mittelfehler nur ausnahmsweise größer als 0,2 mg% ist.

Bei meinen Ca-Bestimmungen habe ich immer mit Doppelbestimmungen gearbeitet. Der angegebene Wert ist der Mittelwert aus 2 gelungenen Einzelbestimmungen: ist aus dem einen oder anderen Grunde die eine Bestimmung mißglückt, so ist die Untersuchung als neue Doppelbestimmung wiederholt worden.

Meine Normalwerte für Ca liegen zwischen 10,6—12 mg% mit einem Mittelwert von 11,13 mg%. Andere Autoren, die mit der DE WAARDSCHEN Methodik gearbeitet haben, haben ungefähr dieselben Werte gefunden, wie aus der Tabelle hervorgeht.

Tabelle.

	Niedrigster Wert	Höchstwert	Mittelwert
LOEWENSTEIN	10,6	12	—
BILLIGHEIMER	9,0	9,6	9,4
STEHMANN	—	—	12,5
HAVERSCHMIDT	12,8	13,2	—
NOGUCHI	10,6	13	—
R. MAYER	—	—	11,3
BLYHDORN u. THYSSEN	—	—	11,6
LEICHER	10,6	12,0	—
HERXFELD u. LUBOWSKY	10,5	12,0	11,0
HETENYI	10,5	12,0	—
HEUBNER	—	—	11,0
TOMASSON	10,4	11,6	11,0
ANDERSSEN	10,0	11,5	—
BREMS	10,48	13,86	11,58
Mittelwert	10,55	12,0	11,2

Wir finden also, daß die Mittelwerte sowohl wie die Grenzwerte vollständig mit meinen Werten übereinstimmen.

Bei meinen Kaliumbestimmungen habe ich die Methode von KRAMER-TISDALL angewendet. Diese Methode ist schwieriger als die obenerwähnte für Ca-Bestimmung. Sie fordert ständig strenge Kontrollen, die wir in meiner Abteilung auch ständig ausgeführt haben. Bei Kontrollbestimmungen an bekannten Kaliumstandardlösungen haben wir die Methode als zuverlässig gefunden. Bei einer solchen Serie fanden wir zum Beispiel folgende Werte: 21,0, 21,3, 21,4, 22,2 (Mittelwert 21,46). Die Standardlösung enthielt 20,97 mg% K.

Über die Kontrollbestimmungen, die in meinem Laboratorium oftmals vorgenommen worden sind, hat mein Mitarbeiter ABRAMSON näher berichtet. Er findet die Methode zuverlässig. Gleich so hat TOMASSON die Methode als zuverlässig gefunden. TOMASSON findet den Mittelfehler zu $\pm$ 0,37 mg per 100 cm³ Serum.

Die Normalwerte, die ich zusammen mit meinem Mitarbeiter MYHRMAN an 29 Individuen fand, lagen zwischen 18,0—23 mit einem Mittelwert von 20,7 mg%. Nur 2 Fälle zeigten Werte über 23,1 mg%.

Meine Normalziffern stimmen wohl mit denen von anderen Autoren überein. Wie wir an folgender Tabelle sehen, liegen die Durchschnittszahlen für die Grenzwerte, die wir bei 16 Autoren fanden, bei 17,3 und 22,9 mg%. Der durchschnittliche Mittelwert war 20,3 mg%.

Tabelle.

	Niedrigster Wert	Höchstwert	Mittelwert.
KRAMER u. TISDALL	18	21	
DENIS u. HOBSON	20	22	
SALVESEN u. LINDER	19,1	21,8	
NELKEN u. STEINITZ	18,2	24,7	
GAUTIER	15,7	26,2	
KYLIN	18,0	23,0	20,7
JANSEN u. LOEW	18,4	21,3	20,0
ARAN CALLUM	19,0	21,0	
ZONDEK	16,0	18,0	Plasma
NOGUCHI	14,0	21,8	
SPIRO	17,5	22,5	20,7
LOEWENSEEIN	18	22	
THOMASSON	17	23	20,3
BREMS	15,15	23,43	17,58
STARY, STRAHL u. WINTERNITZ . .			21,7
DE WESSELOW	19,3	23,7	
Mittelwerte.	17,3	22,9	20,3

Bei den K-Bestimmungen haben wir wie bei den Ca-Bestimmungen immer mit Doppelbestimmungen gearbeitet. Die angegebenen Werte sind Mittelwerte aus zwei gelungenen Einzelbestimmungen. War der Unterschied größer als 1,5 + 2 mg%, so wurden beide Werte verworfen und neue Bestimmungen gemacht.

Bei Kindern und Jugendlichen ist der Blut-Ca-Gehalt etwas größer als im höheren Alter. Bei Individuen über 40 Jahre liegt er nach meinen Untersuchungen zwischen 10,6—11,5 mit einem Durchschnittswert von 11,0. Bei der essentiellen Hypertonie fand ich in 36 untersuchten Fällen die Werte zwischen 9,5—11,5 mg% liegen. Der Durchschnittswert für diese Hypertoniepatienten war 10,4. JANSEN und H. ZONDEK haben dasselbe gefunden. Ebenso hat LOEWENSTEIN durch neuerdings veröffentlichte Untersuchungen diese Hypocalcaemie bei essentieller Hypertonie bestätigt. Er fand den normalen Blut-Ca-Wert bei 10,6—12 mg%. Bei essentieller Hypertonie lagen die Werte zwischen 9,4—12,2 mg%. Auch BREMS fand die Mittelwerte für den Blut-Ca-Gehalt etwas niedriger bei Hochdrucklern als bei Gesunden. SPIRO, der mit der Methode von KRAMER-TISDALL arbeitete, fand den Mittelwert bei Gesunden bei 10,4 mg%. Bei der essentiellen Hypertonie fand er den Mittelwert zu 9,8 mg%, also eine deutliche Hypocalcaemie.

Was den Blut-K-Gehalt betrifft, so liegen die normalen Grenzwerte zwischen 18—22 (23) mg% (JANSEN und LOEW, LOEWENSTEIN, KRAMER und TISDALL, KYLIN u. a.). Bei der essentiellen Hypertonie fand KYLIN eine Erhöhung des Blut-K-Gehaltes mit einem Durchschnittswert von 25,17 in 20 Fällen. LOEWENSTEIN hat auch diese Angabe bestätigen können. Er fand die Normalwerte für K bei 18—22 mg%. Bei essentieller Hypertonie fand er Werte zwischen 20,19—36,89 mit einem Mittelwert von 29,8 mg%. BREMS fand eine durchschnittliche Erhöhung des Blut-

K-Gehaltes bei essentieller Hypertonie um 3 mg% gegen den Wert bei
Gesunden. Spiro fand den Durchschnittswert bei Gesunden bei 20,7 mg%.
Bei essentieller Hypertonie fand er einen Durchschnittswert von 23,1 mg%.

Es ergibt sich also, daß bei der essentiellen Hypertoniekrankheit
die Blutkalkwerte nach unten und die Blutkaliumwerte nach oben verschoben werden. Das Verhältnis zwischen Kalium und Calcium (die
K:Ca-Quote) ändert hierdurch seine Lage zugunsten von K. So fand
Kylin die normale K:Ca-Quote zu 1,98. Bei 10 Fällen von essentieller
Hypertonie war der Mittelwert dieser Quote 2,33. Dieselbe Verschiebung haben auch Loewenstein, Brems, Spiro konstatieren können[1].

γ) **Der Umsatz der Harnsäure bei der essentiellen Hypertonie.** Daß
Blutdrucksteigerung, Gicht und Arteriosklerose oft Hand in Hand
gehen, ist seit altersher und vielerseits hervorgehoben worden. Von
sehr großem Interesse würde es deshalb sein, den Stickstoffumsatz bei
der essentiellen Hypertoniekrankheit näher zu kennen. Diesbezügliche
Bestimmungen sind jedoch bisher noch nicht ausgeführt worden. Durch
Untersuchungen von Tannhauser und Weiss, Hitzenberger und
Richter-Quittner, sowie Kylin u. a., wissen wir indes, daß bei der
essentiellen Hypertonie ab und zu gewisse Zunahme der Harnsäure
im Blute vorkommt. Ebenso verhält es sich mit dem Reststickstoff im
Blute. In der Regel ist er normal, ab und zu findet man jedoch etwas
höhere Werte, als es bei Gesunden der Fall zu sein pflegt.

δ) **Der Blut-Cholesterin-Spiegel bei der essentiellen Hypertonie.** Im
Jahre 1910 erwähnte Port als einer der ersten das Vorkommen von Hypercholesterinämie bei vielen Fällen von Nephritis. Im Jahre 1911 veröffentlichten Grigaut und Chauffard Untersuchungen, welche diesen Befund
bestätigten. Später haben eine ganze Reihe von Verfassern (Pribram,
Westphal, Pribram und Klein u. a.) diese Befunde bestätigen können.

Bei den Nierenkrankheiten haben die verschiedenen Forscher Hypercholesterinämie, besonders bei Nephrosen und bei Glomerulonephritiden mit nephrotischem Einschlag, gefunden. Bei den Nierenkrankheiten dagegen, die durch Blutdrucksteigerung gekennzeichnet sind,
sind die Befunde wechselnder gewesen. Bei den eigentlichen Nephritiden
und bei den sekundären Schrumpfnieren haben die Verfasser als Regel
normale oder subnormale Blutcholesterinwerte gefunden. In einzelnen
Fällen können jedoch auch bei diesen Zuständen etwas hohe Werte
gefunden werden (Westphal).

Bei der essentiellen Hypertoniekrankheit sind die Untersuchungsbefunde nicht einheitlich. Dörle und Liehr konnten keinen gesetz-
mäßigen Zusammenhang zwischen Blut-Cholesterin, Blutzucker und
Blutdruck finden. Pribram und Klein untersuchten 47 Fälle von
reinen Hypertonien und 9 Fälle von maligner Nephrosklerose; sie fanden
bei den reinen Hypertonien in 38 Fällen erhöhte und in 11 normale

---

[1] Bedeutungsvoll ist es, sich daran zu erinnern, daß man nicht in jedem
Fall diese erwähnten Verschiebungen des K-Ca-Gehaltes des Blutserums findet.
In vielen Fällen kann man normale Verhältnisse finden. Dies erklärt die Tatsache, daß einige Forscher, die über nur geringes Material verfügen, die obenerwähnten Verschiebungen nicht bestätigen konnten.

Blutcholesterinwerte. Von den Fällen mit maligner Sklerose hatten 7 erhöhte und 2 normale Werte. LOEWENSTEIN untersuchte 50 Fälle von essentieller Hypertonie und fand nur einmal Hypercholesterinämie.

WESTPHAL untersuchte den Blutcholeringehalt in 80 Fällen von genuiner Hypertension. Er beschreibt seinen Befund folgendermaßen: „In diesen 80 Fällen von genuiner Hypertension, bei 43 Frauen und 37 Männern findet sich der Choleringehalt demnach 53 mal vermehrt, 18 mal normal und 5 mal erniedrigt, 4 mal wechselnde Werte zwischen mittleren und erhöhten. Zählt man diese letzten noch zu den Fällen mit gesteigerten Werten, so findet sich 57 mal eine Hypercholesterinämie, gegenüber 23 Orto- oder Hypocholesterinämie, das ist in 71,2%. Die erhöhten Werte finden sich nicht nur bei älteren Leuten in späteren Stadien der Erkrankung, wo man an einen Einfluß der arteriosklerotisch veränderten Nieren auf den Cholesterin-Stoffwechsel denken könnte, sondern auch bereits bei den frühesten uns bekannt gewordenen Stadien der Erkrankung zwischen dem 30.—40. Lebensjahr, und zwar hier relativ häufiger im 4. und 5. Lebensjahrzehnt als im 6., 7. und 8."

Durch Fütterung der Versuchstiere mit Cholesterin ist es SCHMIDT-MAN, WESTPHAL, SCHÖNHEIMER u. a. gelungen, Blutdrucksteigerung bei den Tieren hervorzurufen. Die Blutdrucksteigerung war nicht hochgradig, auch nicht konstant.

Um noch sicherere Erfahrung über die Bedeutung des Cholesterins für die Blutdrucksteigerung zu bekommen, untersuchte WESTPHAL den Einfluß dieses Stoffes auf das Kontraktionsvermögen überlebender Arterien. Er hat gefunden, daß das Cholesterin die Einwirkung des Adrenalins auf das Gefäß erhöhte, das Cholesterin sollte also dasselbe sensibilisierende Vermögen wie gewisse peptonartige Stoffe (HÜLSE) haben. Von besonderer Bedeutung scheinen die schönen Untersuchungen von THÖLLDTE zu sein. Er fütterte mehrere Monate lang 6 Kaninchen mit Cholesterin. Alle 6 Tiere bekamen eine hochgradige Steigerung des Blutcholesterinspiegels. In 2 von diesen Fällen trat eine Blutdrucksteigerung ein. Die Blutdrucksteigerung war nicht hochgradig, aber ganz sicher. In 4 Fällen fand T. keine Steigerung des Blutdrucks. T. konnte also gewissermaßen die Angabe SCHMIDTMANS u. a. bestätigen, daß Blutdrucksteigerung durch Cholesterinfütterung hervorgerufen werden kann. In den meisten Fällen vermißte er indessen die Blutdrucksteigerung. Trotzdem war der Blutcholesterinspiegel auch in diesen 4 Fällen, wie erwähnt, erhöht. Eindeutige Ergebnisse sind also wohl nicht erreicht, die Tatsache, daß Cholesterin den Blutdruck steigern kann, scheint aber doch festzustehen. Diese experimentellen Ergebnisse scheinen auch von großem klinischen Interesse zu sein.

Diese obenerwähnten Untersuchungen gewinnen an Bedeutung durch andere Untersuchungen von DRESEL und STERNHEIMER betreffs der Bedeutung der Lipoide für das vegetative System. Diese Forscher gingen in ihren Forschungen aus teils von den bekannten Ergebnissen von KRAUS und ZONDEK über die Bedeutung der Ca- und K-Ionen für Nerven- und Zellenwirkung und teils von der bekannten Tatsache, daß die Lipoide als Bestandteil der Zellmembran von großer Bedeutung sind. DRESEL und STERNHEIM fanden, daß Lecithin und Cholesterin zueinander in demselben Antagonistenverhältnis standen wie Kalium und Calcium. Sie fanden weiter, daß die vegetativ reizenden Stoffe, Cholin und Adrenalin, auf eine Lecithin-Cholesterin-Ringerlösung auf dieselbe Weise antagonistisch wirkten wie Calcium und Kalium. Zum Schlusse fanden sie, daß: „im biologischen Versuch, und zwar am Löwen-Trendelenburgschen Froschpräparat, am Straubschen Herzen und am Kaninchen sich eine antagonistische Wirkung von Lecithin und Cholesterin in dem Sinne ergibt, daß Lecithinzusatz einen vagischen Zustand, Cholesterinzusatz einen sympathischen Zustand der Gewebe hervorruft."

c) Die Herzsymptome.

Sehr oft sind es die Herzsymptome, die den Kranken zum Arzt treiben. Herzklopfen und Schwere auf der Brust belasten die Patienten sehr.

Objektiv findet man bei der Untersuchung der Hypertoniekranken schon frühzeitig eine Hypertrophie des Herzens und besonders der linken Kammer. Die Hypertrophie wird hochgradiger, je höher der Blutdruck ist. „Der Grad der Herzhypertrophie geht mit der Höhe des Blutdruckes parallel (LANGE).

Bei Arteriosklerose ohne Blutdrucksteigerung dagegen fehlt eine nennenswerte Herzhypertrophie (LANGE).

Bei der orthodiagraphischen Untersuchung des Herzens findet man gewisse typische Veränderungen, in erster Linie eine Verbreiterung des Querdurchmessers nach links. Diese Vergrößerung des Herzens nach links geht nach LANGE dem Grade der Blutdrucksteigerung parallel. In 11% fand L. außerdem eine Verbreiterung des Herzens nach rechts. „In diesen Fällen war eine Stauung im Lungenkreislauf, ein Emphysem oder starke Verwachsung der Pleurablätter nachweisbar."

Auch die Form der Herzvergrößerung bei essentieller Hypertonie ist (nach LANGE) charakteristisch. „Der vom linken Ventrikel gebildete Kammerteil lädt weit nach links aus, ist dabei aber nicht so schuhförmig vorgewölbt wie bei Aorteninsuffizienz, nicht so kugelig hervortretend wie bei Mitralstenose."

Wird die Blutdrucksteigerung hochgradiger, so kommt es sehr oft früher oder später zu einer Herzinsuffizienz. Der Schatten des Herzens im Röntgenbild wird dann in vielen Beziehungen durch die Herzdilation beherrscht. Der linke Ventrikel wird vergrößert. Wegen der Lungenstauung wird auch der rechte Ventrikel zuerst hypertrophiert und später dilatiert. Röntgenologisch findet man jetzt nach MUNK eine eiförmige Gestalt des Herzens.

Die Aorta ascendens wird durch den erhöhten Binnendruck verlängert, dagegen nicht verbreitert. „Die Verlängerung kann so beträchtlich werden, daß es, ohne daß eine luische Erkrankung vorliegt, selbst zu einer leichten Umbiegung des oberen Teiles der Aorta, zu einer Cooperscherenform kommen kann" (LANGE). Diese Verlagerung der Aorta, die dem weniger erfahrenen Untersucher leicht wie eine Erweiterung vorkommt, ist, wie MUNK hervorhebt, besonders deutlich im zweiten schrägen Durchmesser.

Hand in Hand mit der Dilatation des linken Ventrikels entsteht ein systolisches Geräusch, das an der Spitze am besten hörbar ist. Oft kommt auch ein systolisches Aortengeräusch hinzu, wie ROMBERG in seinem Lehrbuch der Krankheiten des Herzens und der Gefäße hervorhebt.

Bei elektrokardiographischen Untersuchungen findet man nach MUNK schon früh bestimmte charakteristische Veränderungen. „Zuerst bemerkt man lediglich eine Erhöhung und Beschleunigung der Initialschwankung (I-Zacke), während die Finalschwankung (F-Zacke) nicht mehr die normale Höhe aufweist und mit der Dauer der Krankheit sogar einen negativen Verlauf zeigt. In den späteren Stadien, wenn sich bereits Insuffizienzerscheinungen bemerkbar machen, tritt die Differenzierung der systolischen Schwankungen der Kurve immer mehr zurück, die I-Zacke wird wieder niedriger und zeigt eine breitere Basis. Die F-Zacke ist kaum mehr zu erkennen" (MUNK).

Während des Verlaufes der Hypertoniekrankheit kommt es oft zu Störungen des Herzrhythmus. Schon frühzeitig findet man oft eine Extrasystolenarhythmie, die der Kranke oftmals als eine eigentümliche Spannung in der Brust fühlt. Später kommt es zu einer Flimmerarhythmie, die die Arbeit des Herzens erschwert und zu einer Insuffizienz beiträgt. Auch andere Formen von Reizleitungsstörungen treten im Verlauf der essentiellen Hypertonie nicht selten auf.

d) Die Nierensymptome.

In den frühesten Stadien der essentiellen Hypertonie sind die Nieren intakt. Diese Tatsache, die jetzt allgemein anerkannt ist, ist besonders wichtig. Sie wurde zuerst von MONAKOW, FRANK, MUNK u. a. erkannt. Erst später haben andere Forscher, wie z. B. VOLHARD sich dieser Meinung angeschlossen. Die Nieren zeigen auch in solchen frühen Stadien keine pathologischen Veränderungen, der Harn ist frei von Albumin. Im Sediment findet man keine Zylinder oder Blutkörperchen. Die Nierenfunktionsprobe fällt normal aus. Rest-N-Erhöhung im Blute gibt es in solchen frühen Stadien nicht.

Später kommen Veränderungen in den Gefäßen der Nieren, und zwar in den Vasa afferentia und in den Arteriae arciformes und interlobares zustande. Die Nieren werden dann in leichterem oder schwererem Grade geschädigt. Klinisch finden wir im Harn Eiweiß und Zylinder, rote und weiße Blutkörperchen. Im Anfang verschwinden diese Symptome oft wieder für längere oder kürzere Zeit, um später wieder zum Vorschein zu kommen. Allmählich werden die Nierensymptome mehr und mehr fixiert, Eiweiß und pathologisches Sediment konstant. Die Nierensymptome werden dann in dem einen Fall mehr, in dem anderen weniger deutlich. In einigen Fällen gehen die Nierenveränderungen bis zu wirklicher genuiner Schrumpfniere. Allmählich werden dann die Nieren insuffizient. Der Gehalt des Blutes an Rest-N wird erhöht. Das Ausscheidungsvermögen der Nieren für Wasser und Salze wird herabgesetzt.

Dieses Endstadium der essentiellen Hypertonie gehört mehr zu den eigentlichen Nierenerkrankungen, und ich verweise darum auf die Lehrbücher der Nierenerkrankungen.

e) Veränderungen des Augenhintergrundes.

Veränderungen des Augenhintergrundes kommen nicht so ganz selten bei der essentiellen Hypertonie vor. Sie bestehen im allgemeinen aus kleinen Blutungen an der Retina in der Nähe der Gefäße. Subjektiv bemerken die Kranken selbst oft diese Blutungen als dunkle Flecken im Gesichtsfeld.

Wirkliche Retinitis albuminurica kommt bei der essentiellen Hypertonie nur sehr selten vor. MACHWITZ und ROSENBERG haben sogar das Vorkommen solcher retinitischen Veränderungen verneint. ROSENBERG hat indessen seine Auffassung in dieser Hinsicht später geändert und hat zusammen mit seinem Lehrer UMBER das Vorkommen von echter Retinitis bei essentieller Hypertonie bestätigt. Auch andere Autoren haben über seltene Fälle von Retinitis albuminurica bei essentieller Hypertonie berichtet.

Daß Retinitis albuminurica also bei dieser Krankheit vorkommen kann, scheint festgestellt. Mit Sicherheit dürfte man indessen behaupten können, daß sie nur in seltenen Ausnahmefällen vorkommt.

f) Die cerebralen Symptome.

Mit Recht hat KAUFFMANN hervorgehoben, daß die ersten Symptome der essentiellen Hypertonie oft gewisse nervöse Erscheinungen sind: Kopfschmerz, Schwindelgefühl, Druck auf dem Kopf, Flimmern vor den Augen, Gedächtnisschwäche, leichte Ermüdbarkeit, Ohrensausen usw. gehören zu den gewöhnlichsten Klagen der Hochdruckler. Besonders finden wir diese Symptome bei den Fällen, die große Tagesschwankungen des Blutdruckes zeigen. Die Fälle dagegen, die konstante hohe Blutdruckwerte haben, verlaufen oft (KAUFFMANN) lange Zeit hindurch ohne subjektive Symptome ihrer Blutdrucksteigerung. Man möchte darum nicht ohne Recht annehmen können, daß diese oben erwähnten Symptome eben durch die Labilität des Blutdruckes, oder richtiger gesagt, durch die schnellen Gefäßkontraktionen, die den Hochdruck verursachen, hervorgerufen sind.

In späteren Stadien der Krankheit kommen auch andere Erscheinungen dazu, die durch eine vorübergehende (oder späterhin bestehende) Einengung der Hirngefäße bedingt sind. Wir begegnen den mehr alarmierenden Symptomen: Ohnmachtsanfällen, Aphasien, Sehstörungen, Paresen von leicht vorübergehendem oder länger dauerndem Typus. In vielen Fällen werden diese Symptome durch plötzlich eintretende Gefäßkontraktionen in verschiedenen Bezirken des Gehirns hervorgerufen (Gefäßkrisen nach PAL). Die Symptome verschwinden dann vollständig. In anderen Fällen wieder, und dann namentlich bei älteren Hypertonikern, können diese Symptome von organischen Veränderungen der Gehirnsubstanz verursacht sein. Es gesellt sich dann gern zu diesen Symptomen, nach kurzen Präludien, eine mehr oder weniger tiefgreifende Gehirnblutung. Oder der Degeneration der Gehirnsubstanz folgt Demenz.

Der Schlaganfall kann mehr oder weniger vollständig zurückgehen, oder aber es folgt plötzlich, wie wir wohl wissen, der Tod.

Der Schlaganfall ist bei den Hypertonikern eine gewöhnliche Erscheinung, während er bei Nichthypertonikern sehr selten ist. KAUFFMANN fand bei 68 Fällen von Apoplexie in 65 Fällen Hypertonie. Nur 3 von diesen 68 Fällen waren Nichthypertoniker.

Früher nahm man an, daß der Schlaganfall dadurch entstand, daß durch arteriosklerotische Prozesse veränderte Gefäße im Gehirn platzten und dadurch das Entstehen der Gehirnblutung verursachten. Die Berstung stand, glaubte man, in Zusammenhang mit plötzlichen Blutdruckerhöhungen. Schon seit CHARCOT und BOUCHARD nahm man an, daß dieses Bersten der Gefäße in kleinen schon früher entstandenen miliaren Aneurysmen geschah. Von diesen Aneurysmen hat LÖWENFELD schon im Jahre 1886 zeigen können, daß sie keine echten Aneurysmen sind. LÖWENFELD hebt hervor, daß die Gefäßwand in der Nähe dieser miliaren Aneurysmen schwere Veränderungen zeigt. Stellenweise sah er in diesen Bezirken auch Aneurysmata dissecantia.

Mit dem Entstehen dieser Aneurysmata hat sich später ROSENBLATT beschäftigt. Er sieht sie als nebensächliche Veränderungen an und glaubt, daß sie die Folge plötzlich entstehender Schädlichkeiten sind, die durch sehr aktive chemische Kräfte wirken. Die Gehirnblutung sollte eine direkte Folge dieser chemisch wirkenden Schädlichkeiten sein.

WESTPHAL hat sich später mit diesen Problemen beschäftigt und nimmt an, daß die abnorme Gefäßfunktion der Hypertoniker Schuld an dem Entstehen dieser Aneurysmen wäre. Durch die kräftige Kontraktion der Kleinarterien in einer Gegend des Gehirns wird diese Gehirnsubstanz geschädigt. Die Folge wäre eine abnorme Säuerung der Gewebe, wodurch die Gewebsnekrosen sowohl wie die Gefäßnekrosen entstehen sollen. Werden dann nach einigen Minuten die Gefäße für den Blutstrom wieder geöffnet, entsteht nach W. die Gehirnblutung.

Ob diese Auffassung WESTPHALS richtig ist, wissen wir noch nicht. Sie hat aber viel Wahrscheinlichkeit für sich.

Nach KAUFFMANN und HANSE entstehen die Schlaganfälle besonders im Herbst und Frühling, während sie im Sommer und Winter seltener sein sollen.

Die klinischen Erscheinungen des Schlaganfalles sind zu gut bekannt, um hier eingehend behandelt zu werden.

D. Prognose.

Sich endgültig über die Prognose der essentiellen Hypertonie zu äußern ist nicht möglich. Dies hängt mit mehreren Umständen zusammen. Erstens ist es uns nicht möglich, in dem einzelnen Fall festzustellen, wann die Blutdrucksteigerung entstanden ist. Wenn der Kranke zu uns kommt, wissen wir nicht, wie lange er seine Blutdruckerhöhung gehabt hat. Es ist uns darum auch nicht möglich zu beurteilen, wie lange die essentielle Hypertonie besteht, ehe die Krankheit solche Symptome zeigt, daß der Kranke einen Arzt aufsuchen muß.

EHRSTRÖM berechnet die Dauer des latenten Krankheitszustandes mit ungefähr 10 Jahren. Ob diese berechnete Zeit der wirklichen durchschnittlichen Latenzzeit der essentiellen Hypertonie entspricht, muß dahingestellt bleiben.

Zweitens ist seit der Erkenntnis der essentiellen Hypertonie als selbständige Krankheit so kurze Zeit verstrichen, daß wir noch keine größere Erfahrung über den Verlauf und die Dauer der Krankheit gesammelt haben. Und auch wenn man die ältere Diagnose „Nephrosklerosis benigna" als identisch mit der essentiellen Hypertoniekrankheit ansieht, so ist die Zeit doch nicht lang genug, um den Verlauf der Krankheit beurteilen zu können. Denn die Nomenklatur Nephrosclerosis benigna ist auch nur 10—15 Jahre alt und die Dauer der Krankheit ist wahrscheinlich in den meisten Fällen noch länger. EHRSTRÖM hebt mit Recht hervor, daß, um die Prognose der essentiellen Hypertonie beurteilen zu können, eine größere statistische Untersuchung notwendig wäre und zwar am besten eine Lebensversicherungsstatistik.

EHRSTRÖM hat von einer Zusammenstellung über den Verlauf von über 300 Fällen von essentieller Hypertonie berichtet. Er nimmt an, wie schon erwähnt, daß die Krankheit eine Latenzperiode durchmacht, ehe die Kranken den Arzt aufsuchen. Diese Latenzperiode berechnet er mit 10 Jahren. Er nimmt weiter an, daß der Hypertoniekranke im allgemeinen (statistisch genommen) noch 10 Jahre lebt. In einzelnen Fällen leben die Kranken nach EHRSTRÖM bedeutend länger. Er berichtet über 20 Fälle, die 10—16 Jahre lang mit einem Blutdruck von stets über 200 mm Hg gelebt haben und die „trotzdem fast die ganze Zeit über leidlich gesund und arbeitsfähig gewesen sind."

BENNI hat aus der Petrénschen Klinik in Lund eine Zusammenstellung über das Schicksal der in der Klinik behandelten Fälle von essentieller Hypertonie veröffentlicht. Alle Fälle, wo „auch nur der geringste Verdacht auf wahre Nephritis" gewesen war, wurden ausgeschlossen. Das Material bestand aus 176 Fällen. Die Beobachtungszeit belief sich auf 4—15 Jahre. Die meisten der Kranken lebten bis zu einem Alter von 61—70 Jahren. Sehr viele der Kranken starben während des Aufenthaltes in der Klinik. Wie BENNI ganz richtig bemerkt, sagen diese Zahlen nichts über die Prognose der Hypertoniekrankheit, sondern erzählen uns nur, daß viele Hypertoniekranke „erst dann in die Klinik kamen, als sie dem Tode nahe waren".

Die meisten der Fälle starben innerhalb der ersten vier Jahre nach dem Aufenthalt in der Klinik. Manche lebten indessen auch viel länger, ja mehr als 14 Jahre.

BENNI faßt seine Ergebnisse folgendermaßen zusammen. „Zusammenfassend kann man also sagen, daß die Prognose für die essentiellen Hypertonien hinsichtlich der Lebenslänge im großen und ganzen eine verhältnismäßig gute ist. Ein großer Teil der Hypertoniker erreicht ja ein Alter von über 70 Jahre, und die weitaus meisten unter ihnen werden, wie erwähnt, mindestens 55 Jahre alt."

Um diese Zusammenstellung beurteilen zu können, ist es notwendig, dessen eingedenk zu sein, daß das Material BENNIS einer Klinik entstammt. Die meisten Hypertoniker kommen indessen niemals in die Klinik oder erst dann, wenn sie durch eine Herzinsuffizienz oder einen

Schlaganfall dem Tode nahe sind. Dieser Tatsache hat auch BENNI Aufmerksamkeit gewidmet, wie schon oben bemerkt. Die Hypertoniekranken suchen im allgemeinen den praktischen Arzt auf oder konsultieren ihn in einer Poliklinik. Erst wenn die Kranken schon übel daran sind, kommen sie in die Krankenhausabteilung. Die Untersuchung BENNIS sagt uns also nichts über das Schicksal der Hypertoniker von essentiellem Typus im allgemeinen, sondern nur über die Prognose der schlimmsten Fälle dieser Krankheit. Wie lange der Hypertoniekranke mit seiner Hypertonie leben kann, kann man auf Grund dieser Untersuchung nicht beurteilen. In einer Beziehung kann man jedoch aus diesen Untersuchungen wichtige Schlüsse ziehen. Die Untersuchung BENNIS lehrt uns, daß die meisten der Kranken mit essentieller Hypertonie bis zu einem Alter von 60—70 Jahren leben. Dies bedeutet doch, daß die meisten Hypertoniker ungefähr gleich alt werden wie Menschen im allgemeinen.

WEITZ und SIEBEN haben auch Untersuchungen an 100 Fällen von essentieller Hypertonie angestellt, die sie eine lange Zeit hatten beobachten können. Gar nicht selten haben sie ein Sinken des Blutdruckes bei einer Besserung der Beschwerden beobachtet. In nicht wenigen von diesen Fällen fanden sie eine gute körperliche Leistungsfähigkeit bei sehr hohem Blutdruck. In zahlreichen Fällen blieb der Blutdruck während einer langen Beobachtungsdauer stationär. Sie bezeichnen es als falsch, die Prognose der Krankheit als ernst anzusehen.

Meine eigene Erfahrung bestätigt im großen und ganzen die Angabe von WEITZ und SIEBEN. Auch ich habe mehrere Fälle von essentieller Hypertonie gesehen, die nach einer Zeit von Ruhe und Erholung normalen Blutdruck bekommen haben. In einigen Fällen ist der Blutdruck nach einer Observationszeit von 1—2 Jahren noch normal, und die Patienten fühlen sich ganz gesund und arbeitsfähig. In der großen Mehrzahl der Fälle findet man indessen nicht diese bestehende Blutdrucksenkung, obwohl der Blutdruck oft während der Erholungszeit bis zu normalen Werten sinkt. Öfter kommt es vor, daß der Zustand von Hypertonie permanent bleibt, wobei der Kranke mehrere Jahre lang arbeitsfähig und leidlich gesund bleibt. In nicht ganz so seltenen Fällen führt die Krankheit doch zu einem letalen Schluß in der verhältnismäßig kurzen Zeit von 1—2 Jahren nach der Entdeckung der Blutdrucksteigerung. Der Tod folgt durch Herzdekompensation, Schlaganfall oder Niereninsuffizienz. Nicht so ganz selten sterben die Kranken an einer intermittierenden Krankheit wie Pneumonie, Influenza usw. In solchen Fällen ist es nicht möglich, zu beurteilen, ob und in welchem Grade die Blutdrucksteigerung zu dem letalen Ausgang beigetragen hat. Die Bedeutung, die dem Hochdruck für den Zustand des Herzens zukommt, läßt es jedoch als berechtigt ansehen, daß viele Todesfälle an Pneumonie bei Hypertonikern auf das Konto der Blutdrucksteigerung zu schreiben sind.

Hinsichtlich der Todesursache bei Hypertonikern hat BENNI folgende Feststellung gemacht: „Die Todesursachen waren — abgesehen von den 34 Fällen, die schon während des ersten Aufenthaltes in der Klinik starben — in 43 von meinen Fällen Herzinsuffizienz, in 40 Fällen vasculäre Läsionen im Gehirn, in 17 Fällen Kardioarteriosklerose (Diagnose in der amtlichen Statistik), in einem Fall Urämie und in 11 Fällen Pneumonie oder andere interkurrente Krankheiten."

Bemerkenswert ist, daß nur einer in der Statistik BENNIS an Urämie gestorben ist. In einer Statistik von EHRSTRÖM findet man dagegen 12 von 46 Todesfällen an Urämie. EHRSTRÖM hat, was auch bemerkenswert ist, keinen von seinen Hypertonikern an vasculärer Läsion im Gehirn verloren. An Herzinsuffizienz und Angina pectoris hat er 28 von seinen 46 Hypertonikern sterben sehen.

Fassen wir die Ergebnisse über die Prognose der essentiellen Hypertonie zusammen, so finden wir, daß die Prognose gar nicht so schlimm ist, wie wir vor 10 Jahren glaubten. Die Hypertoniker leben oft bis zu hohem Alter und sind während dieser Zeit arbeitsfähig und ziemlich gesund. In einigen seltenen Fällen findet man, daß der Blutdruck nach einer Zeit sinkt und normal bleibt. Wenn wir also die Aussichten der Hypertoniker für ihr Leben nicht zu schlimm beurteilen dürfen, so ist es indessen auch notwendig, dessen eingedenk zu sein, daß der Hochdruck für das Herz, die Gefäße und die Nieren nicht gleichgültig ist. Und wir dürfen nicht zu weit gehen und die Blutdrucksteigerung als eine ganz unschuldige Sache ansehen. Die Herzinsuffizienz in den älteren Jahren ist, wie BERGMANN ganz richtig bemerkt, öfter durch eine Blutdrucksteigerung als durch Klappenfehler hervorgerufen. Und die Gehirnblutungen sind im allgemeinen von einer krankhaften hypertonischen Zusammenziehung der Blutgefäße des Gehirns verursacht.

Wenn es also gilt, unseren Klienten über den Zustand ihrer Hypertoniekrankheit zu berichten, so ist es nicht richtig, die Prognose zu schlimm zu stellen; es ist indessen auch nicht richtig, die Schädlichkeit der Blutdrucksteigerung so zu verringern, daß die Kranken die notwendige Vorsicht in der Lebensführung und im Genuß außer Acht lassen. Es gilt in dieser Beziehung, wie in so mancher anderen, sich klug zwischen der Scylla und der Charybdis hindurchzulotsen.

E. Therapie.

Die Behandlung beim essentiellen Hypertoniezustand will ich in drei verschiedene Gruppen teilen, nämlich:

1. Ruhekur, hygienisch-diätetische Behandlung.

2. Medikamentöse Behandlung zwecks Ruhigstellung des vegetativen Nervensystems.

3. Hormonale Therapie.

Außerdem ist es notwendig, die Behandlung bei solchen Fällen, die eine Niereninsuffizienz zeigen, besonders zu erörtern. Das geschieht in einem folgenden Kapitel.

1. Ruhekur, hygienisch-diätetische Behandlung.

Es ist schon im vorhergehenden hervorgehoben worden, daß bei vielen Fällen von essentieller Hypertonie durch eine Ruhekur allein schon eine beträchtliche Besserung erzielt werden kann.

Man sieht bekanntlich oft, daß sich der Zustand von Hypertoniepatienten, die ins Krankenhaus aufgenommen und dort konstant zu

Bett gehalten werden, rasch bessert. Der Blutdruck sinkt und die Tages-variationen werden geringer. Nach einer oder mehreren Wochen Bett-ruhe bleiben als Zeichen der abnormen Blutdruckregulation nur Tages-variationen zurück, die etwas größer sind als normal, während der Blut-druck dauernd innerhalb der von uns als normal angesehenen Werte liegt.

Ich habe schon früher hervorgehoben, daß körperliche Ruhe nicht notwendig ist, um eine Blutdrucksenkung auf normale Werte zu er-reichen. In einigen Fällen genügt es, die irritierenden Momente zu be-seitigen, die den Patienten im betreffenden Einzelfall in einen Zustand der Unruhe versetzen. Diese Irritationen können, wie erwähnt, ver-schiedener Art sein, und es ist die Aufgabe des behandelnden Artzes, sie zu eruieren und zu beseitigen zu versuchen. Eine Behandlungs-methode, die nicht selten zu bedeutender Besserung führt, ist ein Landaufenthalt zwecks Ruhe und Erholung. Gleichzeitig muß darauf geachtet werden, daß der Patient sich nicht neuen Irritationen in Form von Übertreibungen der einen oder anderen Art aussetzt: Kein Übermaß in Speisen oder Getränken, kein Übermaß von Stimulantien (Tabak, Kaffee, Alkohol), kein Übermaß in körperlichen Anstren-gungen und zuletzt, aber vielleicht nicht am wenigsten wichtig, keine Übertreibungen therapeutischer Maßnahmen (Bäder, Aderlaß usw.).

Gerade bezüglich des letztgenannten Punktes dürfte dringende War-nung am Platze sein. Die Blutdruckkrankheit ist für große Schichten der Bevölkerung eine Modekrankheit geworden, die wie ein schwarzes Gespenst Angst und Unruhe hervorruft. Sie hat in dieser Beziehung fast den Platz eingenommen, den die Schwindsucht früher einnahm. Die Schuld daran liegt in einem gewissen Grade bei den Ärzten, die das Symptom früher verkannten und überschätzten und seine Bedeutung übertrieben. Ich kenne einen Fall, der seit 15 Jahren Blutdrucksteige-rung hatte, von Kurort zu Kurort und von Arzt zu Arzt reiste, um seinen erhöhten Blutdruck behandeln zu lassen. Der eine Arzt versuchte das eine Behandlungsmittel, ein anderer das andere, und der Patient versank aus guten ökonomischen Verhältnissen in Armut. Abgesehen von dem Symptom des Hochdrucks ist der Patient gesund, lebt aber in der ständigen Angst, daß jeden beliebigen Tag die Gehirnblutung eintreten könne. Der erwähnte Fall ist sicherlich nicht einzig dastehend.

Wenn wir versuchen, unseren blutdruckkranken Patienten Ent-spannung und Ruhe zu verschaffen, ist es von allergrößter Wichtig-keit, daß wir nicht ein noch beunruhigenderes Moment in sein Seelen-leben bringen, indem wir ihn wegen seines Blutdruckes beängstigen. Das hieße den Teufel mit Beelzebub austreiben. Wenn der Kranke weiß, daß er eine Blutdrucksteigerung hat, ist es meiner Erfahrung nach nicht möglich, ihm die Blutdruckziffer zu verbergen. Er geht dann nur zum nächsten Arzt, bei dem er die Ziffer erfährt. Zweckmäßig ist es dagegen, dem Kranken zu sagen, daß der Blutdruckwert äußerst variabel ist. Ich pflege diesen Patienten einige Blutdruckkurven zu zeigen, aus denen sie sehen können, wie der Blutdruck bei Ruhe auf den normalen Wert sinkt. Ich versuche weiter, den Kranken womöglich für einige Wochen zur Beobachtung ins Krankenhaus zu bekommen, wo der Blutdruck jeden Morgen und jeden Abend bestimmt wird. Die Blutdruckkurve lasse ich vollständig offen vor dem Patienten liegen, genau so wie die Fieberkurve. Für die Fälle, wo der Blutdruck variabel ist und dazu neigt, auf die normalen Werte zu sinken, wird die Kurve eine Quelle der Freude, und die deutlichen Blutdrucksenkungen tragen mehr zur Beruhigung des Patienten bei als viele Worte. In den Fällen wiederum, wo der Blutdruck zur Fixation auf höhere Werte neigt, ist die Prognose schlechter und eine ernstere Behandlung erforderlich, von der im folgenden die Rede sein soll. In diesen Fällen entsteht kein Schaden durch die offene Untersuchung.

Ebenso wie wir es vermeiden müssen, den Blutdruckkranken wegen seines gesteigerten Blutdruckes zu beunruhigen, sollen wir auch den Patienten nicht unnötig zu diätetischen Maßnahmen zwingen, die ihm widerstreben, und die schon an und für sich geeignet sind, die Aufmerksamkeit des Kranken auf die Krankheit zu fixieren. Bei der essentiellen Hypertonie ist die Nierenfunktion nicht herabgesetzt und keine Schonungsdiät nötig. Anderseits soll man natürlich dessen eingedenk sein, daß eine übertriebene Fleischdiät unter keinen Umständen von Nutzen ist. Dasselbe gilt von der Salzzufuhr. Die Nahrung darf nicht durch Fehlen an Salz geschmacklos werden, anderseits darf sie aber auch nicht zu salzreich sein. In dieser Hinsicht gilt als das Wichtigste: keine Übertreibungen.

2. Medikamentöse Therapie zwecks Beruhigung des vegetativen Nervensystems.

Kylin veröffentlichte 1924 Versuche über die Behandlung der essentiellen Hypertonie mit Kalk-Atropin-Medikation. Er ging dabei von der Auffassung aus, daß die essentielle Blutdrucksteigerung funktionell, nicht organisch, bedingt sei. Zu dieser Auffassung würde er durch seine früheren Untersuchungsbefunde gebracht, die ergeben hatten, daß der Blutdruck bei dieser Krankheitsform außerordentlich labil ist. Durch weitere Untersuchungen hatte Kylin gefunden, daß die Adrenalinreaktion bei den in Rede stehenden Hypertoniezuständen jenes Verhalten zeigt, das man vagoton zu nennen pflegt. Kylin hat schließlich gefunden, daß die Blutkalkwerte bei der fraglichen Krankheitsform im allgemeinen auffallend niedrig sind, eine Beobachtung, die Spiro, Loewenstein u. a. bestätigten. Dieser Befund wurde später von Kylin durch den Untersuchungsbefund ergänzt, daß der Kaliumgehalt im Blute bei der essentiellen Hypertonie pathologisch gesteigert ist. Spiro, Loewenstein, Brems bestätigten diese Angabe Kylins.

Auf Grund der genannten Untersuchungsbefunde stellte Kylin die Hypothese auf, daß eine Verschiebung im vegetativen System vorliege, die ätiologische Bedeutung für die essentielle Hypertoniekrankheit habe, und daß die aufgezählten Symptome als dem Brutdrucksymptom koordiniert anzusehen seien. Verschiedene Momente könnten zur gleichen Verschiebung im vegetativen System führen, so z. B. inkretorische Störungen (Fortfall der inneren Sekretion der Sexualdrüsen), Vergiftung exogener Art (Blei, Tabak) oder endogener Natur (Harnsäure), neurogene-psychogene Irritation usw. All diesen Faktoren zugrunde liegend oder neben ihnen wirkend spielen, nach KYLINS Ansicht, konstitutionelle Momente mit, wobei eine gewisse hereditäre Anlage es bedingen würde, daß gewisse Individuen auf gewisse Reize mit einer gewissen Reaktionsart antworten.

Um die Verhältnisse im vegetativen System so zu verschieben, daß das Verhältnis zwischen den Vagus-Sympathicus-Faktoren das normale wurde, versuchte KYLIN, durch Atropin den Vagus zu lähmen und durch Kalkzufuhr bessere Bedingungen für die Sympathicuswirkung zu schaffen (die Bedeutung des Kalkes als Vermittler der sympathikotonen Nervenreizung wird als bekannt vorausgesetzt).

KYLIN behandelte Fälle von essentieller Hypertoniekrankheit mit peroraler Zufuhr von Kalk und Atropin. Die Resultate waren in einer nicht geringen Anzahl von Fällen günstig, sowohl bei Spitals- als poliklinischer Behandlung. Der Blutdruck sank, die Patienten fühlten sich subjektiv besser, die Adrenalinreaktion und der Kalkwert wurden normal. KYLIN faßte die Resultate mit folgenden Worten zusammen:

„Zur Beurteilung des Wertes der von mir angewandten Kalkatropintherapie bei der essentiellen Hypertonie ist es von Wichtigkeit, daran zu erinnern, daß man in einer großen Anzahl von Fällen einzig durch eine konsequent durchgeführte Ruhekur die Blutdrucksteigerung herabbringen und gleichzeitig den allgemeinen Zustand und das subjektive Wohlbefinden wesentlich erhöhen kann. Die Resultate, die die vorgelegten Fälle aufzuweisen haben, könnten einzig der Ruhekur zugeschrieben werden, welche meine Fälle gleichzeitig mit der Medikation durchgemacht haben. Jedoch will ich in diesem Zusammenhang erwähnen, daß ich auch bei poliklinischer Behandlung mit Kalkatropinmedikation dasselbe günstige Resultat erzielte, trotzdem die Patienten ihre tägliche Arbeit fortgesetzt haben.

In einer Hinsicht scheint mir der Wert der in Rede stehenden Medikation für die Behandlung der Hypertoniekrankheit unbestreitbar. Die Adrenalinproben zeigen, daß das Übergewicht des Vagus, welches bei dieser Krankheit vorhanden ist, durch die Behandlung behoben wird, und daß eine normale Gleichgewichtslage zwischen Vagus und Sympathicus erhalten wird. Das ist nach meiner Auffassung ein Beweis dafür, daß die Medikation als solche von positiver Bedeutung ist. Außerdem scheint mir der Umstand, daß der Blutkalkspiegel durch diese Medikation normal wird, die Behandlung als indiziert zu erweisen.

Für eine endgültige Beurteilung des Wertes der Behandlung dürfte jedoch erweiterte Erfahrung notwendig sein."

Die Erfahrungen aus fortgesetzten und erweiterten Beobachtungen haben die gleichen sehr befriedigende Resultate gegeben. Bei Beurteilung des Wertes der Behandlung muß man sich indes, wie KYLIN schon von Anfang an hervorgehoben hat, darüber klar sein, daß in einer geringen Anzahl von Fällen die Ruhebehandlung allein schon imstande ist, ziemlich gute Resultate betreffs der Blutdrucksenkung und subjektiven Besserung zu geben. Es ist daher unmöglich zu wissen, inwieweit der Medikation im Einzelfalle eine entscheidende Bedeutung beigemessen werden kann. Die Schwierigkeiten für die Beurteilung des

Wertes der Medikation werden weiter dadurch vermehrt, daß gewisse Fälle von Blutdrucksteigerung sich durch Kalk-Atropin-Medikation unbeeinflußbar zeigen.

Für das Verständnis der Bedeutung der Calciumtherapie ist es bedeutungsvoll zu wissen, daß eine intravenöse Injektion von 10 ccm einer 10 proz. Lösung von Calciumchlorid, die bei Gesunden Blutdrucksteigerung hervorruft, bei Hochdrucklern eine Senkung des Blutdruckes bewirkt, wie ich zusammen mit meinem Mitarbeiter Nyström als der erste zeigen konnte. Dresel, Loewenstein, Barath und andere konnten diesen Befund bestätigen.

Durch eine prinzipiell gleiche Behandlungsart des Leidens haben Henius und P. Meyer versucht, zum Ziel zu gelangen. Henius behandelte Hypertoniker mit Bromkuren, Meyer mit Adalin, und beide haben gute Resultate gesehen. Ich selbst pflege nunmehr der Kalk-Atropin-Lösung Luminal in einer Dosis von 0,1 g pro Tag zuzusetzen und glaube, hierdurch oft gute Wirkung zu erreichen, was ich durch das folgende Beispiel beleuchten will:

Frau Emy W., 48 Jahre. Hereditär nichts von Interesse. Seit mehreren Jahren hat sie an Magenbeschwerden gelitten, warum sie sich bei mir vorstellte. Im Duodenum fand ich ein altes Geschwür mit Nische. Blutdruck 215 mm Hg. Im Harn kein Albumen. Kein pathologisches Sediment. Kein Zucker. Innere Organe sonst ohne Befund.

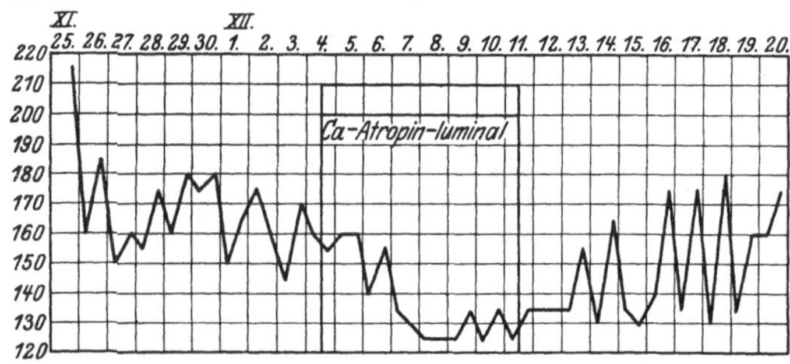

Abb. 13.

Die Patientin wurde mit einer gewöhnlichen Illeuskur behandelt. Sie bekam während dieser Zeit keine Medizin, abgesehen von der Zeit vom 4. XII. bis 11. XII., wo sie Ca-Atropin-Luminal bekam. Wie wir aus Kurve 13 ersehen, blieb der Blutdruck durch die Ruhekur praktisch genommen unbeeinflußt. Durch die Ca-Atropin-Luminal-Behandlung sank der Blutdruck dagegen bis zu normalen Werten und die Tagesvariationen wurden normalgroß. Am 11. XII. wurde die Medizin wieder ausgesetzt. Nach ein paar Tagen fing der Blutdruck wieder an zu steigen und die Tagesschwankungen wurden wieder sehr groß.

Um eine sichere Erfahrung über den Wert der erwähnten Behandlung bei Hochdrucklern zu bekommen, habe ich in meiner Abteilung einige Hochdruckler mit, andere ohne Ca-Atropin-Medikation (evtl. mit Zusatz von Luminal) behandelt. Die Kranken sind während der Beobachtungszeit ständig bettlägerig gewesen. Der Blutdruck wurde jeden Morgen und Abend bestimmt. Andere Medikation außer Cardiotonica wurde nicht gegeben.

Mein Material besteht aus 22 Hochdrucklern, die ohne Medikation, und 24, die mit Ca-Atropin (evtl. plus Luminal) in der Abteilung während konstanter Bettruhe behandelt wurden. Die mit Ca-Atropin Behandelten bekamen täglich 3—4 g $CaCl_2$, 0,001 g Sulf. atrop. Hierzu kam in einigen Fällen Luminal 0,1 g täglich. Aus meinem Primärmaterial habe ich für jede Gruppe je eine Durchschnittskurve errechnet. Diese Kurven lege ich in Abb. 14 vor. Wie wir sehen, ist der Unterschied zwischen diesen beiden Kurven außerordentlich groß. Die Tagesvariationen sind an der Kurve für die mit der erwähnten Medizin Behandelten nur normalgroße, für die ohne Medizin Behandelten bedeutend größer. Die Kurve für die mit Medizin Behandelten sinkt bis auf Werte, die konstant unter 160 mm Hg liegen. Die Kurve der anderen Gruppe sinkt niemals bis 160 mm Hg, sondern schwankt zwischen ungefähr 165—185 mm Hg.

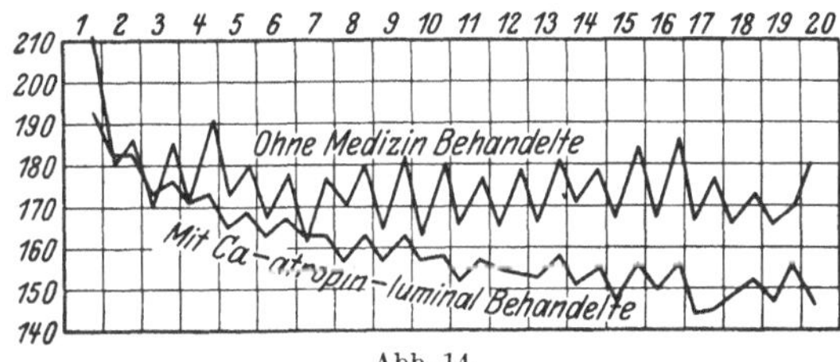

Abb. 14.

Man muß also der erwähnten Therapie einen bedeutenden Wert zuschreiben.

Um den Effekt dieser Therapie beurteilen zu können, ist es bedeutungsvoll, die Tatsache zu kennen, daß durch diese Behandlung die Adrenalinreaktion in pressorischer Richtung verändert und oft normal wird, wie ich als erster zeigen konnte. BREMS u. a. haben dieses Ergebnis bestätigen können. Der Ca-Gehalt des Blutserums wird auch erhöht, und die Kranken geben an, daß es ihnen besser geht.

Kalktherapie mit oder ohne Zusatz anderer Präparate ist bei essentieller Hypertonie von mehreren Verfassern mit Vorteil angewendet worden. So haben FAHRENKAMP und BASCH mit Kalkdiuretintherapie, MATTHES, WEISS u. a. mit Kalkatropinbehandlung günstige Resultate erzielt. LOEWENSTEIN hat ein Subtonin genanntes Präparat verwendet, das aus Kalk, Atropin, Theobromin nebst Extrakten von verschiedenen inkretorischen Drüsen besteht. Damit hat er, wie auch RATZ, gute Resultate erhalten.

GEORGOPOULOS sah Blutdrucksenkung nach Atropingaben.

Der erwähnten Kalktherapie dürfte auch die zuerst von FALTA und JOSLIN vorgeschlagene, später auch von VOLHARD empfohlene salzarme Diätbehandlung nahestehen. Dabei bekommen die Kranken reichlich Ca-reiche Gemüse, wodurch eine Verschiebung in dem Verhältnis zwischen ein- und zweiwertigen Kationen hervorgerufen und durch relative Vermehrung von Ca eine Verminderung von K und Na erzielt wird. Diese Behandlung ist also prinzipiell gleichwertig mit einer Kalktherapie.

Einen ganz anderen Weg hat RUSZNYÀK für die Therapie der essentiellen Hypertonie betreten, indem er diese Krankheit mit Schwefelinjektion behandelte. Diese Behandlung dürfte der parenteralen Eiweißtherapie analog sein, mit der man gleichfalls oft bedeutende Blutdrucksenkungen erzielen kann, wie unter anderen KYLIN hervorgehoben hat. Ähnliche Blutdrucksenkungen sieht man — hierauf hat schon FRIEDRICH V. MÜLLER vor einigen Jahren aufmerksam gemacht — im Anschluß an Fieberzustände, Diarrhöen usw. Die Blutdrucksenkungen dürften bei den genannten Zuständen auf Verschiebungen im innern Milieu beruhen, in dem biochemischen Zustande der Gewebsflüssigkeit und der Gewebe. Die nach Quarzlampenbehandlung beobachteten Blutdruck-

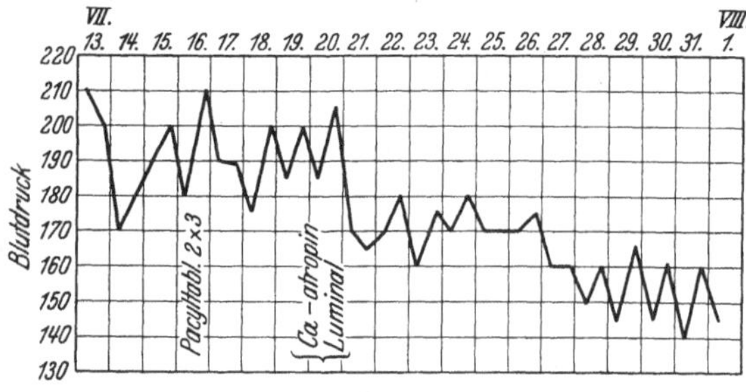

Abb. 15.

senkungen dürften die gleiche Ätiologie haben. Wir wissen ja aus den interessanten Untersuchungen von KROETZ, daß nach Quarzlampenbehandlung Elektrolytverschiebungen im Blute nachzuweisen waren. Die gleiche theoretische Erklärung dürfte man für die Wirkung von Telatuten- und Animasainjektionen annehmen können.

Durch Behandlung mit Rhodankalium habe ich im Gegenteil zu anderen Forschern niemals guten Erfolg gesehen.

Gleichwenig hat Pacyl, das mehrere Autoren (GANTER, LOEWY) bei der essentiellen Hypertonie wirksam gefunden haben, sich bei meinen Versuchen bewährt.

Um ein Urteil über die therapeutische Bedeutung des Pacyls zu gewinnen, bin ich folgendermaßen verfahren. Bei 5 Fällen von essentieller Hypertonie (3 Männer und 2 Frauen) habe ich das Mittel in der vorgeschriebenen Dosierung (2 Tabletten 3 mal täglich) gegeben. Ehe das Mittel gegeben wurde, wurden die Kranken einige Tage

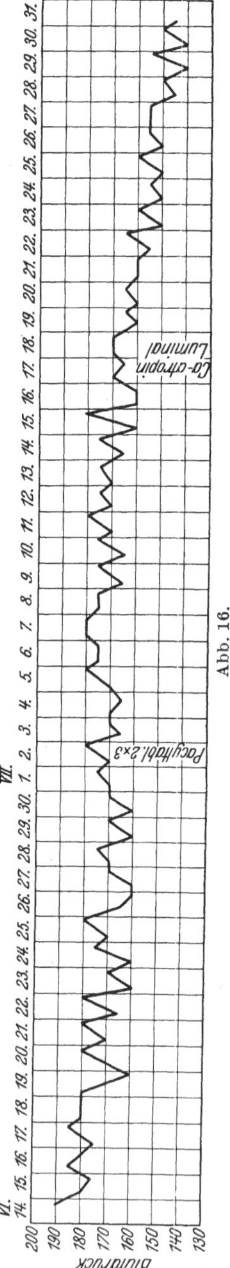

bis Wochen konstant im Bett gehalten und der Blutdruck wurde jeden Tag morgens und abends gemessen. Dann wurde das Mittel während einiger Tage bis Wochen in der erwähnten Dosierung gegeben. In sämtlichen Fällen blieb der Blutdruck auf demselben Niveau wie vor der Pacylmedikation. Nachdem die Pacylbehandlung beendet war, wurden die Kranken mit einer Lösung von $CaCl_2$, Atrop. sulfur. und Luminal behandelt. Die Kranken bekamen täglich 3—4 mg $CaCl_2$, 1 mg Atrop. sulfur. und 0,1 mg Luminal. In sämtlichen Fällen sank der Blutdruck nach dieser Behandlung, und zwar in 4 Fällen bis 130—145 mm Hg.

Als Beispiele lege ich Blutdruckkurven von zwei von diesen Fällen vor. (Siehe Abb. 15—16.)

Es scheint mir, als ob diese Ergebnisse gegen die Pacylmedikation und für die Ca-Atropin-Luminaltherapie sprächen.

Von Nitroscleran habe ich in einigen Fällen guten Erfolg gesehen.

GEORGOPOULOS hat Fälle von essentieller Hypertonie mit Ergotamin (Gynergen) behandelt. Er hat in gewissen Fällen und besonders bei der klimakterischen Hypertonie guten Erfolg mit diesem Mittel gesehen.

G. zieht hieraus den Schluß, daß die essentielle Hypertonie eine Sympatikotonie sei. Hiergegen spricht indessen das Verhalten, daß er auch mit Atropin Senkung des Blutdruckes bei Hochdrucklern sah. Übrigens wäre zu bemerken, daß die Zustände von Vagotonie und Sympatikotonie so innig ineinander greifen, daß sie kaum endgültig voneinander streng zu unterscheiden sind. Außerdem ist es bemerkenswert, daß MUNK, LENAZ, KYLIN u. a. bei der essentiellen Hypertonie viele Symptome einer Vagusübererregbarkeit gefunden haben.

Bemerkenswert ist auch, daß VASILIU bei der essentiellen Hypertonie erhöhte Cholinwerte im Blute und Harn gefunden hat, was mit einer Vagotonie zusammenzubringen wäre.

In diesem Zusammenhang muß auch der Aderlaß mit einigen Worten berührt werden. Es dürfte kein Zweifel darüber herrschen, daß der Eingriff bei Fällen von ernster Herzkomplikation mit Lungenödem usw. zweckentsprechend und empfehlenswert ist. Ein einzelner Aderlaß dürfte bei plethorischen Patienten auch angeraten werden können. Wiederholte Aderlässe halte ich jedoch bei Hypertonikern nicht für angebracht. Die Blutdrucksenkung, die man gleich nach dem Eingriff sieht, geht schnell vorüber und hat demnach keinen bleibenden therapeutischen Effekt auf die Blutdrucksteigerung. Durch wiederholte Aderlässe erzielt man keinen Effekt bezüglich des Blutdruckes, kann dagegen dem Kranken durch den wiederkehrenden Blutverlust schaden.

3. Hormonale Behandlung bei essentieller Hypertonie.

Schon vor langer Zeit hat man es als möglich betrachtet, daß die essentielle Hypertoniekrankheit durch eine inkretorische Störung, am wahrscheinlichsten durch eine Hyperadrenalinämie, verursacht sei. Spätere Untersuchungen haben diese Auffassungen betreffs der Bedeutung des Adrenalins nicht bekräftigen können.

Die ersten Versuche einer hormonalen Behandlung der Hypertonie, die ein positives Resultat ergeben zu haben scheinen, sind, soviel der

Verfasser weiß, von Kylin ausgeführt worden. Er ging dabei von der besonders von Munk betonten Beobachtung aus, daß der Geschlechtstrieb bei männlichen Hypertoniepatienten im allgemeinen herabgesetzt, und daß die Hypertonie im weiblichen Klimakterium häufig ist. Aus diesem Anlaß stellte Kylin einen Extrakt aus Sexualdrüsen her, mit dem er Patienten, die an essentieller Hypertonie litten, behandelte. Kylins diesbezügliche Mitteilung findet sich im Zentralbl. f. inn. Med. Nr. 22. 1926.

Die Ergebnisse dieser Untersuchungen zeigten, daß nach der Injektion des Extraktes der erhöhte Blutdruck schnell sank. Von größtem Interesse war es, daß in einem Fall (eine Frau mit essentiellem Hochdruck) der Blutdruck nach Injektion von Extrakt aus der Follikularflüssigkeit sank, nach Injektion von Extrakt aus dem Ovarialstroma (nachdem die Follikeln sorgfältig ausgezogen und Corpora lutea entfernt waren, aus dem übrigen Parenchym bereitet) wieder stieg.

Die Untersuchungsergebnisse faßte Kylin folgendermaßen zusammen:

„Wenn es darauf ankommt, die Resultate dieser Behandlung zu beurteilen, wird man vor eine außerordentlich schwere Aufgabe gestellt. Wie wir wissen, sinkt der Blutdruck bei Kranken mit essentieller Hypertonie während konstanter Bettruhe im allgemeinen und in vielen Fällen zwar auf normale Werte. Es wäre dann einzuwenden, daß in den Fällen, über die ich hier berichtet habe, die Bettruhe allein eine Senkung des Blutdruckes zur Folge gehabt haben könne. Seit mehreren Jahren habe ich indessen, der ich doch immer meinen Hypertoniekrankheiten mit täglichen Blutdruckmessungen morgens und abends folge, niemals früher so rasche Senkungen und so konstante Blutdruckwerte ohne oder mit nur normalen Tagesschwankungen gefunden, wie in den hier behandelten Fällen.

Unter meinen oben erwähnten Fällen findet sich auch ein Fall, den ich früher zweimal in meinem Krankenhaus behandelt habe. Das erstemal sank sein Blutdruck von 240 bis 150 mm Hg binnen 14 Tagen. Das zweitemal sank sein Blutdruck nicht. Diese beiden Male wurde der Kranke mit Kalkatropintherapie behandelt. Das letzte, drittemal sank sein Blutdruck von 230 auf 150 mm Hg. Diese Senkung geschah im Laufe von 7 Tagen. In diesem Fall stieg der Blutdruck wieder, wenn man mit den Injektionen von Sexualdrüsenextrakt aufhörte, wie der Blutdruck es auch in anderen Fällen tat, nachdem die Injektionen ausgesetzt worden waren. Wenn man mit den Injektionen wieder begann, sank der Blutdruck, um nach dem Aufhören der Injektionen wieder zu steigen.

Es scheint mir, als ob die raschen und deutlichen Senkungen des Blutdrucks, die ich in diesen Fällen durch Behandlung mit Sexualdrüsenextrakt bekommen habe, nicht nur durch die Bettruhe erklärt werden können, sondern daß die Injektion als solche zu diesen Senkungen beigetragen habe.

Es wäre denkbar, daß die Blutdrucksenkungen durch eine unspezifische Eiweißreizungstherapie hervorgerufen werden. Wie ich schon früher mitgeteilt habe, ist es nämlich möglich, durch unspezifische Injektionen, wie z. B. Milchinjektionen, Blutdrucksenkungen zu bekommen.

Das von mir bereitete Extrakt ist indessen durch die Fällung mit Alkohol außerordentlich eiweißarm und praktisch genommen, eiweißfrei, und es ist sehr fraglich, ob die minimalen Eiweißmengen, die noch eventuell übrig sein können, die Blutdrucksenkungen erklären können.

Bemerkenswert wäre es dann auch, daß in einem Fall der Blutdruck nach Injektionen von Ovarialparenchymextrakt stieg, um nach Injektion von Follikularflüssigkeitsextrakt wieder zu sinken.

Bestimmte Schlußfolgerungen aus diesen Ergebnissen meiner Untersuchungen zu ziehen, ist wohl noch nicht möglich, aber diese Ergebnisse sprechen doch für die Annahme, daß Störungen in der Sekretion der Sexualdrüsen große Bedeutung für das Entstehen der essentiellen Hypertoniekrankheit haben. Es scheint mir dann auch möglich, daß die Sexualdrüsen eine doppelte innere Sekretion haben, und zwar, was die Eierstöcke betrifft, der Follikularflüssigkeit eine blutdrucksenkende, dem übrigen Parenchym dagegen eine blutdrucksteigernde Eigenschaft zukommt."

Infolge eingetretener Hindernisse habe ich diese Untersuchungen noch nicht fortsetzen können.

Sie machen es indessen verständlich, daß man oft guten Erfolg durch Behandlung der weiblichen klimakteriellen Hypertonie mit Ovarialpräparaten sieht.

Da wir wissen, daß das Parathyreoideahormon den Blut-Ca-Gehalt erhöht, könnte man vermuten, daß Behandlung mit Parathyreoideahormon den Blutdruck bei Hypertonikern senken sollte. Ich habe darum einige Hypertoniker mit Parathyreoideatabletten behandelt. Der Blutdruck sank indessen nicht.

Auf einem anderen Wege hat MAJOR versucht, mit hormonaler (?) Behandlung zum Ziele zu kommen. Er behandelte essentielle Hypertoniefälle mit Injektionen von Leberextrakt, wobei er eine bedeutende Blutdrucksenkung beobachtete. Gleichzeitig kam McDONALD zum gleichen Resultat. MÖLLER aus der Klinik Prof. LUNDSGAARDS in Kopenhagen hat Nachuntersuchungen darüber ausgeführt und dabei die Erfahrung McDONALDS und MAJORS bestätigen können, daß der Blutdruck nach Injektionen von Extrakt sank, was „wahrscheinlich, aber nicht mit voller Sicherheit, teilweise dem Extrakt zugeschrieben werden darf".

VI. Capillaropathia acuta universalis.

Die Krankheit kommt in zwei verschiedenen Formen vor.

1. Postinfektiöse Capillaropathia (die alte diffuse akute Glomerulonephritis).

2. Capillaropathia gravidarum (Graviditätsnephritis).

Diese beiden Krankheitsformen sind einander in allen Beziehungen betreffs ihres klinischen Bildes gleich. Bei beiden Formen sind die führenden Symptome die Capillar- und Blutdrucksteigerung, die Ödeme und die Harnsymptome (Albuminurie, Hämaturie und Cylindrurie). Bei beiden Formen kommen Retinitis albuminurica und eklamptische Anfälle vor. Bei beiden Formen können Blutdrucksteigerung und Ödeme früher als die Harnsymptome auftreten. Beide Formen können zu sekundären schweren Störungen der Nierenfunktion führen. — Betreffs der pathologischen Anatomie findet man indessen, wie besonders Fahr gezeigt hat, wichtige Unterschiede zwischen diesen beiden Krankheiten.

Trotzdem daß diese Krankheitsformen einander klinisch vollständig gleichen, muß man doch verschiedene Ätiologien bei ihnen annehmen. Bei der einen Krankheit, der sog. Glomerulonephritis, ist die Ursache in infektiösen Giften zu suchen, bei der anderen in giftigen Stoffen, die während der Gravidität entstehen.

Auf welchem Wege die spezifischen giftigen Stoffe die Krankheiten hervorrufen, ist nicht klargestellt worden. Früher ist von vielen Autoren angenommen worden, daß die Bakterientoxine selber die akute Glomerulonephritis verursachen. Friedmann und Deicher haben indessen angenommen, daß die Antikörperbildung die Ursache der Scharlachnephritis sei.

Wenn diese Vermutung Friedmanns und Deichers richtig ist, liegt es nahe, anzunehmen, daß die Ursache der Graviditätsnephritis in einer ähnlichen Antikörperbildung zu suchen wäre.

Da diese beiden Krankheitsformen einander betreffs des klinischen Bildes so innig gleichen, finde ich es zweckmäßig, um zu viele Wiederholungen zu vermeiden, die klinischen Symptome nur bei der sog. akuten Glomerulonephritis eingehend zu erörtern. Bei der Graviditätsnephritis berühre ich nur die Symptome und Fragestellungen, die für diese Krankheit spezifisch sind.

Da diese beiden Krankheitsformen sich besonders in den peripheren Teilen der Strombahn der Blutgefäße abspielen, finde ich es angezeigt, zuerst kurz die normale und pathologische Physiologie der Capillaren zu erörtern.

A. Capillarphysiologische Vorbemerkungen.

1. Normale Anatomie und Physiologie der Capillaren.

Unter Capillaren verstehen wir die kleinsten Gefäßverzweigungen, die die Arterien mit den Venen verbinden. Zuerst von Malpighi und Leeuwenhoek entdeckt, wurden sie anfangs als strukturlose homogene Röhren angesehen. Bidder stellte jedoch 1847 die Theorie auf, „daß die Capillaren aus Zellen bestehen, die nach Art von Epithelgebilden zu einer röhrenförmigen, glashellen Membran verschmolzen seien". Während der Jahre 1865/66 wiesen mehrere Forscher, wie Ebert, Aeby, Hoyer, Klebs und Auerbach nach, daß Bidders Ansicht, die Capillaren seien durch Zellen aufgebaut, richtig wäre. Diese Zellen wären teilweise polygonal, teils spulförmig. Schaffer, Iwanoff und Ebert nehmen außerdem eine Adventitia darum an, „ein aus einer einfachen Zellenlage gebildetes Epithelrohr von verschiedenem Durchmesser", das „der Hauptbestandteil der Blutgefäße ist" (EBERT). Diese beiden letzterwähnten Forscher (EBERT und IWANOFF) beschreiben diese Adventitia als aus sternförmigen Zellen zusammengesetzt, die sich, miteinander anastomosierend, wie ein Netzwerk um das Epithelrohr schlingen.

Diese sternförmigen netzartig verzweigten Zellen bildeten den Gegenstand einer eingehenderen Untersuchung von ROUGET (1873). Er fand diese Zellen um alle Gefäße in der Membrana hyaloidea des Frosches herum, und zwar selbst in den allerkleinsten Capillaren.

SIGM. MAYER bestätigt 1902 diese Befunde von netzähnlich verzweigten Zellen um die Capillaren. Diese Zellen haben einen länglichen Kern, der in der Längsrichtung der Capillaren liegt. Das Protoplasma ist stark verzweigt und umfaßt die Capillaren mit vertikal gegen die Längsrichtung der Capillaren verlaufenden Zweigen.

In der allerneuesten Zeit hat VIMTRUP (1922) wiederum den Befund verzweigter Zellen um die Capillaren bestätigt, und er bestätigt vollständig die oben erwähnten Untersuchungen von ROUGET und MAYER.

Diese Rougetschen Zellen liegen in den Capillaren der Froschzunge so nahe beieinander, daß sie mit ihren Ausläufern einander berühren, während sie in den Capillaren der Schwimmhaut etwas vereinzelter vorhanden sind.

Im Jahre 1865 teilte STRICKER mit, er habe in der Blinkhaut des Frosches Capillarkontraktionen wahrgenommen. Mit dieser Mitteilung wurde eine Debatte über die Contractilität der Capillaren eröffnet, die erst in den allerletzten Jahren dank den Beweisen, die KROGHS Untersuchungen erbracht haben, abgeschlossen werden konnte.

GOLUBEW und TARCHANOFF bestätigten STRICKERS Befund und konnten außerdem hinzufügen, daß die Kontraktionen durch elektrische Reizung hervorgerufen werden können. Im Jahre 1876 bestätigte STRICKER auch diese Angabe.

Die endgültigen Beweise für die Kontraktilität und besondere Regulationsmechanismen des Capillarsystems sind von KROGH durch seine während der Jahre 1918—1922 veröffentlichten Untersuchungen erbracht worden.

KROGH ging von Untersuchungen über die Säureversorgung der Gewebe aus. Unter anderem rechnete er hierzu die Capillaren in einem gewissen Muskelgebiet und fand dabei, daß in einem ruhenden Muskel nur eine geringe Anzahl für die Blutströmung offen waren. Wurde dagegen ein Muskel einige Sekunden tetanisiert oder mit einem Glasstab gereizt, so tauchten eine Menge Capillaren auf, und die Blutströmung durch sie hindurch wurde für eine Weile recht lebhaft. Später verschwand die eine Capillare nach der andern wieder und nur eine geringe Anzahl blieben sichtbar.

Diese Untersuchungen bestätigten mithin, was man schon früher durch Angaben von HEUBNER, DALE, NICOLAI u. a. wußte, nämlich, daß normalerweise nur eine geringe Anzahl von Capillaren von Blut durchströmt werden, daß die anderen aber bei Bedarf geöffnet werden können.

Da es nicht möglich war, an lebenden intakten Muskeln sichere Ergebnisse über das Verhältnis zwischen offenen und geschlossenen Capillaren unter ungleichen Umständen zu erlangen, untersuchte KROGH auch an fixiertem Material. Um die Capillaren, die lebend unmittelbar vor der Fixierung des Gewebes offen gestanden hatten, leichter zu finden, spritzte er intravenös eine Tuschelösung ein. Die Capillaren, die offen gestanden hatten, wurden hierbei schwarz gefärbt und waren infolgedessen leichter aufzufinden. KROGH stellte nun fest, daß die im ruhenden Muskel offenen Capillaren, die, wie erwähnt, gering an Zahl waren, sehr gleichmäßig mit gleichgroßen Abständen voneinander verteilt waren. Im arbeitenden Muskel waren die Abstände zwischen den Capillaren bedeutend geringer und die Anzahl größer. Außerdem war der Durchmesser der Capillaren im ruhenden Muskel bedeutend geringer als im arbeitenden.

Die Blutkörperchen gehen durch nicht allzu enge Capillaren ein wenig zusammengerollt, jedoch ohne verlängert zu werden, hindurch. In engeren Gefäßen dagegen können sie so zusammengepreßt werden, daß sie die Form einer Wurst mit bis zu 18 μ Länge (gegen einen normalen Durchmesser von 7,2 μ) annehmen.

Auf den in den Zungenpapillen des Frosches vorhandenen Capillaren stellte KROGH den gleichen selbständigen Reaktionsmechanismus fest. Er ließ die Zunge auf einer Glasscheibe aufliegen und betrachtete sie unter dem Mikroskop. Sofort nach Ausbreiten der Zunge waren die Capillaren in großer Anzahl offen und der Blutstrom durch sie hindurch sehr lebhaft. Nach einer Weile verlangsamte sich der Blutstrom, gleichzeitig wie die eine Capillare nach der anderen verschwand, nachdem sie immer schmäler geworden war. Durch Reizung mit einer Nadel konnten die Capillaren leicht wieder zur Ausdehnung und der Blutstrom durch sie hindurch wieder in Gang gebracht werden. Durch eine spätere Arbeit hat er auch gezeigt, daß die Capillaren in der Froschhaut das gleiche selbständige Kontraktionsvermögen erhalten. Indessen steht hier die Mehrzahl der Capillaren offen. Nach Untersuchungen von CARRIER und KYLIN gilt das gleiche Verhältnis für die Capillaren in der menschlichen Haut.

Durch Reizung einzelner Capillaren mit einer feinen Nadel kann man wie KROGH bewiesen hat, sie zu völliger oder nur teilweiser Erweiterung bringen. Kratzt man mit der Nadel an einer kleinen Vene entlang, so kann man beobachten, wie, von der Vene ausgehend, sich eine Capillare öffnet. Wenn man mehr ritzt, so öffnet sie sich weiter und wird von der Vene aus mit Blut gefüllt. Auf diese Weise kann man es dahin bringen, daß sie sich so weit öffnet, daß sie bis zur Arterie herankommt und der Blutstrom von dieser durch die Capillare in Fluß kommt. Durch experimentelle Reizungen des Druckes in den Capillaren konnte er dagegen die Capillaren nicht in der Weise betätigen, daß sie sich für den Blutstrom öffneten. Dieser Versuch zeigt, daß der Venendruck genügt, eine erweiterte Capillare zu füllen, daß aber der Blutdruck in der Arterie sie nicht zu öffnen vermag. Die Capillarerweiterung kann daher keine Folge des Druckes in den Arterien sein.

Durch chemische Reizung mit einer Anzahl Stoffe wie Uretan, Cocain, schwacher Säurelösung, Nicotin usw. erhielt KROGH das gleiche Ergebnis wie mit mechanischer Reizung.

Aus diesem Experiment zog KROGH die Schlußfolgerung, daß die Capillaren eine selbständige Kontraktilität und einen eigenen Regulationsmechanismus besitzen, durch den das Capillarsystem unabhängig von den Arterien reguliert wird.

Diese Resultate KROGHS wurden durch Untersuchungen von HAGEN bestätigt. Er reizte auf mechanische Weise die Capillaren in der menschlichen Haut sowohl wie im Ohr des Kaninchens und stellte fest, daß eine leichte Reizung Capillardilatation und eine kräftigere Arterienkontraktion mit darauffolgender Stockung der Blutströmung in den Capillaren ergab. Nach einigen Augenblicken wurden jedoch die roten Blutkörperchen aus den Capillaren getrieben und die letzteren standen darauf 2—15 Minuten leer. In weiter geführten Untersuchungen arbeitete HAGEN auch mit Froschzungen, und seine Ergebnisse stimmen mit KROGHS schon erwähnten überein.

Durch seine Untersuchungen hatte KROGH, wie oben erwähnt, gezeigt, daß die Capillaren im arbeitenden Muskel in größerer Anzahl offen waren als im ruhenden. Wenn ein Muskel zur Ruhe gebracht wurde, kontrahierten sich die Capillaren also. Er nahm daher an, daß irgendein chemischer Stoff im Blute die Kontraktion der Capillaren verursachte. Um sich von der Richtigkeit dieser Annahme zu überzeugen, unterband er in der Froschzunge einen Arterienast. Als dieser nach einer Weile wieder für den Blutstrom geöffnet wurde, kam eine Hyperämie mit Erweiterung der Arterien sowohl wie der Capillaren zustande. Dieser Umstand, nämlich daß nach einer Absperrung des Blutstroms Hyperämie im berührten Gefäßgebiet auftritt, nachdem der Blutstrom wieder freigelassen worden ist, war indessen seit langem bekannt, und in diesem Zusammenhang dürfte ein Hinweis auf BIERS bekannte Untersuchungen angezeigt erscheinen. Schon lange hatte man jedoch geglaubt, daß die Hyperämie auf einem Säurehunger des Gewebes beruhe. KROGH zeigte indessen, daß die Säureversorgung in der Entstehung dieser Hyperämie keine Rolle spielte. Dagegen hat er durch Versuche bewiesen, daß ein noch unbekannter Stoff im Blute die Fähigkeit besitzt, die Capillaren zu kontrahieren. Später hat er gewisse Belege dafür vorgebracht, daß dieser Stoff Pituitrin ist.

Es ist mithin bewiesen, daß die Capillaren selbständige Kontraktilität und Regulationsmechanismus besitzen. Von größer Bedeutung wurde danach, die kontraktilen Elemente anatomisch kennenzülernen. In bezug auf diese Frage haben sich schon seit langem zwei abweichende Ansichten gegenüber gestanden, nämlich

1. daß die Kontraktionen von den Endothelzellen selbst verursacht werden,

2. daß kontraktile Elemente um die Capillaren die Zusammenziehungen herbeiführen.

Die erstgenannte Ansicht wird von STRICKER, GOLUBEW, TARCHANOW, MARÉS und HEIDENHAIN, BOY und BROWN, HAGEN u. a. vertreten.

Die andere Meinung stützt sich auf das Vorkommen verzweigter Zellen um die Capillaren herum, welche Zellen, wie erwähnt, zuerst von ROUGET und später von MEYER und WIMTRUP nachgewiesen worden sind. Der letztgenannte dieser Forscher hat auch den Beweis dafür erbracht, daß, wie STEINACH und KAHN früher angenommen hatten, die Capillarkontraktion durch diese Rougetschen Zellen hervorgerufen wird. Er findet das Protoplasma dieser Zellen verschieden bei stark kontrahierten, mittelweiten und stark erweiterten Capillaren. Bei den stark kontrahierten findet er das Protoplasma um den Kern herum gesammelt und mit kleinen Ausläufern versehen. Auf mittelweiten Capillaren sind die Ausläufer ein wenig länger. Auf stark erweiterten Capillaren erscheinen diese Zellen in bedeutend unregelmäßigeren Formen. Nur ein dürftiges Protoplasma umgibt den Kern. Die Ausläufer sind lang und stark verzweigt und spitzen sich am Ende zu.

Durch Reizung der sympathischen Ganglien konnte WIMTRUP sehen, wie in vivo diese zweigigen Zellen ihr Aussehen veränderten, wie oben beschrieben, während gleichzeitig die Capillaren kontrahiert wurden. Die Kontraktion setzte immer bei einer oder gleichzeitig bei mehreren solcher Zellen ein, und zwar in der Regel am Kern.

Verschiedene Capillargebiete sind ungleich reichlich mit Rouget-schen Zellen versehen. In den Zungencapillaren z. B. sind sie so reichlich vorhanden, daß ihre Ausläufer aneinander stoßen, während sie in den Capillaren der Schwimmhaut sparsamer vertreten sind.

2. Innervation der Capillaren.

Bereits 1863 beschrieb BEALE das Vorhandensein zweier markloser Nervenfäden längs der Capillaren. Den Endapparat dieser Fäden beschrieb er auch in Form sog. „nerve-tufts". Seine Entdeckung wurde von verschiedenen anderen Forschern wie KLEIN, GONJEEW, KOLAT-SCHEWSKI, BREMER, KESSEL, THOMSA, MÜLLER und GLASER, sowie letztens von ROBBERS bestätigt. Von diesen haben KESSEL, TOMSA und ROBBERS auf das Vorkommen der Nervenfäden in Capillaren des Menschen hingewiesen.

STEINACH und KAHN wiesen auch, wie schon früher erwähnt, nach, daß durch elektrische Reizung des isolierten Grenzstranges Capillarkontraktion verursacht werden könnte, ein Umstand, der später durch KROGH, HARROP, REHBERG und WIMTRUP bestätigt worden ist.

KROGH, HARROP und REHBERG haben die Capillarinnervation im Hinterbein des Frosches untersucht. Dabei haben sie festgestellt, daß eine elektrische Reizung der sympathischen 9. und 10. Ganglien Capillarkontraktion in Haut und Muskeln des Hinterbeines des Frosches hervorruft. Elektrische Reizung der hinteren Rückenmarkwurzel dagegen bewirkt eine Erweiterung der Capillaren. Elektrische Reizung der vorderen Rückenmarkwurzel verursacht eine schwache Erweiterung.

3. Die Permeabilität der Capillaren.

Die bisher dunkelste, am wenigsten gelöste aller der Fragen, die die Capillarstudien unserer Forschung vorgelegen haben, ist diejenige der

Durchdringbarkeit der Capillarwände. Und doch ist gerade diese Frage vielleicht die wichtigste, da ja die Gewebe des Körpers durch die Capillarwände mit Nahrungsstoffen versehen und durch sie die verbrannten und verbrauchten Bestandteile weggeführt werden sollen. Diese Frage hat seit langem das Forschungsinteresse wach halten können und mehrere verschiedene Theorien sind über diesen Teil der Funktion der Capillaren aufgestellt worden. Ohne hier auf diese Spekulationen näher eingehen zu wollen, kann ich doch nicht umhin, die wichtigsten derselben zu nennen.

Wir kennen die alte Cohnheimsche Theorie, die annahm, daß sich in den Capillarwänden kleine Öffnungen befinden, die als Durchgangstür für weiße Blutzellen dienen. KAUFFMANN bezweifelt das Vorhandensein dieser präformierten Stigmata, und seine Zweifel scheinen durch KROGHS und HARROPS Untersuchungen gestützt zu werden. Diese Forscher weisen nämlich nach, daß feine Perlentusche, dessen Partikel bedeutend kleiner sind als die weißen Blutzellen, nicht einmal durch erweiterte Capillaren hindurchkommen können.

Die Frage der Durchdringbarkeit der Capillaren für Flüssigkeit, Kolloide und Krystalloide ist noch weniger gelöst, und wir können in der Tat zu der Behauptung berechtigt sein, diese Frage sei noch völlig unerforscht. Wir wissen wohl, daß z. B. HEIDENHAIN und MARÈS annehmen, der Flüssigkeitsstrom zwischen Blut und Körpergewebe werde durch eine eigene Tätigkeit der Capillarwand geregelt.

Gewisse Aufklärungen über die Durchdringbarkeitsverhältnisse der Capillaren können uns die Capillarstudien geben. DALE und LAIDLOW fanden, daß durch kräftige Histaminwirkung die Capillaren erweitert wurden und gleichzeitig Ödem entstand. KROGH erwähnt später, daß bei einer kräftigen Capillarerweiterung, sie möge durch nervöse, chemische oder mechanische Reizung hervorgerufen worden sein, die Blutkörperchen in den Capillaren immer mehr zusammengedrängt wurden. „Man erhält,“ sagt KROGH, „den Eindruck, daß die Capillarwand für die Blutflüssigkeit durchdringbar wird, während die Blutkörperchen zurückgehalten werden.“ Denselben Befund erwähnt HAGEN. Er sagt, daß bei einer gewissen mechanischen Reizung eine kräftige Erweiterung des Capillargebiets zustande kommt. „Der Blutstrom wird in den vorher engen Capillaren zunächst rascher, bald jedoch verlangsamt er sich, und es kommt schließlich unter bedeutender Verminderung des Plasmagehalts zur Anschoppung der roten Blutkörperchen und zur Stase.“ Ähnliche Beobachtungen erwähnen auch andere Forscher, indem sie angeben, daß bei Capillaroskopie und Versuchen, die Capillarreaktion für z. B. Kälte zu studieren, die Capillaren bald nachdem sie erweitert worden waren, immer weniger scharf in ihren Umrissen und gewissermaßen verschleiert werden. Auch ich selbst habe bei meinen Untersuchungen oftmals diese Beobachtung gemacht, u. a. nach Stasierung, nach Anlegen von Esmarchs Binde u. dgl. Schon viel früher hatte indessen HEUBNER bei seinen Versuchen mit Goldchlorid, wobei er das Capillarsystem so vergiftete, daß eine intensive Capillarerweiterung entstand, von Exsudation aus den Capillaren gleichzeitig mit der Dilatation berichtet.

KROGH und HARROP prüften die Durchlässigkeit für gewisse kolloidale Partikel bei normal zusammengezogenen und stark erweiterten Capillaren. Sie stellten dabei fest, daß Vitalrot und Stärke durch erweiterte Capillarwände hindurchdrangen, von normal zusammengezogenen dagegen zurückgehalten wurden. Diese Veränderung in der Durchdringbarkeit war unabhängig von der Art, auf welche die Capillaren zur Erweiterung gebracht wurden (auch wenn es durch nervöse Reizung geschah).

4. Pathologische Physiologie der Capillaren.

Wir sind nunmehr über die wichtigsten Daten betreffs der normalen Physiologie der Capillaren klar geworden. Es ist indessen notwendig, auch damit ins Klare zu kommen, was die Folge sein wird, wenn die Capillaren einer stärkeren Reizung (chemischen, toxischen oder thermischen) ausgesetzt werden.

Wenn es darauf ankommt, diese Fragestellung zu beleuchten, folge ich der fundamentalen Darstellung, die RICKER gegeben hat.

RICKER hat seit längerer Zeit an verschiedenen Organen lebender Tiere die periphere Strombahn unter verschiedenen Bedingungen studiert. RICKER hat hier in verschiedener Weise eine Reizung im Capillarsystem hervorgerufen und hat dabei gefunden, daß die Capillaren und die Arteriolen gleichzeitig reagieren, die Capillaren mit Dilatation, die Arteriolen mit Kontraktion. (Dies entspricht dem, was KROGH bei einer gewissen stärkeren Reizung der Capillaren gefunden hat.)

RICKER hat aus diesen Untersuchungsresultaten geschlossen, daß die Arteriolen und die Capillaren eine funktionelle Einheit bilden, die immer gleichzeitig reagieren müssen. Er bezeichnet darum Arteriolen, Capillaren und Venulae mit dem gemeinsamen Namen: das terminale Gebiet der Strombahn der Gefäße.

Gegen die Auffassung und Terminologie RICKERS möge hier nur hervorgehoben werden, daß nach KROGH die Capillaren keineswegs immer mit den Arteriolen gemeinsam reagieren, sondern bei wenig starker Reizung allein reagieren.

Wir stellen also folgendes fest: bei einer schwachen Reizung reagieren die Capillaren momentan und mit Dilatation, bei einer stärkeren aber immer noch physiologischen Reizung die Capillaren mit Dilatation, die Arteriolen mit Kontraktion.

Zu gleicher Zeit, wo die Capillaren dilatiert werden, besonders wenn die Arteriolen dazu kontrahiert werden, erhält man eine Stase in den jetzt ausgedehnten Capillaren. Durch die dilatierte Capillarwand wird Flüssigkeit und daneben in dieser gelöste Stoffe durchgelassen. Je kräftiger die Capillardilatation, desto leichter dringt die Flüssigkeit durch die Capillarwand und desto größere Partikel difundieren durch sie hindurch.

Wie verhalten sich nun die Capillaren und die Arteriolen, wenn die Reizung, die die Capillaren trifft, noch stärker wird? Darüber geben uns die Untersuchungen RICKERS Auskunft. RICKER betont, daß die Capillaren unter solchen Verhältnissen ausgedehnt, während die Arteriolen maximal kontrahiert sind. Die Capillaren sind strotzend mit Blut gefüllt. Es kommt zu einer Liquordiapedese durch die Capillarwand, die bei den höchsten Graden der Capillardilatation in eine Diapedesisblutung übergeht. Der Blutstrom fließt außerordentlich langsam, es herrscht fast vollständige Stase.

Tritt dieser Zustand in den Glomerulis der Niere ein, so sehen wir als Folge eine Blutung durch die Capillaren, einen Bluterguß in den Harn. Wir erhalten die akute glomerulonephritische Nierenblutung.

RICKER setzt voraus, daß bei noch weiter gegangenem Schaden in diesem terminalen Gebiet eine momentane Stase in den Glomerulis auftritt, die zeitweise gelöst wird, um ein wenig Blut durchzulassen, wodurch ein — wenn auch höchst verlangsamter — Blutstrom momentan aufrechterhalten werden sollte. Die Gewebe sollten hierbei genügend ernährt werden, um die Nekrosebildung, die eine Dauerstase verursachen müßte, zu verhindern.

Man muß sich jetzt fragen, was im Laufe der nächsten Zeit in den Strombahnen dieser vorher beschriebenen Niere vorgeht. Diese Frage beantwortet RICKER in folgender Weise: „Unsere hierher gehörigen Experimente — über den postrubrostatischen Zustand — haben zunächst ergeben, daß die Nachwirkung der ihn erzeugenden Reizung der innervierten Strombahn selbst dann außerordentlich lange währt, wenn, wie im Falle der Nephritis, die Stase nur kurz bestanden hatte und partiell gewesen, die Reizung also submaximal gewesen war. Wir führen als Belege an, daß die partielle, nämlich die nur in Teilen des Capillarnetzes aufgetretene Stase, ein Zustand, der auf etwas schwächere Reizung ontsteht als die, die allgemeine Stase bewirkt, nach ihrer Lösung einem poststatischen Zustand von 7 Tagen Platz gemacht hat, wenn die relativ schwache Reizung der Conjunctivalstrombahn mit 44—46⁰ warmer (physiologischer) Kochsalzlösung auf 3 Minuten vorgenommen worden war; und daß, ebenso angewandt, Senföl in der starken Verdünnung von 0,005% die nur partielle Stase bewirkt, eine Nachwirkung von 6 Wochen hatte. Unsere Beispiele sind von Reizen in Konzentrationen genommen, die sehr weit unter der liegen, die das Gewebe zerstören und die, wie gesagt, sehr kurz eingewirkt haben. Wenn wir dazu anführen, daß längere Dauer des starken und sich zu partieller vorübergehender roter Stase steigernden perirubrostatischen Zustandes, eine Dauer, die durch künstliche Reizung nur schwer zu erzielen wäre, die aber z. B. der höchstens einige Tage nach Gangunterbindung ins Gewebe austretende Pankreassaft setzt, noch nach 13 Monaten sehr deutliche Folgen an der Strombahn hinterlassen hatte: sehr geringes Ödem, Stasecapillaren, Ekchymosen, herabgesetzte Erregbarkeit der Constrictoren gegenüber Adrenalin und Kälte, so dürfen wir es als einwandsfrei nachgewiesen betrachten, daß die kurze einmalige Wirkung einer Reizung der innervierten Strombahn selbst dann viele Monate währen kann, wenn die Reizung unter dem allgemeine Stase hervorrufenden Grade geblieben war.

Indem die gedachte Reizwirkung aufhört, mag es also nach RICKER eine längere oder kürzere Zeit dauern, bis der terminale Strombahnteil seine normale Funktionsfähigkeit zurückbekommt. Hierbei kann der Blutstrom in verschiedener Weise verändert werden. Die erste Veränderung wird dadurch charakterisiert, daß das Blut immer mehr weiße Blutkörperchen erhält, „die in den Venulae der terminalen Gebiete, wandständig werden und ins Gewebe oder in den angrenzenden Hohlraum austreten." RICKER spricht von einem postrubrostatisch-leukodiapedetischen Zustand. In diesem Zustand enthält die Exudation reichlich Leukocyten, und diese Exudation bedingt entweder Erguß in die Körperhohlräume oder in den Harn. RICKER betont „nachdrücklich auf Grund unserer zahlreichen Versuche an verschiedenen Orten des Säugetierkörpers, daß dieser starke leukodiapedetische Zustand ausschließlich nach dem starken oder stärksten perirubrostatischen Zustande eintritt, niemals nach Ischäme oder Fluxion".

Überwinden die Capillaren den Schaden, welchem sie ausgesetzt worden sind, so nimmt die Capillardilatation wie auch die Arterienkontraktion ab. Der Blutstrom wird wieder, obgleich verlangsamt, in Gang gesetzt, die Anhäufung von Leukocyten nimmt ab. Der Zustand nähert sich immer mehr dem Normalen, bis daß man im Mikroskop nichts Abnormes mehr sehen kann. „Aber auch dann noch," hebt RICKER hervor, „sind bei der Prüfung mit Reizen des Grades, der die normale Strombahn (Arterien und Capillaren gleichzeitig) verengt oder verschließt. Abweichungen festzustellen, die in allen vorhergegangenen Stadien stärker abnehmend stärker bestehen."

Wenn die schädliche Reizung nicht aufhört auf die Capillaren zu wirken, wird der vorher beschriebene Zustand immer hochgradiger werden. Wir können denselben Zustand erhalten, den HEUBNER durch Vergiftung von Tieren mit Goldchlorid bekam. Die Tiere starben. In den serösen Hohlräumen fand H. einen blutigen Erguß.

Anstatt zu einem akuten Tod zu führen, kann der beschriebene pathologische Zustand in den Capillaren sich in die Länge ziehen, wobei Gewebsveränderungen zu erwarten sind.

Wenn entweder die jetzt genannten Störungen während des akuten Krankheitsstadiums zum Tode führen oder irreparable Gewebeveränderungen von solcher Schwere eintreten, daß später das Leben nicht mehr aufrechtzuerhalten ist, so können die Krankheitserscheinungen auf dem Obduktionstisch klargelegt werden. Der Pathologe, der Gelegenheit dazu bekommt, wird mit oder ohne Hilfe des Mikroskopes, das Schlachtfeld studieren, wo der Kampf um Leben und Tod zwischen der Krankheitsursache und dem menschlichen Organismus ausgekämpft worden ist.

B. Die sog. akute diffuse Glomerulonephritis.

1. Pathologische Anatomie.

Wir haben die normale Anatomie und Physiologie der Capillaren berücksichtigt und ihre pathologische Physiologie kurz berührt. Es bleibt jetzt übrig zu sehen, welche Veränderungen man bei der akuten Glomerulonephritis in den Glomerulis nach dem Tode findet. Wenn man über diese Veränderungen aussagen soll, dürfte es von der größten

Bedeutung sein, erst die Fälle zu beschreiben, wo der Tod schon bald nach dem Einsetzen der Krankheit erfolgt ist. Je kürzere Zeit vom Anfang der Krankheit verflossen ist bis der Patholog Gelegenheit bekommt, die Niere mikroskopisch zu untersuchen, desto bessere Einsicht erhält man in die Veränderungen, die von pathogenetischer Bedeutung sind.

Es ist indessen nicht meine Absicht, ausführlich die pathologische Anatomie der akuten Glomerulonephritis zu beschreiben. Ich will nur die Ergebnisse der pathologisch-anatomischen Forschung berühren, die die Ätiologie und Pathogenese beleuchten können.

Ich will darum erst die Fälle in der Literatur erwähnen, wo man die pathologisch-anatomische Untersuchung bald nach dem Einsetzen der Krankheit machen konnte und später die bekannten pathologisch-anatomischen Veränderungen in der Niere beschreiben, die in einem etwas späteren Stadium folgen.

Die 2 frühesten Fälle, die in der Literatur erwähnt sind, sind von HÜCKEL beschrieben worden. In einem dieser Fälle war der Tod 2½ Tage, in dem anderen 30 Stunden nach dem Einsetzen der Glomerulonephritis eingetreten.

Den mikroskopischen Befund in dem ersten Falle beschreibt HÜCKEL folgendermaßen:

„Alle Glomeruli zeigen Veränderungen, deren Bilder allerdings recht verschieden sind. Blutgehalt der Knäuel wechselnd; viele strotzend mit Blut gefüllt, ihre Vasa afferentia stark erweitert, reichlich Blut enthaltend. Von diesen Glomeruli führen fließende Übergänge zu völlig blutleeren Knäueln, deren Vasa afferentia aber ebenfalls noch deutlich erweitert sind. Die Auszählung einiger hundert Glomeruli aus den verschiedensten Schnitten ergibt etwa folgende Verhältnisse: Strotzend mit Blut gefüllte Glomeruli etwa 30%, stark bis mäßig bluthaltige etwa 30%, mäßig bis wenig bluthaltig etwa 35%, völlig blutleere etwa 5%. Die strotzend mit Blut gefüllten Knäuel weisen die geringsten Veränderungen auf; sie herrschen vielfach gruppenweise vor und sind dann gegen Gruppen minder bluthaltiger oder blutleerer Glomeruli ziemlich scharf abgesetzt. Das Nierenparenchym, in dem sie liegen, zeigt im Gegensatz zu dem, welches die minder bluthaltigen Knäuel aufweist, ebenfalls eine starke Blutfülle der Aa. arcuatae, interlobulares und der intertubulären Capillaren. Durch die pralle Blutfüllung treten die Schlingen der in Rede stehenden Glomeruli außerordentlich deutlich hervor, erscheinen plump, stark gebläht, stellenweise geradezu seeartig erweitert. Endothelien vielfach geschwollen, teilweise mit sehr großen hellen, eiförmigen, sich trotz der prallen Blutfüllung in das Lumen vorwölbenden Kernen. Dieses ist durch die Endothelschwellung an einzelnen Stellen erheblich eingeengt; jene ist meist an den aus dem intraglomerulären, erweiterten Endteil des Vas afferens doldenförmig abgehenden Schlingenanfangsteilen besonders deutlich ausgeprägt. Protoplasma der veränderten Endothelien zeigt an diesen Stellen eine trübe, blaßrosa Farbe (Hämatoxylin-Eosinfärbung). In einzelnen Schlingen dieser blutstrotzenden Glomeruli die roten Blutkörperchen nicht mehr körperlich gegeneinander abgrenzbar, eine homogene, aber mit Eosin sich noch leuchtend rot färbende Masse bildend. Die durch die Oxydasereaktion dargestellten Leukocyten in diesen Glomerulis nicht nennenswert vermehrt, bis etwa 30 im Knäuel bei Schnittdicke von etwa 15 μ zu zählen (normal). Zahl nach GRÄFF bei Schnittdicke von 15 μ 3—35. Ansammlung von Leukocyten um die Malpighischen Körperchen herum nirgends erkennbar. Kapselraum dieser strotzend mit Blut gefüllten Glomeruli stets leer, Kapselepithelien o. B. Der prall gefüllte Glomerulus groß, Kapselraum außerordentlich schmal; eine hernienartige Einstülpung des Knäuels in den Harnpol konnte jedoch nirgends beobachtet werden. Die Veränderung dieser Glomeruli besteht demnach nur in einer Endothelschwellung bei hochgradiger Hyperämie und stellenweise homogener Verklumpung von roten Blutkörperchen sowie stellenweise hochgradiger Capillarerweiterung.

Fließende Übergänge führen zu den stark bis mäßig, und von diesen zu den wenig bluthaltigen bis blutleeren Glomeruli. In all diesen Knäueln (ausschließlich der völlig blutleeren, s. unten) tritt zunächst die Verdickung der Schlingenwände deutlicher hervor. Endothelkerne noch teilweise groß, hell und rundlich, aber auch vielfach kleine, dunkle, unregelmäßig gestaltete, pyknotische Formen zeigend. Leukocyten in diesen Knäueln deutlich vermehrt (über 50, Oxydasereaktion), während sie auch hier in der unmittelbaren Umgebung des Nierenkörperchens vermißt werden. Die Leukocyten im Glomerulus scheinen vielfach am Gefäßpol dichter zu liegen als in den übrigen Teilen. Die meisten der in Rede stehenden Glomeruli zeigen nun Besonderheiten, die dem Prozeß im ganzen ein besodneres Gepräge geben: 1. Sieht man in zahlreichen Knäueln umschriebene Nekrosen. Einzelne Schlingen sind in eine teils homogene, teils körnige, sich mit Hämatoxylineosin schmutzig dunkelrot färbende Masse verwandelt, in der hier und da verstreut etwas größere, mit Hämatoxylin dunkelblau gefärbte Bröckel von unregelmäßiger Form (Kerntrümmer), zu finden sind. Man kann deutlich verfolgen, daß diese Nekrosen aus zusammengesinterten verdickten Capillarwänden entstanden sind. In diesen nekrotischen Zonen ist hier und da auch Fibrin nachzuweisen. Wir finden fernerhin, daß entweder eine Schlinge oder Schlingengruppe nekrotisch verändert ist (häufig), oder daß im gesamten Schlingenknäuel zahlreiche kleine Nekroseherde diffus verteilt sind (selten). Die Nekrosen haben die Neigung, die ersten, unmittelbar aus dem Endteil des Vas afferens hervorgehenden Schlingenabschnitte zu befallen. Auch in diesen Glomeruli sind trotz der im ganzen oft nur mäßigen Blutfülle hier und da einzelne Schlingenabschnitte stark erweitert. 2. Finden sich in einzelnen Schlingenabschnitten einiger weniger Knäuel intracapilläre Fibrinpfröpfe (Fibrinfärbung), in denen hier und da noch einzelne rote Blutkörperchen zu sehen sind. Diese Fibrinpfröpfe stecken ebenfalls mit Vorliebe in den unmittelbar aus dem Endteil des Vas afferens hervorgehenden Schlingenabschnitten und senden einzelne Fäden in den Endteil des Vas afferens aus. Sie gehen nicht zwangsläufig mit Schlingennekrosen einher. Die Kapselräume der in Rede stehenden Glomeruli sind erheblich weiter als die die blutstrotzenden Glomeruli umgebenden, meistens leer, enthalten aber hier und da einige rote Blutkörperchen und geronnene Massen. Vas afferens meist weit, jedoch nicht so stark mit Blut gefüllt wie das der eingangs beschriebenen Glomeruli. Sein Endteil stellenweise mit zartem Fibrinnetz. Die Veränderungen der stark bis wenig bluthaltigen Glomeruli sind also: umschriebene Nekrosen, vereinzelte Fibrinpfröpfe, Schwellung der Endothelien und Leukocytenvermehrung. Sie beherrschen in wechselnden Verhältnisse das Bild; Nekrosen und Fibrinpfröpfe können ganz fehlen, erstere sind jedoch meist vorhanden.

Die völlig blutleeren Knäuel machen zunächst einen etwas kernreicheren Eindruck als die bisher beschriebenen. Nekrosen und Fibrinpfröpfe kommen auch hier vor. Endothelkerne auffallend vielgestaltig, vielfach mehrschichtig angeordnet. Die einzelnen Schlingen nicht gegeneinander abgrenzbar. Größe des Kapselraumes außerordentlich wechselnd. Vas afferens noch weit, aber meist fast leer.

Bakterien lassen sich in keinem einzigen Glomerulus trotz langwieriger Durchsuchung zahlreicher Schnitte nachweisen.

HÜCKEL hat noch einen anderen Fall von akuter Glomerulonephritis beschrieben, in welchem der Tod schon 30 Stunden nach Beginn der Krankheit folgte. Der mikroskopische Befund war folgender:

Im Mark und vereinzelt auch in der Rinde finden sich Gruppen stark erweiterter und strotzend mit Blut gefüllter Capillaren. Diese Stellen entsprechen den beim makroskopischen Befunde erwähnten roten Fleckchen und Strichen. Im Nierenmark, besonders in der Nähe des Nierenbeckens, ist das Zwischengewebe stellenweise ödematös.

Die Epithelien der Hauptstücke weisen eine Schwellung und eine Rotfärbung mit Eosin, die etwas stärker als gewöhnlich ist, auf; ihre Kerne sind jedoch allenthalben gut erhalten. In den Epithelien der Kanälchen aller Ordnungen finden sich hier und da ziemlich feintropfige Fetteinlagerungen in mäßiger Menge.

Beherrscht wird das mikroskopische Bild durch die Veränderungen an den Glomeruli. Diese sind fast durchweg groß, füllen, was besonders in frischen Gefrierschnitten deutlich hervortritt, den Kapselraum fast überall völlig aus und sind sogar vereinzelt hernienartig in den Harnpol eingestülpt. Sie sind vielfach deutlich gefeldert. Die Zahl der mittels Oxydasereaktion dargestellten Leukocyten betrug im einzelnen Glomerulis bei einer Schnittdicke von ca. 15—20—50 und kann also wohl als etwas erhöht bezeichnet werden. Jedoch finden sich auch einzelne Knäuel, in denen die Zahl geringer ist.

Die Capillarwände sind gequollen, verbreitet, einzelne Schlingengruppen sind häufig nicht mehr deutlich gegeneinander abzugrenzen und zu einer unförmigen Masse verquollen. Die Endothelien sind teils geschwollen, ihre Kerne aufgebläht oder ganz vereinzelt deutlich zu kleinen, chromatinreichen, unregelmäßig gestalteten Klümpchen zusammengeschrumpft. Hier und da sind sie lang ausgezogen und zeigen eigentümliche Tropfen- oder Keulenform. In einzelnen Schlingen ist eine deutliche Wucherung der Endothelien wahrzunehmen. Die Lichtung der Capillaren erscheint durch die Quellung und Verbreiterung der Schlingenwände sowie durch die Endothelwucherung verengt bzw. geradezu verlegt. Die Epithelien der Bowmanschen Kapsel sind ebenfalls geschwollen, ihr Protoplasma zeigt vereinzelte Einlagerungen von Vakuolen, die sich übrigens auch in einzelnen Endothelien finden. Viele Glomeruli erscheinen bei der Sudanfärbung in mäßigem Grade wie mit Fetttröpfchen feinst bestäubt. Im ganzen ist der Kerngehalt der Glomeruli deutlich vermehrt, was in denjenigen Knäueln, in denen die Quellung der Schlingen ganz besonders stark ausgeprägt ist, allerdings nicht ganz so augenfällig ist. Die Kapselräume sind in frischen Gefrierschnitten überall mit geronnenen Massen ausgefüllt; rote Blutkörperchen sind in ihnen nirgends zu sehen. Meistens liegt jedoch in diesen frischen Schnitten der voluminöse Glomerulus dem parietalen Kapselblatt allenthalben unmittelbar an, so daß von einem Kapselraum kaum gesprochen werden kann. Auch in den Harnkanälchen finden sich reichlich körniggeronnene Massen.

Ehe wir diese Fälle zur Diskussion stellen, scheint es mir notwendig, ein paar wichtige Daten betreffs der Physiologie der Capillaren wieder zu betonen. Wir wissen von den vorher erwähnten Untersuchungen von KROGH u. a., daß normalerweise nur ein Teil der Capillaren für den Blutstrom offen stehen, während andere geschlossen sind. Nach Bedarf öffnen sich neue Capillaren, während andere sich dagegen schließen. Diese Tatsache, die zuerst von KROGH an der Zunge des Frosches gezeigt wurde, gilt, wie erst KYLIN und danach CARRIER nachgewiesen haben, auch für den Menschen, wenigstens für die oberflächlichen Hautcapillaren.

Wir wir aus den histologischen Befunden ersehen, sind in verschiedenen Glomeruli die Veränderungen von ungleichem Aussehen. Diese Tatsache dürfte, wie auch HÜCKEL meint, darauf beruhen, daß die Veränderungen in den verschiedenen Glomeruli von verschiedenem Alter sind. Diese Tatsache wiederum mag ihre Erklärung in dem erwähnten physiologischen Verhalten finden, daß normal nur ein Teil der Capillaren für den Blutstrom offen steht. Wenn dieser Blutstrom für das Capillarsystem giftige Stoffe mitführt, werden die Capillaren, die schon anfangs Blut empfangen, am frühesten geschädigt. Allmählich werden später neue Capillaren geschädigt, je nachdem sie für den Blutstrom geöffnet werden, natürlich unter der Voraussetzung, daß der Blutstrom fortwährend für die Capillaren giftige Stoffe mitführt. Könnte man dagegen denken, daß der Blutstrom das Gift nur momentan mitführte, möchte die Folge sein, daß nur ein Teil der Capillaren geschädigt wurden, andere nicht. Dies sollte also mit dem pathologisch-anatomischen Bild übereinstimmen, das BÄHR, WIESEL und HESS, ROTH und BLOSS nach einer Einspritzung von Uran in die Arteria renalis gefunden haben. Sie haben dabei herdförmige Glomerulusschäden gefunden, während andere Glomeruli intakt gewesen sind.

Wenn der eben dargelegte Gedankengang richtig ist, dürften alle diffusen Glomerulonephritiden theoretisch herdförmig anfangen.

Beginnen wir so die vorliegenden Obduktionsprotokolle kritisch zu prüfen, so scheint es mir richtig, wie HÜCKEL getan hat, die hyperämischen am wenigsten veränderten Glomeruli mit ihrem weiten blutgefüllten Vas afferens als die am spätesten ergriffenen Glomeruli aufzufassen. HÜCKEL kommt dabei zur folgenden Auffassung: „es scheint sich primär um eine Lähmung der Glomeruluscapillaren zu handeln, die sich auch auf die zuführende Arteriole erstreckt. Die unmittelbare Folge davon ist die starke Blutfüllung, die Hyperämie dieser Gefäßabschnitte. Zugleich kommt es zu einer — vielleicht unter Mitwirkung der durch die Lähmung bedingten veränderten Durchströmungsverhältnisse — toxischen Schädigung der Endothelien, die weiterhin zur Schwellung, Abstoßung, Blutung und stellenweise zur Versinterung der Capillarwände mit Nekrose führt. Fernerhin kommt es hier und da zur Stase in den Knäuelschlingen und stellenweise zur Bildung kleiner intracapillärer Fibrinpfröpfe, welche aus thrombotischen Vorgängen gedeutet werden können. Diese im Glomerulus gelegenen Hindernisse für den Blutstrom führen weiterhin zu einer Anstauung des Blutes im Vas afferens, welche bei der Erweiterung jenes mitwirkt und zur Durchpressung des Blutes durch die geschädigten Gefäßwände führt. Alle diese Veränderungen lassen sich ungezwungen durch die Wirkung des Streptokokkengiftes erklären."

Andere Glomeruli, die sich blutfrei oder beinahe blutfrei erwiesen, faßt HÜCKEL als früher geschädigt auf. Der Krankheitsprozeß sollte also in diesen älteren Datums sein.

Neben diesem Fall verdient ein Fall von FAHR erwähnt zu werden. Es handelt sich um einen 37 jährigen Mann, der plötzlich an einer Glomerulonephritis erkrankte. Er starb 3 Tage später. FAHR beschreibt die wichtigsten Nierenbefunde in folgender Weise: „Aus der Beschreibung rekapituliere ich nur die wichtigsten Daten: Nieren vergrößert (je 200 g), Zeichnung verwaschen. Mikroskopisch: Glomeruli ungleichmäßig vergrößert. Gehalt an roten Blutkörperchen in den Glomerulusschlingen wechselnd, reichlich Leukocyten in den Schlingen, außerdem vielfach fädige, körnige oder wurstförmige, mit Kerntrümmern vermischte, geronnene Massen von glasigem Aussehen. Außer diesen exsudativen Prozessen deutliche starke Proliferation der Kapillarendothelien, wie ich sie häufig beschrieben habe. Capillarwand teils dünn, teils breit gequollen oder leicht körnig. In den Kapseln spärliches

Exsudat und rote Blutkörperchen, desgleichen in den Kanälchen, deren Epithelien keine Abweichung von der Norm erkennen lassen. Das Strukturbild ist völlig unbeeinträchtigt. Gefäße gut mit Blut gefüllt, sonst ohne Befund. Interstitielle Capillaren strotzend gefüllt.

Die Gefäße, die bei dieser Beschreibung etwas kursorisch abgehandelt sind, habe ich nun in Serien genau untersucht, und zwar verfolgte ich immer in lückenlosen Serienschnitten den Verlauf des Vas efferens von seinem Abgang aus dem Vas interlobulare bis zur Einmündung in den Glomerulus und bis zur Ausmündung des Vas efferens.

Das Vas interlobulare verhielt sich dabei immer absolut gleichmäßig, seine Wandung, speziell die Intima, ist ohne Veränderung, das Lumen sehr gut mit Blut gefüllt, manchmal ist die Füllung direkt als strotzend zu bezeichnen. Die Vasa afferentia dagegen verhalten sich ungleichmäßig. Die Abgangsstelle vom Vas interlobulare erweist sich vielfach noch als unverändert, je näher man jedoch an den Glomerulus herankommt, desto häufiger und deutlicher finden sich Veränderungen, die sich im wesentlichen mit denen an den Glomerulusschlingen selbst identifizieren lassen, d. h. es findet sich eine Schwellung der Endothelien, die sich knospenartig von der Wand abheben, vielfach ist es zu einer Desquamation gekommen. Zwischen den desquamierten Endothelien finden sich Leukocyten, stets auch rote Blutkörperchen, wenn auch ihre Zahl in den durch die Endothelschwellung eng gewordenen Vas afferens gering ist. Manchmal ist das Vas afferens sogar dicht vor und noch an seiner Einmündungsstelle sehr gut mit roten Blutkörperchen gefüllt, in anderen Fällen wieder reicht die Endothelschwellung und Desquamation bis an den Abgang aus dem Vas interlobulare heran, aber auch dann findet man im Vas afferens als solchem immer noch rote Blutkörperchen, wenn es auch im einzelnen Schnitt, wie gesagt, manchmal anders scheinen mag. In analoger Weise, wie das Vas afferens ist auch das Vas efferens verändert."

Wir finden also in diesen drei frühen Fällen, daß der Krankheitsprozeß mit einer Blutüberfüllung der Glomeruli angefangen hat. Zu derselben Auffassung sind auch HERXHEIMER und RICKER u. a. auf Grund der Befunde an den von ihnen untersuchten frühen Fällen gelangt.

Beginnen wir jetzt den pathologisch-anatomischen Befund der ein wenig älteren Fälle zu beschreiben, so finden wir eine weitgehende Übereinstimmung in den Mitteilungen der verschiedenen Autoren (FRIEDLÄNDER, LANGHANS, REICHEL, LÖHLEIN, HERXHEIMER, VOLHARD, KUCZYNSKI, FAHR, KOCH, KLEBBS, MUNK). Das typische ist, daß die Glomerulusschlingen weit offen und blutleer sind. Die Glomeruluswände schienen mehr oder weniger verändert zu sein. MUNK, der sich früh eingehend mit diesem Gebiet beschäftigt hat, behauptet, daß er bei Gefrierschnitten an Nieren, kurz nach dem Tode herausgenommen, die Glomerulusschlingen auffallend breit und dick gefunden hat, „noch mehr war dies bei Doppelmesserschnitten von ganz frischem Material der Fall. Hier sah man niemals ein gebjähtes Lumen, im Gegenteil, das Lumen war nicht zu erkennen, während es in den gefärbten Schnitten der gleichen Niere deutlich zu unterscheiden war".

An unserem gehärten, geschnittenen und gefärbten, histologischen Präparat finden wir also, nach einstimmiger Auffassung, die Glomerulusschlingen blutleer und geschwollen. Wenn es sich darum handelt, wie man die Entstehung erklären will, so ergeben sich verschiedene Auffassungen. VOLHARD huldigt mit seinen Schülern KOCH und HÜLSE der bekannten Volhardschen Krampftheorie, welcher sich auch KUCZYNSKI angeschlossen hat. Diese Ansicht kommt darauf hinaus, daß infolge einer chemischen Reizung ein Gefäßkrampf in den Arteriolen entsteht, wodurch das Blut verhindert wird, an den Glomeruli zu kommen. Gegen diese Krampftheorie VOLHARDS haben sämtliche Fachpathologen Einwände erhoben.

Von großem Interesse ist es nun, von den Veränderungen Kenntnis zu nehmen, die HÜCKEL bei seinen frühen Fällen der Glomerulonephritis beschrieben hat. Wir erinnern uns, daß HÜCKEL Glomeruli in verschiedenen Stadien gefunden hat. Von diesen verschiedenen Stadien erzählt er folgendes: „Die Entzündung ist in den hyperämischen Glomeruli vorwiegend alternativer Natur (Schwellung der Endothelien), in dem weniger blutreichen alterativer und exsudativer Natur (Schwellung der Endothelien, Fibrin, Leukocyten), in den blutleeren kommt es noch zu einem leichten produktiven Anteil (Wucherung der Endothelien)."

In diesem Zusammenhang ist es auch von Interesse, an die Injektionsversuche von LANGHANS zu erinnern (S. 172).

Wir finden also, daß nach LANGHANS' Injektionsversuchen, MUNKS Gefrierschnittuntersuchungen und Doppelmesserschnittuntersuchungen, und FAHRS und HÜCKELS Forschungen zu urteilen, die Glomerulusschlingen nicht ausgedehnt, gebläht, sondern inflammatorisch angeschwollen sind. Es scheint mir also richtig zu sein, wenn MUNK folgendes schreibt: „Mikroskopisch wird nun als charakteristischer Befund bei der Glomerulonephritis die Blutleere und eine gleichzeitig vorhandene eigentümliche ‚Blähung' der Glomerulusschlingen angeführt. Diese sich scheinbar widersprechenden Erscheinungen sind nur so zu erklären, daß zu Lebzeiten dem Eintritt des Blutes in die Schlingen durch die Verengerung des Lumens ein Widerstand entgegengesetzt wurde. Dieser Widerstand ist bedingt durch eine Quellung der Gefäßwand, d. h. ihrer lebenden Zellsubstanz, nach dem Tode tritt dagegen eine Entquellung ein, die Quellflüssigkeit kann an den freigelagerten Schlingen der Glomeruli mit Leichtigkeit in den Kapselraum austreten und das Lumen wird dadurch wieder frei und weiter und erscheint darum ‚gebläht'. Diese Entquellung wird durch unsere Fixierungs- und Färbemethoden natürlich noch gefördert."

In den „geblähten" Glomerulusschlingen findet man unter dem Mikroskope größere oder kleinere Eiweißmassen. Ob diese prämortal oder postmortal gebildet sind, darüber ist eine Einigkeit nicht erzielt worden. VOLHARD und seine Schüler, die einen Arteriolenkrampf als Ursache der Blutleere ansehen, meinen, daß diese Eiweißmassen aus dem Blutserum kommen, das durch die gesperrten Arteriolen heraussickert. MUNK u. a. dagegen glauben, daß die Eiweißmassen durch Exsudat bei dem postmortalen Schrumpfen der Zellen und vor allem durch Einwirkung der Fixierungs-, Härtungs- und Färbeflüssigkeiten entstehen.

In ein wenig späterem Stadium findet man, wie besonders HÜCKEL und FAHR erwähnt haben, nebst den vorher beschriebenen Veränderungen in den Glomeruli, eine produktive „Wucherung der Endothelien". Man findet auch bei den mehr vorgeschrittenen Stadien halbmondförmige Fibrinklumpen in Bowmans Kapsel. In einigen Fällen kann man auch einzelne Blutkörperchen in dieser Bowmanschen Kapsel finden. Die Nierenkanälchen werden in späterem Stadium auch degenerativ verwandelt. Die genannte Halbmondform in Bowmans Kapsel bekommt oft einen Zuschuß abgestoßener Zellen sowohl vom visceralen wie vom parietalen Blatt. Dazu kommen, mehr oder weniger, eingewanderte Leukocyten.

In den meisten Fällen geht der Krankheitsprozeß in den Nieren unter resorptiver, regenerativer und reperativer Veränderung zur vollständigen Gesundung über. In anderen Fällen schreitet der Krankheitsprozeß fort und geht in chronisches Stadium über. Der Krankheitsverlauf kann ungleich lange dauern, von Monaten bis zu Jahren und Jahrzehnten. Man kann dabei zwei verschiedene pathologisch-anatomische Typen unterscheiden.

1. eine Form, wo die Veränderungen der Glomeruli in mehr oder weniger hohem Grad zurückgehen, während dagegen degenerative Veränderungen sich in den Epithelien einstellen.

2. eine andere Form, wo sich die inflammatorischen Prozesse wegen produktiver Veränderung der Glomeruli und des Bindegewebes fortsetzen.

Die erste Form wird in erster Linie durch eine lipoide Veränderung des Epithels der Nierenkanälchen gekennzeichnet. Wir erhalten auf diese Weise eine sekundäre Lipoidnephrose. Diese Form gehört in ihrer Fortsetzung zu den eigentlichen Nierenkrankheiten und fällt einigermaßen aus dem Rahmen des gegenwärtigen Themas.

Die andere Form wird vor allem durch inflammatorische Veränderungen in den Glomeruli charakterisiert. Makroskopisch ist die Niere anfangs von ungefähr normaler Größe, vom Aussehen ein wenig rötlich und für das Gefühl von fester Konsistenz. Die Kapsel ist oft mit Schwierigkeit von dem Parenchym zu lösen. An der Schnittfläche ist die Zeichnung nicht ganz deutlich. Hier und da sieht man gelbliche Flecke. Bisweilen kann die ganze Rinde mehr blaßgelb sein.

Mikroskopisch findet man hier und da Glomerulusschlingen in fortschreitender Hyalinisierung und „Verödung". Die Halbmondformen in Bowmans Kapsel werden immer mehr in Bindegewebe verwandelt, wodurch die Kapsel verdickt wird. In den Harnkanälen kann man lipoide Körner und Fettdegeneration von mehr oder weniger ausgesprochenem Grade finden. Häufig ist das Epithel in den Kanälchen niedrig, atrophisch. Die Gefäße sind gewöhnlich intakt, bisweilen findet man jedoch inflammatorische Arteriolusveränderungen.

11*

Viele Fälle gehen später in das chronische Stadium über, das wir unter dem Namen sekundäre Schrumpfniere kennen. Dieses Stadium wird in meiner jetzigen Arbeit nicht erörtert und ich verweise darum auf die speziellen pathologischen Handbücher.

2. Ätiologie.

Daß die Ursache dieser Krankheit in gewissen akuten Infektionskrankheiten zu suchen ist, dürfte derzeit als festgestellt betrachtet werden können. In der Regel geht die Infektion vom Schlund oder den oberen Luftwegen aus. VOLHARD gibt an, daß „fast in Dreiviertel aller Nephritiden bekannter Ätiologie (in zirka 125 von 179 im Atlas bearbeiteten Fällen) die Mandeln bzw. der lymphatische Rachenring die Eingangspforte für den Infektionserreger bilden". Diese Angabe dürfte auch der allgemeinen Erfahrung entsprechen. SIEBECK, LICHTWITZ, KOLLERT u. a. stimmen hierin mit VOLHARD überein. In anderen Fällen wird die Krankheit durch Hautinfektionen, wie z. B. Panaritien, Abscesse, Pemphigus usw. verursacht. In einer kleineren Anzahl von Fällen schließlich kann man die Ursache der Krankheit nicht finden, man dürfte aber mit Grund annehmen können, daß auch bei diesen eine übersehene leichtere Infektion, z. B. in den oberen Luftwegen, vorhanden war.

In der letzten Zeit hat KOLLERT der Bedeutung der Infektion als ätiologischen Faktor für die Glomerulonephritis ein eingehendes Studium gewidmet. Er fand in 80 Fällen von akuter Nierenentzündung 55 Fälle, bei welchen er über den Bestand einer Initialinfektion keinen Zweifel hegen konnte, 21 Fälle, bei welchen das Vorhandensein einer Initialinfektion aus der Anamnese wohl mit großer Wahrscheinlichkeit vermutet, aber nicht mit vollkommener Sicherheit erschlossen werden konnte, 4 Fälle, bei welchen die Anamnese bezüglich der Initialinfektion bei oberflächlicher Betrachtung im Stiche ließ.

Sehr oft kamen in der Statistik KOLLERTS Erkrankungen im Schlund oder den oberen Luftwegen vor. Aber außer dieser Lokalisation fand er den Infektionsherd an allen möglichen anderen Stellen des Körpers wie in den Nasennebenhöhlen, in den Mittelohren, in der Haut, in den weiblichen Geschlechtsorganen, in den kariösen Zähnen, in den Nierenbecken usw. Kurz gesagt alle möglichen Entzündungen können als Primärherd die akute Glomerulonephritis hervorrufen.

KOLLERT stellt sich weiter die Frage, ob die akute Glomerulonephritis unmittelbar der einleitenden Infektionskrankheit nachfolgen kann. Er bejaht die Frage und sagt: „In ziemlich häufigen Fällen entwickelte sich die Nephritis unmittelbar nach dem Einsetzen der primären Erkrankung."

In mehreren Fällen ist nach KOLLERT nicht die akute Infektionskrankheit selbst, sondern eine folgende Sekundäreiterung Schuld an der akuten Nephritis. In solchen Fällen kommt die akute Nierenentzündung erst später zum Ausbruch, nachdem die erste akute Infektionskrankheit schon abgeheilt ist. Der richtige Zusammenhang zwischen der ersten Infektionskrankheit und der akuten Nephritis kann dann schwer zu finden sein.

Augenfällig ist indes, daß die Schwere der akuten Infektion keineswegs für das Auftreten der Krankheit entscheidend ist.

Sicherlich dürfte man voraussetzen können, daß die Mehrzahl der allerleichtesten akuten Glomerulonephritiden nach den genannten Infektionen unbeachtet verlaufen. Wenn in den nächsten Tagen nach akuten Tonsillitiden z. B., tägliche Harn- und Blutdruckuntersuchungen vorgenommen würden, würde man wohl bei einer gar nicht so geringen Zahl von Fällen Anzeichen einer Glomerulonephritis konstatieren können. So habe ich bei einem ziemlich großen Material von akuten Tonsillitiden bei ungefähr 10% der derart verfolgten Fälle Symptome einer Glomerulonephritis gefunden. Die meisten von diesen waren indessen so leicht, daß sie nur während weniger Tage objektive Symptome darboten. Es hat sich dabei auch gezeigt — was durch die allgemeine Erfahrung weiter bestätigt wird —, daß oft schwere Tonsillitiden und andere Injektionen der oberen Luftwege ohne ein Hinzutreten von Glomerulonephritis verlaufen, während leichte Fälle oftmals Anlaß zu dieser Erkrankung geben können. Hierin stimmt sie also mit dem Verhalten überein, das z. B. bei postdiphtheritischen Lähmungen zu beobachten ist. Diese Lähmungssymptome können bekanntlich nach leichten Fällen von Diphtherie auftreten und nach schweren oft fehlen.

Ob ein Bacterium oder eine Bakteriengruppe spezifisch die Glomerulonephritiskrankheit verursacht, ist nicht bekannt. Allgemein wird angeführt (VOLHARD, LICHTWITZ, HÜLSE u. a.), daß besonders die Streptokokkeninfektion die Krankheit hervorrufen solle. Auch ich konnte mich davon überzeugen, daß die Streptokokkenangina der ätiologische Faktor sein kann. Anderseits mag hervorgehoben werden, daß bei Viridanssepsis, sowie bei Erysipel, nur ausnahmsweise Glomerulonephritis anzutreffen ist.

Häufig beobachtet man das Entstehen der Krankheit nach Scharlach, der auch prozentuell am häufigsten Glomerulonephritis nach sich ziehen dürfte. Augenfällig ist auch, daß sie hier in der zweiten oder dritten Woche auftritt, also eine bestimmte Zeit nach dem Beginn des Scharlachs. Worauf dies beruht, ist nicht bekannt.

Daß die in Rede stehende Krankheit postinfektiöser Natur ist, kann also als festgestellt betrachtet werden. Aber damit ist nur einer der Faktoren, die zur Entstehung der Krankheit beitragen, bekannt. Der Schleier des Geheimnisses, der über ihrer Ätiologie weilt, ist nicht gehoben. Denn warum tritt die Krankheit erst Tage bis Wochen nach der primären Infektion auf, und in der Regel erst, während sich der Patient in voller Rekonvaleszenz befindet? Warum tritt sie ferner mitunter nach leichten Fällen auf und fehlt oft nach schweren? Welche anderen geheimnisvollen Faktoren können zur Entstehung der Krankheit beitragen?

Früher spielte die Erkältung eine große Rolle in unserer Auffassung von der Ätiologie der Glomerulonephritis. Man hatte die Vorstellung von einer „gewissen geheimnisvollen Beziehung zwischen Haut und Niere" (KREHL). Für die Möglichkeit eines solchen Zusammenhanges sollte auch die Beobachtung sprechen, daß bei Personen, die im Winter in eiskaltem Wasser baden, unmittelbar danach Eiweiß und einzelne rote Blutkörperchen im Urin auftreten können. Die experimentellen Untersuchungen darüber haben indes keine einheitlichen Aufschlüsse ergeben. SIEGEL fand bei Hunden nach Kälteeinwirkung eine Nephritis. Über dasselbe positive Resultat berichtet REICHER. CHODOUNSKY und POLAK dagegen haben weder bei Tieren noch bei sich selbst nach einem 10—20 Minuten langen Fußbad in 3—6° kaltem Wasser Eiweiß im Urin finden können.

Die allgemeine Erfahrung lehrt, daß es nach Kälteeinwirkung leicht zu Infektionen in den oberen Luftwegen kommt, die, wie bereits gesagt, ihrerseits Glomerulonephritiden hervorrufen können. Daß Erkältungen auf diese Weise zur Entstehung von Glomerulonephritis beitragen können, dürfte sicher sein. Dadurch läßt sich auch die Erfahrung erklären, die PEL auf folgende Weise formuliert hat: „Die erschreckende Häufigkeit der Nierenentzündungen, speziell der chronischen Formen, in den Klimaten mit vorherrschender feuchtkalter, sehr wechselnder Witterung (England, Holland, Dänemark, Ostseeküsten, also an den Meeresküsten nördlicher Gegenden) zwingt zur Annahme eines Kausalnexus, weil die große Frequenz nicht allein von der Lebensweise und Ernährung der Bewohner bedingt sein kann."

Am rätselhaftesten im ganzen Problem der Ursache dieser „an Paradoxen so reichen Krankheit" (VOLHARD) ist meiner Meinung nach gerade die Frage, wie und auf welche Weise die diffuse Allgemeinkrankheit als Folge der akuten Infektion hervorgerufen wird. Bei einem Teil der Fälle tritt die Krankheit schon zusammen mit der Infektionskrankheit oder einige Tage nach derselben auf. In der Regel setzt sie aber erst etwas später ein, wenn der Patient schon das Bett verlassen hat. Die Krankheit beginnt also bei der Mehrzahl der Fälle zu einer Zeit, da die lokalen Veränderungen der Infektionskrankheit in Form entzündlicher Schwellung oder dgl. schon im Verschwinden begriffen sind. Daß zu diesem Zeitpunkt Eiweißspaltungsprodukte, Toxine, Antitoxine und Gewebezerfallsstoffe verschiedener Art vom primären Krankheitsherd resorbiert werden, muß man als sicher betrachten. Derlei Stoffe werden um diese Zeit in den Blutbahnen zirkulieren, um dann unschädlich gemacht und aus dem Körper ausgeschieden zu werden. In den Wirkungen der erwähnten toxischen Substanzen sehe ich die unmittelbare Ursache der Glomerulonephritiskrankheit.

Es möge indes hervorgehoben werden, welche Schwierigkeiten bei der Erklärung der Wirkungsweise dieser Substanzen entstehen. Fürs erste wäre darauf hinzuweisen, daß bei vielen schweren Fällen von Angina tonsillaris, bei akuten Pneumonien, Fällen schwerer Eiterungen von Geschwüren u. dgl., bei welchen man durchwegs annehmen muß, daß große Mengen toxischer Stoffe in Form zerfallender Eiweißsubstanzen u. dgl. resorbiert werden, die Glomerulonephritiskrankheit trotzdem nicht zustande kommt. Nach vielen leichten Infektionen der oberen Luftwege, bei welchen man nicht mehr als eine unbedeutende Ansammlung von Toxinen u. dgl. voraussetzen kann, entsteht dagegen die fragliche Krankheit. In einem Falle muß man sich denken, daß große Mengen von Giftstoffen resorbiert werden und im Blute zirkulieren; im anderen Falle dagegen, daß nur kleinere Quantitäten solcher Stoffe aufgesaugt werden. Welcher Faktor kann es nun sein, der das eine Mal die Krankheit nicht zustande kommen läßt, und sie im anderen Falle hervorruft?

Man kann sich denken,

1. daß bei den verschiedenen Fällen Stoffe von verschiedenem Giftigkeitsgrad wirksam waren. Man würde dann voraussetzen können, daß eine spezifische Bakterienart das schädliche Agens produziert und daß die primäre Krankheit bei den beiden oben von mir skizzierten Gruppen von verschiedenen Bakterienarten hervorgerufen war. Dem widerstreitet meiner Meinung nach der Umstand, daß die eine Streptokokkeninfektion die Krankheit nach sich zieht, die andere nicht. Anderseits ist es auch möglich, daß verschiedene Streptokokkenstämme Träger verschiedener toxischer Eigenschaften sind.

2. daß sich ein individueller Unterschied in der Widerstandskraft gegen die spezifische Infektion und ihre toxische Substanz geltend macht. Wenn es sich so verhielte, müßte die akute Glemerulonephritis eine familiäre Krankheit sein. Dem widerspricht aber die allgemeine Erfahrung, die keine Stütze für eine solche Annahme gewährt.

Welcher Vermutung man sich auch anschließen möge: man steht damit auf dem Boden des reinen Spekulation und wird gut tun, ohne Umschweife anzuerkennen, daß sich das fragliche Problem mit unseren gegenwärtigen Kenntnissen nicht lösen läßt.

Daß toxische Substanzen indes die in Rede stehende Krankheit hervorrufen, dürfte man mit einer an Gewißheit grenzenden Wahrscheinlichkeit behaupten können. Hierin werden wir noch weiter durch den Umstand bestärkt, daß die Graviditätshypertoniekrankheit (Graviditätsnephritis) gleichfalls durch toxische Stoffe verursacht wird, die hier vom Fetus oder seinen Hüllen aus resorbiert werden. Das ist die Auffassung, der die modernen Forscher auf diesem Gebiete huldigen (Hüssy, Heinemann, Hinselmann u. a.). Beweisend für die Richtigkeit des Standpunktes ist auch die allgemeine Erfahrung, daß die Graviditätsnephritis nach durchgemachtem Partus aufhört und rasch ausheilt.

Gewisse Gesichtspunkte in ätiologischer Beziehung scheinen mir auch Untersuchungen der späteren Jahre betreffs der Scharlachnephritis ergeben zu können. Wie wir wissen, erscheint die Scharlachnephritis gewöhnlich zwischen dem 14. und 22. Tag, frühestens am 12. Tag und spätestens in der 6. Woche nach dem Anfang der Krankheit. Die Tatsache, daß die Nephritis nach einer gewissen Inkubationszeit auftritt, hat den Ausgangspunkt der Untersuchungen betreffs der Ätiologie der Krankheit gebildet. Verschiedene Theorien sind auch entstanden. So haben Sörensen und Jürgensen angenommen, daß die Nephritisveränderung der Nieren schon während der ersten Tage des Scharlachs ausgebildet sein sollte. Nach von Szontagh übt das Scharlachvirus während der ganzen Krankheitsdauer einen Reiz auf

die Nieren aus. Die klinische Nephritis sollte die Folge einer Kumu-
lierung dieses Reizes sein. POPPISCHILL und WEISS haben betont, daß
die Nephritis im allgemeinen mit den gewöhnlichen Rachenentzün-
dungen nach Scharlach zusammen auftritt. ESCHERICH und SCHICK
glaubten, daß die Scharlachnephritis eine allergische Reaktion des
Organismus sei.

Von ganz besonderem Interesse sind Untersuchungen von DUVAL
und HIBBARD. Sie immunisierten Kaninchen gegen Scharlachstrepto-
kokken, injizierten dann den hoch immunen Tieren eine größere Menge
von Streptokokkenkulturen in die Bauchhöhle. Das gewonnene Peri-
tonealexsudat wurde filtriert und unbehandelten Kaninchen injiziert.
Es trat danach eine typische Glomerulonephritis auf.

FRIEDEMANN und DEICHER haben nun die Frage nach dem Entstehen der Scharlachnephritis aufgenommen. Zuerst haben sie versucht, die Entstehung der Nephritis auf die von G. und H. DICK ent-
deckten spezifischen Scharlachtoxine zurückzuführen. Sie untersuchten
darum den Scharlachnephritiskranken mit Dicktest, stellten aber fest,
,,daß die Mehrzahl der Nephritiskranken zur Zeit des Auftretens der
Nierenstörung bereits einen negativen Dicktest ergab''. Später gingen
sie von folgender Vorstellung aus: ,,Nach Abklingen der akuten Erscheinungen bleiben irgendwo im Körper, in den Tonsillen, in den
angulären Lymphknoten, im Mittelohr, vielleicht auch in den Nieren
selbst, Streptokokken zurück, die zunächst reaktionslos vom Organismus vertragen werden. Gegen Ende der 3. Woche treten nun anti-
bakterielle Antikörper gegen Streptokokken auf, die mit diesen unter
Bildung giftiger Reaktionsprodukte (Endotoxine) in Verbindung treten;
die Endotoxine rufen ihrerseits die Nierenschädigung hervor.''

Anläßlich ihrer Untersuchungen, welche zu umfangreich sind, um
sie hier näher zu erwähnen, kamen sie zu folgenden Ergebnissen:
,,Während bei den nephritisfreien Scharlachrekonvaleszenten Antikörper nur in äußerst geringer Menge nachweisbar sind, ist der Anti-
körpergehalt der Nephritissera ein außerordentlich hoher.''

F. und D. stellen sich die Frage: ,,In welcher Beziehung steht nun
die frühzeitige Antikörperbildung zur Entstehung der Scharlachnephritis ?''

Sie denken sich folgende zwei Möglichkeiten:

1. Die Antikörperbildung ist im Sinne von SCHICK und ESCHERICH
die Ursache der Nephritis.

2. Die Nephritis ist Ursache der frühzeitigen Antikörperbildung.

Durch fortgesetzte Untersuchungen glauben die erwähnten Verfasser gezeigt zu haben, daß die frühzeitige Antikörperbildung nicht
durch die Nephritis verursacht sein kann. Sie ziehen darum den Schluß,
daß die Antikörperbildung die Ursache der Scharlachnephritis ist.

Es scheint mir indessen, als ob sie eine dritte Möglichkeit vergessen
haben, nämlich daß eine gemeinsame Ursache sowohl die Antikörperbildung als auch die Nephritis hervorrufe.

Die erwähnten Untersuchungen scheinen von allergrößtem Interesse
zu sein. Wenn sie auch, wie mir scheint, die Ätiologie der Nephritis

nicht ausführlich klargelegt haben und wenn es sich auch später vielleicht zeigen wird, daß die Frage betreffs der Ätiologie der Glomerulonephritis nicht durch die Annahme FRIEDEMANNS zu erklären ist, so sind gewiß diese Forschungen für uns bedeutungsvoll, da sie uns einen neuen und anregenden Forschungsweg in diesen schwierigen Gebieten zeigen.

3. Pathogenese.

Wenn es nun gilt, auseinanderzusetzen, wie die toxischen Stoffe von dem primären Entzündungsherde aus das Krankheitsbild hervorrufen, das wir als die sog. akute Glomerulonephritis kennen gelernt haben, so ist es von der größten Bedeutung, sich daran zu erinnern, daß die Krankheit von Anfang an eine allgemeine Krankheit ist, die den ganzen Körper und nicht nur die Nieren berührt. Diese Tatsache ist in letzter Zeit immer mehr anerkannt worden, unter anderen auch von Autoritäten wie RICKER, VON BERGMANN u. a.

Wenn es heißt, das Geschehen während der Entstehung der akuten Glomerulonephritis zu erklären, so ist es notwendig, die normale und pathologische Physiologie der Capillaren klar im Gedächtnis zu behalten. Es ist ferner notwendig, sich der pathologischen Nierenanatomie zu erinnern, besonders von Fällen, die früh nach dem Einsetzen der Krankheit zur Sektion gekommen sind. Im obenerwähnten habe ich diese Gebiete eingehend erörtert. Ich will hier nur einige wichtige Tatsachen wiederum unterstreichen.

Eine bestimmt dosierte chemische, thermische oder mechanische Reizung der Capillaren ruft eine gewisse Capillarenerweiterung mit Neigung zur Exsudatbildung durch die Capillarwand und eine gewisse Verlangsamung des Blutstromes hervor. Eine ein wenig stärkere Reizung führt zu Capillarerweiterung und Arteriolenkontraktion. Der Blutstrom wird hochgradig verlangsamt, die Durchdringbarkeit der Capillarwand wird weiter vermehrt, so daß immer größere Blutbestandteile durch die Capillarwand passieren können. Eine noch stärkere Reizung verursacht eine maximale Erweiterung der Capillaren mit Lähmung der kontraktilen Elemente und mit Auftreten blutigen Exsudats. Die Gewebsernährung kann hierbei so hochgradig leiden, daß das Gewebe abstirbt. In den Nieren findet man in sehr frühen Fällen von sog. Glomerulonephritis (2—5 Tage nach dem Erkranken) stark erweiterte und hyperämische Glomeruli. Hier und da können Glomerulinekrosen gefunden werden (HÜCKEL). In späteren Stadien findet man blutleere und weitoffene Capillaren.

Die Veränderungen, die hier beschrieben worden sind, scheinen leichtverständlich zu sein. Nur die letzte bereitet größere Schwierigkeit. Sie hat auch zu vielen Diskussionen und vielen Theorien Anlaß gegeben.

Die bekannte Theorie VOLHARDS geht darauf aus, daß die Glomerulonephritis primär von einem Spasmus in den Arteriolen verursacht wird. Dieser Krampf wird nach VOLHARD in der Niere so stark, daß die Blutkörperchen nicht durch die Nieren durchgelassen werden. Das Plasma dagegen kann durchgepreßt werden. Nach VOLHARD ist

dieser Plasmastrom so stark, daß er dazu fähig ist, sämtliche rote Blutkörperchen aus den Glomerulusschlingen zu treiben. Der Plasmastrom
genügt, nach VOLHARD auch die Ernährung des Nierenglomerulus zu
erhalten. Eine gewisse Schädigung entsteht jedoch, nach VOLHARD, in den
Glomeruli, wodurch diese sekundär einigermaßen alteriert werden. In
den Glomeruli entsteht später ein Endothelienzuwachs, dadurch verursacht, daß sie blutleer sind (Vakatwucherung). (VOLHARD scheint
in dem Moment, wo er von Vakatwucherung spricht, vergessen zu
haben, daß die Glomeruli nicht blutleer, sondern vielmehr von Plasma
gefüllt sind. Wie er unter solchen Verhältnissen von einer Vakatwucherung sprechen kann, scheint mir unverständlich. Offenbar liegt
hier ein Gedankenlapsus vor.)

VOLHARD hegt die Ansicht, daß seine Theorie von einem Arteriolenspasmus durch den hübschen Versuch HÜLSES bestätigt worden ist.
HÜLSE hat gezeigt, daß post mortem Nieren von glomerulonephritiskranken Patienten für das Blut voll durchgängig sind unter Druckverhältnissen, die jene nicht übersteigen, die im Leben in der Niere
vorhanden waren.

Dieser Befund HÜLSES kann indessen auch so gedeutet werden, daß
die Glomeruluscapillaren postmortal abgequollen sind und die Injektionsflüssigkeit darum leicht durch die Glomeruli fließen konnte.

Die Theorie VOLHARDS hat von pathologisch-anatomischer Seite
einen sehr intensiven Widerspruch gefunden (HERXHEIMER, FAHR,
ASCHOFF, LOEHLEIN, HÜCKEL, RICKER u. a.). RICKER hat in verdienst-
voller Weise die Theorie VOLHARDS kritisiert, und das so vollständig,
daß sie jetzt überhaupt jeder Daseinsberechtigung entbehren dürfte.
RICKER geht von seinen Befunden betreffs der pathologischen Physiologie der Capillaren aus. Wie wir vorher erwähnten, hatte er dabei
gefunden, daß eine gewisse Reizung der Capillaren eine Capillardilatation mit Arteriolenkontraktion hervorrief. Hierbei wird die Liquor-
diapedesis durch die Capillarwand vermehrt, wodurch ein Ödem entsteht. Der Blutstrom durch die Capillaren wird verlangsamt. Während
einer hochgradigen Capillarschwellung und Blutverlangsamung entsteht eine Blutung per Diapedesim. Das Blut dringt dadurch in die
Bowmansche Kapsel ein und mischt sich mit dem Harn. Es tritt Hämaturie auf.

Wie wir sehen, stimmt RICKERS Auffassung vollständig mit der
überein, die ich in der ersten Auflage dieses Buches betreffs der Pathogenese der Glomerulonephritis niedergelegt habe.

Um die Frage der Pathogenese bei der Glomerulonephritiskrankheit
lösen zu können, suchte ich auf einem anderen Wege als dem bisher ein-
geschlagenen vorwärts zu kommen. Seit der Zeit BRIGHTS hat sich die
Aufmerksamkeit und das Interesse bei der fraglichen Krankheit vor
allem auf den Harnbefund konzentriert. Und daß die Krankheit eine
primäre Nierenkrankheit sei, war früher kaum von jemandem bezweifelt
worden. Bei meinen Untersuchungen setzte ich mir folgende Fragestellung zum Ausgangspunkt: Welche Krankheitssymptome sind nach
ihrem zeitlichen Auftreten die ersten? Das Organ, das zuerst Zeichen

einer krankhaften Störung aufwies, dürfte meiner Meinung nach der primäre Sitz der Krankheit sein.

Durch Bestimmung des capillaren Kompressionsdruckes hatte ich gefunden, daß für die akute Glomerulonephritiskrankheit eine Steigerung dieses Druckes charakteristisch ist. Bei der essentiellen Hypertoniekrankheit konstatierte ich dagegen ein normales Verhalten dieses Druckes.

Nachdem ich diesen Unterschied zwischen zwei verschiedenen Formen von Blutdrucksteigerung gefunden hatte, versuchte ich zu ergründen, wann bei Entstehen der Nephritis die Capillardrucksteigerung zuerst zum Vorschein kommt. Dabei beobachtete ich, daß der Scharlachnephritis ein Vorstadium von einigen Tagen vorausgeht, währenddessen der Capillardruck sukzessiv anstieg. Ich fand ferner, daß bei gewissen Fällen nur Capillardrucksteigerung auftrat, dagegen nichts von den Urinsymptomen einer Glomerulonephritiskrankheit. Ich zog daraus den Schluß, daß das Primäre bei der genannten Krankheit in einem diffusen Capillarschaden bestünde, der das ganze Capillarsystem des Körpers trifft. Erst wenn dieser Capillarschaden einen gewissen Grad erreicht hatte, traten im Urin die typischen Symptome: Albumin, Zylinder und Blut auf.

Meine geschilderte Auffassung stieß auf starken Widerstand, u. a. von seiten VOLHARDS.

Später von mir ausgeführte Untersuchungen bei akuten Tonsillitiden zeigten, daß dasselbe Verhalten, das früher bei der Scharlachnephritis nachgewiesen worden war, betreffs des arteriellen Blutdruckes auch bei dieser Anginanephritis bestand. Bei einem Teil der Fälle von Angina tonsillaris begann der Blutdruck einige Tage nach der Krankheit zu steigen. In den Fällen, wo die Steigerung am hochgradigsten wurde, trat Albuminurie, Cylindrurie und Hämaturie auf.

Meine Untersuchungen betreffs der Scharlachnephritis haben LUNDBERG und KOCH, der letztere einer der Assistenzärzte VOLHARDS, bestätigt. Beide haben gefunden, daß der arterielle Blutdruck schon einige Tage bis zu einer Woche vor dem Auftreten der Nephritis zu steigen beginnt. LUNDBERG fand außerdem, daß während dieses pränephritischen Stadiums auch eine Gewichtszunahme eintrat, die wohl auf ein Auftreten von Ödem zurückgeführt werden muß.

Schon weit früher soll, nach VOLHARDS Angabe, RIEGEL darauf aufmerksam geworden sein, daß der Blutdruck bereits vor dem Auftreten der Albuminurie ansteigt. Dasselbe Verhalten soll, wie ich höre, S. E. HENSCHEN[1] bei seinen klinischen Vorlesungen hervorgehoben haben.

Diese Forschungsergebnisse erklären uns die sporadischen Fälle von Glomerulonephritis sine albuminuria, die NONNENBRUCH, C. MÜLLER (Kristiania), VOLHARD, KYLIN u. a. beschrieben haben. Wie hochgradig und schwer solche Fälle sein können, geht aus dem auf S. 184 beschriebenen Fall hervor.

Meiner Auffassung, daß das Primäre bei der in Rede stehenden Krankheit ein diffus im Körper auftretender Capillarschaden sei, wider-

---

[1] Diese Autoren haben, soweit ich weiß, ihre Ergebnisse nicht veröffentlicht. Ihr Befund war mir auch während der Zeit meiner diesbezüglichen Untersuchungen unbekannt.

spricht VOLHARD, der indes nunmehr so weit zu meiner Anschauung
übergegangen ist, daß er diese Krankheit für einen primären diffusen
Arteriolenspasmus hält und den Nierenschaden als dem diffusen Schaden
im Körper koordiniert betrachtet. VOLHARD ist jedoch der Ansicht,
daß der Arteriolenspasmus das Primäre sei, und meint, daß die Capillarschäden, welche die Ödeme, die capillarmorphologischen Veränderungen
und die Capillardrucksteigerung bedingen, sekundär nach diesem Gefäßspasmus auftreten. In dieser Beziehung muß ich jedoch auch weiter
entschieden an meiner abweichenden Meinung festhalten. VOLHARD
stützt sich auf das obenerwähnte Verhalten, daß die Glomerulischlingen
im akuten Stadium der Krankheit blutleer offen stehen. Er hält dies
für einen Beweis, daß zu diesem Zeitpunkt noch keine organischen Veränderungen in diesen Glomerulischlingen aufgetreten sind. MUNK
dagegen ist der Ansicht, daß in den Capillaren eine primäre Alteration
vorhanden ist, eine Auffassung, gegen die VOLHARD entschieden Stellung nimmt, indem er sagt: ,,MUNK, der die Ansicht vertritt, daß die
Hypertonie den anatomischen Veränderungen an den Gefäßen vorausgeht, neigt mehr zu der Annahme einer ‚Alteration‘ als einer ‚Kontraktion‘. Er denkt dabei daran, bereits in dem Vorstadium der hya-
linen Degeneration die Ursache einer Vermehrung des Widerstandes in
den Gefäßen zu erblicken und findet diese Erklärung der Blutdrucksteigerung wegen ihrer ,,Natürlichkeit‘‘ sehr verlockend; ,,die Ursache
der Blutdrucksteigerung wäre dann wohl auch eine anatomische, aber
eben noch nicht nachweisbare Veränderung des Gefäßes; er meint die
Gefäße der gesamten Peripherie, eine Vorstellung, die nicht nur gar zu
phantastisch, sondern wegen der Ausdehnung auf die ganze Peripherie
indiskutabel ist, wenn man nicht darunter eine funktionelle Zusammenziehung aller Gefäße versteht.‘‘

Ich kann indes in VOLHARDS Argument keinen entscheidenden Beweis für die Richtigkeit seiner Auffassung sehen. Was wir am histologischen Präparat finden, kann nicht a priori mit dem, was zu Lebzeiten
vorliegt, als identisch angenommen werden. Die Härtungsflüssigkeiten,
die wir anwenden, haben bekanntlich das Vermögen, Flüssigkeit an sich
zu saugen. Wenn die Zellen im Leben angeschwollen sind, werden sie
durch Einwirkung dieser Härtungsflüssigkeiten unter Wasserabgabe
schrumpfen. Daß man die Glomerulischlingen offen und blutleer antrifft, braucht nicht auszuschließen, daß ihre Wände zu Lebzeiten
angeschwollen waren. Für die Richtigkeit einer solchen Auffassung,
daß beim Lebenden eine Schwellung in diesen Schlingen bestand, die
das Lumen ganz oder teilweise ausfüllte, spricht die Beobachtung von
LANGHANS. Er schreibt: ,,Solche Capillaren können für das Blut immer
noch durchgängig sein. Das ergibt sich in vielen Fällen aus der Anwesen-
heit von roten Blutkörperchen und ferner aus den Resultaten der Injektion. Allerdings bedarf es dabei eines sehr oft sehr erheblich höheren
Druckes als gewöhnlich; allein das kaltflüssige Berliner Blau dringt
doch immer in die Glomeruli ein, und zwar erst in schmalen, in der
Achse der Capillaren gelegenen Bahnen, um von hier später auch die
an die Peripherie gedrängte feinkörnige Masse gleichsam zu filtrieren

und blau zu färben." Wenn die Schlingen, wie VOLHARD annimmt, offen stünden, müßte die Injektionsflüssigkeit die ganze Schlinge ausfüllen und nicht nur den schmalen Raum in der Achse der Capillaren.

Gegen VOLHARDS Auffassung scheint mir ferner folgendes Verhalten zu sprechen. Bei der essentiellen Hypertoniekrankheit, die sicherlich durch eine spastische Kontraktion in den Arteriolen bedingt wird, treten keine Zeichen von Capillarschäden auf. Und dies trotzdem die Blutdrucksteigerung bei dieser Krankheit, wie VOLHARD selbst an vielen Stellen hervorhebt, bedeutend hochgradiger ist als bei der Glomerulonephritis. Dagegen treten bei der letzteren Krankheit schon früh Zeichen von Capillarschäden auf. Wäre VOLHARDS Ansicht richtig, daß der Arteriolenspasmus in beiden Krankheitsarten das Primäre und Wesentliche sei, so müßte auch der gleiche Capillarschaden mit folgendem Ödem, Retinitis, Urinbefund und allgemeinem Krankheitsgefühl in beiden Fällen auftreten. Ja bei essentieller Hypertonie müßten diese Symptome um so hochgradiger auftreten, als die Blutdrucksteigerung stärker ist. Es ist mir unmöglich, mir das Verhalten anders zu denken, als daß wir es bei der Glomerulonephritiskrankheit primär mit einem diffusen, primären Capillarschaden zu tun haben, bei der essentiellen Hypertoniekrankheit dagegen mit einem primären Arteriolenspasmus. Darin stimme ich indes mit VOLHARD überein, daß auch bei der ersteren Krankheit ein Arteriolenspasmus vorkommt. Meiner Vermutung nach ist dieser Arteriolenspasmus aber sekundär und reflektorisch durch den Capillarschaden hervorgerufen.

Meine Anschauung wird durch die Ergebnisse physiologischer Untersuchungen gestützt. DALE, LAIDLAW, RICHARD und KROGH haben gezeigt, daß gewisse Stoffe, darunter Histamin, in schwacher Konzentration eine Capillardilatation (Lähmung der Rougetschen Zellen) und in stärkerer Konzentration außerdem eine Arteriolenkontraktion hervorrufen. Es scheint mir nichts der Annahme zu widersprechen, daß die Arteriolenkontraktion reflektorisch von den affizierten Capillaren ausgelöst wird. Die Innervation der kleinen Gefäße ermöglicht einen solchen Reflex.

Daß bei der akuten Glomerulonephritis Capillarschäden diffus im Körper vorkommen, ist nunmehr so gut bekannt, daß hier keine eingehende Beweisführung erforderlich ist. Die Ödeme, die capillarmorphologischen Veränderungen und die Capillardrucksteigerungen sind Beweis genug dafür. Weitere Beweise dafür, daß bei der Glomerulonephritiskrankheit besondere Kräfte im Capillarsystem ins Spiel kommen, sind die Änderungen der Druckverhältnisse in jeder einzelnen Capillare, die GÖBEL zuerst nachgewiesen hat. Dasselbe Verhalten habe ich selbst in Fällen von Glomerulonephritis gefunden.

In allen wesentlichen Teilen fällt meine Auffassung über die Ätiologie und Pathogenese der Glomerulonephritis mit der Auffassung MUNKS zusammen[1].

---

[1] Seine diesbezügliche Auffassung hat MUNK in der ersten Auflage seines Buches über die Nierenkrankheiten niedergelegt. Diese Auflage, die seit mehre-

MUNK ist der Ansicht, daß die akute Glomerulonephritis eine Allgemeinerkrankung ist, bei der das Gefäßsystem besonders affiziert
wurde und speziell die Capillaren des Körpers diffus beteiligt sind. Er
drückt sich folgendermaßen aus: „Wann an irgendeiner Stelle des Organismus ein schädlicher Reiz, namentlich infektiös-bakterieller Natur,
ausgeübt wird, so beschränkt sich dessen Wirkung und die gegen sie
gerichtete Abwehr nicht allein auf die bereits besprochenen lokalen
Entzündungserscheinungen, vielmehr nimmt in mehr oder weniger aus-
gedehntem Maße der ganze Organismus passiv, aber auch aktiv daran
teil. RIBBERT, der in seiner Entzündungslehre ganz besonders diese
allgemeinere Auffassung des Wesens der Entzündung hervorhebt, unterscheidet dementsprechend lokale und allgemeine entzündliche Vorgänge.
Die ersteren haben wir bereits kennengelernt, zu den letzteren zählen
das Fieber, die Leukocytenvermehrung, die Bildung der Antitoxine und
Antikörper, die Schwellung der Lymphdrüsen, ferner auch die allgemeine Alteration aller Körper-, namentlich der Organzellen im Sinne
einer albuminösen Degeneration, die wir als eine anfänglich gesteigerte
vitale Tätigkeit der Zellen ansehen müssen. Diese Veränderung der
Zellen haben wir als eine physikalische Dekonstitution des Protoplasmas
erkannt, und es ist anzunehmen, daß nicht allein das Protoplasma, sondern alle Körperkolloide, d. h. auch die Körpersäfte, eine Änderung
ihres physikalisch-chemischen Zustandes erleiden. Mit dieser Zustands-
änderung hängt das Verhalten der Gefäße, namentlich der Capillaren,
deren Zellen ganz besonders betroffen werden, sowie des Stoffwechsels
zwischen Gewebe und Säften in einem viel höheren Maße zusammen, als
uns dies heute bekannt und mit den heutigen technischen Mitteln und
Methoden nachzuweisen möglich ist. Jedenfalls ist es angezeigt, bei
der klinischen Beurteilung des Wesens der Nephritis und ihrer klinischen
Erscheinung, namentlich auch der funktionellen Störungen der Nieren,
des Ödems, der Blutdrucksteigerung usw., diese extrarenalen Vorgänge
nicht außer acht zu lassen. Je mehr es einer zukünftigen Forschung
gelingt, den Zusammenhang dieser Vorgänge mit den physiologischen
und pathologischen Erscheinungen der Nierenfunktion zu erkennen, um
so höher wird die Warte sein, von der aus wir die klinischen Erscheinungen der Nephritis betrachten können. Die Berücksichtigung der
rein chemischen Störungen, wie sie in den modernen Funktionsprüfungen
zum Ausdruck kommen, ist ebenso unzureichend wie die streng aus-
schließliche anatomische Bewertung des Zustandes, um der Nephritis

---

ren Jahren im Buchhandel vergriffen war, habe ich leider nicht bekommen
können. Ob sie zeitlich älter ist als der Vortrag, den ich 1919 auf dem nordischen
Internistenkongreß in Kopenhagen hielt, weiß ich nicht. Schon bei diesem Vortrag
waren meine Capillardruckuntersuchungen beendet, und meine Auffassung über
die extrarenale Genese der akuten Glomerulonephritis war schon damals gefestigt.
Infolge widriger Umstände wurden meine Untersuchungen erst 1922—1923 ein-
gehender in nicht schwedischer Sprache veröffentlicht. Das Prioritätsrecht betreffs der Auffassung über die Ätiologie und Genese der Glomerulonephritis,
die nunmehr erstarkt und immer mehr anerkannt war, fiel infolge dieser Verhältnisse MUNK zu, obzwar seine und meine Auffassung ungefähr gleichzeitig entstanden sein dürften und voneinander unabhängig waren.

als Krankheit gerecht zu werden. Die Pathogenese der Entzündungsvorgänge in der Niere, welche letztere ja in weitaus den meisten und gerade in den sich besonders durch Gefäß- und Funktionsstörungen auszeichnenden Fällen nicht die Folgen eines lokalen Reizes, sondern die allgemeine Wirkung einer bakteriellen Infektion darstellen, bringt uns deutlich zum Bewußtsein, daß die Nephritis stets eine Allgemeinerkrankung ist und als solche aufgefaßt und beurteilt werden muß."

Ich wollte die Auffassung MUNKS mit seinen eigenen Worten wiedergeben, da meine Ansicht so gut mit der seinen übereinstimmt. Wir stehen beide in prinzipiellem Gegensatz zu VOLHARD, der den Arteriolenspasmus als das primäre, hervorrufende Moment der Krankheit betrachtet, die Möglichkeit eines Capillarschadens aber bestreitet. Die Annahme einer Capillaraffektion als der ersten krankhaften Erscheinung wird jedoch durch alle bisher bekannten capillarphysiologischen und capillarpathologischen Phänomene gestützt.

VOLHARD stellt sich die Frage: „Wo und wie kommt die Abdrosselung des Blutstromes in den Arterien zustande?" Seine Antwort auf die Frage lautet: „Es gibt nur zwei Möglichkeiten, entweder ist die Drosselung organisch bedingt oder funktionell." Nach meiner Meinung ist dieses Entweder-Oder nicht berechtigt. Für mich müßte es vielmehr heißen Sowohl-als-auch. Meiner Anschauung nach kommt die Krankheit sowohl auf Grund eines organischen Schadens in den Capillaren als auch durch einen funktionellen Krampf in den Arteriolen zustande.

Die Auffassung von MUNK, RICKER und KYLIN über die Pathogenese jener Krankheit wird von dem pathologisch-anatomischen Befund solcher Fälle, die schon nach einer kurzdauernden Glomerulonephritis gestorben sind, bekräftigt. Solche frühzeitige Fälle sind von FAHR, HÜCKEL, HERXHEIMER, RICKER, GRAFF u. a. veröffentlicht worden.

An dieser Stelle muß hervorgehoben werden, wie auch RICKER ganz richtig betont hat, daß der bekannte von KUCZYNSKI beschriebene Fall nicht zu den frühzeitigen Fällen gezählt werden kann. In diesem Fall war eine elftägige Glomerulonephritis dem Tode verhergegangen, der an Pneumonie erfolgte. Es dürfte sich auch lohnen zu erwähnen, daß KUCZYNSKI in seiner ersten Beschreibung des Falles ihn wie einen Fall mit „durchaus typischem Befund einer vollentwickelten Glomerulonephritis" beschrieben hat.

Die wirklich frühzeitigen Fälle, wie sie von den genannten Forschern beschrieben worden sind, haben blutgefüllte Glomeruli gezeigt, wenigstens in den Glomeruli, wo der Prozeß jüngsten Datums saß.

(Es dürfte sich lohnen, in diesem Zusammenhang wieder daran zu erinnern, daß in den Nieren normal nur ein Teil der Capillaren für den Blutstrom offen stehen [RICHARDS]. Wenn die Niere Blut empfängt, das mit capillartoxischen Stoffen vermischt ist, werden die Glomeruli zuerst geschädigt werden, die bei jener Gelegenheit für den Blutstrom offen standen. In den andern Glomeruli wird die Schädigung zu verschiedenen Zeitpunkten einsetzen, wobei es darauf ankommt, wann sie sich für den Blutstrom öffnen. Die Frage ist die, ob die toxisch bedingten Glomerulonephritiden nicht immer herdförmig anfangen, in gleicher Weise wie die von BÄHR experimental hervorgerufenen Uranglomerulonephritiden herdförmig waren.)

Die pathologische Anatomie, wie auch die pathologische Physiologie, spricht also mit Bestimmtheit gegen die Auffassung VOLHARDS von einem Arteriolenspasmus als das Primäre und Fundamentale betreffs der Pathogenese der Glomerulonephritis. Und diese physiologischen und pathologischen Daten bestätigen gerade die Ansichten, die RICKER und KYLIN unabhängig voneinander vorgelegt haben. Diese Daten bilden auch den einzigen wissenschaftlich unanfechtbaren Beweis zur Erklärung der Entstehungsart der obenerwähnten Krankheiten.

In einer Hinsicht stimmt die gemeinsame Auffassung RICKERS und KYLINS mit VOLHARDS überein, nämlich darin, daß eine Arteriolenkontraktion sich bei der akuten Glomerulonephritis vorfindet. Aber dieses ist auch der einzige Punkt, worin wir betreffs dieser Frage einig sind.

Die pathologisch-anatomischen Bilder, auf welche VOLHARD entscheidendes Gewicht legt, nämlich die Blutleere und Erweiterung der Glomerulusschlingen, sind spätere Bildungen wie auch „die Wucherung der Capillarzellen“. Hiermit stimmen auch DUVAL und HIBARD überein. Sie haben als frühzeitige Symptome Hyperämie in den Glomeruli, Dilatation der Schlingen und eine Extravasation von Serum und Blut in den Kapselraum gefunden. Der Zuwachs der Capillarzellen wie auch die Halbmondbildungen waren dagegen spätere Befunde.

Wie die Blutleere und die Erweiterung der Capillarschlingen zu erklären sein wird, ist nicht leicht mit Bestimmtheit zu sagen. Es scheint mir, als ob hierbei zwei verschiedene Faktoren wirksam sein können, wobei im einen Falle der eine und im anderen Falle der andere Faktor die größere Bedeutung haben kann. Die Blutleere kann nämlich von einer Schwellung der Capillarwand hervorgerufen werden, wie MUNK angenommen hat. Für diese Möglichkeit sprechen die pathologisch-anatomischen Befunde MUNKS an Gefrierschnitts- und Doppelmesserschnittspräparaten, wobei er die Endothelzellen deutlich angeschwollen gefunden hat. Darauf deuten auch die Injektionsversuche LANGHANS’ (S. 172). Daß man an unseren gewöhnlichen pathologisch-anatomischen Präparaten, die nach Fixierung, Härtung und Färbung erhalten sind, die Glomeruli ausgedehnt findet, kann, wie MUNK annimmt und wie ich in meiner vorigen Auflage betont habe, die Folge einer „Abquellung“ der Endothelzellen sein.

RICKER bringt eine andere Erklärung zur Blutleere der Capillarschlingen vor, die mir, wenigstens für einige Fälle, wahrscheinlich scheint. Er schreibt folgendes:

„Im vorhergehenden haben wir gesehen, daß eine terminale Strombahn, soweit ihre Constrictoren gelähmt gewesen waren, an der Reizung der Constrictoren, die das Erlöschen der Zirkulation beim Übergange des Lebens in den Tod mit sich bringt, nicht teilnimmt. Wenn auch in dem uns jetzt beschäftigenden Stadium die Constrictoren der terminalen Gebiete bereits ein sehr Geringes an Erregbarkeit wiedergewonnen haben, so kann doch keine Rede davon sein, die Armut der sogenannten geblähten Schlingen an Blutkörperchen auf Entleerung durch Kontraktion infolge Constrictorenreizung zurückzuführen, also so zu erklären, wie dies beim Eintritt des Todes in der normalen Niere vor sich geht. Wenn sich also die Glomeruli sozusagen aus eigener Kraft nicht entleeren, so muß eine andere Kraft im Werke sein, die beim Sterben entsteht.

Um sie namhaft zu machen, berichten wir über folgenden Versuch, den wir oft an verschiedenen Organen mit dem gleichen Ergebnis angestellt haben; und zwar hier, wo wir es mit der Niere zu tun haben, von der Niere des Kaninchens.

Die Niere nach Unterbindung des Harnleiters befindet sich in einem starken peristatischen Zustande, der namentlich in den ersten Tagen mit (geringer) Diapedesisblutung aus den Glomerulis einhergeht. Betrachtet man durch die dünne Fibrosa eines jungen Tieres mit dem binokularen Mikroskop die (intertubulären) Capillaren, so sieht man sie sämtlich erweitert, mit dunkelrotem Blut (verlangsamt) durchströmt; Adrenalin (1:10000) ist aufgeträufelt ohne Einfluß, dasselbe Mittel, das in der normalen Niere die Oberfläche blaß macht. Tötet man das Tier durch Ätherinhalation, so sieht man unter dem Mikroskop einen größeren Teil der Capillaren sich entleeren.

Wie erklärt sich diese Wirkung der Tötung? Das ergibt sich leicht aus der Beobachtung der (muskulösen) Aorta und ihrer Äste sowie deren Zweige bis zu kleinen, z. B. bis zu den in die Darmwand eintretenden. Sie alle erfahren beim Aufhören der Herztätigkeit, wie das Herz, dessen linke Hälfte bei der Sektion stärkst zusammengezogen ist, eine starke Kontraktion, die das Blut in Organen mit normal erregbarem Strombahnnervensystem unter Beteiligung der Capillaren in das Venensystem wirft. Wie das Erblassen eines größeren Teiles der Rinde beweist, ist diese Knotraktion, die auch die engen oder verengten Arterien betrifft, die die Verlangsamung des Blutes im erweiterten Teil unterhalten hatte, stark genug, Blut auch aus sich nicht kontrahierenden Capillaren, wie sie in der Niere nach Harnleiterunterbindung vorhanden sind und wie sie die Nierenkörner in dem uns jetzt beschäftigenden Stadium der Nephritis besitzen, hinauszubefördern; sie gelangen dadurch in die Efferentes und die umspinnenden Capillaren, das zweite Strombahnsystem der Nierenrinde, das sich als ebenfalls im peristatischen Zustande befindlich zwar nicht zusammenzieht, aber von der eintreffenden Welle in wechselndem Grade mit beeinflußt wird.

Es ist ein leichtes, eine solche Niere mit dem erweiterten Ureterstück so abzubinden, daß sie bei der Herausnahme aus dem Körper keine Spur von Blut verliert, untersucht man sie nach Fixierung in Formol, dessen Eindringen durch Ersatz der Beckenflüssigkeit durch diese Fixierungsflüssigkeit und durch Wärme von 37⁰ erleichtert wird, in Paraffinschnitten, so findet man die Capillaren großer Rindenteile, dieselben Capillaren, die man im lebenden Tier gefüllt gesehen hatte, blutleer; man findet auch viele Glomeruli mit blutleeren Schlingen; dort klaffen sie selten, hier klaffen sie ausgesprochen.

Wir wenden uns zu einem anderen hierher gehörenden Versuch.

In der Regio pancreatica nach Unterbindung des Ductus pancreaticus, in der in den ersten Tagen ein sehr starker peristatischer Zustand herrscht mit partieller Stase und mehr oder minder ausgedehnter Diapedesisblutung, werden in dem Teil, wo die Kreislaufsänderung am stärksten ausgebildet ist, nämlich im Mesenterium, diejenigen terminalen Gebiete, die man in Arteriolen, Capillaren und Venen stark erweitert und stärkst verlangsamt durchströmt sieht, Gebiete, in denen Stasecapillaren vorhanden sind, bei der Tötung trotz Kontraktion des Herzens und der vor dem erweiterten Teil der Strombahn gelegenen, im peristatischen Zustande engen und verengten größeren und mittleren Arterien nicht auf die angegebene Weise entleert; wir führen das auf die dann bestehende „ungeordnete" Strömung zurück, bei der ein plasmatischer Wandstrom fehlt, die roten Blutkörperchen unregelmäßig im Plasma verteilt sind und Neigung haben, Klümpchen zu bilden; hierdurch dürfte das Blut schwer beweglich werden. Beobachtet man aber die Drüse mit dem nur wenig geringeren Grade der Kreislaufsänderung, wie er 4—5 Tage nach der Gangunterbindung besteht, so sieht man unter seinen Augen die erweiterten Capillaren leer werden, die man vor der Tötung gefüllt und verlangsamt durchströmt gesehen hatte; dies vollzieht sich so, wie von der Niere mit etwa demselben Grade des peristatischen Zustandes angegeben. Diese Entleerung kann unvollständig ausfallen, insbesondere so, daß (vermehrte) weiße Blutkörperchen zurückbleiben.

Von den Arterien sei noch bemerkt, daß im Tod durch Kontraktion entleerte sich früher oder später wieder erweitern; sie können dann sogar wieder eine gewisse Menge Blut erhalten, und zwar, wie es scheint, aus größeren Arterien, die sich beim Sterben nicht völlig entleert hatten; meist aber bleiben dieselben Arterien (der Regio pancreatica), die man sich hatte verschließen sehen, nach Eintritt der Erweiterung blutleer.

Schließlich sei noch, zu späterer Verwendung, eines Versuches gedacht, den wir jüngst angestellt haben.

Wir haben in der Niere einige Tage nach der Unterbindung des Harnleiters die erweiterten, verlangsamt durchströmten Capillaren festgestellt, haben dann mit einem scharfen Messer eine dünne Kalotte abgetragen und sie ohne sie zu berühren in Formol gebracht. Es entwich in dieser Lösung eine kleine Menge Blut; Paraffinschnittpräparate ergaben blutleere, klaffende Capillaren.

Diese Bemerkungen müssen hier genügen. Es handelt sich um einen Gegenstand, der dringend der systematischen Bearbeitung bedarf; wir selbst sind zu ihr bisher nicht gekommen, haben aber viele gelegentliche Erfahrungen gesammelt, die uns die hohe Komplikation des Verhaltens der Strombahn nach dem Erlöschen der Herztätigkeit deutlich vor Augen geführt haben. Was wir oben an häufig gemachten gelegentlichen Beobachtungen mitgeteilt haben, ist durch Versuche, die wir während des Niederschreibens dieser Abhandlung angestellt haben, von uns bestätigt worden.

Was wir im vorhergehenden von der Zusammenziehung der linken Herzhälfte und des erregbaren Teiles der Strombahn angegeben haben, ist ein Vorgang nervalen Ursprungs, eine letzte Kontraktion, die auch nach Herz- und Arterienschwäche (nicht zu starken Grades) auftritt, in einer Stärke, die wie im Leben verwirklicht gewesen war, und ein Verharren auf längere Zeit im kontrahierten Zustande, den man (soweit Muskulatur in Betracht kommt) als Totenstarre bezeichnet, die sich später löst. An dieser Stelle unserer Darstellung entnehmen wir dem Mitgeteilten nur die Erklärung dafür, daß nach einer gewissen Dauer der Nephritis, in der zweiten Periode, aus der die ersten mikroanatomischen Präparate zur Verfügung stehen, die Glomeruli, mit denen wir es jetzt zu tun haben, in der Leiche mehr oder minder blutleer angetroffen werden können.‘‘

Wir finden also, daß die Volhardschen Hypothesen betreffs der Ursache der Blutleere der Capillarschlingen nicht zutreffend sind. Und wenn VOLHARD annimmt, daß diese Capillarschlingen im Leben des Glomerulonephritiskranken offen stehen, scheint dies nicht zu gelten, wenigstens nicht von den frühzeitigen Stadien, sondern möglicherweise nur von den Glomeruli eines späteren Krankheitsstadiums, wo die Endothelzellen der Glomeruli hochgradig ödematös geschwollen sind.

4. Symptomatologie.

a) Subjektive Symptome.

Da die betreffende Krankheit in den meisten Fällen sich einer akuten Infektionskrankheit anschließt, ist es nicht leicht zu bestimmen, welche subjektiven Symptome zu der abklingenden Infektionskrankheit oder zu der anfangenden Glomerulonephritis gehören. Diese Schwierigkeit kommt vor allem daher, daß die subjektiven Symptome der akuten Glomerulonephritis im ganzen mit den Symptomen übereinstimmen, die einer gewöhnlichen Krankheitsrekonvaleszenz gehören. Ein häufiges subjektives Symptom macht jedoch hier eine Ausnahme. Es sind die typischen Schmerzen in der Nierengegend, die jedoch nicht selten fehlen. Das Symptom, das die Patienten manchmal am frühesten beobachten, ist der Harndrang. Dieser gibt dem Patienten oft Anlaß, das Aussehen seines Urins selbst zu beobachten. Gewöhnlich findet der Patient dann, daß der Harn mehr oder weniger rötlich gefärbt ist. Wie bekannt ist dies durch eine Blutbeimengung zum Urin verursacht.

Das Symptom, das nächst den Schmerzen in der Nierengegend den Patienten am meisten belästigt, ist bedingt durch die von der akut einsetzenden Blutdrucksteigerung hervorgerufene Herzsuffizienz. Der Kranke wird von Herzklopfen, Druck auf der Brust und Atemlosigkeit belästigt. In schweren Fällen kann hierzu ein mehr oder weniger hervortretendes Lungenödem kommen, in den schlimmsten Fällen erfolgt der Tod unter dem Bilde einer akuten Herzinsuffizienz.

Andere gewöhnliche Symptome sind allgemeine Müdigkeit und Kopfschmerzen. Sie werden teils von dem von dem allgemeinen Capillarschaden hervorgerufenen Defekt in der Gewebsernährung verursacht, teils von der Herzinsuffizienz, die außerdem je nach ihrem Grade dazu beiträgt, die Gewebsernährung zu verschlechtern.

In nicht so ganz ungewöhnlichen Ausnahmefällen gibt der Kranke an, daß das Sehvermögen schlechter geworden ist, was durch eine Retinitis albuminurica bedingt ist.

Oft klagt der Kranke über einen herabgesetzten Appetit, über Brechreiz und bisweilen Erbrechen.

In einigen Fällen findet man auch heftiges Nasenbluten.

Ziemlich oft, besonders in Fällen mit Ödem oder Ödemtendenz, klagt der Kranke über gesteigerten Durst.

b) Objektive Symptome.

Bei der Frage nach der Ätiologie und Pathogenese vorliegender Krankheit, wurde schon vermutet, daß die Krankheit als ein allgemeiner, diffuser Capillarschaden des ganzen Körpers entstehe. Als eine Folge dieses diffusen Capillarschadens und der im Zusammenhang hiermit diffus im Körper entstehenden Arteriolenkontraktion würde eine Reihe von Symptomen in den verschiedenen Organen des Körpers hervorgerufen, soweit diese Symptome subjektiv wahrnehmbar sind. Einige dieser Symptome können objektiv festgestellt werden, schon einen oder einige Tage ehe der Harn die Bestandteile enthält, die früher als pathognomonisch für die Krankheit angesehen wurden. Dieses Stadium, das dem Auftreten des Eiweißes im Harne vorhergeht, ist das pränephritische Stadium genannt worden. Mit diesem Namen hat man feststellen wollen, daß die Krankheit primär eine allgemeine Krankheit und anfangs nicht allein eine Nierenkrankheit ist. Der Name muß indessen in dieser Hinsicht als mißlungen angesehen werden, da die diffuse Gefäßkrankheit sowohl die Nieren als den übrigen Körper berührt. Der Namen pränephritisch sollte darum lieber durch prä- albuminurisch ersetzt werden. Ich werde darum hier von dem prä- albuminurischen Stadium sprechen.

Es gibt kein bestimmtes Symptom, das an und für sich bei der akuten Glomerulonephritis pathognomonisch ist. Die Diagnose kann darum niemals aus einem einzigen Symptom gestellt werden, sondern das ganze Krankheitsbild ist für die Diagnose entscheidend. Die führenden Symptome sind die Blutdruck- und Capillardrucksteigerung, das Ödem und die Urinsymptome, d. h. Albuminurie, Hämaturie und Cylindrurie.

WICKBOM hat unter diesen Symptomen die Cylindrurie und Hämaturie als die führenden Symptome abscheiden wollen, und will beim Vorkommen dieser beiden die Diagnose „akute Glomerulonephritis" stellen, und zwar auch in solchen Fällen, wo die Blutdrucksteigerung und die Albuminurie fehlen. WICKBOM scheint mir hier auf einem falschen Wege zu sein, besonders da er ein entscheidendes Gewicht schon auf das Vorkommen mikroskopisch kleiner Mengen von Blut im Urin legt. Wir wissen jedoch, daß Blut im Urin bei vielen anderen krankhaften Zuständen vorkommt, ja daß rote Blutkörperchen im Urin sogar bei vollständig gesunden Personen angetroffen werden können. Was das Vorkommen der Cylindrurie betrifft, so kann man auch im Harne vollständig gesunder Personen einzelne Zylinder antreffen, eine Tatsache, die vielleicht nicht so bekannt ist wie es wünschenswert wäre.

α) **Die Capillardrucksteigerung.** a) Während des präalbuminurischen Stadiums. Untersuchungen über das Verhalten des Capillardruckes während des präalbuminurischen Stadiums der sog. akuten Glomerulonephritis wurden zuerst von mir vorgenommen.. Ich maß bei Scharlachpatienten den Capillardruck jeden (oder jeden 2.) Tag und fand, daß während der für das Einsetzen der Glomerulonephritis kritischen Periode der Capillardruck oft anstieg. In einigen Fällen, bei welchen die Capillardrucksteigerung die höchsten Werte zeigte, setzte eine Glomerulonephritis ein. Die Capillardrucksteigerung ging den Nierensymptomen einige Tage bis eine Woche voraus. In den Fällen, bei denen Erhöhung des Capillardruckes nicht gefunden war, trat niemals Nephritis auf.

Später habe ich in derselben Weise Fälle von Angina tonsillaris mit täglichen Capillardrucks- und arteriellen Blutdrucksmessungen und Harnuntersuchungen auf Albumen, Blutkörperchen und Zylinder verfolgt. In einem von diesen Fällen ist eine akute Glomerulonephritis entstanden. Auch in diesem Falle setzte eine Capillardrucksteigerung früher als die Harnsymptome der Nephritiskrankheit ein. Der Fall war folgender:

Herr Th., 20 Jahre alt. Erkrankte 23. I. 1924 an Angina tonsillaris. Wurde 24. I. in das Militärkrankenhaus zu Eksjö eingeliefert. Im Rachen typische Angina tonsillaris. Mikroskopisch fand man in einem Rachenabstrich Streptokokken. Innere Organe ohne Befund. Blutdruck 110 mm Hg. Capillardruck 120 mm H_2O. Schwankungen zwischen den einzelnen abgelesenen Capillardruckwerten 30 mm H_2O. Im Harn kein Albumen. 26. I. Blutdruck 115 mm Hg. Der Druck in einer einzelnen fixierten Capillare schwankt zwischen 95—140 mm H_2O. Im Harn kein Albumen. 27. I. Blutdruck 125 mm Hg. Im Harn kein Albumen. 28. I. Am Morgen Blutdruck 130, Capillardruck 240 mm H_2O (Durchschnittswert). Bei Bestimmungen an einer fixierten Capillare findet man große Schwankungen (zwischen 160—290 mm H_2O). Im Harn kein Albumen. Am Abend desselben Tages enthielt der Harn Albumen, einzelne rote Blutkörperchen und einzelne Zylinder. — Der Fall verlief wie eine typische leichte akute Glomerulonephritis.

Diese klinischen Ergebnisse werden durch die schönen tierexperimentellen Untersuchungen Beckmanns ergänzt. Beckmann untersuchte an Kaninchen das Verhalten des arteriellen Blutdruckes und des Capillardruckes bei experimenteller Nierenveränderung teils nach Adrenalininjektion, teils nach Bleivergiftung und teils nach Uretan- und Diphtherietoxinvergiftung.

Nach einzelner Injektion mit Adrenalin fand Beckmann eine gleichzeitige Steigerung des Blutdruckes und des Capillardruckes. Die Capillardrucksteigerung gab Werte bis auf 100 mm H_2O. (Die Normalwerte des Capillardruckes bei Kaninchen fand B. zwischen 100—200 mm H_2O.)

Nach Injektion von täglich 2,0 ccm d-Suprarenin an Kaninchen fand Beckmann hochinteressante Ergebnisse. Die Adrenalininjektionen wurden täglich zwischen 5—6 Uhr abends gegeben. Der Capillardruck und der arterielle Blutdruck wurden stets vor der Injektion gemessen. Erst nach Verlauf einer Woche fand B. ein Ansteigen des Blutdruckes vom Mittelwert 100—130 mm. Der Capillardruck wies jedoch schon am zweiten Tag nach Beginn der Injektionsbehandlung ein Ansteigen bis auf 450 mm H_2O. Zu der Zeit des Blutdruckanstiegs schnellt der Capillardruck bis auf 800 mm H_2O. Gleichzeitig treten sehr starke Schwankungen des Capillardruckes in kurzer Zeit auf, wie sie schon früher GÖBEL bei menschlichen Nephritiden beobachtet hat. — Im ganzen bekam das Tier 39 mg d-Suprarenin. Die Injektionen wurden dann ausgesetzt. Der Blutdruck fing dann an langsam zu sinken, um nach 22 Tagen 60 mm Hg zu erreichen (also unter den anfänglichen Mittelwert). Das Abfallen des Capillardruckes folgte langsamer. Nach 1½ Monaten war auch der Capillardruck wieder zu normalen Werten abgesunken. Genaue Harnuntersuchungen ergaben während der ganzen Zeit gar keine pathologischen Veränderungen seitens der Nieren.

Die Resultate nach der Bleivergiftung gaben im großen und ganzen ähnliche Ergebnisse betreffs Blutdruck und Capillardruck. Was die Nieren betrifft, so kam jedoch eine Nephritis hinzu. BECKMANN berichtet über diese Untersuchungen folgendermaßen: „Ich injizierte 2 ccm einer Aufschwemmung frisch gefällten Bleicarbonats unter die Rückenhaut eines Kaninchens. Nach 5 Tagen wurden zum ersten Male die schon bei dem Suprarenintier erwähnten starken pathologischen Schwankungen des Capillardruckes binnen kurzem Zeitraum beobachtet. Der Capillardruck war in den vorhergehenden Tagen langsam angestiegen und erreichte an diesem Tag 500 mm H_2O. An demselben Tag stieg der Blutdruck, der bis jetzt normal geblieben war, plötzlich von dem Normalwert 75 bis auf 130 mm Hg. Diese besonders auffällige Parallelität muß wohl mit Sicherheit darauf hindeuten, daß das Auftreten spastischer Kontraktionszustände im Capillargebiet hier als Ursache der Blutdrucksteigerung in Betracht kommt. Der Blutdruck stieg weiterhin in den nächsten Tagen auf 140, nach 14 Tagen unter Schwankungen auf 150 mm Hg an. Der Capillardruck erreichte in dieser Zeit unter Fortdauer der starken Schwankungen als Höchstwert 760 mm H_2O. Am 12. Tag wies der Harn erstmals Spuren von Eiweiß auf, die von da ab eine längere Zeit nachweisbar blieben. Eine starke Eiweißausscheidung trat nicht auf. Im Sediment zeigten sich keine pathologischen Formbestandteile. In den nächsten 1½ Monaten blieben die Veränderungen des Capillardruckes bestehen, wenn die Maximalwerte auch ein wenig absanken. Immerhin wurden in dieser Zeit noch Werte von 500—600 mm H_2O gemessen. Dagegen fiel der Blutdruck langsam ab und betrug nach Ablauf dieser 1½ Monate nur 70—75 mm Hg, hatte also wieder den Normalwert erreicht. Der Urin war zu dieser Zeit wieder eiweißfrei. Nun wurde wiederum ein Depot von 2 ccm Bleicarbonataufschwemmung gesetzt. Der Blutdruck stieg binnen 4 Tagen wieder auf 120 mm Hg, der Capillardruck auf 800 mm H_2O. Gleichzeitig trat wieder spurweise Albuminurie auf, die sich in den nächsten Tagen verstärkte. Der Unterschied zwischen dem weiteren Verlauf der Blutdrucks- und der Capillardruckskurve konnte auch nach dieser Injektien, wie nach der ersten, beobachtet werden. 1½ Monate nach der zweiten Injektion, 3 Monate nach Beginn der Intoxikation im ganzen, betrug der Blutdruck wieder 75 mm Hg, der Capillardruck schwankte zwischen 130 und 370 mm H_2O. Eine neue Injektion von 5 ccm Bleicarbonataufschwemmung führte schon nach 2 Tagen zum Tode des Tieres."

Nach subcutaner Injektion mit 0,5 ccm Diphtherie-Testgift an einem Kaninchen fand BECKMANN ebenso Capillardrucksteigerung und Blutdrucksteigerung schon nach 2 Tagen. In diesem Falle trat Albuminurie und Cylindrurie gleichzeitig mit der Drucksteigerung auf. Die Capillardrucksteigerung erreichte Werte von 700 mm H_2O. Die Erscheinungen gingen vom etwa zehnten Tag nach der Injektion in ziemlich gleichmäßigem Grade zurück. Blutdruck und Capillardruck wurden normal, die Albuminurie verschwand. Nach Uretanvergiftung an einem Kaninchen fand B. gleichfalls Capillardrucks- und arterieller Blutdrucksteigerung und gleichzeitig starke Albuminurie und Cylindrurie. Das Tier starb 8 Tage nach der Uretanvergiftung.

Stellen wir jetzt die erwähnten Untersuchungen von BECKMANN und mir zusammen, so finden wir, daß in gewissen Fällen die Capillardrucksteigerung und Blutdrucksteigerung frühzeitiger als die Nierensymptome auftreten. Und zwar gilt dieses Verhalten sowohl für die Scharlachnephritis und die Anginanephritis als auch für die experimentelle Bleinephritis bei Kaninchen. Ganz besonders bedeutungsvoll scheint es uns zu sein, daß sowohl Beckmann als wir selbst große Schwankungen im Capillardruck während dieses pränephritischen Stadiums gefunden haben. Diese großen Schwankungen möchten wir als eine besondere Unruhe in den Gefäßen auffassen. Die Ursache dieser Unruhe sehen wir in einer funktionellen Capillar- und Präcapillarkontraktion und Dilatation. Durch die Giftwirkung werden die kleinen Gefäße zuerst zu spastischen Kontraktionen gereizt. Wenn die Giftwirkung kräftiger wird, werden auch die Gefäßveränderungen stabilerer Natur, und die Drucksteigerung wird mehr konstant. Während die krankhaften Vorgänge später wieder regressiv werden, werden die Schwankungen wieder größer, wie besonders Göbel bei menschlicher Nephritis in dem Ödemanschwemmungsstadium gefunden hat.

b) Der Capillardruck bei der ausgebildeten Nephritis. Im Jahre 1919 erwähnte Kylin, daß bei Fällen sog. akuter Glomerulonephritis der capillare Kompressionsdruck erhöht war. Bei Fällen von essentieller Hypertonie dagegen war er normal, sofern nicht Herzinsuffizienz mit Stasierung vorlag. In diesem Falle war der Capillardruck erhöht.

Die Capillardrucksteigerung bei der akuten Glomerulonephritis war oft hochgradig, bis über 500 mm H_2O. Der höchste gemessene Wert war 750. Im allgemeinen lag der Capillardruck bei dieser Krankheit zwischen 300—400 mm H_2O. Die Capillardrucksteigerung stand in keinem sicheren Zusammenhang mit dem arteriellen Blutdruck. So fand Kylin Fälle, wo der arterielle Blutdruck anscheinend in normalen Grenzen lag, während der Capillardruck hochgradig erhöht war. In anderen Fällen aber war die Capillardrucksteigerung nur mäßigen Grades, die arterielle Blutdrucksteigerung indessen hochgradig. In einigen Fällen, die Kylin unter wiederholten Messungen des Capillardruckes und des arteriellen Blutdruckes jede Woche verfolgen konnte, fand er jedoch einen gewissen Parallelismus zwischen diesen beiden Drucken. Es zeigte sich nämlich, daß in einigen leichten Fällen der Anstieg des Blutdruckes und Capillardruckes, in mm Hg umgerechnet, gleichgroß war. In schwereren Fällen mit hochgradiger Blutdrucksteigerung fand Kylin keinen Parallelismus betreffs der Senkung dieser beiden Drucke. Durch Nachuntersuchungen von mehreren Autoren wurden die Angaben Kylins bestätigt. So fand Secher Capillardrucksteigerung bei mehreren Fällen von akuter Glomerulonephritis. In einem Fall fand er Capillardrucksteigerung ohne gleichzeitige Blutdrucksteigerung. Göbel, Meldolesi, Britaneschky und Weissmann, Müller, Gherardini und Brasi haben auch die Capillardrucksteigerung bei akuter Glomerulonephritis bestätigt. Bei der Graviditätsnephritis fanden Nevermann und Grzechowiak gleichfalls Capillardrucksteigrung[1].

Klingmüller fand unter 10 Fällen von akuter Glomerulonephritis in verschiedenen Stadien Capillardrucksteigerung in 7 Fällen.

---

[1] Die Tatsache, daß bei der Glomerulonephritis die Blutdrucksteigerung mehr peripher gelegene Gefäßabschnitte berührt als dies bei der essentiellen Hypertonie der Fall ist, geht auch durch Untersuchungen von Herzog hervor. (Dtsch. Arch. klin. Med. **164.**)

Während der Ausheilung der Nephritiskrankheit sinkt der Capillardruck, um schließlich normale Werte zu erreichen. Der arterielle Blutdruck sinkt, wie es scheint, im allgemeinen schneller als der Capillardruck. Die Capillardrucksteigerung bleibt oft länger bestehen als die arterielle Blutdrucksteigerung. Diese stimmt auch mit den auf Seite 182 schon erwähnten Ergebnissen BECKMANNS überein.

Von großem Interesse sind die Befunde GÖBELS über große Capillardruckschwankungen während der Ausschwemmung der Nephritisödeme.

β) **Die arterielle Blutdrucksteigerung.** a) Die Blutdrucksteigerung während des präalbuminurischen Stadiums. Schon RIEGEL soll nach VOLHARD erwähnt haben, daß die Blutdrucksteigerung als ein früheres Symptom bei der akuten Glomerulonephritis auftreten kann als die Nierensymptome. Dasselbe soll auch HENSCHEN in klinischen Vorlesungen bemerkt haben. Keiner dieser beiden Autoren hat seine diesbezüglichen Ergebnisse veröffentlicht. Soweit mir bekannt ist, haben sie auch keine direkten Blutdruckmessungen vorgenommen, sondern sind durch indirekte Methoden zu der erwähnten Auffassung gekommen.

Während des Weltkrieges wurden sporadische Fälle akuter Glomerulonephritis erwähnt, die mit Blutdrucksteigerung und Ödem begannen, bei denen sich die Nierensymptome jedoch später einstellten (NONNENBRUCH, VOLHARD, MÜLLER). Ja, in einer Anzahl Fälle fehlten die Nierensymptome während der ganzen Krankheit. NONNENBRUCH beschreibt sogar einen Fall von Kriegsnephritis ohne Eiweiß, aber mit Blutdrucksteigerung (170 mm Hg) und Ödem, der nach einigen Tagen durch einen urämischen Anfall kompliziert wurde. Albuminurie trat in diesem Fall nicht auf. Einen ähnlichen Fall mit Urämie von eklamptischem Typus ohne Albuminurie habe ich auch zu beobachten Gelegenheit gehabt. Hierbei stellten sich indessen später Eiweiß und rote Blutkörperchen im Harn ein, wodurch die Diagnose gesichert wurde. Auch einen zweiten solchen Fall mit hochgradigem Ödem, Blutdrucksteigerung und Vermehrung des Reststickstoffes, aber ohne Albuminurie war ich in der Lage zu sehen. Der Patient war an Infektion der oberen Luftwege erkrankt und starb an Bronchopneumonien. Der Fall verlief folgendermaßen.

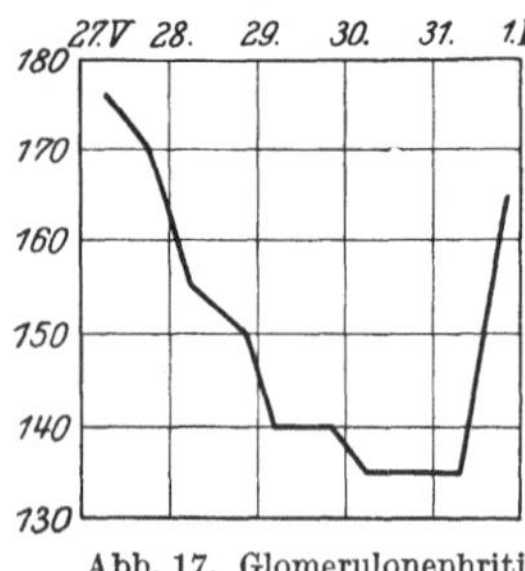

Abb. 17. Glomerulonephritis ohne Albuminurie.

Hartvig W., 32 Jahre, Studierender. Früher immer gesund. Seit 3 Wochen erkältet mit Fieber und Bronchitis. Seit 2 Wochen Ödeme. Die letzten Tage schlechter. Harnmenge der letzten Tage niedrig. St. 26. V. 1923.

Allgemeiner Zustand schlecht. Dyspnöe. Bedeutende Ödeme. Pulm.: Pleuraexsudat. Cor.: Syst. Geräusch, Dilatatio cordis nach links. Bauch: o. B., Leber 0, Milz 0, Blutdruck 175/95. Harn: Klar, sauer Sp. v. 1,024. Heller Zucker. Im Sediment: Weiße und rote Blutkörperchen und einige Zylinder. Retinit. alb. Rest-N 98.

1. VI. Pulm.: Bronchopneumonien. 2. VI. Exitus.

Sein Blutdruck geht aus Abb. 17 hervor.

Auch GUGGENHEIMER, MUNCK, KAUFFMANN, LAURA MEYER, WICKBOM und andere haben über ähnliche Fälle berichtet.

Aus diesen verstreuten Mitteilungen geht hervor, daß Blutdrucksteigerung und Ödem, die peripheren Symptome bei Glomerulonephritis, wie ich sie in anderem Zusammenhang nannte, zeitiger
auftreten können als die Urinsymptome. Konsequentere Untersuchungen zwecks Feststellung, ob diese peripheren Symptome in der Regel
voraufgehen, habe ich im Zusammenhang mit den Capillardruckstudien
vorgenommen, über die ich im Jahre 1919 berichtete. Nachdem ich
durch diese Untersuchungen gefunden hatte, daß eine Steigerung des
capillaren Kompressionsdruckes auf die arterielle Blutdrucksteigerung
bei akuter Glomerulonephritis folgt, im Gegensatz zur Blutdrucksteigerung bei sog. benigner Nephrosklerose, auf welche solche Capillardrucksteigerung nicht folgt, wollte ich erforschen, wann während des

Entstehens der Scharlach-
nephritis blutdrucksteigernde
Momente aufzutreten be-
gannen. Ich stellte da fest, daß
die Capillardrucksteigerung
ungefähr 4—7 Tage vor den
Urinsymptomen von Glome-
rulonephritis begannen. Mein
Material war indessen zu gering, um sichere Schlüsse zu-
zulassen. Später hat Dr. LUND-
BERG am Stockholmer Epide-
miekrankenhaus das Unter-
suchungsergebnis eines größeren Materials veröffentlicht,
an dem er zeigte, daß arterielle

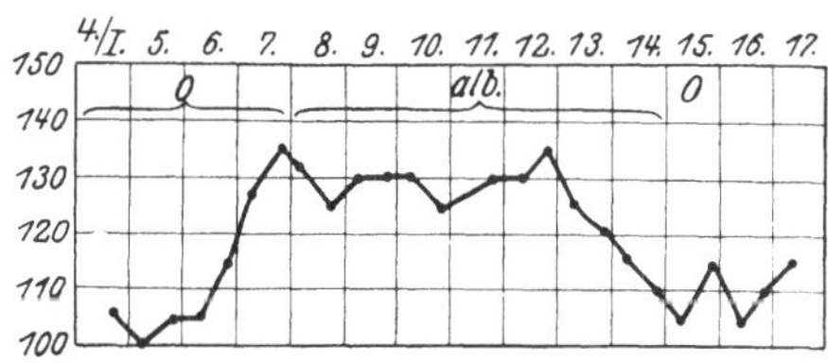

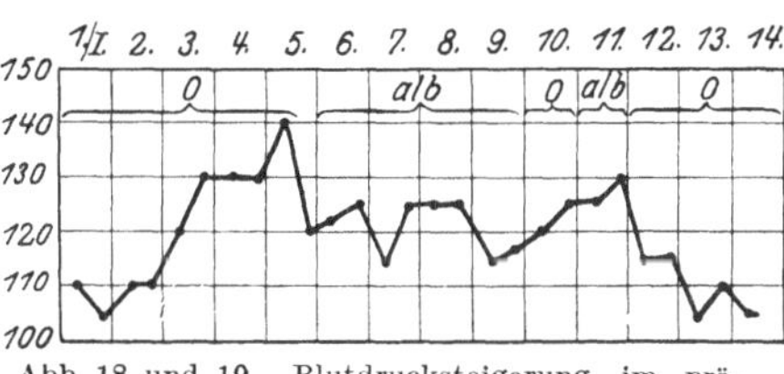

Abb. 18 und 19. Blutdrucksteigerung im präalbuminurischen Stadium.

Blutdrucksteigerung den Nierensymptomen vorhergeht. Die von mir
beabsichtigte Nachuntersuchung habe ich infolge der Forschungen
LUNDBERGS nicht ausgeführt. Diese Untersuchungen sind einige Jahre
später von KOCH, RAPPAPORT, STEINER bestätigt.

Später (im Jahre 1920) habe ich jedoch eine nicht unbedeutende Anzahl Fälle von Angina tonsillaris mit täglichen Messungen des (arteriellen)
Blutdruckes verfolgt, um zu sehen, ob auch die Anginanephritis ein Vorstadium von Blutdrucksteigerung hat, ehe die Urinsymptome (Albumin,
Zylinder und rote Blutkörperchen) erscheinen. Nur in drei Fällen trat eine
Glomerulonephritis auf, alle drei Male sehr leicht. In diesen drei Fällen
ging indessen eine arterielle Blutdrucksteigerung voran, die bis zu ungefähr 25 mm Hg über dem Normalwert des Patienten betrug und
3—4 Tage vor dem Auftreten der Nierensymptome begann. Ich zeige
in Abb. 18—19 die Blutdruckkurven zwei von diesen Fällen. Bei einem
Fall akuter Glomerulonephritis, der im Krankenhaus behandelt wurde und
der sich im Stadium der Rekonvaleszenz mit normalen Blutdruckwerten
und ohne Nierensymptome befand, konnte ich feststellen, daß auch
bei Rezidiv im Zusammenhang mit einer Angina die Blutdrucksteigerung den Nierensymptomen voranging.

Abb. 20 veranschaulicht die Blutdruckkurve dieses Falls.

Es ergibt sich also, daß die peripheren Symptome bei der sog. akuten Glomerulonephritis, Steigerung des Blutdruckes und Ödem, nicht nur den Urinsymptomen voraufgehen können, sondern sogar oft, ja vielleicht in der Regel die frühesten Symptome zu sein scheinen. Wenigstens sah ich bei den Fällen von Scharlach und Angina, die ich in dieser Hinsicht beobachtet habe, nie Albuminurien zeitiger erscheinen als die Blutdrucksteigerung.

b) Das Verhalten des Blutdruckes während des Verlaufes der Glomerulonephritis. Wir haben gesehen, daß der akuten Glomerulonephritis ein präalbuminurisches Stadium voraufgeht, während welchem der Blutdruck langsam steigt und bis auf 25 mm Hg über den normalen Blutdruckwert des betreffenden Individuums hinaufgeht. Darauf setzen die Nierensymptome ein, und wir haben

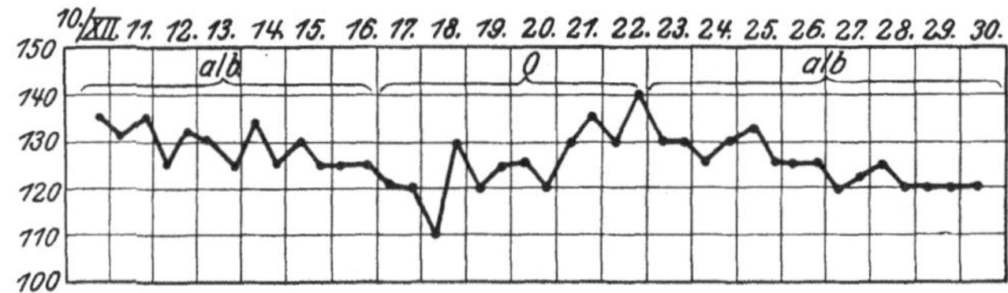

Abb. 20. Blutdrucksteigerung im präalbuminurischen Stadium bei Rezidiv nach Angina tonsillaris.

es von dem Tage an mit der sog. akuten Glomerulonephritis zu tun.

Das Verhalten des Blutdruckes von dieser Zeit an ist besonders von Moog und Schürer studiert worden, obgleich auch Volhard, Kaliebe und Guggenheimer sich Verdienste darum erworben haben.

Moog und Schürer haben die Tagesschwankungen des Blutdruckes studiert und dabei gefunden, daß diese während der akuten Glomerulonephritis bedeutend größer sind als unter normalen Verhältnissen. Besonders hervortretend fanden sie die Schwankungen während des Rekonvaleszenzstadiums der Glomerulonephritis, wo sie sich zwischen Morgen und Abend bis auf 50 mm Hg belaufen konnten.

Veranlaßt durch die Befunde dieser Forscher, die geeignet waren, anfänglich Verwunderung zu erregen, unternahm ich eine ähnliche Untersuchung und konnte bei Fällen schwerer Glomerulonephritis ihre Resultate bestätigen. Doch stellte ich nie so große Schwankungen fest wie Moog und Schürer. In leichten Fällen mit Blutdrucksteigerung von nicht über 150—160 mm Hg fand ich, daß die Tagesschwankungen das Normale nicht übersteigen.

Ich stellte also zwei verschiedene Typen von Blutdrucksteigerung bei Glomerulonephritis fest. Ich will diese durch die folgenden Fälle belegen, von denen zwei leichte und drei schwere Fälle betreffen.

1. Eine 20jährige Frau, die im Alter von 3 Jahren Poliomyelitis gehabt hat und dann im rechten Bein gelähmt gewesen ist. Sonst soll sie immer gesund ge-

wesen sein. Sie erkrankte 14 Tage vor der Einlieferung ins Krankenhaus an Parotitis. Einige Tage später erscheint Albumen im Urin. Bei der Einlieferung ist der Blutdruck 130/80. Urin: Albumen +, Blut +, Zylinder +. Innere Organe ohne Befund.

Die Blutdruckkurve zeigt eine gleichmäßige Senkung ohne größere Tagesvariationen und stellt sich schließlich auf einen Wert von 105—110 mm Hg ein (Abb. 21).

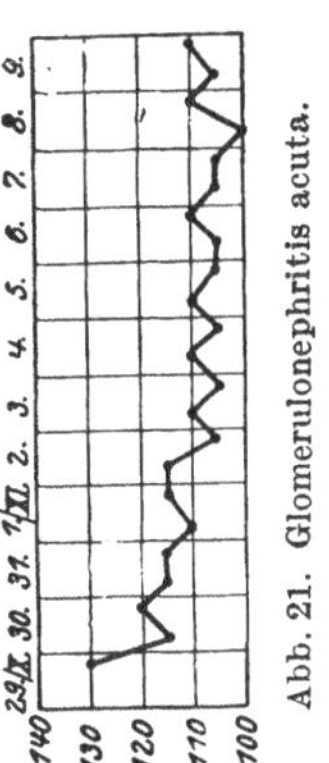

Abb. 21. Glomerulonephritis acuta.

2. Ein 25 jähriger Mann, der 1917 „Eiweiß" gehabt haben soll. Sonst immer gesund. Nach einer Infektion in den oberen Luftwegen bekommt er blutigen Urin, weshalb er ins Krankenhaus aufgenommen wurde. Bei der Einlieferung: Blutdruck 140 mm Hg, Urin: Albumen +, Blut +, Zylinder +. Innere Organe ohne Befund. Während des Krankenhausaufenthaltes geht es dem Patienten besser, der Urin wird eiweißfrei, der Blutdruck sinkt. Siehe Abb. 22.

3. Eine 33 jährige Frau, die mit 5 Jahren Nierenblutung gehabt haben soll. Niemals Eiweiß im Urin. Erkrankte nach einer Angina tonsillaris an einer typischen Glomerulonephritis, weshalb sie ins Krankenhaus ein geliefert wurde. Bei der Einlieferung: Blutdruck 150/102 mm Hg, Urin: Albumen +, Blut +, Zylinder +. Innere Organe ohne Befund (Abb. 23).

Die Blutdruckkurve weicht etwas von den vorhergehenden ab, da wir in diesem Falle hin und wieder größere Tagesvariationen als bei den vorerwähnten Fällen sehen. Diese Variationen sind jedoch keineswegs so ausgesprochen wie in den Kurven der benignen Nephrosklerosen. Der Capillardruck, der bei der Einlieferung (23. XII.) 430 war, sank am 27. XII. auf 270. Am 30. XII. war er wieder 400 und am 20. I. 1921 200 mm H₂O.

4. Abb. 24, gilt einem 50 jährigen Mann. Er will früher niemals krank gewesen sein, abgesehen

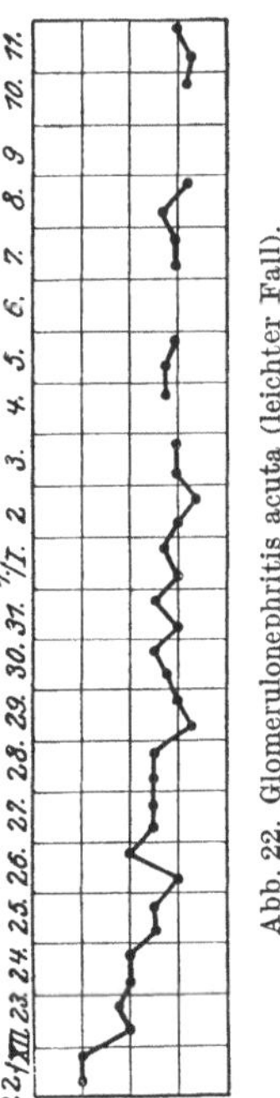

Abb. 22. Glomerulonephritis acuta (leichter Fall).

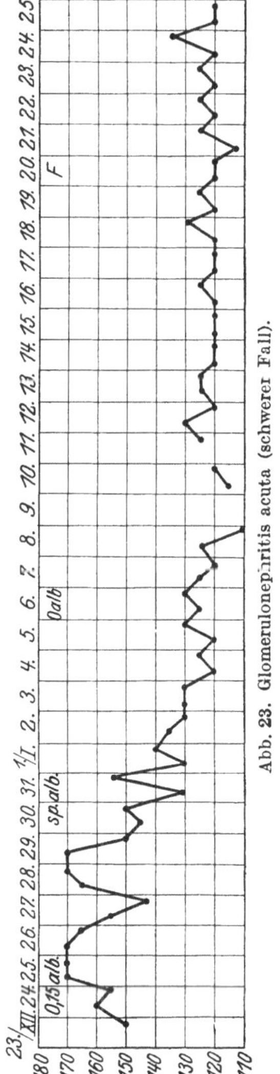

Abb. 23. Glomerulonephritis acuta (schwerer Fall).

von Halsfluß das eine oder andere Mal. Er soll niemals Eiweiß im Urin gehabt haben. Eine Woche nach einer leichten Infektion der oberen Luftwege zeigen sich Schwellungen am Körper, Müdigkeit und Atemnot. Er wurde deshalb am 27. XII. 1920 ins hiesige Krankenhaus eingeliefert. Urin: Albumen +, Zylinder +, Blut +, Blutdruck: 210/115. Am 28. XII. war der Reststickstoff 25, 2 mg in 100 ccm Blut. Während des Krankenhausaufenthaltes sank sein Blutdruck, um am 20. I. 1921 und in den folgenden Tagen beständig bei 130—135 stehen zu bleiben. Die Funktionsproben am 22. I. zeigen folgende Werte:

	Menge	Sp. V.	NaCl
6 Uhr vormittags . .	800	1,008	3,2
7 ,, ,, . .	60	1,009	3,3
8 ,, ,, . .	50 ⎫	1,011	3,6
9 ,, ,, . .	100 ⎪	1,011	3,0
10 ,, ,, . .	90 ⎬ 310	1,010	3,4
11 ,, ,, . .	70 ⎭	1,011	3,6
1 ,, nachmittags .	60	1,011	3,6
4 ,, ,, . .	250	1,011	3,7
7 ,, ,, . .	300	1,011	3,7
7 ,, vormittags . .	1,000	1,011	3,7
	2,780		

In der folgenden Woche sinkt der Blutdruck noch etwas mehr und hält sich auf ungefähr 125 mm Hg. Bei einer am 1. II. neu vorgenommenen Funktionsprobe ergeben sich folgende Werte:

	Menge	Sp. V.	NaCl
6 Uhr vormittags . .	900	1,008	2,1
7 ,, ,, . .	75	1,011	2,2
8 ,, ,, . .	80 ⎫	1,010	2,4
9 ,, ,, . .	100 ⎪	1,009	2,3
10 ,, ,, . .	85 ⎬ 335	1,010	2,3
11 ,, ,, . .	70 ⎭	1,010	2,3
1 ,, nachmittags .	150	1,011	3,1
4 ,, ,, . .	200	1,011	2,2
7 ,, ,, . .	250	1,011	2,5
7 ,, vormittags . .	1,000	1,011	2,3
	2,910		

Hier liegt also ein Fall von akuter (eventuell chronischer, aufflammender) Glomerulonephritis vor. Die Hypertonie vom 28. XII. 1920 kann nicht durch Erhöhung des Reststickstoffes erklärt werden, da der Reststickstoff normale Werte gezeigt hat. Als aber der Blutdruck normal wurde, ergaben zwei verschiedene Funktionsproben (am 22. I. und 1. II.) eine völlige Starre der Nierenfunktion. Was kann in einem solchen Fall, wo der maximale Nierenschaden bei den Funktionsproben keine Blutdrucksteigerung ergeben hat, Hypertonie verursachen? Später will ich zu dieser Frage zurückkommen.

	Menge	Sp. V.	NaCl
6 Uhr vormittags . .	800	1,013	3,0
7 ,, ,, . .	100	1,013	3,0
8 ,, ,, . .	200 ⎫	1,008	3,3
9 ,, ,, . .	190 ⎪	1,004	2,1
10 ,, ,, . .	100 ⎬ 590	1,011	3,6
11 ,, ,, . .	100 ⎭	1,013	3,8
1 ,, nachmittags .	240	1,012	4,4
4 ,, ,, . .	350	1,012	3,5
7 ,, ,, . .	400	1,013	4,5
7 ,, vormittags . .	1,200	1,014	3,3
	3,680		

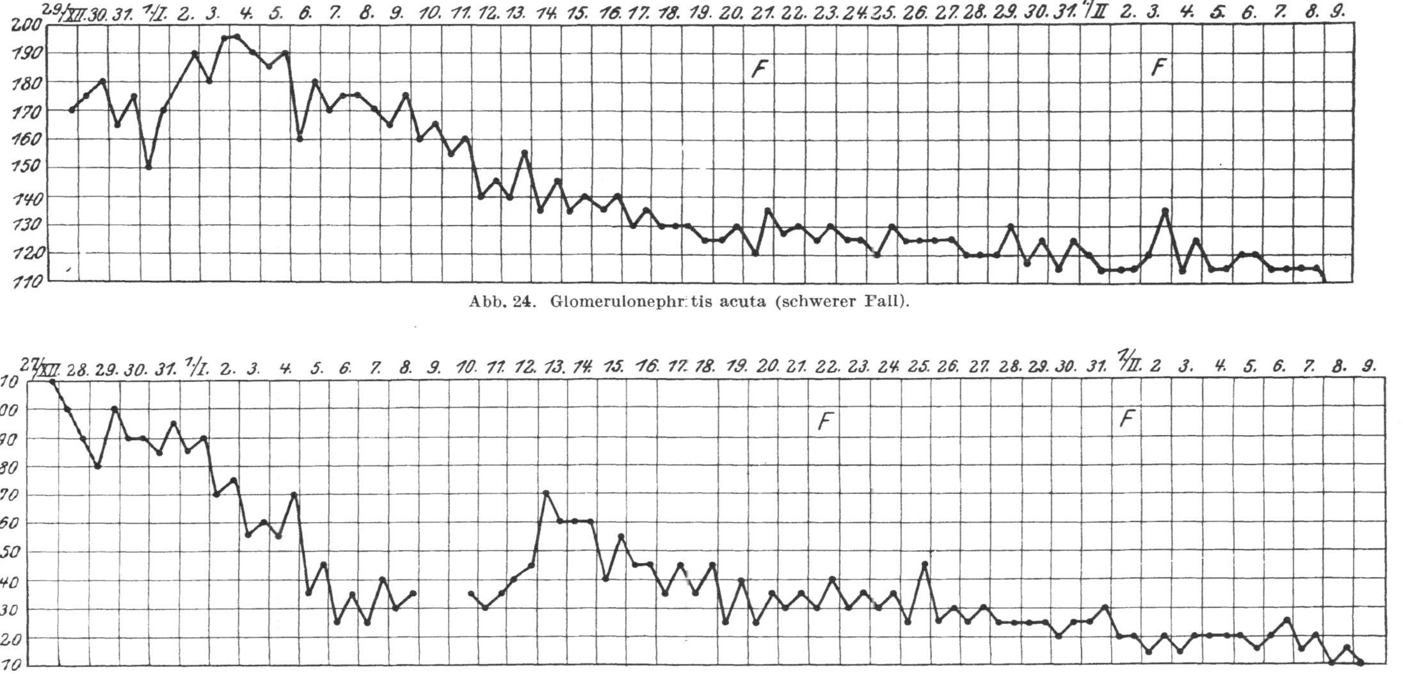

Abb. 24. Glomerulonephritis acuta (schwerer Fall).

Abb. 25. Glomerulonephritis acuta (schwerer Fall).

5. Ein 21jähriger Seemann, Blutdruckkurve Abb. 25, der im letzten Halb-
jahr ein paarmal Halsschmerzen gehabt hat, erkrankte am 24. XII. 1920, nachdem er 14 Tage vorher von neuem Halsschmerzen gehabt hat, an Müdigkeit,
Mattigkeit und Schwellungen des Körpers. Am 29. XII. wurde er ins Krankenhaus eingeliefert. Im Urin Eiweiß +, Zylinder + und rote Blutkörperchen +.
Blutdruck 170/105. Innere Organe ohne Befund. Am 10. I. 1921 Reststickstoff
33,1 mg in 100 ccm Blut. Am 21. I. ergibt die Funktionsprobe folgende Werte
(siehe untenstehende Tabelle auf S. 188).

Am 3. II. wird folgende Nierenfunktionsprobe erhalten:

	Menge	Sp. V.	NaCl
6 Uhr vormittags . .	900	1,011	3,2
7 ,, ,, . .	110	1,012	4,5
8 ,, ,, . .	150 ⎫	1,009	3,3
9 ,, ,, . .	400 ⎪	1,003	1,5
10 ,, ,, . .	100 ⎬ 740	1,009	4,4
11 ,, ,, . .	90 ⎭	1,011	4,6
1 ,, nachmittags .	200	1,011	4,5
4 ,, ,, . .	320	1,012	4,0
7 ,, ,, . .	350	1,012	3,9
7 ,, vormittags . .	900	1,012	4,1
	3,520		

Diese beiden Typen von Blutdurckkurven bei Glomerulonephritis
unterscheiden sich auch durch eine gewisse Abweichung im Capillar-
druckverhalten. Ich habe nämlich festgestellt, daß in den leichten Fällen
die arterielle Blutdrucksteigerung ungefähr der capillaren entspricht:
es kommt mir darum vor, als würde die arterielle Blutdrucksteigerung
möglicherweise in diesen Fällen durch einen drucksteigernden Prozeß
im Capillarsystem hervorgerufen.

Bei den schweren Fällen dagegen ist die arterielle Drucksteigerung
größer als die Capillardrucksteigerung, obwohl diese bei den schweren
Fällen recht erheblich sein kann (bis hinauf zu 750 mm H_2O). Es hat
demnach den Anschein, als wenn in diesen Fällen zu der Drucksteigerung
des Capillarschadens ein Extraplus an druckerhöhender Wirkung hinzugekommen wäre.

Während der Ausheilung der Glomerulonephritis sinkt der Blutdruck allmählich auf normale Werte zurück. Hierbei gehen die arterielle
und die capillare Blutdrucksenkung bei den leichten Formen Hand in
Hand, bei den schweren sinkt der arterielle Blutdruck rascher. Es hat
auch den Anschein, als sei die Capillardrucksteigerung stabiler, und
als verlaufe die erwähnte Labilität nur in der arteriellen Blutdrucksteigerung. Um in dieser Frage bestimmte Äußerungen wagen zu
können, sind jedoch fortgesetzte vergleichende Untersuchungen erforderlich.

Bei dieser Senkung des capillaren und des arteriellen Blutdruckes
bleibt gewöhnlich eine unbedeutende Capillardruckerhöhung zurück,
auch nachdem der arterielle Blutdruck unter die obere normale Grenze
gesunken ist. Später pflegt der arterielle sowohl wie der capillare Blutdruck weiter zu sinken, um sich auf beständige Werte einzustellen,
nachdem auch der Capillardruck normal geworden ist.

Bemerkenswert ist das zuerst von Lichtwitz wie auch von Kylin erwähnte Verhalten, daß der Blutdruck während der Ausheilung der Glomerulonephritis im allgemeinen bis auf hypotone Werte sinkt. Nachdem der Blutdruck während ein paar Wochen bei hypotonen Werten gestanden hat, steigt er im allgemeinen wieder bis zu normalen an.

Von Bedeutung ist es, an diese hypotone Senkung zu erinnern, weil sie, wie es scheint, nicht so bekannt ist, wie es wünschenswert wäre. Ich will auch hier durch ein Beispiel diese Senkung beleuchten.

Frau Adina M., 39 Jahre alt.

Soll früher immer gesund gewesen sein. Im Januar 1929 erkrankte sie an Influenza. Seitdem hat sie sich matt und müde gefühlt. Im April konsultierte sie einen Arzt, der Eiweiß im Harn fand und die Diagnose Glomerulonephritis stellte. Anfang Mai wurde sie in die Abteilung eingeliefert.

Bei der ersten Untersuchung im Krankenhaus fand man: Keine deutlichen Ödeme. Die Kranke war aber gedunsen. Blutdruck 135 mm Hg. Im Harn Albumen (¼%), zahlreiche rote Blutkörperchen und Zylinder. Rest-N im Blute 90,6 mg %. Augenhintergrund: Retinit. albuminurica levis. Colloidosmotischer Druck des Blutes 355 mm H_2O.

Die Kranke wurde mit salzstickstoffarmer Diät behandelt.

An der Kurve, Abb. 26, sehen wir, wie der Blutdruck und die Rest-N-Werte sanken. Das Eiweiß im Harn verschwand.

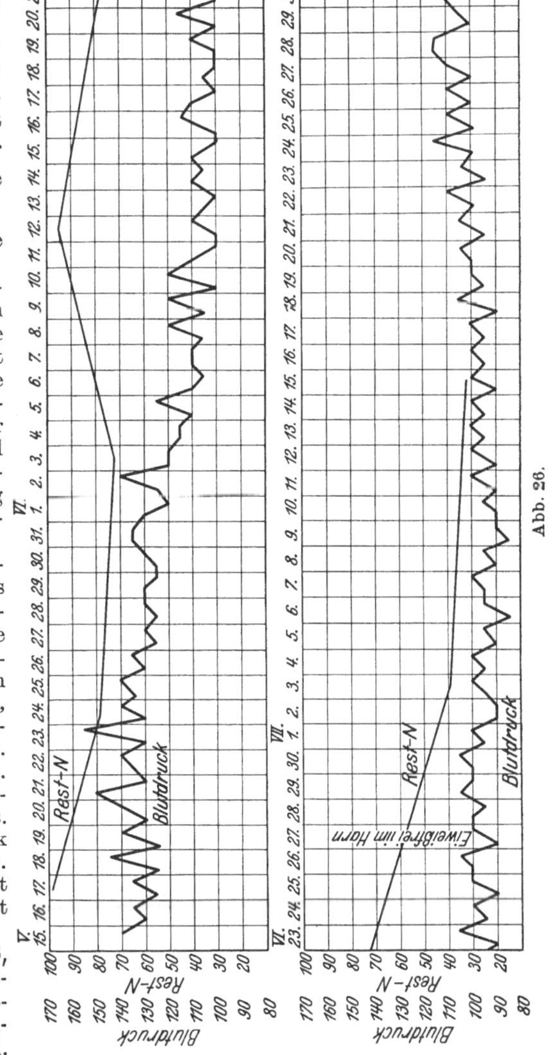

Die Blutdruckwerte sanken bis zu hochgradig subnormalen Werten und stiegen später wieder bis zu normalen Werten.

Abgesehen von einer leichteren Niereninsuffizienz (normale Ausscheidung von Wasser, spez. Gewicht zwischen 1,002 bis höchstens 1,020 nach der Straußschen Funktionsprüfung) wurde die Kranke gesund.

Die Besserung der Nierenfunktion scheint nicht parallel mit der Blutdrucksenkung zu gehen. Im Gegenteil, die Veränderungen im Nierenparenchym, die der Krankheit gefolgt sind, scheinen ziemlich irreparabel zu sein.

In den oben erwähnten Fällen bleibt eine völlige Nierenstarre zurück, auch nachdem der Blutdruck normale Werte erreicht hat und Blutdrucksteigerung nicht mehr aufgetreten ist.

Derartige Fälle scheinen auch geeignet zu sein, Licht auf das Verhältnis zwischen Nierenschaden und Blutdrucksteigerung zu werfen. **Ein sehr weit fortgeschrittener Nierenschaden ergibt nicht an und für sich Steigerung des Blutdrucks.**

c) **Das Verhalten der Blutdrucksteigerung während des Endstadiums der akuten Glomerulonephritis mit Niereninsuffizienz.** Die von VOLHARD vorgebrachte und mit ihm allgemein angenommene Ansicht besteht darin, daß die akute Glomerulonephritis

1. entweder zu vollständiger Gesundheit führt (was für die Mehrzahl der Fälle gilt),

2. oder in das zweite Stadium mit Albuminurie und Blutdrucksteigerung, aber ohne Niereninsuffizienz, übergeht. Dieses Stadium führt seinerseits zu

3. dem dritten Stadium mit Niereninsuffizienz und Blutdrucksteigerung.

Nach dieser Auffassung würde die Blutdrucksteigerung ein sicheres Zeichen von zurückgebliebenen Nierenschädigungen sein und sollte nach VOLHARDS Meinung bei diesen Stadien, wenigstens beim dritten Stadium, nicht fehlen. VOLHARD sagt hierüber: „Wie bei dem ersten und zweiten Stadium, der akuten und chronischen Form der diffusen Glomerulonephritis, so gehört auch bei dem dritten, dem Endstadium, die Blutdrucksteigerung und Herzhypertrophie zu den o b l i g a t o r i s c h e n S y m p t o m e n, ja, sie rücken noch mehr in den Vordergrund." Und er fährt später fort: „Die Blutdruckwerte sind im allgemeinen höher als bei den chronischen Formen mit noch erhaltener Nierenfunktion. Werte von 160—170 mm Hg werden selten, meist nur vorübergehend und fast nur in den Fällen von subchronischer Verkaufsart unterschritten, häufig überschritten." „Eine Gegenüberstellung der maximalen Blutdruckwerte der drei Stadien der diffusen Nephritis ist nicht ohne Interesse. Sie zeigt, daß die Blutdruckwerte nach dem Endstadium zu deutlich ansteigen." Die Blutdrucksteigerung würde demnach obligatorisch sein für zum mindestens alle Fälle des dritten Stadiums von diffuser Nephritis.

Es dürfte auch kein Zweifel darüber bestehen, daß diese Auffassung VOLHARDS auf viele Fälle von Glomerulonephritis zutrifft. Denn daß Fälle akuter oder subakuter Glomerulonephritis während zurückbleibender Blutdrucksteigerung in das zweite oder dritte Stadium übergehen, ist eine allgemeine Erfahrung. Aber dies gilt nicht als allgemeine Regel. Es sind Ausnahmen vorhanden (und sie sind nicht so besonders selten), wo ein hochgradiger Nierenschaden nach akuter Glomerulonephritis zurückbleibt, ja, sogar fortschreitet, ohne daß weiter Blutdrucksteigerung auftritt, nachdem sie schon ziemlich früh während des Überganges des akuten in ein chronisches Stadium verschwunden war. Die beiden Fälle auf Seite 187—190 sind Beispiele hierfür. Bei ihnen ist die Erhöhung des Blutdrucks verschwunden, aber ein erheblicher Nierenschaden ist zurückgeblieben, der sich in Nierenstarre bei der Nierenfunktionsprobe äußert.

Der folgende Fall dürfte in dieser Hinsicht noch belehrender sein:

Er betrifft eine ungefähr 30jährige Frau. Sie wurde Anfang Juni 1921 wegen einer gewöhnlichen, aber doch bösartigen Anginanephritis in das Sahlgrensche Krankenhaus eingeliefert. Im Urin fanden sich Eiweiß, Zylinder und rote Blutkörperchen. Der Blutdruck näherte sich 200 und blieb mit etwas mehr als normalgroßen Tagesschwankungen eine Zeitlang auf dieser Höhe stehen. (Der Fall wurde mit täglichen Blutdruckmessungen am Morgen und Abend verfolgt. Da die Blutdruckkurve nicht grundsätzlich von den in Abb. 23—26 veröffentlichten abweicht und da sie infolge ihres Umfangs — sie erstreckt sich über mehrere Monate — zuviel Platz beanspruchen würde, wird sie hier nicht aufgenommen.) Nach etwa 2—3 Monaten war die Blutdrucksteigerung verschwunden, und der Blutdruck hielt sich seitdem zwischen 110—120 mm Hg. Da Patientin nach wie vor Blutkörperchen im Urin aufwies und die Nierenfunktionsproben schlecht ausfielen, mußte sie zu Bett liegen. Nach einigen weiteren Monaten begannen sich bei Patientin Zeichen von Niereninsuffizienz mit Erhöhung des Reststickstoffes, der vorher normal war, zu zeigen, und sie starb an Urämie (Rest-N = 124). Der Blutdruck war die ganze letzte Zeit hindurch normal gewesen.

Pathologisch-anatomisch wiesen die Nieren folgende mikroskopische Veränderungen auf (Prosektor BERGSTRAND):

Einzelne hyalinisierte Glomeruli. Die übrigen zeigen starke Proliferation des Epithels der Bowmanschen Kapsel mit Halbmondbildung; außerdem Zellausdehnung in den Schlingen und hyaline Verdickungen von deren Wänden. Umwandlung der Schlingen in hyaline Klumpen ist jedoch selten. Hyaline Tropfendegeneration. — Neutralfett und lipoide Verfettung! Arterioli weit, einzelne mit hyalinisierten Wänden, einige mit Intimaverfettung. Keine Elasticahypoplasie in den Arteriae arciformes. Zahlreiche Rindenblutungen; herdweise Leukocytenansammlung in den Rindenkanälen; fleckenweise ist das Parenchym untergegangen, das interstitielle Gewebe vermehrt und rundzellinfiltriert. Sehr geringe Verdickung der äußeren Kapsel.

Fälle wie der eben beschriebene scheinen besonders geeignet zu sein, das Verhältnis zwischen Nierenschädigung und Blutdrucksteigerung zu beleuchten. Hier muß jedoch hervorgehoben werden, daß der ursächliche Zusammenhang zwischen Nierenschädigung und Hypertonie nicht so einfach sein kann, daß die Blutdrucksteigerung eine Folge der Nierenkrankheit ist, wie dies früher allgemein angenommen wurde.

γ) **Die Ödeme.** Wie schon früher erwähnt werden ist, bilden die Ödemansammlungen samt der Blutdrucksteigerung das wichtigste Kardinalsymptom der akuten Glomerulonephritis. Aus unserer klinischen Erfahrung wissen wir, daß diese sog. nephritischen Ödeme sich diffus im Körper lokalisieren zum Unterschiede von den kardialen Ödemen, die sich besonders in den niedrigst gelegenen Teilen des Körpers ansammeln. Die kardialen Ödeme finden wir darum am sichersten und hochgradigsten an herumgehenden Patienten in den Unterschenkeln und Fußrücken, bei dauernd Bettlägerigen im Rücken. Bisweilen findet man indessen, daß auch die nephritischen Ödeme an diesen Prädilektionsstellen am deutlichsten ausgesprochen sind. Dieses Verhalten dürfte daraus erklärt werden, daß wegen der Blutdrucksteigerung eine Herzinsuffizienz dazu tritt, die ein komplizierendes kardiales Ödem hervorruft.

b) Über die theoretische Erklärung der Entstehung verschiedener Ödeme. In den letzten Jahren hat uns die Erfahrung gezeigt, daß Ödeme unter verschiedenen Bedingungen entstehen können. Klinisch kennen wir Ödeme bei dekompensierten Herzfehlern, bei gewissen Nierenkrankheiten, bei Hemmung des Abflusses für Blut und Lymphe, bei fortgeschrittenen Anämien, bei Insulinbehandlung von Zuckerkranken usw. Wir kennen weiterhin die während der Kriegsjahre auftretenden Hungerödeme. Eine ganze Reihe verschiedener krankhafter Zustände können also eine pathologische Flüssigkeitsansammlung in den Geweben des Körpers hervorrufen.

SCHADE, der während der letzten Jahre die Ödempathogenese eingehend studiert hat, unterscheidet verschiedene Formen von Ödementstehung. Aus rein theoretischen Gesichtspunkten teilt er in folgende Ursachen die Entstehung von Ödemen ein:

A. Hämatogene Lokalursachen des Ödems:

1. Vermehrter mechanischer Blutströmungsdruck in den Capillaren.
2. Verminderter onkotischer Blutdruck in den Capillaren.
3. Verminderter osmotischer Blutdruck in den Capillaren.

B. Histogene Lokalursachen des Ödems:

1. Verminderter mechanischer Spannungsdruck der Gewebsseite.
2. Vermehrter onkotischer Druck der Gewebsseite.
3. Vermehrter osmotischer Druck der Gewebsseite.

C. Membranogene Lokalursachen des Ödems:

1. Steigerung der Quote des mechanischen Seitenwanddruckes, bedingt durch Formbesonderheiten der Capillaren.
2. Herabsetzung der onkotischen Druckwirkung, bedingt durch Eiweißdurchlässigwerden der Capillarmembran.

D. Lymphogene Lokalursachen des Ödems:
Abflußhemmungen auf den Bahnen des Lymphsystems.

Auch andere Autoren heben verschiedene Erklärungsmöglichkeiten zur Ödementstehung hervor. So legt KROGH einen entscheidenden Wert drei Faktoren bei: dem hydrostatischen Druck des Blutes in den Capillaren, dem kolloid-osmotischen Druck des Blutes in den Capillaren und dem Verhalten der Capillarwand. FISCHER meint, wie bekannt, daß die Ödementstehung von einer veränderten Beschaffenheit in den Geweben erklärt wird, wobei diese eine erhöhte Bereitschaft, das Wasser zu binden, bekommen hätten.

Will man sich ganz theoretisch in die Bedingungen für die Ödementstehung hineindenken, scheint es mir notwendig, zu beobachten, daß von der Blutbahn zum Zellkörper zwei semipermeable Membranen eingeschaltet sind, die ein Hindernis für den Transport gewisser Stoffe bilden, während andere durchgelassen werden. Diese semipermeablen Membranen sind 1. die Capillarwand und 2. die Zellmembran. Eine pathologische Flüssigkeitsansammlung kann jetzt primär 1. extracellular aber auch 2. intracellular entstanden gedacht werden. Im ersten Falle ist es vor allem der Flüssigkeitsstrom Blut $\rightleftarrows$ intercellulare Gewebsflüssigkeit, der pathologisch verschoben ist. Die scheidende Membran ist in diesem Falle die Capillarwand. Im anderen Falle ist es der Flüssigkeitsstrom intercellulare $\rightleftarrows$ intracellulare Gewebsflüssigkeit, der primär gestört worden ist, mit der Zellwand als scheidende Membran. Ob es einen klinisch nachweisbaren Unterschied gibt zwischen diesen beiden Formen von Ödem, das intercellulare und das intracellulare, oder ob man überhaupt zwei solche Typen klinisch unterscheiden kann, ist unbekannt. VOLHARD will geltend machen, daß jedes Ödem ausschließlich intercellular ist, und daß kein intracellulares Ödem existiert. Dies scheint mir indessen nicht ganz richtig zu sein. Gewiß wird auch in Fällen von primär rein intercellularem Ödem die Zelle sekundär selbst mitinteressiert werden. Ein anderes Verhältnis wäre nach unseren gegenwärtigen Kenntnissen von den kolloidchemischen Verhältnissen ganz undenkbar.

Wenn es heißt, sich die Möglichkeiten für die Entstehung des primär intercellularen Ödems theoretisch zu durchdenken, so sind vor allem zwei verschiedene Möglichkeiten denkbar, nämlich 1. eine vermehrte Permeabilität der Capillarwand mit vermehrtem Flüssigkeitsstrom Blut $\rightarrow$ Gewebe, 2. eine verminderte Resorption von Flüssigkeit aus dem intercellularen Gewebe.

Die erstgenannte Möglichkeit kann ihrerseits in verschiedener Weise hervorgerufen werden, a) durch eine Beschädigung der Capillarwand, die einen vermehrten Flüssigkeitstransport Blut $\rightarrow$ Gewebe hervorruft. b) Die Druckbedingungen beiderseits der Capillarwand werden dadurch verändert, daß der Flüssigkeitsstrom Blut $\rightarrow$ Gewebe vermehrt wird. Diese letztgenannte Möglichkeit kann ihrerseits von verschiedenen Momenten hervorgerufen werden. Die Kräfte, die vor allem für den Flüssigkeitsstrom Blut $\rightarrow$ Gewebe entscheidend sind, sind, wenn wir uns die Capillarwand als eine tote Membran denken, teils der osmotische Druck beiderseits der Membran, teils der hydrostatische resp. Gewebsdruck beiderseits der Capillarwand.

Für den osmotischen Druck spielen nur die Kolloide eine Rolle, da die Salze unbehindert durch die Capillarwand passieren können. Von Bedeutung wird also eine Änderung der Zusammensetzung und Menge der Kolloide im Blut und in der Gewebsflüssigkeit.

Heißt es dann, sich die Möglichkeiten für die Entstehung eines primär intracellularen Ödems theoretisch zu denken, so können wir zur Zeit uns nur eine primäre Gewebsbeschädigung denken, wodurch die Biochemie der Zellen so verändert wird, daß das Wasser in nicht physiologischer Menge gebunden wird.

Wir können uns also folgendes Schema aufstellen, das die wichtigsten Faktoren für die Ödementstehung aufnimmt.

I. Primär intercellulares Ödem.

A. Durch Vermehrung des Flüssigkeitsstromes Blut $\rightarrow$ Gewebe hervorgerufen.

1. Infolge einer Veränderung in den Druckverhältnissen beiderseits der Capillarwand.

a) Vermehrung des hydrostatischen Druckes.

b) Verminderung des kolloidosmotischen Druckes des Blutes.

2. Infolge einer Beschädigung der Capillarwand.

B. Durch eine Verminderung der Resorption der Gewebsflüssigkeit.

II. Primär intracellulares Ödem. Gewebsschädigung.

c) Die chemische Zusammensetzung der Ödemflüssigkeit. Eingehende Untersuchungen über die Chemie der Ödemflüssigkeit in verschiedenen Ödemzuständen scheinen mir nicht vorhanden zu sein. Gewisse wichtige Einzelheiten sind jedoch untersucht worden. So hat BECKMANN die Ödemflüssigkeit in verschiedenen Zuständen untersucht und ist hierbei zu interessanten Resultaten gekommen. Was den Eiweißgehalt betrifft, findet BECKMANN niedrige Eiweißwerte, meistens unter 0,1%, bei amyloider Niere und tubularen Nierenkrankheiten. Im Gegensatz hierzu zeigen die Ödeme bei Glomerulonephritis die höchsten beobachteten Eiweißwerte, mit ungefähr 1%. Zwischen diesen beiden Grenzwerten liegen die kardialen Ödeme. Was den Zuckergehalt betrifft, fand BECKMANN in der Regel ein wenig höheren Ödemzuckergehalt als Blutzuckergehalt, nur gelegentlich fand er das entgegengesetzte Verhältnis. Auch fand BECKMANN in sämtlichen Fällen höhere Harnsäurewerte in der Ödemflüssigkeit als im Blute. In derselben Weise war der Chlorgehalt bei allen Formen von Ödem höher in der Ödemflüssigkeit als im Blute. Daß der Chlorgehalt höher in der Ödemflüssigkeit als im Blutserum sei, war schon längst bekannt (SCHMIEDT, RUNEBERG, STRAUSS). Dieses Verhalten wurde auch durch spätere Untersuchungen bestätigt (VEIL, GOLLWITZER-MEYER u. a.). Dasselbe Verhältnis fand GOLLWITZER-MEYER auch betreffs HCO_3. Doch war der Unterschied zwischen Ödemflüssigkeit und Blutserum betreffs HCO_3 nicht so groß wie betreffs Chlor.

Was die Kationen anbelangt, so fand GOLLWITZER-MEYER den Na-Gehalt in der Ödemflüssigkeit etwas größer als den im Blutserum oder ebenso groß wie diesen. In einigen Fällen war jedoch der Na-Gehalt in der Ödemflüssigkeit etwas niedriger als der im Blutserum.

Betreffs Calcium hat schon früher KYLIN gefunden, daß bei kardialen Ödemen die Ödemflüssigkeit bedeutend ärmer an Ca ist als das Blutserum. KYLIN fand den normalen Blut-Ca-Gehalt zwischen 10,6—12 mg%. Bei Fällen von inkompensierten Herzfehlern fand KYLIN den Ca-Gehalt des Blutes im allgemeinen niedriger (zwischen 9 bis 10,45 mg%) als normal, wie später auch KISCH u. a. es bestätigt haben. In der Ödemflüssigkeit solcher Herzkranken fand KYLIN Ca-Werte zwischen 4,7—6,7 mg%. Dieselben Ca-Werte in der Ödemflüssigkeit haben später NOGUCHI, GOLLWITZER-MEYER und NELKEN und STEINITZ gefunden. Diese Ziffern für Ca in der Ödemflüssigkeit stimmen wohl mit denjenigen überein, die verschiedene Forscher für den Ca-Gehalt im Liquor cerebrospinalis gefunden haben. So haben LEICHER, BRÜCKE, LIQUINT, KYLIN, ABRAMSON, BERENDT, BROOK u. a. den Liquorgehalt an Ca zu 4,5—6,8 mg% gefunden. In der Ascitesflüssigkeit fand KYLIN den Ca-Gehalt zu 8—10 mg%, also höher als in Liquor und Ödemflüssigkeit. Diese höheren Ziffern für Ca im Ascites fand KYLIN auch bei Fällen von Herzinkompensation. In entzündlichen Flüssigkeiten fand KYLIN Ca-Werte, die sich denjenigen des Blutes näherten. KYLIN fand nämlich bei Pleuritis exsudativa in der Pleuraflüssigkeit die Ca-Werte zu 9,5—10,5 mg%.

Was der Gehalt den Ödemflüssigkeit an Kalium anbelangt, so hat GOLLWITZER-MEYER niedrigere Werte als im Blutserum gefunden. Der K-Gehalt des Blutserums liegt ungefähr zwischen 18—23 mg% (JANSSEN, KRAMER und TISDALL, NELKEN-STEINITZ, DENIS-HOBSON, KYLIN u. a.). GOLLWITZER-MEYER fand den K-Gehalt in der Ödemflüssigkeit zu 12,1—19,9 mg%. Diese K-Werte stimmen wohl mit denen überein, die ABRAMSON u. a. in der Lumbalflüssigkeit gefunden haben. Im Gegensatz zu diesen niedrigen K-Werten in Ödem- und Lumbalflüssigkeit habe ich (KYLIN) in einigen untersuchten Fällen von Ascites- und Pleuraflüssigkeit einen sehr hohen K-Gehalt gefunden, nämlich zwischen 25—30 mg%.

Wie wir sehen, gibt es für die verschiedenen An- und Kationen kein Konzentrationsgleichgewicht zwischen Blut und Körperflüssigkeiten. Nach mehreren Autoren existiert dagegen ein Donnan-Gleichgewicht zwischen dem Blute und den verschiedenen Körperflüssigkeiten. So hat WARBURG den Nachweis erbracht, daß die Cl-, HCO_3- und H+-Verteilung zwischen Blutkörperchen und Serum dem Donnan-Gleichgewicht-Gesetz folgt; VAN SLYKE, WU und McLEAN, R. LOEB, ATCHLEY und PALMER haben dasselbe Verhältnis, was die Elektrolytverteilung zwischen Serum und Exsudatflüssigkeit betrifft, gefunden. Ein Donnan-Gleichgewicht besteht auch nach GOLLWITZER-MEYER zwischen Blut und Ödemflüssigkeit wenigstens betreffs der Ionen Cl- und HCO_3. Derartiges Membrangleichgewicht besteht nach PINCUS und KRAMER zwischen Serum und Liquor cerebrospinalis.

Was die Kationen betrifft, so hebt GOLLWITZER-MEYER vor, daß für K + und Ca + + kein Donnan-Gleichgewicht zwischen Serum und Ödemflüssigkeit gilt. Betreffs Na + hat GOLLWITZER-MEYER nicht mit Sicherheit ein Donnan-Gleichgewicht nachweisen können.

Erwähnenswert dürfte in diesem Zusammenhang sein, daß ich bei Untersuchungen über den kolloidosmotischen Druck in Ödemflüssigkeiten Werte zwischen 30—80 mm H_2O fand.

a) Die Pathogenese des Ödems bei Glomerulonephritis. Wir haben schon erwähnt, daß die Blutdrucksteigerung bei der akuten Glomerulonephritis ein früh auftretendes Symptom ist, ja, früher auftretend als die Nierensymptome. Dasselbe Verhalten haben wir auch betreffs der Ödeme gefunden. Dies ergab sich schon von den sporadischen Fällen der Glomerulonephritis ohne Albuminurie, die von NONNENBRUCH, C. MÜLLER, KYLIN u. a. beschrieben worden sind. Besonders überzeugend ergab sich indessen dieses Verhalten aus den konsequenten Untersuchungen LUNDBERGS. LUNDBERG verfolgte Fälle von Scharlach mit täglicher Blutdruckmessung und Bestimmung des Körpergewichts. In mehreren Fällen trat eine diffuse Glomerulonephritis auf.

Die Krankheit wurde in diesen Fällen von einer Blutdrucksteigerung und Gewichtszunahme eingeleitet. In dieser Gewichtszunahme sah Lundberg mit Recht eine Ödemansammlung.

Diese pränephritischen Ödeme hat auch Wickbom nachweisen können, und zwar bei Glomerulonephritiden nach Angina tonsillaris. Wickbom berichtet über 3 Fälle, die an Angina tonsillaris erkrankt waren und wegen Verdachts akuter Glomerulonephritis ohne Albuminurie ins Krankenhaus aufgenommen worden waren. In 2 von diesen Fällen trat deutliches Ödem und Blutdrucksteigerung auf. In dem ersten Fall wurde einige Tage, nachdem die erwähnten Symptome konstatiert worden waren, Eiweiß im Harn nachgewiesen. Im anderen Falle, der eine Blutdrucksteigerung von 160 mm Hg zeigte, und wo deutliche Ödeme erschienen, konnte kein Eiweiß im Urin trotz täglicher Untersuchungen gefunden werden. Die Krankheit heilte, die Ödeme verschwanden und der Blutdruck sank bis 115 mm Hg. In dem dritten der von Wickbom erwähnten Fälle traten sichere Ödeme und Albuminurie gleichzeitig auf. Der Blutdruck wurde bei diesem Fall leider nicht gemessen. Der Fall ist zu unvollständig untersucht worden, um zur Beurteilung herangezogen werden zu können.

Von verschiedenen Seiten ist auch hervorgehoben worden, daß die Graviditätsnephritis oft von einer auffallenden Flüssigkeitsansammlung in dem Gewebe eingeleitet wird. Diese Flüssigkeitsansammlung bei Graviden fordern indessen eine sorgfältigere Beurteilung, da wir wissen, daß schon die normale Gravidität gern von einer gewissen Ödembereitschaft begleitet ist. Besonders oft tritt bei graviden Frauen eine Flüssigkeitsansammlung in den unteren Extremitäten auf, die als durch Stase wegen des Druckes des Fetus auf die Gefäße verursacht angesehen werden kann.

Die Ödeme bei der akuten Glomerulonephritis können also, wie die Blutdrucksteigerung, früher als die Symptome der Nierenschädigung auftreten. Schon hieraus möchte man schließen, daß die Nierenschädigung nicht die Ursache des Ödems bei dieser Krankheit sein kann. Auch dürfte die frühere Auffassung, daß die Nephritisödeme von renaler Genese wären, nunmehr aufgegeben worden sein, und dies nicht zum mindesten infolge der verdienstvollen Untersuchungen Volhards auf diesem Gebiet.

Richtet man jetzt an sich die Frage: welches sind die pathogenetisch bedeutungsvollsten Momente in bezug auf die Glomerulonephritisödeme, so gilt es zu entscheiden, ob das Glomerulonephritisödem durch eine Erhöhung des hydrostatischen Druckes hervorgerufen sein kann.

Was den hydrostatischen Druck in den Capillaren betrifft, so hat Kylin als der erste gezeigt, daß der capilläre Kompressionsdruck bei dieser Krankheit gesteigert ist. Secher, Meldolesi, Weissmann und Brittanischki, Gherardini und Brasi, Beckmann, Göbel u. a. haben diese Angabe bestätigt. Hieraus dürfte man berechtigt sein, die Schlußfolgerung zu ziehen, daß der Druck des Blutes in den Capillaren vermehrt ist. Die Drucksteigerung war unter gewissen Verhältnissen sehr bedeutend (bis auf 750 mm H_2O), hielt sich indessen gewöhnlich auf Werten zwischen 300—400 mm H_2O. Einen wie großen Anteil dieser Vermehrung des capillaren Kompressionsdruckes man mit Recht dem vermehrten Druck in den Capillaren zuschreiben darf, können wir zur Zeit nicht mit Bestimmtheit sagen. Nehmen wir jedoch an, daß der wirkliche Druck des Blutes in den Capillaren ungefähr 50 mm H_2O und daß der capillare Kompressionsdruck normal 125 mm H_2O beträgt, so sollte der capillare Kompressionsdruck den wirklichen Druck des Blutes in den Capillaren mit 75 mm übersteigen. Nehmen wir ferner an, daß auch bei einem vermehrten, capillaren Kompressionsdruck der Unterschied zwischen diesem capillaren Kompressionsdruck und dem wirklichen Druck des Blutes in den Capillaren 75 mm ist, so müßte der wirkliche Druck des Blutes in den Capillaren bei akuter Nephritis zwischen 200—300 mm H_2O liegen. Dies würde eine Vermehrung des hydrostatischen Druckes in den Capillaren von ungefähr 150—250 mm H_2O bedeuten.

Gegen den Einfluß des hydrostatischen Druckes in den Capillaren wirkt der kolloidosmotische (onkotische nach SCHADE) Druck des Blutes. Der hydrostatische Druck sucht die Flüssigkeit durch die Capillaren hinauszupressen, der kolloidosmotische Druck dagegen sucht die Flüssigkeit in die Capillaren hereinzupressen. Diese beiden Drucke wirken also einander entgegen und halten einander im Gleichgewicht.

Der kolloidosmotische Druck des menschlichen Blutes liegt bei Gesunden ungefähr zwischen 300—400 mm H_2O (KROGH, PAUL IVERSSON und NAKAZAWA, KYLIN und STRANDQVIST, SCHADE und CLAUSEN, GOVAERTS u. a.).

Wenn jetzt bei der akuten Glomerulonephritis der hydrostatische Druck um 150—250 mm H_2O erhöht wird, so wird in den Blutcapillaren die Kraft, die den Flüssigkeitsstrom Blut → Gewebe begünstigt, verhältnismäßig stark erhöht. Daß unter solchen Verhältnissen Ödem entstehen kann, ist natürlich.

Es scheint mir also nicht unwahrscheinlich zu sein, daß die Ödementstehung bei der akuten Glomerulonephritis wenigstens teilweise mit dem vermehrten hydrostatischen Druck erklärt werden kann.

Die zweite Frage mag jetzt folgendermaßen lauten: Kann das Glomerulonephritisödem durch eine primäre Senkung des kolloidosmotischen Druckes erklärt werden?

Zuerst soll hervorgehoben werden, daß der kolloidosmotische Druck sehr wenig erforscht ist. Zwar wissen wir, daß bei gesunden Menschen der kolloid-osmotische Druck zwischen 300—400 mm H_2O liegt. IWERSEN und NAKAZAWA haben an einem Material von gesunden Menschen diesen Druck zwischen 325—400 mm H_2O gefunden. Der Mittelwert war 362 mm H_2O. SCHADE fand diesen Druck zu im Mittel 340 mm H_2O. Selbst haben wir diese Angabe bestätigen können. In normalen Fällen fand ich zusammen mit meinem Mitarbeiter STRANDQVIST den kolloidosmotischen Druck zwischen 295—420 mm H_2O. Der Mittelwert war 337 mm H_2O. Für die Bestimmung haben wir das Kroghsche Osmometer angewandt.

Bei verschiedenen Formen von Ödemen ist der kolloidosmotische Druck erniedrigt (IWERSEN und NAKAZAWA, SCHADE, KYLIN). So fand IWERSEN und NAKAZAWA bei kardialen Ödemen diesen Druck zwischen

173—290 mm H_2O. Besonders niedrig fanden diese Autoren den Druck bei Nephrosen.

Selbst haben wir den kolloidosmotischen Druck bei allen von uns untersuchten Ödemformen erniedrigt gefunden und zwar bei kardialen, nephrotischen, glomerulonephritischen, graviditätsnephritischen und kachektischen Ödemen. Ja auch in einigen Fällen von Diabetes, die mit Insulin und Bicarbonat behandelt wurden, bei denen während der Behandlung Ödeme auftraten, fanden wir während der Ödemzeit bedeutend erniedrigte Ziffern für den kolloidosmotischen Druck. Nachdem die Insulin- und Bicarbonatbehandlung ausgesetzt worden war, stieg dieser Druck wieder bis auf normale Werte.

Indessen ist es bemerkenswert, daß wir in den leichteren Fällen von kardialen und nephritischen Ödemen normale Werte für diesen Druck fanden. Unabhängig von uns fand GOVAERTS dasselbe Verhalten. Dies zeigt meines Erachtens, daß die Senkung des kolloidosmotischen Druckes nicht die Ursache, sondern wahrscheinlicher die Folge des Ödemes dieser Genese sei.

Was das kardiale Ödem betrifft, so ist es seit alters als eine Folge des durch die versagende Herzkraft vermehrten hydrostatischen Druckes in den Capillaren aufgefaßt worden. Der vermehrte hydrostatische Druck preßt die Blutflüssigkeit durch die Capillare in das Gewebe hinaus. Gleichzeitig werden die Capillaren dilatiert. Durch diese dilatierten Capillaren treten auch kolloidale Partikelchen vom Blut in das Gewebe aus. (KROGH.) Das Blutserum wird hierdurch ärmer an Eiweißstoffen. Auf diese Weise kann der gesenkte kolloidosmotische Druck bei Herzfehlern erklärt werden.

Es ist verlockend, eine analoge Erklärung für das Entstehen der Ödeme bei den akuten Glomerulonephritiden anzunehmen. Hier findet man, wie wir schon erwähnt haben, einen erhöhten Kompressionsdruck für die Capillaren, woraus man einen erhöhten Blutdruck in den Capillaren folgern möchte. Diese Erhöhung des capillaren Kompressionsdruckes könnte man als Folge einer durch die Blutdrucksteigerung verursachten Herzinsuffizienz erklären.

Die alte klinische Erfahrung, daß die nephritischen Ödeme allgemein, die kardialen dagegen in den tiefgelegenen Körperteilen lokalisiert sind, macht es indessen unmöglich, dieselbe Ursache für beide Ödemformen anzunehmen. Will man die Capillardrucksteigerung bei der akuten Glomerulonephritis als eine Folge der Herzinsuffizienz annehmen, so ist es nicht möglich, in ihr eine Erklärung für das Ödem zu finden.

Indessen kann man die Capillardrucksteigerung durch geänderte Druckverhältnisse primär in den Capillaren selbst erklären. Man kann wie RICKER, MUNK, KYLIN und andere, eine primäre Schädigung im periphersten Teil der Strombahn des Gefäßes annehmen und hierin eine Erklärung des erhöhten Capillardruckes finden. Wenn man eine solche Hypothese aufstellt, könnte man die Tatsache, daß das Nephritisödem allgemein lokalisiert ist, auch durch den erhöhten hydrostatischen Druck erklären.

RICKER nimmt an, daß bei der akuten diffusen Glomerulonephritis der periphere Teil der Strombahn des Gefäßes diffus im Körper primär geschädigt ist. Durch diesen Schaden der Capillaren entsteht eine erhöhte Permeabilität der Capillaren und eine Auswanderung von Wasser und auch kolloidalen Partikeln aus dem Blut in das Gewebe folgt. Das glomerulonephritische Ödem kann auf diese Weise als eine Folge dieser Gefäßschädigung erklärt werden. Diese Hypothese RICKERS stimmt vollkommen mit der Theorie, die KYLIN schon seit Jahren verfochten hat.

Wir können also primär zwei verschiedene Erklärungen für die Entstehung des glomerulonephritischen Ödems annehmen:

1. einen erhöhten hydrostatischen Druck diffus in den Capillaren.

2. eine erhöhte Permeabilität der Capillarwand.

Bei diesen beiden Hypothesen ist die Tatsache leicht zu erklären, daß in den leichten, frühen Fällen der kolloidosmotische Druck normal ist. Ebenso ist die Tatsache leicht zu erklären, daß es später zur Senkung des kolloidosmotischen Druckes kommt. Durch den Verlust von Serumeiweiß, der während der Ödementstehung eintritt, sinkt, so könnte man annehmen, der Gehalt des Serums an Proteinen und besonders an den feindispersen Albuminen, wodurch wieder der kolloidosmotische Druck sinkt.

Wenn wir für die primäre Entstehung der glomerulonephritischen Ödeme die Erklärung peripher in den Capillaren suchen, so können zwei andere Faktoren für die weitere Zunahme des Ödems anzunehmen sein:

1. Teils kann die Herzinsuffizienz, die wir oft bei Nephritiskranken finden und die eine Folge der Blutdrucksteigerung ist, ein Ödem des kardialen Typus hervorrufen.

2. Teils kann die Senkung des kolloidosmotischen Druckes, die eine Folge des Eiweißverlustes des Blutserums war, eine neue Ödemtendenz bewirken.

Um die Verhältnisse des glomerulonephritischen Ödemes näher zu studieren, verfolgte ich in einem Fall von akuter Glomerulonephritis den kolloidosmotischen Druck mit wiederholten Untersuchungen. In diesem Fall stiegen der kolloidosmotische Druck und der Eiweißgehalt des Blutserums während der Ausschwemmung des Ödemes deutlich doch nicht zu normalen Werten. Leider war es mir noch nicht möglich, wegen Mangel an Material mehrere Fälle von Glomerulonephritis zu studieren. Ich war indessen in der Lage, einige Fälle von Graviditätsnephritis auf diese Weise zu verfolgen.

Fall Josef L; 17 Jahre.

Familienanamnese o. B. Früher immer gesund. — Erkrankte Ende Juni mit Angina tonsillaris. Mußte während einer Woche das Bett hüten. Ungefähr am 10. 7. bemerkte er, daß er ödematös im Gesicht und an den Beinen war, weswegen er einen Arzt konsultierte. Der Kranke wurde am 19. 7. wegen Nephritis ins Krankenhaus eingeliefert.

Status am 19. 7. 1929.

Kräftig gebaut. Gut ernährt. Deutliche Ödeme im Gesicht und an den Unterschenkeln. Herz: Keine nachweisbare Vergrößerung. Systolisches Nebengeräusch, am lautesten über Pulm. Blutdruck: 150. Im Harn: Albumen, rote Blutkörperchen und Zylinder. Kein Zucker. Rest-N. im Blute 58,8 mg%. Augenhintergrund o. B. Kolloidosmotischer Druck 160 mm H_2O. — Innere Organe sonst ohne Befund.

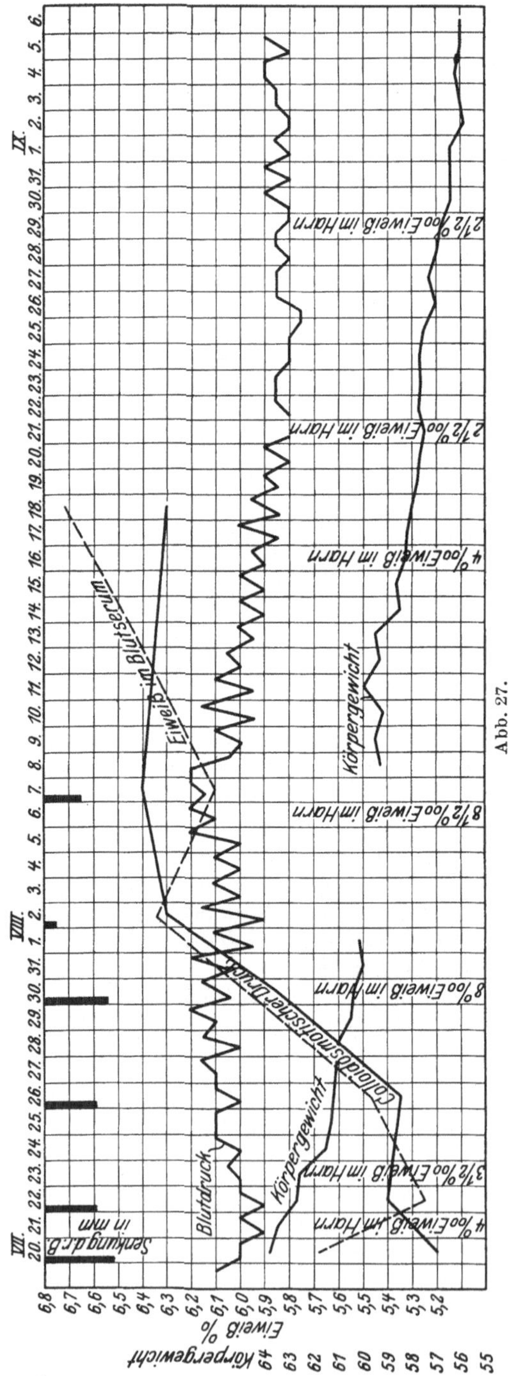

Abb. 27.

Das Verhalten des kolloidosmotischen Druckes, des Blutdruckes, des Körpergewichtes, der Senkungsreaktion und des Eiweißes im Harn geht aus Kurve 27 hervor, wo alle Primärziffern ersichtlich sind.

Wie wir sehen, war der kolloidosmotische Druck bei der ersten Bestimmung sehr niedrig (160 mm H_2O), stieg aber während der Ausschwemmung des Ödemes deutlich bis beinahe auf normale Werte (bis 280 mm H_2O). Das Eiweiß des Blutes, das von Anfang an abnorm niedrig war, stieg im gleichen Maße während dieser Zeit. Der kolloidosmotische Druck per % Eiweiß war von Anfang an niedrig und stieg während der Ödemausschwemmung.

Der dritte Faktor, der die Ödementstehung befördern kann, liegt in einer Veränderung der Capillarwand. Wie wir schon in dem Kapitel über die Anatomie und Physiologie der Capillaren betont haben, bestehen diese Gefäße aus dünnwandigen Endothelröhren, um welchen Zellen mit contractilem, ästigem Protoplasma liegen. Die Capillarwand läßt, nach Krogh, normal Wasser und Krystalloide durch, während die Kolloide von normal zusammengezogenen Capillaren nicht durchgelassen werden. Wenigstens ist die normale Capillarwand impermeabel für Stärke mit einer Partikelgröße von 5 $\mu\mu$. Wenn die Capillaren sich erweitern, vermehrt sich indessen ihre Permeabilität so sehr, daß auch Kolloide von einer gewissen Partikelgröße durch die Capillarwand passieren können. Die Permeabilität ist indessen nicht für eine Partikelgröße von 200 $\mu\mu$ vorhanden, was dadurch gezeigt wird, daß chinesische Tusche nicht einmal durch eine extrem erweiterte Capillarwand hindurchwandert.

Man darf indessen nicht die Capillarwand einfach als ein mechanisches Filter mit veränderlicher Porengröße auffassen. Physikalischchemisch ist die Capillarwand ein Gel. Man muß sich dann vorstellen, daß die Capillarwand sich selbst in bezug auf ihren Quellungszustand ändert. Von Interssee ist auch, daß HÜLSE mitteilt, daß während des Ödemzustandes die Capillarwand tatsächlich selbst anschwillt und daß diese Anschwellung der Bildung der freien Ödemflüssigkeit im Gewebe vorangeht.

Aus dem Erwähnten sahen wir, daß es vor allem der Grad der Erweiterung der Capillaren ist, der ihre Permeabilität bestimmt. Die Gifte, die eine Capillarerweiterung· hervorrufen, müssen also auch ein Ödem geben, wie KROGH es tatsächlich hat feststellen können. Zu diesen Giften gehören unter andcrem Goldchlorid, Histamin u. a.

Aber auch rein mechanisch hervorgerufene Capillarerweiterung kann Ödem hervorrufen, wie wir unter anderem von den dermographischen Reizungsversuchen wissen.

Ein vierter Faktor, der theoretisch ein Ödem hervorrufen kann, ist die Neigung des Gewebes, die Flüssigkeit anzuziehen, d. h. die histogene Ödemursache SCHADES.

δ) **Störungen am Augenhintergrund.** Das Vorkommen von Sehstörungen bei Zuständen von Nierenerkrankungen ist schon seit langer Zeit bekannt. Schon BRIGHT hat jene Sehstörungen in Zusammenhang mit dem Nierenleiden gebracht. Auf welchem Wege diese Symptome des Augenhintergrundes als Folge der Nierenerkrankung zustande kommen, ist Gegenstand eifriger Forschungen gewesen und viele Hypothesen sind aufgestellt.

TRAUBE glaubte, daß die Störungen im Augenhintergrund durch die Herzhypertrophie verursacht waren. MICHEL und HERZOG KARL THEODOR versuchten sämtliche Veränderungen auf die bei Nierenkranken vorkommenden Gefäßveränderungen zurückzuführen. FOSTER MOORE und COHEN haben sich dieser Auffassung angeschlossen. OPIN und ROCHON DUVIGNEAUD fanden es indessen wegen der Inkonstanz der Gefäßveränderungen unmöglich, dieser Ansicht zuzustimmen. Sie nahmen wie später WIDAL, MACHWITZ und ROSENBERG an, daß N-haltige Stoffwechselprodukte, die wegen des Nierenleidens retiniert wurden, die Retinitis nephritica hervorriefen. VOLHARD, der 1914 zusammen mit FAHR die Anschauung aussprach, daß die Retinitis teils durch eine Gefäßkontraktion, teils durch ein toxisches Agens hervorgerufen wurde, hat später seine Ansicht geändert und verficht jetzt eifrig die Anschauung, daß die Retinitis durch eine spastische ischämische Gefäßkontraktion hervorgerufen ist. SCHICK, der 1907 zu dem Schluß kam, daß den toxischen Einflüssen eine große Bedeutung zuzumessen wäre, hat später der Volhardschen Ansicht unbedingt beigepflichtet. Seine Ansicht hat VOLHARD später durch seinen Schüler PANSEGRAU, der eingehend die Arterienveränderungen bei Retinitis nephritica studiert hat, zu begründen versucht. Gegen diese Auffassung VOLHARDS haben HANSSEN und KNACK, KOYANAGI u. a. eingewendet, daß die pathologisch-anatomischen Befunde in der Retina und Chorioidea bestimmt für einen entzündlichen Prozeß sprechen. Sie ziehen darum den Schluß, daß ein toxisches Agens irgend welcher Art die Veränderungen des Augenhintergrundes hervorrufe. Dasselbe Agens wäre von ätiologischer Bedeutung für die Nierenveränderungen. Die Augen- und Nierensymptome wären dieser Ansicht nach koordiniert. Auch andere Autoren wie ELSCHNIG u. a. haben die Volhardsche Spasmustherapie scharf abgelehnt.

CHAUFFARD hat eine andere Theorie aufgestellt, indem er eine Störung des Lipoidstoffwechsels im Sinne einer Erhöhung des Cholesterinspiegels im Blute als ätiologisches Moment für die Retinitis ansieht. KOLLERT und SINGER, wie in gewisser Beziehung auch KAHLER und SALLMANN, haben sich dieser Auffassung angeschlossen. Von den meisten Autoren wird sie indessen abgelehnt und das, wie mir scheint, mit vollem Recht. Wissen wir doch, daß die Zustände, die mit den höchsten Blutcholesterinwerten verlaufen, wie die Nephrosen und die Zuckerkrankheit, keine Retinitis nephritica zeigen.

KAHLER und SALLMANN hegen die Ansicht, daß die Blutdrucksteigerung schon an sich die Retinitis hervorruft. Indessen mag gegen diese Auffassung daran erinnert werden, daß bei der essentiellen Hypertonie, wo der Blutdruck doch bedeutend hoch ist, Retinitis nur sehr selten vorkommt. Ja viele Verfasser haben sogar das Vorkommen von Retinitis bei dieser Krankheit verneint wie MACHWITZ und ROSENBERG, meiner Erfahrung nach nicht ganz zu Recht. Denn in seltenen Fällen findet man doch auch bei dieser Krankheit die typischen Retinaveränderungen, wie auch UMBER und ROSENBERG u. a. angegeben haben. Weiter mag angeführt werden, daß mehrere Autoren wie MACHWITZ und ROSENBERG, HANSSEN und KNACK, BERGMANN, HEINE, KERSHNER, Retinitis auch bei Fällen ohne Blutdrucksteigerung gefunden haben.

Wir finden also, daß die Ansichten betreffs der Ätiologie und Pathogenese der Retinitis nephritica weit auseinander gehen. Diese Verhältnis hat sich auch durch die Nomenklatur manifestiert. So hat WIDAL den Namen R. acetonaemica, VOLHARD R. angiospastica, KAUFFMANN R. hypertonica, UMBER und ROSENBERG R. angiospastica vorgeschlagen.

Legen wir uns jetzt die Frage vor: „Welche klinischen und pathologisch-anatomischen Veränderungen sind mit Sicherheit bei der Retinitis nephritica gefunden worden?" so sind es die folgenden:

1. Klinisch findet man eine Verengerung der Arterien und eine Erweiterung der Venen.

2. Klinisch findet man weiter ein Ödem der Retina und zwar besonders in der Papille und ihrer nächsten Umgebung.

3. Klinisch findet man in den etwas schwereren Fällen die typische Retinadegeneration mit den bekannten weißen Flecken.

4. Pathologisch-anatomisch findet man entzündliche Veränderungen um die kleinen Gefäße.

Wenn wir jetzt versuchen wollen, diese Veränderungen unter einen Hut zu bringen, so ist es notwendig, wieder an die normale und pathologische Physiologie der Capillaren zu erinnern (s. S. 147). Es ist auch notwendig, sich der pathologischen Anatomie der akuten Glomerulonephritis zu erinnern (s. S. 156—164). Wir haben hier gesehen, daß die akute diffuse Glomerulonephritis als eine primäre diffuse Capillarvergiftung beginnt. Durch die Capillarvergiftung werden die Capillaren erweitert, wodurch eine erhöhte Liquordiapedese zustande kommt. Gleichzeitig entsteht, wenn die Reizung der Capillaren nicht ganz leicht ist, eine Kontraktion der Arteriolen.

Es scheint mir daher nicht notwendig, andere Vorgänge in der Retina anzunehmen als in den Nieren, in der Haut usw.

Ich verweise übrigens auf die Kapitel über die Ätiologie und Pathogenese (S. 164—179).

Was das Vorkommen von Retinitis bei akuter Glomerulonephritis betrifft, so haben verschiedene Autoren sehr verschiedene Ziffern gefunden. So gibt z. B. LEBER an, daß sie nur ausnahmsweise bei akuter Glomerulonephritis vorkommt. HIRSCH hat sie niemals bei Kriegsnephritis gefunden. HORNIKER, der wohl die größte Erfahrung in dieser Beziehung besitzt, hat in mehr als 50% frischer Fälle von akuter Glomerulonephritis Augenhintergrundsveränderungen gefunden. WESSELY fand Retinitis in nur 3%. HANSSEN und KNACK dagegen in ungefähr 10%.

Die Veränderungen am Augenhintergrund bei der akuten Glomerulonephritis bestehen nach HORNIKER in den meisten Fällen nur in einem Ödem an der Papille und in ihrer nächsten Umgebung. „Am Sehnerven selbst“, schreibt HORNIKER, „ist das Ödem nicht immer leicht zu erkennen. Es drückt sich in einer leichten Verschwommenheit der Ränder aus, doch wird dies erst merklich, wenn das Ödem einen gewissen Grad erreicht hat.“ Bei höheren Graden des Ödems entsteht ein Bild, das der Stauungspapille sehr ähnlich ist. An der Netzhaut ist das Ödem leichter zu erkennen als an der Papille. Der Lieblingssitz des Ödems ist der papillomakulare Bezirk.

Wichtig für die Diagnose ist es auch, die kleinen Gefäße der Netzhaut zu beobachten. „An den auf der Papille sichtbaren Gefäßen treten“, sagt HORNIKER, „bei stärkeren Ödemgraden, zarte Begleitstreifen auf, die schon nach kurzer Zeit, sogar nach Tagen, vollständig sich zurückbilden können“. Diese Streifen können sich in manchen Fällen organisieren und für immer sichtbar werden (HORNIKER). In dem ödematösen Bezirk der Netzhaut sieht man gewöhnlich sehr starke Schlängelung der kleinen und kleinsten Gefäße. Stellenweise können sie für eine ganz kurze Strecke verschwinden, um dann wieder sichtbar zu werden (HORNIKER).

Netzhautblutungen sind bei Nephritikern nicht selten. Im allgemeinen sind sie in der Maculagegend oder in der Nähe der Papille zu finden.

Die ausgesprochene Retinitis nephritica ist bei der akuten Glomerulonephritis gar nicht so selten, wie man es früher angenommen hat. Wie oft sie vorkommt, ist zur Zeit unmöglich mit Bestimmtheit zu sagen, da keine zuverlässige Statistik vorhanden ist. HORNIKER erwähnt jedoch, daß von 76 Fällen von Retinitis nephritica 32 bei akuter Glomerulonephritis gefunden wurde.

Das klinische Bild der ausgesprochenen Retinitis nephritica ist zu allgemein bekannt, um hier näher erörtert zu werden und gehört mehr in die Lehrbücher für Augenheilkunde. Die weißen glänzenden Flecke, die mit Vorliebe im papillomacularen Bezirk sitzen, kennt jeder, der Nephritiker im Krankenhaus gepflegt hat.

Die Retinitis nephritica wurde früher als ein prognostisch sehr ungünstiges Symptom angesehen. So hebt LEBER hervor, daß das Leben binnen Jahresfrist endet, nachdem dieses Symptom sich gezeigt hat. Die Auffassung, daß im allgemeinen die nephritische Retinitis ein schlechtes Symptom ist, besteht auch noch zu Recht. Besonders gilt dies bei chronischen Fällen. Bei der akuten Glomerulonephritis ist der Retinitis jedoch nicht diese ominöse Bedeutung zuzumessen, wie besonders KOLLERT hervorgehoben hat. KOLLERT hat über Fälle berichtet, die mehrere Jahre nach dem Entdecken der Retinitis gelebt haben. Besonders gilt dies bei solchen Fällen, bei denen der Blutdruck nach der anfänglichen Steigerung bis zu normalen Werten hinuntergesunken ist. KOLLERT berichtet über 9 Fälle dieser Gruppe, wo der Blutdruck normal wurde. Einer lebte mehr als 10 Jahre, ein anderer mehr als 8 Jahre nach der Entdeckung der Retinitis. Von den 9 Fällen lebten 7 mehr als 2 Jahre.

Auch betreffs der Veränderungen im Auge selbst ist die Prognose nicht so schlimm bei der akuten Glomerulonephritis wie bei chronischen Fällen. KOLLERT berichtet über mehrere Fälle, bei denen die retinitischen Veränderungen vollständig verschwanden und die Sehschärfe normal wurde. UMBER und ROSENBERG hegen betreffs der Prognose ungefähr dieselbe Auffassung wie KOLLERT. Sie sagen: „Bei der akuten Glomerulonephritis beweist die Neuroretinitis, daß es sich um eine schwere Nierenerkrankung handelt, sie kann aber für den Ausgang der Nephritis in keinem Sinne verwertet werden."

ε) **Die Harnsymptome.** Die Harnsymptome bestehen aus Albuminurie, Hämaturie und Zylindrurie und oft aus Erniedrigung der Urinmenge und Einschränkung der Nierenfunktion.

Die Albuminurie ist in verschiedenen Fällen von ungleichem Grade. Bisweilen kann man, wie früher erwähnt worden ist, Eiweiß im Urin vermissen, trotzdem die Krankheit so hochgradig ist, daß bedeutendes Ödem, bedeutende Blutdruck- und Capillardrucksteigerung und Reststickstoffsteigerung vorhanden sind (siehe Fall auf Seite 184). In gewissen Fällen können die Eiweißmengen sich bis auf 20—30^0/$_{00}$, ja noch höher, belaufen. Der Eiweißgehalt ist davon abhängig, in welchem Grade die Harnkanäle beschädigt sind. Bei hochgradigem Tubulusschaden enthält der Harn reichliches Eiweiß, „ein hochgradig nephrotischer Einschlag" nach der Terminologie VOLHARDS.

Während der Ausheilung der Krankheit nehmen die Eiweißmengen in der Regel ab, um zuletzt eventuell vollständig zu verschwinden. In anderen Fällen dagegen findet man auch im weiteren Verlauf große Eiweißmengen. Man kann in gewissen solchen Fällen finden, daß der Blutdruck bis auf normale Werte heruntergeht, während die Ödeme dagegen wie auch die Eiweißmengen zunehmen. Wir bekommen das Bild einer sekundären Nephrose.

Hämaturie ist bei der akuten Glomerulonephritis ein führendes Symptom wie auch die Blutdruck- und Capillardrucksteigerung. Die Blutung kommt, wie RICKER in seiner logischen und sachlichen Weise nachgewiesen hat, aus den blutüberfüllten Capillaren. Die Blutbeimischung kann mehr oder weniger hervortretend sein. In gewissen Fällen ist sie nur mikroskopisch nachweisbar, in anderen Fällen dagegen so reichlich, daß der Harn dem Blut ähnlich ist. In der Regel ist der Urin in den akuten Stadien für das Auge leicht verfärbt, von dunklem oder rötlichem Aussehen. Nicht selten ist der Harn fleischwasserfarben.

Während der Entwicklung der Krankheit nimmt die Blutbeimischung im Urin allmählich ab. Die letzten Reste der Nierenblutung, die sich durch Vorkommen einzelner roter Blutkörperchen im Urin äußern, bleiben jedoch oft lange bestehen, auch nachdem alle anderen Krankheitssymptome verschwunden sind.

Die Zylindrurie ist ein Symptom, das von geringer pathognomischer Bedeutung ist. Dem Aussehen der Zylinder nach unterscheidet man hyaline und granulierte Zylinder, Wachszylinder und rote Blutkörperchenzylinder.

ς) Die Nierenfunktion. Die Nierenfunktion ist bei der akuten Glomerulonephritis in den leichtesten Fällen augenscheinlich unbeschädigt. Die Konzentrationsfähigkeit ist normal, die Verdünnungsfähigkeit und die Fähigkeit, Wasser auszuscheiden, sind ebenfalls normal. In den ein wenig schwereren Fällen wird die Nierenfunktion eingeschränkt. Die Einschränkung betrifft vor allem die Wasserausscheidung. Eine stärkere oder geringere Oligurie tritt auf, die in den allerschwersten Fällen zur vollständigen Anurie führen kann. Die Ursache dieser Einschränkung der Wasserausscheidung dürfte vor allem in extrarenalen Faktoren gesucht werden. Das Wasser wird von den Geweben aufgesogen und wird den Nieren nicht angeboten. In schwereren Fällen leidet die Niere außerdem an Unfähigkeit, Wasser auszuscheiden, eine Unfähigkeit, die jedoch schnell ein Ende nehmen kann. Man kann da also sehen, daß die Harnmenge in einigen schweren Fällen plötzlich beträchtlich vermehrt wird. Diese Beobachtung macht man besonders, wenn man die schlimmen oligurischen Fälle mit hochgradiger Einschränkung der Flüssigkeitszufuhr behandelt. Ich bin darum mit VOLHARD darüber vollständig einig, daß oligurische Fälle der Glomerulonephritis mit hochgradigerem Ödem und besonders mit Eklampsie oder Eklampsiebereitschaft mit minimaler Flüssigkeitszufuhr zu behandeln sind.

Bei der akuten Glomerulonephritis findet man oft eine mehr oder weniger deutliche Nykturie.

Die Chlorausscheidung steht im nahen Zusammenhang mit der Ödembereitschaft, was natürlich scheint, wenn man bedenkt, daß die Ödemflüssigkeit gewöhnlich reicher an Chlor ist als das Blut (RUNEBERG, GOLLWITZER-MEYER, VEIL u. a.). Indessen kann die Chlorkonzentration wie auch die Stickstoffkonzentration im Harne bei der akuten Glomerulonephritis vollständig normal sein. Oft findet man sehr hohe spezifische Gewichte in dem oligurischen Glomerulonephritisurin. In vielen Fällen, und natürlich besonders in den schwersten, findet man indessen eine offenbare Herabsetzung der Nierenfunktion mit Steigerung der Reststickstoffwerte im Blute. Diese Steigerung ist jedoch in der Regel nicht hochgradig und hält sich gewöhnlich zwischen 50—100 mg%. In einzelnen Ausnahmefällen kann man bedeutend höhere Reststickstoffwerte im Blute finden, wobei Urämie mit Exitus vorkommen kann.

Näheres über die Diagnostik, die Symptomatologie und Behandlung der Niereninsuffizienz wird an anderer Stelle besprochen.

η) **Das Verhalten des Blutes.** Man findet bei der akuten Glomerulonephritis oft eine Hydrämie. Diese Hydrämie steht indessen in naher Beziehung zu den Ödemverhältnissen. Während der Ödemausschwemmungen vermehrt sich die Hydrämie oft beträchtlich als Folge einer Einströmung des Wassers vom Gewebe in die Blutbahn.

Oft findet man eine Herabsetzung des Eiweißgehaltes des Blutes. Nicht selten kommt es bei der akuten Glomerulonephritis zu einer Veränderung der Blutkationen mit Senkung des Ca-Gehaltes des Blutes.

Nicht selten findet man im Blute eine Vermehrung von Rest-N, Indican und Harnsäure. Die Vermehrung des Rest-N pflegt, wenn sie vorkommt, unbedeutend zu sein, meist nicht über 100 mg%. In einzelnen Ausnahmefällen hat man jedoch bedeutend höhere Rest-N-Steigerung gefunden. Die eventuelle Vermehrung des Indicans oder der Urinsäure im Blute bei dieser Krankheit folgt ungefähr der Rest-N-Vermehrung. Jedoch kann man auch bei normalen Rest-N-Werten bisweilen eine Steigerung des Harnsäure- und Indicangehaltes im Blute finden.

Die Senkungsgeschwindigkeit der roten Blutkörperchen ist während der akuten Glomerulonephritis bedeutend erhöht, oft bis auf Werte über 100 mm nach einer Stunde. Die Senkungsbeschleunigung bleibt oft lange während der Rekonvaleszenz bestehen.

Wie schon früher erwähnt, ist der kolloidosmotische Druck bei der akuten Glomerulonephritis oft erniedrigt. In gewissen, besonders den frühzeitigen Fällen kann man jedoch auch normale Werte finden.

5. Krankheitsverlauf.

Der Krankheitsverlauf bei der sog. akuten Glomerulonephritis ist keineswegs in jeder Hinsicht aufgeklärt worden. Dies dürfte durch mehrere Faktoren verursacht sein.

1. Die moderne Auffassung über die sog. Nierenkrankheiten ist so jungen Datums, daß ausführliche Kenntnisse über die Krankheit in allen Einzelheiten noch nicht erhalten worden sind.

2. Die Krankheit ist in vielen Fällen subjektiv so leicht, daß der Kranke seine Krankheit nicht beachtet. Dies gilt vielleicht weniger dem akuten Stadium als dem späteren subchronischen, während dessen der Kranke sich oft ganz gesund fühlt. Er entzieht sich darum der Aufsicht des Arztes.

3. Viele sog. akute Glomerulonephritiden dürften nicht akut, sondern schleichend anfangen. Dies dürfte besonders in solchen Fällen gelten, wo die Krankheit sich an einen chronischen Entzündungsvorgang anschließt, wie man ihn bei kariösen Zähnen, bei vergrößerten, zerklüfteten Tonsillen, bei chronischer Mittelohrentzündung, bei chronischer Nierenbeckenentzündung usw. findet. Bei diesen chronischen Entzündungen werden stets solche Giftstoffe gebildet, die die Capillaren angreifen können. Durch langwierige Einwirkung rufen diese, wie man annehmen muß, einen chronischen Vorgang in den Glomeruli hervor, der erst allmählich so hochgradige Symptome macht, daß der Kranke sich an den Arzt wendet. Die Krankheit befindet sich da schon in einem chronischen Stadium. In solchen Fällen erhält man keine Angaben, daß der Patient eine akute Infektionskrankheit durchgemacht hat, aus der man ein akutes Erkranken herleiten kann.

Was den Krankheitsverlauf betrifft, so kann man verschiedene Typen aufzählen, die jedoch alle ohne scharfe Übergänge ineinander übergleiten. Ich möchte folgende Haupttypen trennen:

I. Tod im akuten Stadium.

II. Heilung nach dem akuten Stadium.

III. Übergang in das chronische Stadium.

A. Der Blutdruck sinkt auf normale Werte zurück und bleibt darauf stehen.

α) Trotzdem der Blutdruck auf normale Werte gefallen ist und keine Blutdrucksteigerung mehr eintritt, kann die Krankheit unter zunehmender Niereninsuffizienz unter Urämie zum Tode führen.

β) Nachdem der Blutdruck auf normale Werte gesunken ist, kann die Krankheit in ein Stadium von Defektheilung übergehen, bei welcher man als einziges Symptom der Krankheit eine gewisse Einschränkung der Nierenfunktion findet.

γ) Nachdem der Blutdruck auf normale Werte gesunken ist, kann die Krankheit in eine Nephrose übergehen, wobei man klinisch das Bild einer Lipoidnephrose erhält.

B. Der Blutdruck sinkt nicht auf normale Werte zurück. Die Krankheit geht in das typische Stadium der sekundären Schrumpfniere über.

C. Der Blutdruck sinkt vorübergehend auf normale Werte, steigt aber später wieder an. Die Krankheit geht auch in diesen Fällen in eine sekundäre Schrumpfniere über.

Ob der Krankheitsverlauf der eine oder andere wird, kommt in besonders hohem Grade darauf an, ob und wie schnell man der akuten (eventuell chronischen) Infektion Herr wird. Wenn die Entzündung während einer längeren Zeit fortbesteht, werden die Aussichten auf eine schließliche Ausheilung immer geringer. Es ist darum von allergrößter Bedeutung, Herr des Entzündungsprozesses zu werden, der die Krankheit hervorruft.

Während der letzten Zeit hat besonders KOLLERT die Bedeutung des bestehenden Infektionsherdes für die Ätiologie der protrahierten Glomerulonephritiden hervorgehoben. KOLLERT mißt den chronischen Eiterherden die größte Bedeutung zu. Die Initialinfektion bedeutet nach KOLLERT dagegen weniger für diese protrahierten Nephritiden. Die eitrigen Primärherde können an allen möglichen Orten des Körpers sitzen, wie in den Tonsillen, in den Nebenhöhlen der Nase, im Mittelohr, in den Nierenbecken, in den Lymphdrüsen usw. Für die Therapie und für den Krankheitsverlauf ist es sehr wichtig, diese Primärherde aufzusuchen und zu behandeln. Ehe die Primärherde geheilt sind, wäre nach KOLLERT keine definitive Heilung der Glomerulonephritis zu erwarten.

Ein anderer Faktor, der hochgradig auf den Krankheitsverlauf einwirkt, ist der Grad und die Dauer der Blutdrucksteigerung. Je länger die Blutdrucksteigerung auf hohen Werten bestehen bleibt und je höher die Steigerung ist, desto geringer sind die Aussichten auf einen guten Ausgang der Krankheit.

Indessen muß hervorgehoben werden, daß die Blutdrucksteigerung eine Folge des Entzündungsprozesses ist, weshalb die Art und Dauer des Entzündungsvorganges letzten Endes ausschlaggebend für den Krankheitsverlauf ist. Neben diesem Faktor wird wahrscheinlich eine individuelle Disposition, wie bei allen anderen Krankheiten, eine gewisse Rolle spielen.

Tod während des akuten Stadiums gehört bei der akuten Glomerulonephritis zu den Seltenheiten, und dies besonders, wenn der Kranke eine zweckentsprechende Pflege bekommt. VOLHARD ist der Ansicht, daß Todesfälle bei der akuten Glomerulonephritis nicht einzutreten brauchen, wenn der Patient richtig behandelt wird.

Der Tod an Urämie kann nach einem Stadium von hochgradiger Oligurie oder Anurie eintreten. Der Tod kann ferner durch eine zufällige Komplikation erfolgen, wobei eine Entzündung in den blutüberfüllten Lungen nicht ganz ungewöhnlich sein dürfte. Ich habe einige meiner Patienten während des akuten Stadiums durch solche Komplikationen verloren.

Der gewöhnlichste Ausgang besonders bei den leichteren Fällen ist, daß die Krankheit ausheilt und vollständige restitutio ad integrum eintritt. Die Heilung kann nach kürzerer oder längerer Krankheitsperiode eintreten. In den allerleichtesten Fällen (dies gilt besonders in den Fällen, die während des Krankenhausaufenthaltes eine Mandelentzündung bekommen haben mit nachfolgender besonders leichter Glomerulonephritis, die sicher außerhalb des Krankenhauses entweder unbemerkt verlaufen oder in Ermangelung entsprechender Pflege hochgradiger werden und dann bemerkt werden würden) kann die Heilung nach 2—3 Wochen eintreten.

Seltene Ausnahmefälle können, nach ROSENBERG, zu vollständiger Gesundheit noch nach jahrelangem Krankheitsverlauf führen.

Die Heilung schreitet unter einem langsamen Abnehmen sämtlicher Krankheitssymptome fort. Der Blutdruck sinkt dabei zunächst auf subnormale Werte herab, wie besonders LICHTWITZ und KYLIN hervorgehoben haben. Das Eiweiß im Urin wie auch das Sediment nimmt allmählich ab. In der Regel dürfte man sagen können, daß die Blutdrucksteigerung und die Ödeme am frühesten verschwinden. Die Urinsymptome bleiben länger bestehen. Sie können sehr lange Zeit, nachdem der Blutdruck normal geworden ist, fortdauern und doch zu scheinbar vollständiger Gesundheit übergehen. Daß einzelne Glomeruli in den Nieren hierbei zerstört, hyalinisiert und geschrumpft sind, muß man wenigstens in einigen Fällen als wahrscheinlich annehmen. Allmählich verschwindet auch die letzte Spur von Eiweiß, und das Sediment wird normal.

Eine große Anzahl von Fällen akuter Glomerulonephritis geht in das chronische Stadium über. Einige Fälle endigen letal schon nach einigen Monaten (subchronischer Verlauf), andere erst nach mehreren Jahrzehnten. Ob der Krankheitsverlauf den einen oder anderen Verlauf nimmt, beruht, wie ich früher betont habe, vor allem darauf, ob der primäre Entzündungsprozeß definitiv behoben ist oder nicht. Der Verlauf beruht ferner darauf, welche organischen Veränderungen in der Niere und besonders in ihren Glomeruli entstanden sind.

Unter den chronischen Formen unterscheide ich 3 Hauptgruppen, je nach den Blutdruckverhältnissen:

1. Eine Gruppe, bei der der Blutdruck auf normale Werte herabsinkt und darauf stehen bleibt.

2. Eine Gruppe, bei welcher der Blutdruck zwar auf normale Werte herabsinkt, aber dann wieder steigt.

3. Eine Gruppe, wo die Blutdrucksteigerung bestehen bleibt.

Alle diese 3 Gruppen können durch Auftreten einer Lipoidnephrose kompliziert werden. Alle 3 können auch zur Niereninsuffizienz und zum Tode infolge von Urämie führen.

Daß bei allen Formen von akuter Glomerulonephritis Rückfälle auftreten und den Krankheitsverlauf komplizieren können, ist zu wohl bekannt, um eine spezielle Erwähnung zu fordern. Es liegt in der Natur der Sache, daß solche Rückfälle eine Neigung dazu haben, den Krankheitsverlauf zu verschlimmern und eine eventuelle Ausheilung der Krankheit zu verzögern.

Die Formen, bei welchen die Blutdrucksteigerung bestehen bleibt, oder wo die Blutdrucksteigerung, nachdem sie einige Zeit verschwunden war, wiederkehrt, gehen im Verlaufe längerer oder kürzerer Zeit in das Stadium der genuinen Schrumpfniere über. Diese Formen werde ich später zusammen mit der genuinen Schrumpfniere besprechen, deren Schlußstadium klinisch nicht von dem der sekundären unterschieden werden kann.

Zwei verschiedene Verlaufsarten sind einer besonderen Erwähnung wert:

1. Der Blutdruck sinkt auf normale Werte herab und bleibt darauf stehen, aber der Krankheitsvorgang in den Nieren schreitet fort und

führt zum Tode bei zunehmender Niereninsuffizienz. Die urämische
Vergiftung wird in diesen Fällen die eigentliche Todesursache.

2. In den Nieren entsteht eine lipoide Nephrose, die später das
Krankheitsbild beherrscht.

Genau wie ich früher betont habe, daß die genannten ungleichen
Typen des Krankheitsverlaufes ineinandergreifen können, wodurch der
Unterschied zwischen den verschiedenen Gruppen in den einzelnen
Krankheitsfällen schwindet, so greifen auch diese 2 erwähnten Formen
ineinander.

1. Der erste dieser 2 Krankheitsverläufe ist augenscheinlich ziemlich wenig bekannt. Dies dürfte darauf beruhen, daß dem Kranken,
nachdem der Blutdruck auf normale Werte zurückgesunken ist, trotz
fortbestehender Urinsymptome erlaubt wird, das Bett zu verlassen,
um aus dem Krankenhaus entlassen zu werden. Wenn diese Patienten
später eventuell in Urämie wiederkommen, so kann der Fall wegen
fehlender Beobachtung nicht sicher beurteilt werden. In einem großen
Teil von Fällen wird auch die Zeit zwischen dem akuten Krankheits-
stadium und dem letalen Ausgangsstadium der Niereninsuffizienz bedeutend lang sein, mehrere Jahre dauernd. Wenn man später dem
Fall im Urämiestadium begegnet, eventuell in einem Krankenhaus,
macht er bedeutende diagnostische Schwierigkeiten wegen seiner von
dem gewöhnlichen abweichenden Symptomatologie. Man findet, was
mir in einigen Fällen begegnet ist, das typische Urämiebild mit hochgradiger Reststickstoffsteigerung. Der Blutdruck ist normal geworden,
der Urin enthält ziemlich kleine Eiweißmengen und zeigt nur unbe-
deutendes Sediment, aus spärlichen Zylindern und spärlichen Blutkörperchen bestehend. Die pathologisch-anatomische Untersuchung
post mortem zeigt das Bild einer sekundären Schrumpfniere.

Mir persönlich wurde dieses Krankheitsbild durch ein paar sehr
interessante Fälle klargelegt. Es handelte sich um Patienten mit akuter
Glomerulonephritis, die beinahe während der ganzen Krankheitsperiode
mit Blutdruckmessungen morgens und abends untersucht wurden. Der
Blutdruck sank nach dem akuten Stadium der Krankheit auf normale
Werte herab, worauf er dann während der ganzen Krankheitszeit, die
einige Monate dauerte, stehen blieb. Allmählich trat Urämie ein und
die Patienten starben. Pathologisch-anatomische Untersuchung der
Nieren zeigte schwere Veränderungen an den Glomerulis.

Als Beispiel verweise ich auf den Fall auf S. 193.

Dieser Fall schien mir später die Erklärung für das Vorkommen
anderer Fälle zu geben, die ins Krankenhaus mit Urämie ohne Blutdrucksteigerung kamen, und bei welchen die pathologisch-anatomische
Untersuchung eine glomerulonephritische Schrumpfniere zeigten.

2. Das Krankheitsbild wird durch Auftreten einer sekundären Lipoidnephrose kompliziert.

In einer sehr großen Anzahl Fälle von akuter Glomerulonephritis
findet man große Eiweißmengen, auf einen tubulären Schaden hin-
deutend, was VOLHARD einen nephrotischen Einschlag genannt hat.
In einigen Fällen bildet sich später dieser nephrotische Einschlag immer

mehr aus. Die Ödeme nehmen immer mehr zu, die Eiweißmengen vermehren sich und das Sediment bleibt wie früher bestehen, oft mit einer Vermehrung der Zylinder. Der Blutdruck kann in solchen Fällen auf normale Werte sinken, um in einigen Fällen normal zu bleiben, in andern wieder zu steigen. In gewissen Fällen bleibt der Blutdruck hoch und wir bekommen zu gleicher Zeit die klinischen Zeichen der Lipoidnephrose und der Glomerulonephritis. Im Urine findet man ferner in diesen Fällen doppeltbrechende Substanzen (Lipoide). Gewöhnlich erscheinen diese jedoch erst in der 4.—6. Krankheitswoche (MUNK).

Die Krankheit kann allmählich in das Bild einer Lipoidnephrose übergehen. Betreffs der Symptomatologie, Klinik und Behandlung derselben, die außerhalb des Rahmens dieses Werkes fällt, weise ich auf den fundamentalen und verdienstvollen Abschnitt MUNKS in seinem Buch „Nierenerkrankungen" hin.

C. Capillaropathia gravidarum (Graviditätshypertonie, Schwangerschaftsniere, Graviditätsnephritis).

1. Ätiologie und Pathogenese.

Daß die Graviditätsnephritis durch die Gravidität verursacht wird, ist als ein Axiom anzunehmen.

Die nächste Frage ist jetzt die folgende: Auf welchem Wege ruft die Gravidität die Glomerulonephritis hervor ?

Man kann sich das Geschehen auf verschiedenen Wegen denken.

1. Wir wissen ja, daß die Gravidität an sich Verschiebungen allerlei Art in der inneren Sekretion des weiblichen Körpers hervorruft. Man könnte sich dann vorstellen, daß die Graviditätsnephritis eine Folge dieser inkretorischen Änderungen sei.

2. Ein anderer denkbarer Weg für das Entstehen der Graviditätsnephritis ist der, daß sie durch giftige Stoffe, die von der Frucht, ihren Hüllen oder von der Placenta stammen, verursacht wird.

1. Was die erste Vermutung betrifft, so kennen wir einige deutliche Störungen in der inneren Sekretion, die als eine direkte Folge der Schwangerschaft zu betrachten sind.

Von größtem Interesse sind die Veränderungen an der Hypophyse. Dieses Organ nimmt nach ERDHEIM und STUMME während der Gravidität deutlich zu, um im Wochenbett wieder abzunehmen. Nach v. WERDT kann ihr Gewicht während der Gravidität bis über 100 cg erreichen gegenüber nur etwa 60 bei Nulliparen. Die Hypophyse soll auch bei Pluriparen größer sein als bei Primiparen.

Daß diese anatomische Änderung auch mit sekretorischen Verschiebungen Hand in Hand gehen, ist anzunehmen. Daß bei Graviden gewisse an Akromegalie erinnernde Symptome entstehen, ist auch seit langer Zeit bekannt. Daß solche Verschiebungen in der Sekretion der Hypophyse während der Gravidität entstehen, ist auch durch die Forschungen der letzten Jahre betreffs der Zusammensetzung von

Hypophyse und Ovarium sehr natürlich. Wissen wir ja jetzt, daß die Menstruation und die Ovulation durch die Tätigkeit der Hypophyse reguliert wird (Aschheim und Zondek).

Betreffs der Thyreoidea wissen wir, daß auch diese Drüse während der Gravidität vergrößert wird. Nach Engelhorn handelt es sich um typische Hypertrophie und Hyperplasie. Nach der Geburt nimmt die Schilddrüse wieder langsam an Größe ab.

Eine gewisse Änderung soll auch betreffs anderer inkretorischen Drüsen während der Schwangerschaft vorkommen. So haben Störk und von Haberer, Seitz und Biedl auf die Hypertrophie der Nebennierenrinde hingewiesen. Neu hat auch eine Hyperadrenalinämie während der Schwangerschaft angenommen. Gegen diese Vermutung scheint mir indessen die Pigmentierung der Graviden zu sprechen. Eine ähnliche Pigmentierung ist doch das typische bei der Addisonschen Krankheit, bei welcher wir eine Hypoadrenalinämie mit Recht angenommen haben.

Die Tätigkeit der Ovarien während der Gravidität ist auch nicht klargestellt. Nach Neumann und Herrmann findet sich ein Funktionsstillstand während der Schwangerschaft vor. Cristofoletti nimmt eine Hypofunktion an. Mahnert glaubt, daß die Ovarien während dieser Zeit auf einerlei Art disfungieren. Wesentlicher scheinen die Untersuchungen von B. Zondeck u. a. zu sein, durch die sie sehr ovarialhormonreichen Harn bei Graviden nachweisen konnten.

Wir sehen, daß Änderungen und Verschiebungen in der Tätigkeit der innersekretorischen Drüsen während der Schwangerschaft vorkommen, sie sind indessen keineswegs so groß oder von solcher Art, daß man berechtigt sein kann zu vermuten, daß die Graviditätsnephritis durch solche Verschiebungen bedingt ist.

2. Die Ursache der Graviditätsnephritis müssen wir dann in giftigen Stoffen aus der Frucht, ihren Hüllen oder der Placenta suchen.

Zuerst ist es dann wichtig festzustellen, daß Fälle von Eklampsie auch bei Blasenmole und fehlendem Fetus beobachtet sind (Hüssy, Frey). Das bedeutet, daß die Frucht nicht schuld an der Graviditätsnephritis und der Eklampsie sein kann.

Mit der größten Wahrscheinlichkeit muß also die Schuld in der Placenta gesucht werden.

Diese Ansicht wurde zuerst von Veit begründet und ist später von mehreren Autoren wie Hüssy, Hofbauer, Freund, Liepmann, Seitz u. a. angenommen worden.

Wenn die Placenta die Quelle der giftigen Stoffe ist, die die Graviditätsnephritis hervorruft, so ist unsere nächste Aufgabe, diese Stoffe kennenzulernen. Hierbei ist es indessen notwendig im Gedächtnis zu halten, daß während der Schwangerschaft mehrere andere Symptome einer Vergiftung vorkommen. Wir erinnern uns an alle die Molimina gravidarum wie Erbrechen (Hyperemesis gravidarum) und Übelkeit. Wir erinnern uns auch, daß in einigen Fällen Hyperemesis, in anderen Graviditätsnephritis auftritt. Wir erinnern uns weiter, daß Hyperemesis im allgemeinen in der ersten Hälfte der Schwangerschaftsperiode, die Graviditätsnephritis dagegen im allgemeinen in der zweiten Hälfte vorkommt.

Die modernen Forscher wie Hüssy, Zangemeister, Seitz, Meurray u. a. nehmen an, daß alle diese Molimina gravidarum, durch giftige Stoffe verursacht sind. Sie sprechen darum von Graviditätstoxikosen.

Wenn wir jetzt alle diese verschiedenen Schwangerschaftsstörungen als Toxikosen zusammenfassen, so scheint es mir schwer, anzunehmen, daß sie alle durch ein und dieselben Stoffe hervorgerufen sind. In dieser Beziehung stimme ich also unbedingt Hüssy bei, der die Ansicht hegt, daß die Hyperemesis und die Graviditätsnephritis nicht durch dieselben Stoffe verursacht sein können. Man muß darum annehmen, daß während der Schwangerschaft verschiedene Toxine, aus der Placenta stammend, im Blute kreisen. Diese Stoffe werden wahrscheinlich in der Leber inaktiviert (Hüssy).

Ist diese Ansicht Hüssys richtig, so wären die Graviditätstoxikosen gewissermaßen als Leberinsuffizienzerscheinungen anzusehen. Erst wenn die Leber nicht mit den Toxinen fertig werden kann, soll die Toxikose auftreten.

Was für chemische Stoffe diese Toxine sind, ist zur Zeit noch nicht klargestellt. Hüssy glaubt, sie seien Amine. Volhard mit seinen Schülern, Hülse und Strauss hegt die Ansicht, diese Toxine seien Peptone. Dieselben Peptone haben Hülse und Strauss im Blute von Kranken mit akuter Glomerulonephritis gefunden. Indessen sei betont, daß Becher im Nephritikerblut keine pathologischen Peptone nachweisen konnte. Hüssy konnte im Blute von Graviditätsnephritikern keine pathologischen Peptone nachweisen.

Was die Wirkungsweise dieser Toxine, sie mögen Peptone, Amine, Aminosäuren oder andere Stoffe sein, betrifft, so ist Volhard mit seinen Schülern der Ansicht, sie sensibilisierten im Blute das Adrenalin, so daß hierdurch Spasmen in den Gefäßen zustandekommen. Hüssy dagegen glaubt, die Toxine griffen direkt an der Gefäßwand an und riefen so die Vasokonstriktion hervor.

Beide erwähnten Autoren sind der Ansicht, daß die Graviditätsnephritis zuerst eine Gefäßschädigung hervorruft. Diese Gefäßschädigung führt ihrerseits zu einer Vasokonstriktion, wodurch die Hypertonie entsteht. Die Nierenschädigungen sind diesen Schädigungen in anderen Gefäßprovinzen koordiniert. Die Ödeme sind eine weitere Folge dieser Gefäßschädigungen.

Diese Auffassung, daß die nephritischen Veränderungen eine Folge der primären Gefäßschädigung ist, hegen zur Zeit auch mehrere andere Autoren wie Schlossmann, de Snoo.

Wie wir finden, stimmt diese Auffassung mit derjenigen überein, die wir schon betreffs der Ätiologie und Pathogenese der akuten diffusen Glomerulonephritis ins Feld geführt haben.

Zu der Frage, wie und wo diese giftigen Toxine die Gefäßwand angreifen, verweise ich auf die ausführliche Darstellung, die ich bei der akuten diffusen Glomerulonephritis gegeben habe.

2. Subjektive Symptome.

Die subjektiven Symptome sind im allgemeinen von unsicherem diffusem Charakter. Die Kranken fühlen sich etwas mehr müde als sonst, bekommen Herzklopfen und oft auch Atemnot. Die leichte Gedunsenheit, die man während der normalen Gravidität so oft findet, wird deutlicher. Die Beine werden ödematös. Oftmals ist es eben das zunehmende Ödem, das die Patienten zum Arzt führt.

In seltenen Fällen sind es Symptome von Retinitis eclamptica, die als die ersten kommen. Die Kranken bekommen Sehbeschwerden. Dunkle Flecken vor den Augen können auftreten. In Ausnahmefällen kann eine plötzliche Blindheit an einem Auge als Symptom einer Netzhautablösung auftreten.

Eklamptische Anfälle können auch als Anfangssymptome auftreten. Sie kommen dann als ein Blitz aus heiterm Himmel und können unter sehr alarmierenden Symptomen zum Tode führen.

3. Objektive Symptome.

a) Blutdruck- und Capillardrucksteigerung.

Zuerst ist es bemerkenswert, daß während der normalen Gravidität der Blutdruck eine Tendenz zu etwas höheren Werten zeigt als gewöhnlich (DE SNOO, HÜSSY, LORRIER). Sehr oft findet man nach HÜSSY eine größere Blutdruckschwankung während der normalen Gravidität als sonst.

HÜSSY wie auch LORRIER, HEYNEMANN, LIAN und FINOT und andere, sehen in der Blutdrucksteigerung während der Schwangerschaft ein wichtiges Symptom, das größter Beachtung wert ist. Während der Schwangerschaftstoxikosen, zu welchen, wie oben erwähnt ist, die modernen Geburtshelfer wie HÜSSY, HEYNEMANN, HINSELMANN, LORRIER u. a. die Graviditätshypertonie und Nephropathie rechnen, ist die Beobachtung des Blutdruckes von noch größerer Bedeutung. Besonders gilt dies bei Verdacht eines drohenden eklamptischen Zustandes. Bei Eklampsie pflegt der Blutdruck erhöht zu sein (LORRIER, HEYNEMANN, LIAN und FINOT, HÜSSY, HINSELMANN und andere). Diese Regel ist so allgemeingültig, daß z. B. DE SNOO sie als ausnahmslos ansieht. Sagt er doch: ,,Ich kenne keinen einzigen Fall von Eklampsie ohne Hypertension. Diese ist so eng mit dem eklamptischen Anfall verknüpft, daß wir in ihr ein äußerst zuverlässiges Mittel besitzen, die echte Eklampsie von der Pseudoeklampsie den Krampfzuständen bei Hysterie, Hirntumoren und Abscessen und besonders dem Status epilepticus zu unterscheiden. Alle Patientinnen, die bis jetzt mit der Diagnose Eklampsie in die Klinik gebracht wurden und normalen Blutdruck hatten, litten, wie sich herausstellte, an anderen Krankheiten, sogar wenn sie mit Ödemen und Albuminurie behaftet waren". Andere Verfasser wie LIAN und MINOT haben indes Fälle von Eklampsie ohne Blutdrucksteigerung gesehen.

Bei der Graviditätshypertonie kann die Blutdrucksteigerung frühzeitiger als die Harnsymptome auftreten (HÜSSY, LORRIER, BENCKERT u. a.). In dieser Beziehung finden wir also dasselbe Verhältnis wie bei der akuten diffusen Glomerulonephritis.

Die Blutdrucksteigerung scheint, den Angaben v. JASCHKES, HÜSSYS und anderer Geburtshelfer nach, bei der Graviditätsnephropathie kein obligates Symptom zu sein.

Betreffs der Blutdrucksteigerung während der Graviditätshypertonie ist weiter zu erwähnen, daß sie im allgemeinen höhere Grade erreicht, als wir sie bei der akuten Glomerulonephritis zu finden gewöhnt sind. Bei jener Krankheit finden wir oft Blutdrucksteigerung von geringem Grad (bis 120—130 mm Hg bei Individuen, deren normaler Blutdruck bei 100—110 mg Hg liegt). Blutdrucksteigerung bis höchstens 150 mm Hg finden wir, wie jeder Arzt für innere Krankheiten genau weiß, sehr oft. Nur selten erreicht die Blutdrucksteigerung bei ganz akuten Fällen von diffuser Glomerulonephritis Werte bis über 200 mm Hg. In den meisten Fällen liegt der Blutdruck zwischen 140—160 mm Hg.

Bei der Graviditätshypertonie finden wir, meiner Erfahrung nach, öfter die hochgradige Blutdrucksteigerung. Blutdrucksteigerung bis höchstens 140 mm Hg sehen wir bei diesen Zuständen nur selten, über 200 dagegen sind gewöhnlich.

Es ist durchaus möglich, daß ein Geburtshelfer eine andere Erfahrung vorlegen könnte. Als Chef einer Abteilung für innere Krankheiten bekomme ich die Fälle von Graviditätshypertonie, die in der geburtshilflichen Abteilung eingeliefert werden. Es ist durchaus möglich, daß die leichteren Fälle nicht immer zu meiner Abteilung verlegt werden, während die schweren immer zu mir eingeliefert werden. Sicher werden auch sehr oft die leichteren Fälle zu Hause vom Hausarzt gepflegt. Vielleicht wird in vielen Fällen der Blutdruck niemals gemessen und die Patientin wird wegen „ein bißchen Eiweiß" nicht mit dem Vorschlag, ins Krankenhaus zu gehen, beunruhigt. Mit den schwereren Fällen wird natürlich anders verfahren.

Bei der akuten diffusen Glomerulonephritis setzen die Symptome oft auch bei den leichteren Fällen mehr beunruhigend ein. Das Auftreten von Ödemen, Müdigkeit und Herzklopfen erweckt mehr Unruhe bei einem ganz gesunden Menschen, als bei einer graviden Frau, die doch weiß, daß während der Schwangerschaft Beschwerden allerlei Art gewöhnlich sind.

Bemerkenswert ist indessen, daß auch in dem Material BENCKERTS Fälle von Graviditätshypertonie mit Blutdruck unter 150 nicht so oft vorkommen wie solche mit Blutdruck über 150 mm Hg. BENCKERTS Material stammt doch teils aus der geburtshilflichen Klinik in Göteborg, teils aus Bs. eigener Praxis. Die Erfahrungen des Geburtshelfers und des inneren Mediziners scheinen also dieselben zu sein.

Während des Verlaufes der Graviditätsnephritis schwankt die Blutdruckkurve ungefähr auf dieselbe Weise, wie wir schon früher bei der akuten Glomerulonephritis gefunden haben. Die Tagesvariationen sind zwar größer als normal, doch nicht so groß, wie bei der essentiellen Hypertonie.

Nach der Geburt sinkt der Blutdruck im allgemeinen plötzlich, in der Regel jedoch nicht zu ganz normalen Werten. Während der nächsten Tage oder Wochen vollzieht sich die Senkung bis zu normalen Werten.

Der Capillardruck ist, wie GRZERCHOWIAK und NEVERMANN gezeigt haben, bei der normalen Schwangerschaft normal. Bei der Graviditätshypertonie dagegen steigt der Capillardruck bis zu deutlich erhöhten Werten an (GRZERCHOWIAK, NEVERMANN) und zeigt also dieselben Verhältnisse wie bei der akuten Glomerulonephritis.

b) Ödeme.

Über die Theorien für die Ödempathogenese habe ich schon auf der Seite 193 eingehend gesprochen. Hier will ich nur die Ödeme bei der Schwangerschaftscapillaropathia behandeln.

So wie die Ödeme bei der sog. Glomerulonephritis früher als die Nierenerscheinungen auftreten können, können sie auch bei der Graviditätsnephritis schon frühzeitig entstehen.

Schon in 90 % aller Fälle sollen während der Schwangerschaft Ödeme zu finden sein (ZANGEMEISTER). Man findet auch, daß schon bei gesunden Schwangeren ein erhöhter Wassergehalt wenigstens im Blute vorkommt. So fand WIESER eine Erniedrigung der Konzentration des Blutes bei Schwangeren gegenüber der Norm. KABOTH fand eine Erhöhung der Blutmenge der Schwangeren um 300—400 ccm Blut.

ZANGEMEISTER fand einen Eiweißgehalt des Blutserums bei gesunden Schwangeren zu 6,3 % gegenüber 7—9 % bei nichtgraviden gesunden Individuen. Auch MALMERT stellte eine Erniedrigung des Eiweißes im Blutserum von Schwangeren fest. Das Blutvolumen war dagegen erhöht.

Hier ist erwähnenswert, daß ich in 2 Fällen von gesunden Graviden (die einzigen, die ich zu untersuchen Gelegenheit hatte), normale Eiweißwerte und normalen kolloidosmotischen Druck im Blutserum feststellte. Bei einigen Graviden mit Graviditätsnieren waren dagegen sowohl Eiweiß wie kolloidosmotischer Druck erniedrigt. Die Anzahl meiner Fälle ist jedoch zu klein, um Schlüsse erlauben zu können.

Die Eiweißwerte in der Ödemflüssigkeit bei Schwangerschaftsnieren sind laut HELLMUTH erniedrigt. Auch ich fand in einigen von mir untersuchten Fällen niedrige Eiweißwerte. Bei der Glomerulonephritis sollen dagegen die Eiweißwerte in der Ödemflüssigkeit höher sein (BECKMANN).

Nach mehreren Autoren treten die Ödeme bei der Graviditätsnephritis sehr oft früher auf als die Harnsymptome. Hierin stimmen sie also mit den Ödemen bei der Glomerulonephritis überein. Daraus geht hervor, daß die Ödeme nicht renal bedingt sein können. Diese Ansicht, daß die Ödeme bei dieser Krankheit extrarenal bedingt sind, ist von den meisten Autoren anerkannt (VOLHARD, HEYNEMANN, HÜSSY u. a.). HEYNEMANN bemerkt sogar, daß selbst starke Ödeme bei Graviden vorkommen können, „ohne daß jemals Eiweiß oder Zylinder im Harn auftreten".

Wie diese Ödeme entstehen, ist noch nicht klargestellt worden.

Wie wir auf Seite 194 näher erörtert haben, können Ödeme aus verschiedenen Ursachen entstehen. Die wichtigsten dieser Ursachen sind:

1. Eine Erhöhung des hydrostatischen Druckes des Blutes in den Capillaren.

2. Eine Senkung des kolloidosmotischen Druckes des Blutes.

3. Eine erhöhte Permeabilität der Capillaren.

Der erste Faktor kann gewiß während der Schwangerschaft eine Rolle spielen. Das Herz bekommt während dieser Zeit mehr Arbeit als bei Nichtschwangeren. Ganz besonders wird indessen die Belastung des Herzens durch die Blutdrucksteigerung während der Schwangerschaftsnephritis erhöht. Daß hierdurch ein reines cardiales Ödem entstehen kann, ist schon a priori anzunehmen.

Zu bemerken ist auch, daß GRZECHOWIAK und NEVERMANN tatsächlich eine Erhöhung des capillaren Kompressionsdruckes (nach KYLIN) fanden.

Ob eine Senkung des kolloidosmotischen Druckes während der normalen Schwangerschaft vorkommt, ist noch nicht erforscht. Selbst habe ich leider keine Gelegenheit gehabt, diesen Druck bei einer etwas größeren Reihe von gesunden Schwangeren zu bestimmen. In den zwei Fällen, die ich untersuchen konnte, war indessen der kolloidosmotische Druck normalgroß. Die Eiweißwerte des Blutserums lagen in diesen Fällen auch in normalen Grenzen. Wie ich schon erwähnt habe, geben indessen mehrere Autoren (ZANGEMEISTER, MALMERT) an, daß die Eiweißwerte bei gesunden Schwangeren niedriger sein sollen als bei Nichtschwangeren. Ist diese Angabe richtig, so dürfte man berechtigt sein, eine Senkung des kolloidosmotischen Druckes im Blutserum bei Schwangeren zu vermuten. Eine solche Vermutung mag um so mehr für sich haben, da wir annehmen können, daß im Schwangerenblute eine Verschiebung der verschiedenen Eiweißfraktionen zuungunsten des Albumins vorkommt. So hat HAFNER angegeben, daß eine relative Globulinvermehrung im Blute während der Gravidität vorkommt. Auch die erhöhte Senkungsreaktion der roten Blutkörperchen nach FÅHRAEUS spricht in dieser Richtung.

Bei Fällen von Graviditätsnephritis fand ich niedrige Werte für den kolloidosmotischen Druck. Ich war auch in der Lage, 3 solche Fälle mit wiederholten Bestimmungen des kolloidosmotischen Druckes vor und nach der Entbindung zu verfolgen.

Nach der Entbindung stieg der kolloidosmotische Druck bald und erreichte normale Werte.

Während der Ödemausschwemmung sank dieser Druck bei einzelner Messung in einem Fall deutlich. Ähnliche Senkungen des schon früher erniedrigten kolloidosmotischen Druckes sah ich auch in einigen Fällen während der Ausschwemmung kardialer Ödeme. Während der Ausschwemmung des Ödemes in einem Fall von Glomerulonephritis vermißte ich diese plötzlichen Schwankungen (s. S. 202).

Wir kommen so zu der letzten Frage. Kann das graviditätsnephritische Ödem als Folge von Capillarschädigung erklärt werden?

Zuerst sei bemerkt, daß nach HINSELMANN, HAUPT u. a. während der Schwangerschaftsnephritis pathologische Spasmen mit wechselweisen Erweiterungen und Stasierungen in den Capillaren vorkommen. Wie wir durch physiologische Untersuchungen von KROGH, DALE und LAIDLOW u. a. wissen, geben eben die Capillarerweiterungen die Bedingungen für das Entstehen von Ödemen (siehe S. 202). Die Ödeme, die durch Capillarerweiterung entstehen, sollen eiweißreich sein, da bei erweiterten Capillaren auch größere Partikelchen als sonst durch die Capillarwände hindurchtreten können. Tatsächlich hat auch BECKMANN gefunden, daß die Eiweißwerte bei glomerulonephritischer Ödemflüssigkeit höher als bei anderen Ödemen sind. Es ist indessen merkwürdig, daß bei den schwangerschaftsnephritischen Ödemen die Eiweißwerte niedrig sind. Es könnte, wie mir scheint, gegen die Bedeutung der Capillarschädigung für das Entstehen dieser Ödeme sprechen.

Wie wir finden, ist es zur Zeit schwer, die Ödementstehung bei der Schwangerschaftsniere einheitlich zu erklären. Es dürfte auch mit unserem gegenwärtigen Wissen unmöglich sein, die Frage nach der Ödementstehung endgültig zu beantworten.

c) Die Eklampsie.

Sind die Bedingungen für die Entstehung der Ödeme bei dieser Krankheit in Dunkel gehüllt, gilt dies in noch höherem Grade von den Bedingungen für die Entstehung der Eklampsie. Diese Komplikation, die gewöhnlich bei Graviditätsnephritiden aufzutreten pflegt, trifft man nicht selten bei den akuten oder akutizierten Zuständen der sog. Glomerulonephritis an. Besonders oft trifft man sie in solchen Fällen an, wo die Ödeme kräftig ausgesprochen sind. Bemerkenswert ist, daß die Eklampsie nicht gern bei den reinen Nephrosen, wie der luetischen, oder bei der Amyloidniere auftritt, und dies, obwohl die Ödeme bei dem eben genannten Zustand hochgradiger sind, als es der Fall im allgemeinen bei akuter Glomerulonephritis zu sein pflegt. Andererseits ist bemerkenswert, daß die Eklampsiefälle nicht gern ohne nachweisbare Ödeme auftreten.

Die klinische Erfahrung lehrt also, daß die Eklampsie besonders in solchen Fällen auftritt, wo Blutdrucksteigerung und Ödem gleichzeitig vorhanden sind.

Das klinische Bild der Eklampsie dürfte so allgemein bekannt sein, daß es hier nicht näher beschrieben zu werden braucht. Oft gehen dem Anfall selbst hartnäckige Kopfschmerzen, allgemeines Übelbefinden und Erbrechen voran. Bemerkenswert ist, daß die Kopfschmerzen oft in den Nacken ausstrahlen. Oft findet man eine Nackensteifigkeit, die mehr oder weniger ausgesprochen sein kann und sogar Verdacht auf Meningitis erwecken kann. Die Ursache der Nackensteifigkeit dürfte dieselbe wie bei den Meningitiden sein, nämlich ein vermehrter intracerebraler Druck, der auch bei der Lumbalpunktion konstatiert werden kann.

Andere prodromale Symptome kann man in der Form gewisser spasmophiler Erscheinungen finden, wie die Zeichen Trosseaus und Chvosteks, auf welche besonders LARSSON unsere Aufmerksamkeit gerichtet hat. In einigen Fällen findet man ferner eine gewisse psychische Verwirrung, Amaurose oder motorische Unruhe mit Jaktationen.

Nach Verlauf längerer oder kürzerer Zeit, während der die erwähnten Prodromalsymptome hervortreten, setzt der eklamptische Anfall plötzlich ein. Bisweilen geht ihm, ebenso wie dem epileptischen Anfall, eine

Aura oder eine allgemeine Muskelunruhe voran. Die Attacke besteht aus einer allgemeinen, chronischen Muskelkontraktion, wobei in den meisten Fällen Bewußtlosigkeit vorzukommen pflegt. In seltenen Ausnahmefällen kann der Muskelkrampf halbseitig und einem Anfall von Jacksonepilepsie ähnlich sein. Die einzelne Attacke, bei der vollständiger Atemstillstand einzutreten pflegt, dauert gewöhnlich ½—1—2 Minuten. Während des Anfalls wird die Haut cyanotisch und die Venen am Halse treten stark hervor. Die Augenbulbi sind nach oben gerollt und die Pupillen reagieren träge oder gar nicht auf Lichteinfall. Der Puls ist während der Attacke gespannt. Der Babinskyreflex wird oft positiv. Nachdem der Anfall nachgelassen hat, kehrt die Atmung zurück und ein kurzer Schlaf pflegt sich einzustellen. Die einzelne Attacke kann sich in schweren Fällen sehr schnell wiederholen, so daß bisweilen sogar ein Status eklampticus auftritt. Zwischen den einzelnen Anfällen erlangt der Patient in den schwersten Fällen das Bewußtsein nicht wieder.

In leichten Fällen dagegen kann man eine einzelne eklamptische Attacke oder nur die früher erwähnten prodromalen Symptome finden. Bisweilen sieht man, daß ein maniakalischer Zustand sich der eklamptischen Attacke anschließt. Diese maniakalischen Zustände pflegen ziemlich bald ein Ende zu nehmen. Bisweilen findet man eine retrograde Amnesie, die einen längeren oder kürzeren Zeitraum umfassen kann.

Was die Pathogenese der eklamptischen Anfälle betrifft, so scheint sie mir außerhalb des Rahmens dieses Werkes zu fallen, warum ich nicht eingehend darüber berichte. Wie schon betont worden ist, ist die Pathogenese auch noch keineswegs geklärt. Daß sie auf irgendeine Weise im Zusammenhang mit den Ödemen und der Blutdrucksteigerung bei dieser Krankheit steht, scheint mir zweifellos. Ferner scheint es sichergestellt zu sein, daß die Eklampsie nichts mit der Harnretention oder der Reststickstoffsteigerung zu schaffen hat. Dies lehren uns die oft vorkommenden Fälle von Eklampsie mit normalem Gehalt von Reststickstoff in Blut und Lumbalflüssigkeit. Aber anderseits muß hervorgehoben werden, daß eine Steigerung der Reststickstoffwerte nicht selten beim Eklampsiezustand vorhanden ist. Das Zusammentreffen einer herabgesetzten Nierenfunktion und der Eklampsie stehen nicht miteinander in ursächlichem Zusammenhang, sondern sind koordinierte Erscheinungen; die eine, die Reststickstoffsteigerung, wird von der Niereninsuffizienz, die auf die sog. Glomerulonephritis folgt, verursacht; die andere, die Eklampsie, von einem extrarenalen, noch nicht mit Gewißheit bekannten Faktor verursacht.

Zwei verschiedene Hypothesen über die Entstehungsart der Eklampsie stehen einander gegenüber:

1. Die Ansicht WIDALS, daß die Eklampsie von einer Chlorvergiftung verursacht wird.

2. Die Ansicht VOLHARDS, daß sie auf einer ödematösen Flüssigkeitsansammlung im Gehirn beruht.

Was die erste, die Widalsche Ansicht betrifft, so ist sie, augenscheinlich mit Recht, einer kräftigen Kritik seitens VOLHARDS unterzogen worden. VOLHARD hebt gegen die Wahrscheinlichkeit der Hypothese hervor:

„Der Einwand, den z. B. CHAUFFARD und LÄDERICH gegen die Ödemtheorie erhoben haben, daß cerebrale Urämie auch auftreten könne bei „brightiques soumies a un regime déchloruré et incapables par conséquent de faire des oedemes" ist nicht aufrechtzuerhalten, nachdem uns die Erfahrung gelehrt hat, daß das Kochsalz nur ein begünstigender Faktor, aber keineswegs die Ursache des Ödems ist, daß auch Wasserzufuhr die Entwicklung von Ödem begünstigen und eklamptische Phänomene auslösen kann, ja daß Ödeme ohne Gewichtszunahme nur durch Wasserverschiebung im Körper entstehen, bei trockener Kochsalzretention ausbleiben können. ACHARD und PAISSEAU haben sogar während einer täglichen Harnstoffzufuhr von 20 g innerhalb 3 Tagen Gesichtsödem und tödliche Urämie auftreten sehen. Wir müssen daher auch die Widalsche Vorstellung, daß eine Impermeabilität der Nieren für Chlor und eine Retention desselben, eine Chlorurämie, die eklamptische Phänomene bedinge, ablehnen.

Es ist nicht die Schwängerung der corticalen Zentren mit Chloriden, sondern ihre ödematöse Durchtränkung, genauer gesagt, ihre Volumzunahme im abgeschlossenen Raume, die den wesentlichen Vorgang darstellt. Aber allein die unzweifelhafte Tatsache, daß es schon gelingt, durch die Zufuhr des ödembefördernden Salzes oder bloß von Wasser echte eklamptische Krämpfe auszulösen, beweist schon zur Genüge, daß die Lehre von der Giftretention fallen gelassen werden muß."

Indessen kann man auch gegen die Volhardsche Hypothese, daß der eklamptische Anfall durch ein Gehirnödem bedingt ist, starke Einwände erheben, obgleich es anderseits nicht geleugnet werden kann, daß es viele Tatsachen gibt, die für dieselbe sprechen könnten. Zugunsten der Volhardschen Hypothese ist anzuführen:

1. Der Umstand, daß die Eklampsie aufs beste durch eine Diät, die die Ödementstehung verhindert, nämlich Flüssigkeits- und Salzeinschränkung, bekämpft wird.

2. Der Umstand, daß der Lumbaldruck in der Regel bei der Eklampsieattacke erhöht ist.

3. Daß Ödem in der Regel bei der Eklampsie vorhanden ist.

4. Der therapeutische, günstige Einfluß der Lumbalpunktion mit Ablassung der Lumbalflüssigkeit.

Gegen die Volhardsche Hypothese spricht:

1. Daß man in einigen Fällen Eklampsie ohne nachweisbare Ödeme findet.

2. Daß hochgradige Ödemzustände vorhanden sein können, ohne daß je Eklampsie auftritt.

Gegen die VOLHARDsche Hypothese spricht also vor allem der Umstand, daß kein Parallismus zwischen der Größe der Ödeme und der Eklampsieneigung vorhanden ist. Man kann da die Einwendung machen, daß das Gehirnödem bei gewissen Fällen mit geringen Körperödemen mehr ausgesprochen sein kann als in gewissen Fällen mit starken Körperödemen. Indessen dürfte bemerkt werden, daß man in einigen

Fällen von Eklampsie normalen Lumbaldruck findet, was gegen das Vorkommen eines Gehirnödems spricht.

VOLHARD mißt dem Vorkommen der Blutdrucksteigerung eine nicht unwesentliche Bedeutung für die Entstehung des Gehirnödems zu. Für besonders bedeutungsvoll hält er die extra Blutdrucksteigerung, die unmittelbar vor dem Auftreten der Eklampsie einzutreten pflegt. VOLHARD meint, daß diese extra Blutdrucksteigerung durch einen ischämisierenden Krampf in den kleinen Arterien ein Gehirnödem hervorruft und auf diese Weise den Eklampsieanfall auslöst. Hier muß indessen hervorgehoben werden, daß Eklampsie in einigen Fällen auch ohne Blutdrucksteigerung angetroffen wird.

Aus allem geht hervor, daß die Frage über die Pathogenese der Eklampsie keineswegs gelöst ist, die VOLHARDsche Hypothese ebensowenig ausreichend zu sein scheint als die WIDALsche.

Die Therapie des Eklampsiezustandes wird im Zusammenhang mit der Therapie der Glomerulonephritis behandelt.

d) Retinitis eclamptica.

In dem Kapitel über die sog. akute diffuse Glomerulonephritis habe ich schon die Retinitis nephritica eingehend erörtert. Die Retinitis bei der Graviditätsnephritis scheidet sich in keiner Beziehung von den bei der sog. akuten diffusen Glomerulonephritis. Die klinischen Erscheinungen bei diesen beiden Krankheiten sind einander gleich. Die pathologischen Befunde sind einander auch gleich.

Bei der Gravidität tritt die Retinitis nur in seltenen Fällen auf. SCHIÖTZ gibt an, daß ein Fall von Retinitis albuminurica auf 1300 bis 1500 Schwangere vorkommt. SILEX meint, daß bei 3000 Schwangeren ein Fall vorkommt.

Nach mehreren Autoren soll die Retinitis verhältnismäßig öfter bei erst Primiparen als bei Pluriparen vorkommen. So hat BURNIER unter allen Fällen von Retinitis 43%, SCHIÖTZ 40% bei Erstgebärenden gefunden. In einigen Fällen kann man aber finden, daß die Retinitis erst bei der 9. oder 10. Gravidität auftritt. So hat AHLSTRÖM einen Fall von Retinitis in der 8. und einen in der 9. Schwangerschaft gesehen. SILEX beschreibt einen Fall, der 10 Geburten glücklich überstanden hatte, aber bei der 11. Gravidität an Retinitis erkrankte. NETTLESHIP hat Retinitis einmal in der 7. und einmal in der 8. Schwangerschaft gesehen.

Was den Verlauf betrifft, so gehen die retinitischen Erscheinungen bald vorüber, nachdem die Patientin entbunden ist. Allen Angaben nach ist die Prognose quo ad visum relativ gut. In schlimmeren Fällen findet man indessen, daß eine vollständige oder fast vollständige Blindheit sich entwickelt.

Auch quoad vitam ist die Prognose betreffs dieser an Retinitis eclamptica leidenden Schwangeren nicht schlimm. Nachdem sie entbunden sind, ist die Lebensgefahr im allgemeinen überstanden, und die Augenveränderungen wie auch der Blutdruck und die Nierenveränderungen heilen mit oder ohne vollständige Restitutio ad integrum.

SILEX fand bei 3 von 25 Fällen eine Restitutio ad integrum mit voller Sehschärfe. In 5 Fällen wurden die Frauen praktisch blind. 17 von diesen 25 Fällen heilten mit verminderter Sehschärfe aus. GULBERTSON hat aus der Literatur 36 Fälle zusammengestellt. Von diesen heilten mit voller Sehschärfe 6, mit teilweise wiederhergestellter Sehschärfe 21 und mit Erblindung 9 Fälle. Nach einer Zusammenstellung von ROCHON-DUVIGNEAU wurden von 150 Fällen von Retinitis eclamptica 42 betreffs der Sehschärfe vollständig normal, 20 erblindeten vollständig und bei 88 wurde die Sehschärfe mehr oder weniger herabgesetzt. SCHIÖTZ fand unter 40 Fällen, daß 14 eine normale Sehschärfe bekamen, 22 heilten mit einer mehr oder weniger herabgesetzten Sehschärfe aus und 4 erblindeten vollständig.

e) Nierensymptome.

Die Nierensymptome bei der Graviditätsnephritis unterscheiden sich in keiner Beziehung von denen bei der Glomerulonephritis. Ich verweise darum auf Seite 206.

D. Therapie.

Die erste Aufgabe bei der Behandlung der sogenannten akuten Glomerulonephritis muß sich gegen die Ursache der Krankheit, soweit wir sie kennen, richten. Diese primäre Ursache ist, wie wir wissen, eine akute Infektionskrankheit. Zuerst müssen wir also, wenn möglich, diese Krankheit oder eitrige Primärherde irgendwo im Körper des Kranken zum Heilen bringen.

Die akuten Krankheiten im Rachen oder in den oberen Luftwegen sind doch im allgemeinen schon geheilt oder wenigstens auf dem Wege der Besserung, wenn der Patient ins Krankenhaus oder anderswo zu uns kommt. In diesen Fällen braucht man keine Eingriffe vorzunehmen.

Ganz anders verhält es sich, wenn die Ursache der Krankheit in einer anderen herdförmigen Infektion zu suchen ist, wie z. B. in einer Wundinfektion (Panaritium od. dgl.), Impetigo contagiosa, Läuseabszessen, Infektionen in kariösen Zähnen usw. Unter solchen Umständen müssen wir zuerst die eitrigen Prozesse behandeln. In den oben erwähnten Fällen mag es nicht unmöglich sein, diese primären Krankheiten mit Erfolg zu behandeln. Schwieriger ist es, wenn sich die eitrigen Prozesse in dem Nierenbecken, in den Nasennebenhöhlen oder in eitrigen Bronchiektasien entwickelt haben. In solchen Fällen ist es oft unmöglich, der primären Infektionskrankheiten Herr zu werden.

Die Primärherde können oft schwer zu entdecken sein. Man muß darum systematisch den ganzen Körper gründlich durchsuchen und nach eitrigen Herden suchen. KOLLERT, der dieser Frage eingehende Untersuchungen gewidmet hat, stellt ein besonderes Schema für dieses Suchen auf.

Typisches Vorgehen beim Aufsuchen von Primärherden nach KOLLERT.

A. Indirekte Zeichen:

1. Anamnese,
2. Senkungsgeschwindigkeit,
3. Weißes Blutbild,
4. Temperaturkurve.

B. Direkter Nachweis:

1. Waldeyerscher Rachenring,
2. Nase — Nebenhöhlen, Schema s. unten,
3. Ohr,
4. Zähne,
5. Bronchien (Pleura),
6. Endokard,
7. Darm — Appendix,
8. Gallenblase,
9. Nierenbecken (Blase),
10. Genitale. m.: besonders Nebenhoden, Samenblasen, Prostata,
      w.: besonders Adnexe,
11. Haut,
12. (Tbc. Herde, Tuberkulinüberempfindlichkeit),
13. (Klin. und serol. Luesnachweis).

Untersuchungs-Schema der oberen Luftwege:

Name:
Alter: Datum:
Tonsillen:
Größe:
Farbe:
Oberfläche:
Krypteninhalt:
Leukocyten:
Bakterien:
Kultur:
Gaumenbogen:
Farbe:
Verwachsungen:
Narben:
Regionäre Lymphknoten:
M. Sternocleidomastoideus:
Pharynxseitenstränge:
Rachendach:
Adenoide:
Sekret:
Nebenhöhlen:
Druckpunkte:
Rhinoskopie:
Probespülung:
Röntgen:
Ohr:
Klinisch:
Röntgen:

Meiner Meinung nach kann ein solches Schema uns sehr viel helfen, den Primärherd zu finden, und ich möchte diese Schemata empfehlen.

Wenn wir den Primärherd oder die Primärherde für eine Glomerulonephritis gefunden haben, ist die nächste Frage die, wie wir ihn am zweckmäßigsten behandeln sollen. Theoretisch wäre es empfehlenswert den Herd radikal zu behandeln. Oftmals ist dies auch möglich, ohne daß unerwünschte Komplikationen entstehen.

Indessen muß man wohl bedenken, daß wir durch operative Eingriffe bei eitrigen Herden Möglichkeiten für neue Infektionen schaffen. Diese neugeschaffenen eitrigen Herde, die nach einer solchen Operation besonders in den regionären Lymphdrüsen entstehen, können die Nierenentzündung verschlimmern. Es ist darum notwendig, in den einzelnen Fällen das Für und Gegen eingehend zu überlegen, um sich zwischen Scylla und Karybdis hindurchzuwinden. Es ist in solchen Fällen für den Internisten eine Pflicht, einen Oto-Laryngologen und Chirurgen um Rat zu fragen.

Es ist mir nicht möglich, alle Einzelheiten dieser Fragen hier eingehend zu erörtern. Ich weise deswegen auf das hervorragende Buch von KOLLERT über die Grundlagen der ätiologischen Behandlung der Nierenentzündung hin.

Wollte man sich bei der Graviditätshypertonie gegen die Ursache der Krankheit richten, so müßte das Unterbrechung der Schwangerschaft bedeuten. Mit so rücksichtslosen Mitteln können wir indessen nicht ohne zwingende Indikation eingreifen. Diese rationelle Therapie kann darum nur in den schlimmsten Fällen in Frage kommen. In den anderen dagegen müssen wir versuchen, mit diätetischen Maßnahmen, so weit wie es möglich ist, bis zu der Entbindung durchzukommen.

Wenn die Krankheit Lebensgefahr für die Mutter mit sich führt, ist die Einleitung des Partus praematurus indiziert. Die Fragestellung betreffs pro und contra gehört in solchen Fällen dem Facharzt für Geburtshilfe und greift über mein gegenwärtiges Thema hinaus.

Aus didaktischem Grund dürfte es zweckmäßig sein, die Krankheit nach den Schwierigkeitsgraden in drei Gruppen einzuteilen. Die Behandlung muß je nach der Schwere eine verschiedene sein. Diese drei Gruppen sind:

Leichte Fälle ohne Niereninsuffizienz und ohne Eklampsie.

Schwerere Fälle mit Niereninsuffizienz.

Schwerere Fälle mit Eklampsie.

Oft kommen auch Fälle vor, bei welchen die Symptome der beiden letzten Gruppen vereinigt auftreten.

1. Leichte Fälle.

Bei der ersten Gruppe genügt es, den Kranken im Bett zu halten. Andere therapeutische Maßnahmen sind, nachdem wir natürlich die akute primäre Infektionskrankheit berücksichtigt haben, in diesem Fall nicht dringend notwendig.

Von größter Bedeutung ist es, wie ich schon früher erwähnt habe, den Blutdruck durch tägliche Messungen zu kontrollieren. Nur durch ein solches Verfahren ist es möglich, dieses Symptom, das, meiner Ansicht nach, das bedeutungsvollste bei den akuten Glomerulonephritiden ist, vollständig zu werten. **Ehe der Blutdruck auf normale Werte gesunken ist, darf der Kranke das Bett nicht verlassen.**

Wenn man den Blutdruck durch tägliche Messungen kontrolliert, wird man finden, daß er im allgemeinen zu hypotonen Werten sinkt. Oft sinkt der Blutdruck bei erwachsenen Kranken zu Werten von 80—90 mm Hg. Wenn der Blutdruck während einiger Tage oder Wochen bei diesen niedrigen Werten geblieben ist, steigt er wieder 10—20 mm Hg, um sich bei normalen Ziffern zu stabilisieren, wie wir durch Kurve 26 anschaulich machen.

Was die diätetischen Maßnahmen bei diesen Kranken betrifft, so ist es nicht dringend notwendig, die N- und salzhaltigen Nahrungsmittel oder das Wasser einzuschränken. Ich halte es dennoch für klug, darauf achtzugeben, daß der Patient nicht zu viel von den obengenannten Stoffen bekommt. Besonders möchte ich empfehlen, die Wasser- und Salzzufuhr zu überwachen. Gewiß ist es besser, ein bißchen zu wenig als zu viel davon zu geben, da es ja bekannt ist, daß bei diesen Kranken eine Tendenz zu Ödem doch besteht.

KORÁNYI mißt der durch die Bettlage erreichten Hochlagerung der Nieren eine große Bedeutung bei der Behandlung der akuten Glomerulonephretis zu. Ohne Zweifel wird auch durch diese Hochlagerung der Nieren bessere Abflußmöglichkeiten für das Blut aus den Nieren erreicht. Ist die Annahme richtig, daß die Nierencapillaren bei dieser Krankheit teilweise gelähmt sind, so scheint es natürlich, daß eine durch Hochlagerung der Nieren hervorgerufene Erleichterung der Abflußmöglichkeit des Blutes vorteilhaft sein wird.

Die wichtigste Frage bei der Behandlung dieser Kranken ist folgende: Wann darf der Kranke das Bett verlassen? Am besten wäre es, wenn der Patient so lange im Bett bliebe, bis jedes Symptom seiner Krankheit verschwunden ist. Indessen ist es oftmals nicht möglich, den Kranken so lange Zeit im Bett zu halten, bis die Harnsymptome verschwunden sind. Einzelne rote Blutkörperchen und Spuren von Albumen bleiben oft monate- bis jahrelang noch zurück. Meiner Meinung nach darf der Kranke jedoch nicht aufstehen, bevor die Ödeme geschwunden sind und der Blutdruck während 1—2 Monate normal gewesen ist, d. h. niedrige und konstante Werte aufgewiesen hat. Diese meine Forderung scheint derjenigen KORÁNYIS zu entsprechen. Das Fortbestehen der Blutdrucksteigerung zeigt, daß die obenerwähnten blutdrucksteigernden Stoffe aus dem Körper noch nicht verschwunden sind, daß also die Blutdrucksteigerungskrankheit noch vorhanden ist. Die Harnsymptome dagegen werden als Folge der allgemeinen Gefäßkrankheit aufgefaßt, also als Symptome von zweiter Hand. Ihnen darf deswegen in diesem Zusammenhang nicht dieselbe Bedeutung zugemessen werden wie den primären, den peripheren Symptomen, Hypertonie und Ödemen.

Als Beispiel dazu, wie ich selbst ganz leichte Fälle von sog. Glomerulonephritis zu behandeln pflege, bringe ich folgenden Fall:

Karl P., 34 Jahre. Früher immer gesund. Am Ende Januar 1927 Angina tonsillaris. Nach einer Woche wieder gesund. Ungefähr 8 Tage später fühlte er sich müde und bekam Kopfweh. Er fing an im Gesicht und in den Beinen gedunsen zu werden. Harnveränderungen merkte er selbst nicht. In das Krankenhaus wegen Glomerulonephritis am 22. II. eingeliefert. Er war etwas gedunsen. Allgemeinzustand gut. Rachen etwas gerötet; sonst o. B. Einige Zähne kariös. Blutdruck 145. Harn: Alb. + (Esb. $^{1}/_{2}^{0}/_{00}$). Im Sediment: rote und weiße Blutkörperchen. Innere Organe sonst o. B. Rest-N 21,3. Harnkonzentration der Tagesmenge des 23. II. bis zum spez. Gew. 1,020. Harnmenge 1800.

Wir sehen also hier einen leichten Fall von sog. Glomerulonephritis ohne Rest-N-Erhöhung und mit gutem Konzentrationsvermögen der Nieren, aber mit Blutdrucksteigerung und spärlichen Ödemen. Diesen Fall habe ich mit leichter Flüssigkeits- (bis 1 Liter pro Tag) und Salzbeschränkung und Schonungsdiät behandelt. Der Kranke bekam schon vom Anfang an Fleisch und andere eiweißhaltige Nahrung, aber in beschränkter Menge. Der Blutdruck sank schon nach einer Woche bis zu normalen Werten; erreichte seine tiefsten Werte (90 mm Hg) jedoch erst nach 17 Tagen. Nach 3 Wochen war der Kranke eiweißfrei. Zu ungefähr demselben Zeitpunkt war er ganz ödemfrei und sein Körpergewicht hatte die niedrigsten Werte erreicht. Er hat später 2 kg zugenommen, was als Fettablagerung aufgefaßt wurde. Rote Blutkörperchen fand man während der ganzen Krankheitszeit. Am 14. IV. durfte er das Bett verlassen, zuerst nur 1 Stunde täglich, später für den ganzen Tag. Am 25. IV. hat er das Krankenhaus verlassen. Die kariösen Zähne wurden extrahiert.

Bei den Fällen, wo wir Ödeme, größere oder kleinere, beobachten, ist es natürlich unbedingt notwendig, die Wasser- und Salzzufuhr einzuschränken. In welchem Maß die Einschränkung durchgeführt werden soll, ist nicht möglich allgemeingültig zu verordnen. In den leichteren Fällen dürfte es genügen, die Flüssigkeitsmenge pro Tag bis 1,5 Liter zu beschränken. In den schwereren Fällen mit großen Ödemen dagegen ist es notwendig, die Flüssigkeitsmenge noch mehr herabzusetzen — bis auf 1 Liter oder weniger pro Tag.

Auch die Salzzufuhr muß in diesen Fällen beschränkt werden. In leichteren Fällen gibt man ungefähr 5 g Salz, in schweren Fällen weniger und in den schwersten nur 1—2—3 g Salz pro Tag.

Was die Eiweißzufuhr angeht, so ist es nicht notwendig, in Fällen ohne N-Schlackenretention die Zufuhr dieser Stoffe zu beschränken. Doch dürfte es klug sein, nicht zu viel Eiweiß und Fleisch zu geben. Wir wissen doch, daß in vielen Fällen von Glomerulonephritis die Ausscheidung des Stickstoffes herabgesetzt ist, warum wir die in dieser Hinsicht wohl scheinbar ungeschädigten Nieren doch nicht durch zu viel Arbeit belasten möchten.

Diuretica der Purinreihe in solchen Fällen zu geben, ist zwecklos.

Bei der akut einsetzenden Blutdrucksteigerung findet man oft, daß das Herz versagt. In solchen Fällen ist es natürlich notwendig, das Herz durch die geeignete Therapie zu stützen. Hier kommt zuerst ein größerer Aderlaß in Frage. Hieran schließt man eine intravenöse Strophanthin- oder Solubain-Injektion an. Weiter verordnet man nach Bedarf andere Cardiotonica (Kampfer, Digitalispräparate).

2. Fälle mit Niereninsuffizienz.

In allen diesen Fällen ist es notwendig, die Arbeit der geschädigten Nieren herabzusetzen. Hier wird es deswegen erforderlich sein, die Eiweiß- und Salzzufuhr zu beschränken. In welchem Maß die Beschränkung durchgeführt werden soll, richtet sich nach dem einzelnen Fall. In den schwersten Fällen mit Steigerung der N-Schlackenstoffe (Rest-N usw.) habe ich guten Erfolg mit Zuckertagen gesehen. Der Kranke bekommt während 1—2—3 Tagen nur Zucker (300—500 g) und dazu soviel Wasser, wie man es in dem besonderen Fall verordnen will. Nicht selten erzielt man hierdurch ein beträchtliches Sinken der Rest-N-Stoffe im Blute. Diese Zuckertage kann man leicht vielmals wiederholen.

Bei Fällen, in denen sich Niereninsuffizienz ohne Ödeme vorfindet, braucht man die Wasserzufuhr nicht zu beschränken. In den Fällen dagegen, und die sind sehr gewöhnlich, wo auch Ödeme vorhanden sind, sollte man ja eigentlich die Wasserzufuhr einschränken. Es ist jedoch nicht ohne Gefahr, bei Fällen mit Reststickstofferhöhung die Wasserzufuhr allzu stark zu reduzieren. Die Nieren bekommen dann eine zu geringe Wassermenge, um die Schlackenausfuhr aufrecht erhalten zu können, weil ja in diesen Fällen das Konzentrationsvermögen der Nieren im allgemeinen gelitten hat. Wir dürfen darum nicht zu wenig, aber auch nicht zu viel Wasser geben. Im allgemeinen dürfte man in solchen Fällen mit einer Flüssigkeitsmenge von 1½ Liter auskommen können.

In den schwierigsten Fällen dieser Gruppe, bei denen Urämie droht und wo wir sehr kleine Harnmengen finden, ist es notwendig, die Diuretica der Purinreihe anzuwenden, trotz der prinzipiellen Bedenken, die man gegen diese Mittel bei den akuten Glomerulonephritiden hegen mag. In solchen Fällen kann auch der chirurgische Eingriff der Nierendekapsulation indiziert sein. Gleichfalls ist in diesen schwierigen Fällen mit N-Schlackenretention im Blute ein großer Aderlaß von ½—¾ Liter Blut anzuraten.

Während der Behandlung dieser Krankheitsfälle ist es selbstverständlich notwendig, die therapeutischen Maßnahmen nach den Befunden erneuter Untersuchungen des Blutes und der Funktion der Nieren zu ändern.

3. Fälle mit Eklampsie oder Eklampsiebereitschaft.

In diesen Fällen müssen wir unsere therapeutischen Maßnahmen gegen die Eklampsie richten. Betreffs der Ursache dieser Anfälle sind unsere Kenntnisse recht hypothetischer Natur. Mit einer Retention von N-Stoffen im Blute haben sie doch nichts zu tun, obwohl man nicht so ganz selten sieht, daß bei Fällen mit Eklampsie der Rest-N im Blute erhöht ist. Die Eklampsie-Anfälle kommen nur bei Kranken mit Ödemen und Blutdrucksteigerung vor. Bei den Anfällen pflegt der Blutdruck, der schon früher erhöht war, eine Extrasteigerung zu erfahren.

Aus diesen Tatsachen, daß die Eklampsie beinahe nur dort, wo Hypertonie und Ödeme vorhanden sind, auftritt, können wir Schlüsse für die Behandlung ziehen. Unsere therapeutischen Eingriffe müssen sich gegen die Blutdrucksteigerung und Ödeme richten. Die diätetischen

Maßnahmen sollen darum in einer Beschränkung der Salz- und Wasser-zufuhr bestehen. Der schwierigste Kunstfehler in solchen Fällen ist, reichlich Flüssigkeit zu geben. Von der alten Milchtherapie, die mit zähem Starrsinn noch fortlebt, ist in solchen Fällen eindringlich abzu-raten. Gleichfalls möchte ich in Fällen, wo man Eklampsie befürchten kann, vor dem Volhardschen Wasserstoß mit Bestimmtheit warnen. Dagegen kann man in diesen Fällen die Volhardsche Hunger- und Durstkur oder Zuckertage mit wenig Flüssigkeit durchführen. In den etwas leichteren Fällen genügt es, Salz und Wasser zu beschränken. Welche Menge erlaubt werden soll, ist in einzelnen Fällen verschieden zu bestimmen. Über 300—500 ccm Wasser und über 1—2 g Salz pro Tag dürfte man bei drohender Eklampsie nicht gehen.

Bei Fällen mit N-Schlackenerhöhung im Blute und mit Eklampsie-gefahr ist es außerordentlich schwer, sich zwischen Scylla und Charybdis hindurchzulotsen. Die Eklampsiegefahr fordert eine Einschränkung der Wasser- und Salzzufuhr; die Retinierung der N-Schlacken dagegen reichliche Wasserzufuhr, aber Eiweißbeschränkung. In solchen Fällen ist es außerordentlich wichtig, ein starres Behandlungsschema zu ver-meiden und statt dessen in jedem einzelnen Fall zu individualisieren. Ist die Rest-N-Erhöhung unbedeutend, kann man das Wasser mehr beschränken; ist sie dagegen hoch und die Eklampsiegefahr geringer, so gibt man mehr Wasser (z. B. 1500 ccm bis 2000 ccm). Die Salz- und Eiweißzufuhr beschränkt man in solchen Fällen aufs äußerste. Gerade in diesen Fällen können die Zuckertage großen Nutzen gewähren.

Wie man sich in derartigen Fällen durchwinden kann, will ich durch den folgenden Fall beleuchten.

Yngve R., 16 Jahre. Früher immer gesund. Seit ungefähr einem Monat ist er erkältet gewesen. Seit 3—4 Tagen gedunsen im Gesicht. Der Harn seit 2 Tagen blutig. Die letzten 2 Tage hat der Kranke Kopfweh, Erbrechen und kleinere Zuckungen und Krämpfe gehabt. Keine schweren eklamptischen Anfälle. In das Krankenhaus am 23. I. 1927 eingeliefert. Er war damals hochgradig ödematös im Gesicht, weniger am Rumpf und an den Beinen. Blutdruck 170 mm Hg. Harn: Makroskopisch blutig. Alb. ++ Esb. 4⁰/₀₀, Almén — spez. Gew. 1,012. Im Sediment: reichlich rote, spärlich weiße Blut-körperchen. Einzelne Zylinder. Rest-N im Blute 88,2. Rachen: Ton-sillen klein, zerklüftet. Zähne: Einige kariös. Innere Organe sonst o. B. Sobald der Patient ins Krankenhaus gekommen war, wurde ein Aderlaß gemacht. Trotzdem der Rest-N hoch gefunden wurde, bekam er salzfreie Trocken-kost (Butter und Brot) und 400 g Flüssigkeit (salzfreie Suppe) pro Tag. Mehr Flüssigkeit wagte ich ihm wegen der drohenden Eklampsie nicht zu geben. Seine Harnmenge wurde ziemlich reichlich, ungefähr 1000 g pro Tag. Seine Ödeme nahmen schnell ab, sein Gewicht sank von 55 kg bei der Einlieferung bis auf 52,7 drei Tage später. Der Rest-N sank binnen 5 Tagen bis 58,8 mg%. Der All-gemeinzustand wurde besser. Das Kopfweh verschwand und die Ödeme wurden geringer. Nach 14 Tagen waren die Ödeme ganz verschwunden. Der Blutdruck sank bis zu Werten von 90 mm Hg. Der Kranke wurde am 28. IV. als gebessert mit Spuren von Albuminurie entlassen. Leider war es nicht möglich, ihn länger zu halten, da er sich weigerte, länger im Krankenhaus zu bleiben. Einen Monat später kam er zurück in schlechtem Zustand.

Ein größerer Aderlaß (½—¾ Liter) ist in derartigen schweren Fällen anzuraten. Ist der eklamptische Anfall schon ausgebrochen, ist es rat-sam, durch Lumbalpunktion das Ödem im Gehirn herabzusetzen. Man nimmt soviel Lumbalflüssigkeit ab, bis der Lumbaldruck normal oder unternormal wird. Wenn nötig, wird der Eingriff nach 24 Stunden wiederholt. Bei gehäuften Anfällen gibt man außerdem Beruhigungsmittel, wie Luminal, Chloral, Morphium usw.

In diesem Zusammenhang dürfte es geeignet sein, gegen die, während der letzten Jahre von den Chirurgen (besonders KÜMMELL), vorgeschlagene Nierendekapsulation Stellung zu nehmen. Mit ROSENBERG, VOLHARD u. a. bin ich der Ansicht, daß dieser Eingriff nur bei der akuten, oligurischen oder anurischen Nephritis indiziert ist. VOLHARD empfiehlt diesen Eingriff bei Fällen mit völliger Anurie bis spätestens am dritten Tage. Je mehr man indessen die moderne Therapie beherrscht, um so seltener dürfte es nötig sein, diesen Eingriff zu verordnen.

Bei den Eklampsien dürfte dieser Eingriff niemals indiziert sein. Dieser Zustand, der sehr alarmierende Symptome zeigt, hat im allgemeinen eine gute Prognose und wird durch die rationelle interne Behandlung gut beeinflußt.

4. Zusammenfassung.

Wir haben im vorangehenden Kapitel die verschiedenen Gesichtspunkte kennengelernt, welche unsere Behandlung bei der akuten Glomerulonephritis leiten mögen. Wir haben auch über die verschiedenen therapeutischen Eingriffe berichtet, über die wir jetzt bei der Behandlung der akuten Glomerulonephritis verfügen. Bei der Behandlung des einzelnen Falles ist es indessen von größter Bedeutung, die therapeutischen Maßnahmen je nach dem Bedürfnis zu individualisieren. In dieser Hinsicht gilt, was von NOORDEN in seinem schönen Lehrbuch der Zuckerkrankheit geschrieben hat:

„Bei jeder therapeutischen Verordnung, die wir am Krankenbette treffen, spielt immer ein starker subjektiver Faktor mit hinein. Ein schlechter Arzt, der sich nur fragt: was schreibt die Schule, was schreibt diese oder jene Autorität in der vorliegenden Krankheit vor. Der Arzt hat die eigenen und fremden Erfahrungen im eigenen Geiste verarbeitet und steht, soviel er sich auch auf fremde Erfahrungen stützen mag, mit eigener Autorität, aus eigenem Rechte handelnd, dem Kranken zur Seite und der Krankheit gegenüber.

Dieses Recht und diese Pflicht des Arztes nehmen wir in Anspruch. Wir wollen hier nicht erzählen, was man gegen Diabetes unternimmt, sondern von welchen Grundsätzen wir selbst uns leiten lassen."

Vor einigen Jahren galt bei den akuten Nierenerkrankungen die Milchdiät als die einzig richtige. Bei vielen älteren Ärzten ist diese Behandlung noch im Brauche. Bei den jüngeren dagegen ist die salz- und stickstoffarme Diät jetzt eine Modesache bei den Nierenerkrankungen. Meiner Ansicht nach sind beide Diätformen als einzige Standardrichtlinien gleich unberechtigt. Besonders gilt dies bei den leichteren Fällen von sog. akuter Glomerulonephritis, wo von Niereninsuffizienz und Rest-N-Erhöhung keine Rede ist. Diese Kranken schematisch mit einseitiger stickstoffarmer Kost zu ernähren, ist meiner Meinung nach ein Kunstfehler, obgleich man natürlich auch nicht nach der anderen Seite

übertreiben und den Kranken eine fleischreiche Diät geben soll. Gleichfalls ist es nicht recht, den ödematösen Mischformen, bei welchen das
Konzentrationsvermögen der Nieren intakt ist, das Fleisch zu verweigern.

Bei den Kranken dagegen, wo die Funktionsproben der Nieren (Kon-
zentrationsversuch und Wasserversuch) eine Niereninsuffizienz zeigen
und besonders in Fällen mit N-Schlackenretention ist es natürlich notwendig, N- und salzarme Nahrung zu geben. In diesen Fällen müssen
wir dagegen eine größere Flüssigkeitsmenge bieten, um den kranken
Nieren genügende Flüssigkeit zu geben, damit sie, trotzdem sie den
Harn nicht konzentrieren können, doch die im Körper angesammelten
N-Schlackenstoffe abzusondern vermögen.

Wie wir sehen, betreffen unsere therapeutischen Maßnahmen die Zufuhr von Wasser, Salz- und Eiweißstoffen. Die Kohlenhydrate und Fette
dagegen können wir in beliebigen Mengen geben. Die ganze Kunst bei der
diätetischen Behandlung der sog. akuten Glomerulonephritiden liegt

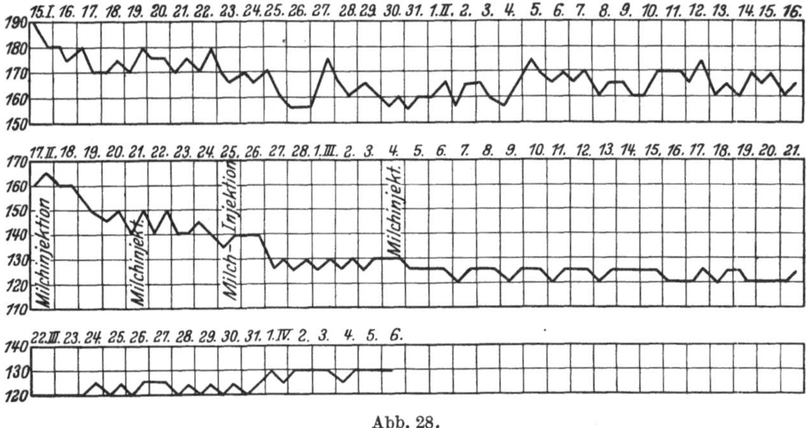

Abb. 28.

also in dem rechtzeitigen Geben und Nichtgeben der erwähnten drei
Stoffe. Von diesen drei Stoffen kann man immer, ohne dem Patienten zu
schaden, die Zufuhr von Salz- und Stickstoff herabsetzen, obzwar eine
schematische Behandlung jedes Falles von akuter Glomerulonephritis
mit N- und salzarmer Nahrung ein Kunstfehler sein kann, wie schon
oben erwähnt ist. Das Wasser dagegen muß genau nach dem Verhalten
des einzelnen Falles gegeben werden: in den ödematösen, oligurischen
Fällen bis zu vollkommener Sperrung der Flüssigkeitszufuhr und in den
Fällen mit N-Retention (ohne Ödeme) bis zu einer Menge von 2000 bis
3000 g pro Tag.

Eine nicht unwichtige Frage in der Behandlung von Nephritiskranken
ist die Anwendung der Gewürze. Früher galt es als ein Gesetz, die Nieren
durch Gewürze nicht zu reizen. Hier begegnen wir indessen einem alt
eingewurzelten Vorurteil. „Die Gewürze reizen," wie ROSENBERG hervorhebt, „wohl den Gaumen, die Nieren aber nicht." ROSENBERG hat akuten
Nephrotikern und Nephritikern große Mengen Pfeffer gegeben, ohne je-

mals Schädigungen der renalen und extrarenalen Symptome zu sehen. Ähnlich war der Fall mit Senf, Essig, Kümmel, Nelken, Zimt und Zitronen. Für die Nephritiker, welche eine fade, salz- und eiweißfreie Nahrung bekommen, ist es natürlich bedeutungsvoll, daß die Speisen durch Gewürze schmackhaft gemacht werden. Zu demselben Zweck kann man auch ohne Gefahr ein Glas Wein oder Alkohol in kleinen Mengen geben.

Von Bedeutung ist auch, zuzusehen, daß die Kranken zureichend Vitaminstoffe bekommen. Hiergegen wurde früher oft gesündigt.

Eine sehr wichtige Frage ist, wann der Nephritiskranke das Bett verlassen darf. Schon früher habe ich diese Frage, was die leichten Fälle anbelangt, beantwortet. Im großen ganzen dürften dieselben Bestimmungen auch für die schwierigeren Fälle gültig sein. Erst wenn der Blutdruck während 1—2 Monate normal gewesen ist, darf der Kranke das Bett verlassen. Wenn möglich, wartet man jedoch, bis auch die Nierensymptome verschwunden sind. Oft ist es indessen unmöglich, den Kranken so lange im Bett zu halten, da die Nierensymptome jahrelang bestehen und doch zum Schluß völlig ausheilen können.

Wenn die Blutdrucksteigerung längere Zeit besteht, kann man versuchen, durch unspezifische Reiztherapie die Hypertonie zu beeinflussen. Oftmals sieht man, daß der Blutdruck z. B. nach einer parenteralen Milchinjektion sinkt und daß die Senkung auch bestehen bleibt. Ob indessen die Senkung in dem einzelnen Fall durch den therapeutischen Eingriff hervorgerufen wurde oder nicht, ist natürlich unmöglich mit Sicherheit zu beurteilen. In Abb. 28 zeige ich einen Fall, wo der Blutdruck anscheinend durch parenterale Milchinjektionen zum Sinken gebracht wurde.

VII. Die permanenten Hypertonien.

A. Ätiologie.

Bei den Formen von Blutdrucksteigerung, die im vorhergehenden behandelt wurden, waren Ätiologie und Pathogenese, wenn auch keineswegs völlig klargestellt, so doch relativ gut bekannt. Die verschiedenen Formen ließen sich leicht voneinander unterscheiden. Ihre klinischen Krankheitsbilder waren grundwesentlich voneinander verschieden.

Anders verhält es sich mit den Hypertoniezuständen, die im vorliegenden Kapitel behandelt werden sollen. Hier handelt es sich um Blutdrucksteigerungsformen von ganz anderem und malignerem Charakter, als wir ihn bei den früheren angetroffen haben. Zu entscheiden, in welchem Verhältnis diese Hypertoniezustände zu den früher besprochenen Formen stehen, kann im Einzelfalle sehr schwer, ja unmöglich sein. Das eine Mal dürfte es sich um eine chronische Glomerulonephritis auf derselben Intoxikationsbasis wie die akute Glumerulonephritis handeln. In einem anderen Falle werden die späteren Entwicklungsstadien der essentiellen Hypertonie vorliegen. Bei einer dritten Gruppe von Fällen schließlich wird eine Kombination dieser beiden Formen vorhanden sein, also eine essentielle Hypertonie, die sich bei einer mit Defekt geheilten Glomerulonephritis entwickelt, ein andermal eine Glomerulonephritis, die sich bei einem an essentieller Hypertonie leidenden Individuum entwickelt hat. Da beide Krankheiten häufig sind, muß auch diese Kombination nicht selten vorkommen.

Eine sehr große Zahl von Forschern hat versucht, solche Fälle von Hypertoniezuständen, von denen hier die Rede ist, zu enträtseln. Ein Teil der Autoren ist dabei zu gewissen Schlüssen gelangt, andere zu abweichenden, und es ist auf diesem Forschungsgebiet eine Verwirrung und ein Chaos entstanden, das nahezu undurchdringlich ist. Es wurde bald die eine, bald die andere Nomenklatur angewedet, und jeder einzelne hat versucht, die am Sektionstische gefundenen Veränderungen nach seinen Gesichtspunkten zu deuten.

Nach meiner Anschauung über die Hypertoniefrage kann diese niemals ein den Pathologen zufallendes Problem werden. Die Blutdrucksteigerung ist der Ausschlag für eine gewisse Reaktionsweise der Zellen, und die organisch nachweisbaren Störungen sind eine Folge der Reaktion der Zellen. Was die Pathologen sehen können, sind nur Veränderungen nach dem Tode, niemals können sie aber die Ursache der Veränderung entdecken.

Was jetzt im Vordergrunde steht, das sind die biochemischen Erscheinungen in den Zellen, welche ihrerseits eine Reaktion der Zellen nach der einen oder anderen Richtung hervorrufen; aber diese Funktionsveränderungen kann auch das schärfste Mikroskop nicht aufdecken. Dazu kommt noch, daß beim Absterben der Organzellen chemische Veränderungen von eingreifender Natur in den Zellen eintreten. Bei den Vorbereitungen zu einer pathologisch-anatomischen Untersuchung der Organe, bei Fixierung, Härtung, Einbettung, Färbung usw. werden weitere Veränderungen im abgestorbenen Gewebe hervorgerufen; durchwegs Momente, die geeignet sind, den Wert der pathologisch-anatomischen Befunde herabzusetzen.

Nach meiner Auffassung der Sachlage ist die Blutdrucksteigerung und die Blutdrucksteigerungskrankheit eine Frage, die nur von den Klinikern gelöst werden kann, und die Wege, die zur Lösung der Frage führen, sind die der pathologischen Physiologie und der biologischen Chemie.

Es mag, wie ich schon auf Seite 80 betont habe, unrichtig sein, auf diese Weise die resp. Endstadien und Kombinationsstadien zweier verschiedener Krankheiten von ihren Anfangsstadien loßzureißen und ihre klinischen Bilder zusammen zu beschreiben. Ich erkenne also an, daß die Bemerkungen von BERGMANN und KAUFFMANN in dieser Richtung ganz richtig sind.

Wie ich auf Seite 81 betont habe, ist jedoch aus didaktischen Gründen meine Handlungsart zweckmäßig und ich möchte sie trotz den Bemerkungen BERGMANNS und KAUFFMANNS nicht ändern.

Wie wir früher gefunden haben, sind die Ansichten über den Zusammenhang zwischen Blutdrucksteigerung und Nierenkrankheiten weit auseinandergegangen. Meiner Auffassung nach ist es indes nicht möglich, aus den komplizierten Fällen von Hypertoniekrankheit, den permanenten chronischen Hypertonien, Schlüsse zu ziehen, wenn es sich um die jetzt vorliegende Fragestellung handelt. Nach meiner Auffassung der Sachlage ist es notwendig, in erster Reihe diejenigen Fälle zu analysieren, wo die Verhältnisse am einfachsten liegen, d. h. die akuten Glomerulonephritiden und die essentielle Hypertoniekrankheit.

Im vorhergehenden habe ich die Annahme zu begründen versucht, daß die Blutdrucksteigerung bei diesen einfachsten Hypertonieformen im Verhältnis zum Nierenschaden eine koordinierte Erscheinung ist.

Die Fragestellung, vor der ich nun stehe, ist folgende: Findet sich ein Anlaß zur Annahme, daß die Blutdrucksteigerung bei den permanenten Hypertonien von einer anderen Genese ist als die der zwei früher erwähnten einfacheren Formen?

Man dürfte es schon a priori als sicher betrachten können, daß eine große Zahl von Fällen essentieller Hypertonie sich im Laufe der Jahre immer wieder entwickelt. Der Blutdruck, der anfangs labilen Charakter gehabt hat, geht in einen anderen mehr permanenten Typ von Hypertonie über. Der Gefäßtonus fixiert sich immer mehr. Die organischen Zerstörungsprozesse, die eine Folge des abnormen Tonuszustandes in den Gefäßen sind, schreiten immer weiter fort, und wir stehen bald vor der malignen Form der permanenten Hypertonie. Die Niereninsuffizienz wird früher oder später das Schlußresultat, sofern der Patient nicht einer anderen Komplikation erliegt.

In analoger Weise dürfte eine Anzahl von akuten Glomerulonephritiden direkt in das chronische Stadium mit Hypertonie übergehen. Die Entwicklung wird hier analog, wie sie im vorhergehenden skizziert worden ist.

Kann man nun annehmen, daß alle Formen von permanenten Hypertonien in der ebengenannten Weise entstanden sind?

VOLHARD, der in seinem Wiener Referat 1923 plötzlich in seinen Ansichten über die Nierenhypertoniefrage umschwenkte, hat sich nicht ganz von seiner alten Auffassung freimachen können, daß ein primärer Nierenschaden Blutdrucksteigerung mache. Er zählt einige Zustände auf, bei welchen er die Blutdrucksteigerung für sicher renal bedingt hält. Es sind dies: „1. Die seltenen Fälle von primärer Endarteriitis der Nierenarterien und 2. die ebenso seltenen reinen chronischen Amyloidnieren.‟

Was die letzte Gruppe betrifft, so wissen wir, daß die Amyloidniere, die in der Regel nicht mit Blutdrucksteigerung verläuft, auf der Basis eines chronisch eitrigen Prozesses entsteht. Dies ist indes in ganz gleicher Weise die gewöhnliche Ursache der chronischen Nephritis: chronische eitrige Prozesse (cariöse Zähne, Sinusempyeme usw.). Da scheint es mir wahrscheinlicher, daß die Ursache der Blutdrucksteigerung in den seltenen Fällen, wo eine solche bei Amyloidose vorhanden ist, durch eine gleichzeitige Glomerulonephritis verursacht wurde.

Was die erste Gruppe von krankhaften Veränderungen betrifft, so muß ich zugestehen, daß ich niemals einen solchen Fall gesehen habe.

VOLHARD stellt eine Gruppe von Fällen auf, „bei welchen der Hochdruck sicherlich mittelbar oder unmittelbar von der Niere ausgeht". Er nennt dabei folgende Zustände:

„1. Bei Harnsperre, Anurie jeder Art, auch bei der zu Unrecht erfolgten Entfernung der einzig gesunden Niere steigt in der Regel der Blutdruck.

2. Bei Harnstauung durch Harnleiterverengerung oder -verschluß, Vergrößerung der Vorsteherdrüse, Harnröhrenverengerung, Phimose finden wir in der Regel Blutdrucksteigerung, die nach Beseitigung der Stauung rasch wieder abklingen kann.

3. Bei der Cystenniere, die wir vielleicht als höchstsitzende Harnstauung, als Hydronephrose einzelner Nephrone ansehen können, finden wir ebenfalls Blutdrucksteigerung.

4. Im Tierversuch entsteht bei künstlicher Nierenschrumpfung, sei sie durch chronische Cantharidinvergiftung oder durch zeitweiligen Harnleiterverschluß (RAUTENBERG) erzeugt, und ebenso bei künstlicher chirurgischer Verkleinerung der gesunden Niere (PÄSSLER und HEINECKE) Blutdrucksteigerung und Herzhypertrophie. Auch bei der pyelonephritischen und hydronephritischen Schrumpfniere des Menschen wird nicht selten Blutdrucksteigerung beobachtet."

1.—2. Was die beiden ersten Untergruppen betrifft, so stimmen meine Erfahrungen nicht mit denen VOLHARDS überein. Ich habe, wie schon früher erwähnt, mehrere Fälle von Anurie gesehen, bei welchen der Tod unter Urämie erfolgte, ohne daß Blutdrucksteigerung aufgetreten war. Meine diesbezügliche Erfahrung deckt sich mit der vieler anderer, wie BRUNS, BERGSRANDS, ROSENBERGS und MUNTHERS u. a.

3. Bei Prostatahypertrophien und Cystitiden findet man sehr oft Hypertonie. Wir dürfen aber nicht vergessen, daß die Prostatahypertrophie gerade in dem Alter Symptome gibt, in dem die essentielle Hypertonie mit ihrem Folgezustand der gemeinen Schrumpfniere ein sehr gewöhnliches Vorkommnis ist. Ein Zusammentreffen dieser beiden an und für sich häufigen Krankheiten muß mithin etwas recht Gewöhnliches sein.

Sicherlich stoße ich nun auf den Einwand, daß die Blutdrucksteigerung bei Prostatahypertrophie mit Cystitis oftmals verschwindet, nachdem der Patient in das Krankenhaus aufgenommen und die Harnstauung durch Katheterisierung behoben worden ist. Dieser Einwand ist richtig. Daraus wird nun oft der Schluß gezogen, daß die Harnstauung die Ursache der Hypertonie sei. Dieser Schluß aber ist falsch. Denn wir wissen, daß eine sehr große Zahl von Fällen essentieller Hypertonie nach einigen Tagen Bettruhe normalen Blutdruck aufweist. Es braucht nicht das Fortfallen der Harnstauung an und für sich gewesen zu sein, welches die Blutdrucksenkung bewirkte. Diese Senkung wird gut durch die Ruhe erklärt, welche die Spitalpflege dem Patienten bringt, und durch die psychische und physische Linderung, welche die Behebung einer beschwerlichen Harnstauung mit sich bringt.

VOLHARD gibt an, daß wir Blutdrucksteigerung bei Cystenniere

finden. Diese Angabe ist nicht allgemein zutreffend. Ich habe mehrere
Fälle von Cystenniere gesehen, bei keinem von diesen Fällen aber habe
ich Blutdrucksteigerung angetroffen. ROSENBERG und MUNTHER haben
dieselbe Erfahrung wie ich gemacht. Die zum Überdruß zitierten Fälle
von VEIL sind, wie ich früher hervorgehoben habe, nicht beweiskräftig.

Bei Pyelonephritiden kann man gelegentlich Blutdrucksteigerung
vorfinden. In der Regel fehlt sie aber. Da die Pyelonephritis indes durch
eine Infektion bedingt ist, dürfte es nicht wundernehmen, daß sie ab und
zu Anlaß zu einer Glomerulonephritis mit Steigerung des Blutdruckes
geben kann. Ich glaube, daß eine solche Auffassung über die Ursache
der selten vorkommenden Hypertonie bei Pyelonephritis wahrscheinlicher ist als die Annahme, daß die Harnstauung die Blutdrucksteigerung veranlasse.

Wir kommen nun zu Punkt 4. Schon früher habe ich gezeigt, daß
die obenerwähnten Versuche von PÄSSLER und HEINECKE wohl nachgewiesen haben, daß nach einer einseitigen Nephrektomie und einer
darauffolgenden partiellen Exstirpation der zurückgebliebenen Niere
eine geringgradige Blutdrucksteigerung auftrat. Die Steigerung war
indes so gering, daß sie keineswegs geeignet war, die Blutdrucksteigerung bei Morbus Brighti zu erklären. Außerdem ist es bei anderen Tierversuchen, wie bei denen von MOSLER und BACKMANN nicht gelungen,
nach ähnlichen Eingriffen konstant eine Blutdrucksteigerung nachzuweisen. Dazu kommt schließlich die klinische Erfahrung, die gegen
VOLHARDS Angabe ergibt, daß eine durch Verlust von Nierenparenchym
verursachte Anurie keine Blutdrucksteigerung hervorruft (ROSENBERG
und MUNTHER, LICHTWITZ, KYLIN u. a.).

Überblicken wir schließlich, was wir über die Ursache der Blutdrucksteigerung bei den permanenten Hypertonien wissen, so müssen wir
unbedingt zugeben, daß unsere Kenntnisse außerordentlich gering sind.
Was wir indes mit Sicherheit sagen können, ist, daß alle
Versuche zur Erklärung der Blutdrucksteigerung als Folge
eines Nierenschadens, wie ich schon vor mehreren Jahren
hervorgehoben habe, mißglückt sind. Meine genannte Behauptung, welche die heftigste Opposition von seiten FAHRS hervorrief, ist
nun feststehender als vor einigen Jahren. Neue Forschungsergebnisse und erweiterte Kenntnisse haben immer mehr gezeigt, daß
meine Auffassung richtig war.

Welches sind dann aber die ätiologischen Momente für die permanenten Hypertonien? Ich habe früher hervorgehoben, daß die akute
Glomerulonephritis und die essentielle Hypertonie natürlicherweise oftmals in permanente Hypertonien übergehen. In diesen Fällen werden
die permanenten Hypertonien nur spätere Entwicklungsphasen der
genannten Krankheiten. Ob es noch andere Krankheitsformen gibt,
die Anlaß zu permanenter Hypertonie geben kann, weiß ich nicht; ich
bezweifle es nicht, glaube es aber auch nicht, daß dies der Fall ist.

Meiner Auffassung nach wird also die Krankheitsgruppe der permanenten Hypertonien mit VOLHARDS malignen Nephrosklerosen nebst
dem dritten Stadium der Glomerulonephritis zusammenfallen.

B. Symptomatologie.

Die Hauptsymptome bei der fraglichen Krankheitsgruppe sind: 1. die Blutdrucksteigerung, 2. die Symptome einer Nierenschädigung, 3. die Ödeme, 4. gewisse Allgemeinsymptome, 5. die Retinitis.

Ich habe es mir hier zur Aufgabe gestellt, die Blutdrucksteigerungskrankheiten zu behandeln. Ich will deshalb in erster Reihe diese Seite der Krankheiten erörtern. Bei den übrigen Symptomen werde ich mich weniger aufhalten und verweise diesbezüglich auf die ausführlichen Hand- und Lehrbücher der Nierenkrankheiten.

1. Die Blutdrucksteigerung.

Die Blutdrucksteigerung bei den permanenten Hypertonien wird dadurch charakterisiert, daß sich der Blutdruck beinahe dauernd auf erhöhte Werte eingestellt hat. Hierin unterscheiden sie sich also von dem Verhalten bei der essentiellen Hypertonie und gleichen mehr der Blutdrucksteigerung bei Glomerulonephritis.

Bei der permanenten Hypertonie kann die Blutdruckkurve allerhand verschiedene Typen aufweisen. In gewissen Fällen, den am ausgesprochensten malignen, ist der Blutdruck bei Werten bis hinauf zu 250 mm Hg und mehr fixiert, und die Tagesvariationen sind unbedeutend. In sehr seltenen Fällen kann man einen Blutdruck bis über 300 mm Hg finden. Auch der Nachtdruck (Schlafdruck) steht hier bei denselben hohen Werten fest (KATSCH und PONSDORF). Mitunter kann man indes auch in solchen Fällen plötzlich beträchtliche Senkungen beobachten (FAHRENKAMP, KYLIN).

So kann man bei Patienten dieser Gruppe sehen, daß sich der Blutdruck unter konstanter Bettruhe z. B. bei 200 mm Hg hält, aber plötzlich nach 1—2 Wochen einen Morgenwert von z. B. 150 mm Hg aufweist.

In anderen Fällen bestehen wieder höchst beträchtliche Variationen zwischen den Blutdruckwerten vom Morgen bis zum Abend, sowie von einem Tag auf den anderen. Die Blutdruckkurve wird dadurch sehr ungleichmäßig.

Im allgemeinen dürfte man, wie FAHRENKAMP hervorgehoben hat, sagen können, daß die Krankheit um so ernster ist, je mehr der Blutdruck dazu neigt, sich bei hohen Werten zu fixieren. Eine fortlaufende kurvenmäßige Blutdruckmessung morgens und abends ist deshalb für die Beurteilung des Charakters der Krankheit vom selben großen Wert wie fortlaufende Temperaturmessung bei fieberhaften Krankheiten.

FAHRENKAMP, der durch seine schönen Untersuchungen über die Frage vom Blutdruckverhältnis bei den permanenten Hypertonien große Verdienste erworben hat, unterscheidet verschiedene Gruppen je nach dem Aussehen der Blutdruckkurve. Bei den malignen Nephrosklerosen mit schlechter Prognose findet er eine Blutdruckkurve, die sich bei hohen Werten stabilisiert hat und bei der die Tagesschwankungen nur unbedeutend sind. Alle therapeutischen Maßnahmen, ja sogar die strengste Ruhebehandlung mit sorgfältiger Diät, sind nicht imstande, irgendwelche Remissionen hervorzurufen. In diesen Fällen bezeichnet FAHRENKAMP die Prognose als schlecht. Im allgemeinen tritt in solchen Fällen der Tod innerhalb weniger Monate ein.

FAHRENKAMP berichtet über Fälle, deren Entwicklung er von den günstigeren Stadien bis zu den schlimmsten folgen konnte. Dabei hat der Blutdruck seinen Charakter gewechselt. Während bei einer ersteren Behandlung die Blutdruckkurve labil war, fand er bei erneuerter Behandlung einige Jahre später eine Blutdruckkurve mit fixierten hohen Werten. Meine eigene Erfahrung geht im großen und ganzen in derselben Richtung wie die FAHRENKAMPS. Die Fälle, in welchen der Blutdruck mit kleinen Tagesschwankungen bei einem Werte von 250 mm Hg steht, haben im allgemeinen eine schlechte Prognose. Indessen kann man Fälle sehen, wo der Blutdruck 10—14 Tage lang bei hohen Werten fixiert steht und wo doch später der Blutdruck zu sinken beginnt. Dabei kann man Blutdruckschwankungen bis zu 150 mg Hg sehen. In solchen Fällen dürfte die Prognose im allgemeinen etwas besser sein. Man darf darum nicht in jedem einzelnen Fall die Prognose zu schlimm stellen, auch wenn der Blutdruck während einer Woche und sogar 14 Tagen mit Werten über 200 mm Hg fixiert gestanden hat.

FAHRENKAMP hat eine andere Gruppe von Fällen mit maligner Nephrosklerose aufgenommen, bei denen die Prognose etwas besser ist. Diese Fälle werden dadurch gekennzeichnet, daß der Blutdruck nach Behandlung während einiger Zeit anfängt, größere Remissionen zu zeigen. Diese Fälle bilden den Übergang zu denen, über welche wir früher unter dem Namen ,,essentielle Hypertonie'' berichtet haben.

Im allgemeinen dürfte man sagen können, daß die Prognose desto besser ist, je größer die Tendenz für Remissionen ist und je niedriger der Blutdruck als Regel liegt.

Die Gruppe von permanenten Hypertonien schließt in sich Fälle ein, die eigentlich chronische Glomerulonephritiden sind. In diesen Fällen ist der Blutdruck im allgemeinen mehr fixiert als in denen, wo eine essentielle Hypertonie das Anfangsstadium war. In diesen Fällen von chronischen Nephritiden ist es von größter Bedeutung, die chronische Eiterung zu entdecken, welche die Krankheit hervorruft. Es wird danach besonders wichtig, diese Eiterungsherde wie z. B. in cariösen Zähnen, in geklüfteten Tonsillen, in den Nebenhöhlen der Nase zu heilen. Solche Fälle von chronischer Hypertonie können nach zweckmäßiger Behandlung einen normalen Blutdruck bekommen. Die Krankheit nimmt dann einen günstigeren Verlauf und kann mit größerem oder kleinerem Nierenschaden ausheilen.

Auch in den Fällen, wo der Blutdruck lange Zeit hindurch bei hohen Werten fixiert gestanden hat, kommt es vor, daß der Blutdruck plötzlich nach gewissen Eingriffen sinkt. So etwas kommt z. B. dann und wann nach Operationen bei Hochdruckskranken vor. Ich habe einmal eine Senkung des Blutdruckes von 200 mm Hg zu normalen Werten nach einer Appendicitisoperation gesehen. Gleiche Senkungen kann man auch nach parenteralen Injektionen von Schwefel, artfremden Eiweißkörpern usw. finden. So habe ich bei einem 26 jährigen Arbeiter, der seit 8 Jahren an Nephritis gelitten hatte, nach einer parenteralen Milch-

injektion eine Senkung von 165 mm Hg bis 95 mm Hg gesehen. v. ROM-
BERG und FR. v. MÜLLER haben auch über gleiche Senkungen des Blutdruckes im Zusammenhang mit Fieberkrankheiten, zufälligen Diarrhöen
usw. berichtet.

Die Blutdrucksenkungen, die man nach den obenerwähnten In-
jektionen bekommt, sind meiner Erfahrung nach nicht von Dauer.
Nach einer Woche etwa steigt der Blutdruck wieder zu seinem alten
Niveau. Vielmals sieht man nach den obenerwähnten Injektionen keine
Blutdrucksenkung.

2. Die Niereninsuffizienz.

Der Begriff Niereninsuffizienz ist in der Literatur von verschiedenen
Forschern in verschiedener Weise definiert worden. So hat KORANYI
hierunter „denjenigen Zustand des Organismus, der herbeigeführt wird,
wenn die gesamte Nierenfunktion hinter den Bedürfnissen des Organismus zurückbleibt" verstanden. F. MÜLLER hat in seinem Meraner Referat die Niereninsuffizienz in folgender Weise definiert: „Unter dem
Namen Niereninsuffizienz hat man das Unvermögen der Nieren zu
verstehen, die harnfähigen Stoffe ebenso vollständig zu eliminieren, wie
dies bei der gesunden Niere der Fall ist, und zwar sehen wir gesetzmäßig,
daß in den leichten Graden der Insuffizienz die Ausscheidung nur verzögert ist, während sie in den schweren Graden unvollständig geschieht
und zu einer Anhäufung der Exkretionsprodukte in den Körpersäften
führt. Die Niereninsuffizienz kann sich sowohl auf das Wasser wie auf
die festen Bestandteile erstrecken."

Was die Definitionen betrifft, wäre die von KORANYI vorgelegte
ganz genügend, wenn er unter „die gesamte Nierenfunktion", ausschließlich rein renale Momente verstände. Die Harnausscheidung ist
indessen in sehr hohem Grade von den extrarenalen Verhältnissen abhängig, warum der Begriff „die gesamte Nierenfunktion" leicht miß-
verstanden wird und aufgefaßt wird, als ob „die gesamte Harnausscheidung" darunter verstanden würde. Aus den Mitteilungen KORANYIS
geht hervor, daß er selbst diese weitere Bedeutung mit dem Begriff
„die gesamte Nierenfunktion" verbunden hat.

Dieselbe Bemerkung, wie die obenerwähnte, kann man auch gegen
die Definition MÜLLERS richten. Durch diese Definitionen werden nicht
nur die rein renal bedingten Störungen, sondern auch die extrarenal
bedingten zu der Niereninsuffizienz gerechnet. Dies ist auch der
Fall bei der von VOLHARD gegebenen Definition. Unter der Niereninsuffizienz versteht er das Mißverhältnis zwischen „Leistung und An-
forderung".

Wenn wir die Niereninsuffizienz klarstellen wollen, ist es notwendig,
diesen Begriff zu definieren. Hierunter versteht man die Fähigkeit der
Niere, Wasser und im Wasser gelöste Stoffe auszuscheiden. Die wirkliche
Ausscheidung der Niere beruht indessen in sehr hohem Grade auf der
Zufuhr von Wasser und anderen Stoffen zu der Niere. Wenn, wie es
unter gewissen Verhältnissen der Fall ist, das Wasser in den Geweben
zurückgehalten wird, wird der Niere nicht so viel Wasser angeboten wie

sonst. Die Folge ist, daß die Ausscheidung der Niere vermindert wird, obgleich ihre Funktionsfähigkeit tatsächlich nicht herabgesetzt ist.

Die Funktionsfähigkeit der Niere prüfen wir durch Benutzung gewisser Belastungsprüfungen, unter denen sowohl die Volhardsche als die Straußsche zweckentsprechend sind. Bei diesen Proben wird sowohl die Verdünnungs- als die Konzentrationsfähigkeit der Niere an demselben Tage geprüft.

Wie bekannt, werden die Proben so angestellt, daß der Untersuchte bei nüchternem Magen und nachdem die Harnblase entleert worden ist, am Morgen eine gewisse Quantität Flüssigkeit trinken muß (bei der Volhardschen Probe 1500 ccm, bei der Straußschen 1000 ccm). Während der nächsten 4 Stunden läßt der Untersuchte sein Wasser jede halbe oder ganze Stunde. Nachdem 4 Stunden vergangen sind, wird ein Mittagessen ohne Salz und ohne Flüssigkeit genossen. Hiernach nur Trockenkost, bis 24 Stunden nach dem Anfang der Probe vergangen sind. Wasser wird in der Zeit von Mittag bis zum Ende der Probe pünktlich jede 4. Stunde gelassen, die Nacht ausgenommen. Die letzte Harnportion wird 24 Stunden nach Anfang der Probe abgegeben. Bei sämtlichen Harnportionen, jede für sich, wird das spezifische Gewicht untersucht und die Menge gemessen.

Ein gesunder Mensch soll in den ersten 4 Stunden der Probe eine ebenso große Menge Harn ausscheiden wie die Flüssigkeitsmenge, die er bei der Probe trank. Er soll weiterhin in den ersten 2 Stunden wenigstens die Hälfte der genossenen Flüssigkeitsmenge ausscheiden. Das spez. Gewicht soll hierbei bis 1,004—1,001 sinken.

Während des Konzentrationsversuches soll das spez. Gewicht bis auf 1,026—1,030 steigen.

Durch diese Untersuchungen erhalten wir Auskünfte über die Ausscheidung von Wasser (durch die Verdünnungsprobe) und über die Fähigkeit der Niere zur Konzentration (durch die Konzentrationsprobe). Diese Ausscheidung von Wasser und im Wasser gelösten Stoffen während des Versuchstages gibt uns indessen nicht genügende Auskunft für die Beurteilung der Nierenfunktion, und dies aus mehreren Gründen, von denen zwei besonders zu erwähnen sind. 1. Weil die Wasserausscheidung der Niere in hohem Grade auf extrarenalen Momenten beruht. 2. Weil die Ausscheidungsfähigkeit für einen gewissen Stoff herabgesetzt sein kann, ohne daß die Ausscheidungsfähigkeit für einen anderen Stoff gestört ist. Infolgedessen kann man z. B. Fälle mit hohem spez. Gewicht bei der Konzentrationsprobe finden, trotzdem daß die NaCl-Ausscheidung bedeutend herabgesetzt ist.

Um Schlüsse über die Nierenfunktion aus den obenerwähnten Proben ziehen zu können, ist es notwendig, teils sie mit Vorsicht zu beurteilen, teils sie mit anderen Untersuchungen zu verbinden. Fürs erste ist es notwendig, den Herz- und Gefäßstatus des Untersuchten in Betracht zu ziehen. Wenn eine Herzinsuffizienz vorhanden ist, fällt die Verdünnungs- und Ausscheidungsprobe infolge dieser ungenügend aus, indem nur eine kleinere Menge Harn ausgeschieden wird. Aber auch wenn keine Herz-Gefäßkrankheit vorliegt, kann die erwähnte Probe einen Ausschlag geben, der von dem normalen abweicht. Wenn der Untersuchte nämlich die letzten Tage vor der Ausführung der Probe von einer flüssigkeitsarmen Kost gelebt hat, kann bei der Verdünnungsprobe Flüssigkeit retiniert werden und nur eine kleinere Menge Harn ausgeschieden werden, als was für normal gehalten wird.

Daraus sehen wir, daß die Funktion der Niere bei einer gewissen Gelegenheit nicht immer die Funktionsfähigkeit die Niere zeigen kann. Die Ausscheidung von Harn mit den in demselben gelösten Stoffen ist nicht dasselbe wie die Funktionsfähigkeit der Niere bei der betreffenden Gelegenheit. Daran zu denken ist von sehr großer Bedeutung, wenn es die Frage zu beantworten gilt, ob Niereninsuffizienz vorliegt oder nicht in einem bestimmten Falle.

Die Niereninsuffizienz gibt sich zu erkennen entweder in sämtlichen Funktionen der Niere oder in einer derselben. So kann man z. B. unter gewissen Verhältnissen eine Unfähigkeit, Kochsalz auszuscheiden, finden, während die Nierenfunktion bezüglich N-haltiger Stoffe unverändert ist.

Was nun fürs erste die Wasserausscheidungsfähigkeit anbelangt, wird sie durch die Verdünnungsprobe geprüft. Um den Ausgang der Probe für normal zu halten, verlangt man, daß in 4 Stunden die ganze beim Anfang des Versuches getrunkene Flüssigkeitsmenge ausgeschieden worden sein soll. Aber man hat nicht an dieser Forderung genug. Man verlangt auch, daß im Laufe der 2 ersten Stunden wenigstens die Hälfte der Flüssigkeitsmenge durch die Nieren ausgeschieden worden sein soll.

Was die Konzentrationsfähigkeit anbelangt, so fordert man, daß das spez. Gewicht während des Versuches auf 1,025—1,030 steigen soll.

Wennedie Proben die obenerwähnten Ausschläge nicht geben, liegt eine Nier ninsuffizienz vor, und dies um so hochgradiger, je mehr der Ausgang der Probe vom normalen abweicht.

Bei den schlimmsten Formen der Niereninsuffizienz findet man, daß die spez. Gewichte höchst unbedeutend wechseln und Tendenz haben, sich immer mehr auf oder um den Wert 1,010 einzustellen. Man benennt diesen Zustand von Unfähigkeit, das spez. Gewicht zu variieren, mit dem Namen Hyposthenurie und versteht unter dem Wort Isosthenurie, daß das spez. Gewicht des Harnes sich auf etwa denselben Wert wie das spez. Gewicht des Blutes eingestellt hat. Die Isosthenurie bildet die hochgradigste Form von Unfähigkeit, die Harnkonzentration zu variieren.

Auch unter den jetzt genannten Verhältnissen von Hypo- oder Isosthenurie kann die Niere ihren Zweck erfüllen, die Stoffe zu entfernen, die mit dem Harn durch die Niere fortgeschafft werden. In diesen Fällen pflegt man eine Polyurie mit bis zu 3 Liter Harnmenge oder mehr innerhalb 24 Stunden zu finden. Die Reservefähigkeit der Niere, Wasser auszuscheiden, ist groß, und um bei einem Zustand von Isosthenurie die festen Stoffe ausscheiden zu können, behilft sich die Niere mit dieser Reservekraft. Die Folge sind große Harnmengen mit konstantem spez. Gewicht.

Wenn die Verödung in den Nieren fortschreitet, erfolgt bald der Zeitpunkt, wo die Nieren trotz der Polyurie den Anforderungen nicht entsprechen können, die man an sie stellt. Da werden die Schlackenstoffe, die durch die Niere entfernt werden sollten, im Körper retiniert, und eine Harnvergiftung tritt allmählich auf.

3. Die Ödeme.

Ich beabsichtige nicht, eingehend über die Genese der Ödeme zu berichten. Die Forschungsergebnisse der letzten Jahre haben uns gelehrt, daß die Ödeme auf verschiedene Weise entstehen können. Bei den permanenten Hypertonien können die Ödeme einerseits durch die peripheren Capillar- oder Gewebsschäden, welche bei diesen Zuständen vorkommen, bedingt sein, anderseits auch durch Stauungsverhältnisse infolge der Herzinsuffizienz. Die Ödeme können verschieden stark ausgebildet, unbedeutend oder hochgradig sein.

4. Veränderungen des Augenhintergrundes.

Diese fehlen selten bei den schwereren Fällen von Hypertonie. Näher darauf einzugehen, würde außerhalb des Rahmens meines Themas liegen.

C. Prognose und Therapie.

In dem Kapitel über die essentielle Hypertoniekrankheit habe ich hervorgehoben, daß diese Krankheit im allgemeinen von langer Dauer ist; nach EHRSTRÖM zwischen 15—20 Jahren. Soweit nicht zufällige Krankheiten wie Pneumonie usw. hinzutreten, tritt der Tod an Herzinsuffizienz, an Gehirnblutung oder an Urämie ein. Bei unseren therapeutischen Handlungen müssen wir also unsere Anstrengungen darauf einrichten, diesen drei Kalamitäten zu begegnen. Die Therapie muß sich bemühen, wenn möglich, den Blutdruck zu senken und das Herz in gutem Zustand zu halten.

Bei den Fällen von Hypertonie, die von einer Niereninsuffizienz begleitet sind, muß zuerst an die Nieren gedacht werden. Die therapeutischen Maßnahmen gehen in solchen Fällen in erster Linie darauf aus, die kranken Nieren zu schonen. Aus der Blutdruckkrankheit ist eine Stoffwechselkrankheit entstanden, die diätetisch zu behandeln ist.

Da wir wissen, daß die Nierenfunktion physiologisch viel größere Belastungen zu füllen vermag, als was das tägliche Leben im allgemeinen beansprucht, so ist es schon vom Anfang an natürlich, daß eine gewisse geringgradige Einschränkung des Funktionsvermögens bestehen darf, ohne daß man durch diätetische Maßnahmen die Arbeit der Nieren zu vermindern braucht. Besonders gilt dies der Wasserzufuhr. Wie wir wissen, können gesunde Nieren ganz enorme Wassermengen ausscheiden (bis 10 l Wasser pro Tag und mehr). Aber auch das Ausscheidungsvermögen für schlackenhaltige Stoffe, wie Salz und stickstoffhaltige Stoffe kann innerhalb gewisser Grenzen herabgesetzt sein, ohne daß das Vermögen der Nieren, die täglichen Aufgaben zu erfüllen, leidet. In solchen Fällen mit geringgradiger Herabsetzung des Funktionsvermögens ist es nicht notwendig, durch strenge diätetische Verordnungen den Kranken zu beunruhigen. Man kommt dann zum Ziele, wenn man dem Kranken alle Übertreibungen und Ausschweifungen verbietet.

Ganz anders liegen die Verhältnisse bei den hochgradigen Niereninsuffizienzen. Hier ist es dringend notwendig, durch diätetische Maßnahmen die Nieren zu schonen. Wie wir schon früher hervorgehoben haben, ist es wichtig, die Fälle von Niereninsuffizienz individuell und nicht schematisch zu behandeln. Die Schwierigkeit in der Behandlung dieser Kranken liegt eben darin, dem einzelnen Fall nicht weniger und nicht mehr zu verbieten, als was dringend notwendig ist. Um den rechten Mittelweg finden zu können, ist es notwendig, das Funktionsvermögen der Nieren bei den einzelnen Fällen gründlich kennenzulernen. Hierfür sind Nierenfunktionsproben und Blutuntersuchungen auf Rest-N (und Indikan) notwendig. Die UMBERsche Klinik legt mehr Gewicht auf das Indikan als auf die Rest-N-Bestimmung.

Findet man bei der Untersuchung eine Erhöhung der Reststickstoffe im Blute, ist es notwendig, die Zufuhr von eiweißhaltigen Stoffen einzuschränken. Besonders gilt dies bei Fällen, die eine hochgradige Erhöhung der Reststickstoffe zeigen, und ganz besonders bei Fällen mit ausgebrochener Urämie. In solchen schweren Fällen ist es angezeigt, schon vom Anfang an einen größeren Aderlaß zu machen. Weiter verordnet

Flüssigkeitsreiche Diät mit strengster Eiweißbeschränkung[1].

Mahlzeit	Nahrung in Gramm	Gesamt-flüssigkeit in Kubikzentimetern	Koch-salz in Gramm	Eiweiß in Gramm	Ca-lorien
1. Frühstück...	500 Kaffee	500	—	—	—
	50 Zwieback.	—	0,19	4,5	175
	20 Milch	20	0,03	0,7	13
2. Frühstück...	250 Limonade	250	—	—	—
	1 Ei	—	0,06	5,6	75
	25 Weißbrot.	—	0,15	2,5	75
	200 Salat oder Gemüse	200	—	—	—
Mittag.	25 Fleisch.	—	0,25	6,2	32
	100 Kartoffeln	80	0,06	1,4	70
	200 Gemüse	200	—	—	—
	250 Obst.	250	—	—	—
Vesper.	300 Kaffee	300	—	—	—
	25 Weißbrot.	—	0,15	2,5	75
	20 Milch	20	0,03	0,7	13
Abendbrot. . . .	50 Weißbrot	—	0,30	5,0	150
	25 Reis (roh gewogen)	100	—	1,7	90
	200 Obst	200	—	—	—
	300 Limonade	300	—	—	—
Außerdem pro Tag	100 Zucker	—	—	—	400
	50 Butter (ungesalzen)	—	—	0,4	380
Insgesamt .		2420	1,22	31,2	1584

[1] Eventuell können 2—3 g Salz zugelegt werden.

man große Flüssigkeitzufuhr, um die Schlacken ausspülen zu können. Man gibt bis zu 3000 ccm Wasser und mehr pro Tag. Um das Wasser schmackhafter zu machen, setzt man süße Fruchtsäfte dazu. Weiter verordnet man eine möglichst eiweißarme Nahrung. Da das Fleisch und ebenso alles animalische Eiweiß (vor allem das der parenchymatösen Organe) gleichzeitig Harnsäure und Indican enthält, ist es notwendig, zuerst dieses zu verbieten. Als eine flüssigkeitsreiche Diät mit strengster Eiweißbeschränkung schlägt ROSENBERG vorstehende Werte vor (s. Tab. S. 244).

In diesen schwierigen Fällen kann man von Zuckertagen guten Nutzen haben. Man verordnet 100—200—300 g Zucker und dazu so viel Wasser, wie man es in den einzelnen Fällen als indiziert ansieht. Der Reststickstoff sinkt bei solcher Behandlung und der Kranke fühlt sich besser.

Findet man bei der Untersuchung normalen oder nur mäßig erhöhten Blut-Reststickstoff, braucht man nicht so streng zu verfahren, wie oben gesagt ist. Die Beurteilung des Falles kommt dann auf die Nierenfunktionsprobe an. Ist das Ausscheidungsvermögen in ausgesprochenem Grade geschädigt, ist es im allgemeinen notwendig, die Eiweißzufuhr zu regulieren. In erster Linie verbietet man alle parenchymatösen Organe wie Leber, Nieren, Gehirn, Thymus usw. Dasselbe gilt auch betreffs des Blutes. Die Fisch- und Fleischzufuhr muß ebenso eingeschränkt werden. Es ist indessen gleichgültig, ob man rotes oder weißes Fleisch gibt. Eiweiß aus dem Pflanzenreich kann man in etwas größeren Mengen geben. Die vegetabilischen eiweißhaltigen Nahrungsstoffe enthalten nämlich weder Harnsäure noch Indican und belasten darum die Nieren in geringerem Grade als die animalischen. Dasselbe gilt von Eiern, die nicht in dem Grad zu fürchten sind wie das Fleisch und parenchymatöse Organe.

Bei Fällen von Niereninsuffizienz ist es auch notwendig, das Salz einzuschränken. In welchem Maß diese Einschränkung vorzunehmen ist, muß für den einzelnen Fall bestimmt werden und wird durch den Ausfall der Nierenfunktionsprobe beurteilt. Je schlechter das Harnkonzentrationsvermögen ist, desto mehr muß die Salzzufuhr eingeschränkt werden.

Bei der Einschränkung des Salzes ist zu berücksichtigen, daß die meisten Rohmaterialien nur sehr wenig Salz enthalten. Obst, Gemüse, Salate usw. sind beinahe salzfrei. Salzreich sind dagegen Milch und Käse. Die früher angewandte Milchdiät bei Nierenkrankheiten ist also abzuraten. Nunmehr brauchen wir auch die Milch nur in geringer Menge zu geben.

Um eine salzarme Nahrung zu erhalten, genügt es also, bei der Zubereitung der Nahrung kein Salz zuzusetzen und die obenerwähnten salzreichen Nahrungsmittel zu beschränken. Das Brot wird ohne Salz gebacken. Man kann es dann, wie ROSENBERG vorschlägt, mit Mohn oder Kümmel würzen, um es schmackhafter zu machen (Mohn für Weißbrot und Kümmel für Schwarzbrot). Die Butter wird ohne Salz bereitet und allerlei Suppen und Speisen ohne Salz gekocht.

In den Fällen, in welchen eine gewisse aber beschränkte Menge Salz erlaubt werden kann, ist es klug, das zugelassene Salz als Pulver zu geben. Der Kranke darf dann selbst dem fertigen Essen das Salz zusetzen. Die Kost schmeckt dann mehr nach Salz, als wenn das Salz schon während des Kochens zugesetzt wird. An Stelle des Salzes schlagen mehrere Verfasser (ROSENBERG u. a.) vor, Natrium formicicum oder Bromnatrium anzuwenden. Selbst habe ich niemals diese Ersatzmittel angewendet.

Bei Fällen von etwas hochgradigerer Niereninsuffizienz und besonders bei Fällen mit Azotämie ist es notwendig, die Wasserzufuhr zu regulieren. Da das Konzentrationsvermögen der Nieren in höherem Grade als das Wasserausscheidungsvermögen bei den Nierenkrankheiten leidet, so ist es angezeigt, die Flüssigkeitszufuhr reichlich zu bemessen. Die kranken Nieren vermögen die Schlacken besser aus dem Körper zu entfernen, wenn sie mit genügend großen Wassermengen arbeiten dürfen. Die Harnmenge müßte darum in solchen Fällen niemals 2000—3000 ccm unterschreiten. Eine obere Grenze erfährt die Wasserzufuhr durch stärkere Ödeme und Herzinsuffizienz.

Um die Kost der Nierenkranken so schmackhaft wie möglich bereiten zu können, ist es angezeigt, sie durch Anwendung von allerlei Gewürzen zu bessern. Was diese Gewürze betrifft, galt es früher als ein Gesetz, sie bei Nierenkrankheiten zu verbieten. Ich schließe mich indessen ROSENBERG an, der hervorhebt, daß diese Gewürze bei den erwähnten Krankheiten ganz unschuldig sind. Sie reizen nach ROSENBERG wohl den Gaumen, die Nieren aber nicht. Kleine Mengen von Alkohol, Bier und Wein in nicht zu konzentrierter Form sind auch zu erlauben. Gegen Genuß von Kaffee und Tee oder Schokolade tragen wir keine Bedenken.

Physikalische Therapie wie Bäder, Strahlentherapie, Gymnastik usw. kann, um den allgemeinen Zustand zu bessern, in für den einzelnen Fall wohl abgewogener Dosierung, zweckmäßig sein. Hier gilt indessen dieselbe Regel, die wir schon früher erwähnt haben, nämlich alle Übertreibungen zu vermeiden. Dasselbe gilt für körperliche und sportliche Betätigung.

Chirurgische Eingriffe werden möglichst vermieden.

Medikamentöse Behandlung muß, wenn das Herz zu versagen anfängt, gegen die drohende Herzinsuffizienz angewandt werden. Was die Nierenkrankheit als solche anbelangt, haben wir keine wirksamen therapeutischen Mittel. Wenn die Niereninsuffizienz auf der Basis einer essentiellen Hypertonie steht, kann man die schon oben erwähnten Mittel versuchen.

Literaturverzeichnis.

ABDERHALDEN, E. u. E. GELLHORN: Das Verhalten des Herzsteifenpräparates unter verschiedenen Bedingungen. Pflügers Arch. 199, 423 (1923). ABRAMSON: Nord. intern. kongress, Kopenhagen 1927. ACHARD u. PAISSEAU: zit. HÜSSY. ADLER, E.: Klinisch-experimentelle Studien über die Gefäßfunktion bei arterieller Hypertonie. Verh. d. dtsch. Kongr. f. inn. Med. 1922, 258. ADLER u. LORANT: Wien. Arch. inn. Med. 2. AEBY: Zbl. med. Wiss. 1865. AHLSTRÖM: Om prognosen vid retinitis albuminurica gravidarum. Hygiea 1903. ALLEN: Arterial Hypertension. J. amer. med. Assoc. 24. ALPERN, D.: Die Abhängigkeit der contractilen Reaktion der peripheren Gefäße von der H-Ionenkonzentration usw. Pflügers Arch. 205, 578 (1924). ALBUOW u. O'HARE: Beobachtungen über die Wirkung von Atropin, Calcium und Parathyreoideapräparaten bei der arteriellen Hypertension. Russ. int. med. 1 (1927). ALPERN, D. u. E. SORKIN: Der Einfluß der Säuren und Basen auf die Blutdruckwirkung des Adrenalins usw. Z. exper. Med. 45, 648 (1925). ALVAREZ: Blood pressure in university freshmen and office patients. Arch. int. Med. 26, 381 (1920). — Blood pressures in fifteen thousand university freshmen. Ebenda 32, 17 (1923). ALWENS: Experiment. Untersuchungen über die Bedeutung... Dtsch. Arch. klin. Med. 98, 137 (1910). ALWENS u. MOOG: Das Verhalten des Herzens bei der akuten Nephritis. Dtsch. Arch. klin. Med. 133 (1920). ANITSCHKOW, N.: Über die Veränderungen der Kaninchenaorta bei experimenteller Cholesterinsteatose. Beitr. path. Anat. 56, 379 (1913). ARNETH: Klinische und therapeutische Erfahrungen bei der Kriegsnephritis. Dtsch. med. Wschr. 1917, Nr 4/5. ARNOLDI, KRAUSS, WOLLHEIM, ZONDEK: Klin. Wschr. 1924. ARNSTEIN u. SCHLESINGER: Ungewöhnliche Wirkungen des Adrenalins in höherem Alter. Wien. klin. Wschr. 1919, Nr 49, 1179. ARRAK: Über die Blutdruckschwankungen bei Nierenkrankheiten und ihre Ursachen. Z. klin. Med. 96. ASKANAZY: Rhodan-Calcium-Diuretin gegen Hypertonie. Münch. med. Wschr. 1927. ASCHOFF: Über den Begriff Nephrosen und Sklerosen. Dtsch. med. Wschr. 1917. ASKENSTEDT: Present Views Regarding High Blood-Pressure. Kentuchy. Med. J. 1922. AUERBACH: Zbl. med. Wiss. 1865. — Über Capillaren des Froschmuskels, veröffentlicht in Breslau. Zg. 22. Febr. 1865. AUERBACH u. EBERTH: Veröffentlicht in Med. Zbl. 1865, Nr 12/13. AUFRECHT: Glomerulonephritis oder vasculäre Nephritis. Dtsch. Arch. klin. Med. 53, 1221. — Zur Pathologie und Therapie der diffusen Nephritiden. Berlin 1918. — Experimentelle Nephritis durch Harnsäure. Dtsch. Arch. klin. Med. 140 (1923).

BACKMANN, L.: Einige Versuche über das Verhalten des Blutdruckes nach Nierenentfernung und Nierenverkleinerung. Z. exp. Med. 4 (1916). — Bidrag till frågan om normala ämnesomsättningsprodukters verkan på hjärta och blodtryck. Uppsala Läk.för. Förh. 1912. BACKLIN: Acta psych. et neurol. 1926. BANSI, H. W.: Zur Hypertoniefrage. Klin. Wschr. 1925, Nr 9, 409. BARATH, E.: Untersuchungen über die Calciumwirkungen beim Menschen. Z. exp. Med. 45, 595 (1925). — Über glykämische und paradox-glykämische Wirkungen des Adrenalins... Z. exper. Med. 45 (1925). — Calciumwirkung und Blutzucker. Klin. Wschr. 3, Nr 46. — Untersuchungen über den zeitl. Verlauf d. Doppelwirkung des Calciums auf d. vegetative Nervensystem. Med. Klin. 1924, Nr 36. — Über die Bedeutung funktioneller Methoden in der Einteilung und Behandlung der arteriellen Hypertension. Dtsch. med. Wschr. 1928, Nr 44. — Arterial Hypertension and Physiol Work. Arch. int. Med. 42, 297—300 (1928). — Presenile Disturbances of blood pressure. Arch. int. Med. 42, 379—385 (1928). BASCH: Zur therapeutischen Beeinflussung der essentiellen Hypertonie mit Calcium-Diuretin. Ther. Gegenw. 1924. — Die kardiale Dyspnoe und das kardiale Asthma. Klin. Zeit- u. Streitfragen. Wien 1887. — Herz-

krankheiten bei Arteriosklerose. Berlin 1901. — Methode und Wert der Blutdruckmessung für die Praxis. Wien. med. Presse 1895. — Über die Messung des Capillardruckes. Wien. klin. Rdsch, 1900, Nr 28 u. 29. — Experimentelle und klinische
Untersuchungen über den Capillardruck. Internat. Beitr. inn. Med. 1 (1902).
BASLER, A.: Untersuchungen über den Druck in den kleinsten Blutgefäßen der
menschlichen Haut. Pflügers Arch. 144; 147 (1914); 157 (1914); 171 (1919); 171
(1918); Münch. med. Wschr. 1919, Nr 13; Pflügers Arch. 173, H. 4/6. BAUR:
Grundumsatz und Blutdruck. Verh. dtsch. Ges. inn. Med. 1927. BAUER, J.: Zur
Kenntnis des permanenten arteriellen Hochdruckes. Verh. d. dtsch. Kongr. inn.
Med. 1921, 436. — Die konstitutionelle Disposition zu inneren Krankheiten. Berlin:
Julius Springer 1917. BEALE, L. P.: On the distribution of nerves to the elemen-
tare fibres of striped muscle. Trans. roy. Soc. Philos. 611. London 1860. BECHER,
E.: Über das Verhalten des Pulses im Malariaanfall. Dtsch. Arch. klin. Med. 125,
460 (1918). BECKMANN, K.: Über die Beziehungen zwischen Blutdruck, Capillar-
druck und Nierenveränderungen im Tierexperiment. Dtsch. Arch. klin. Med. 149,
H. 3/5 (1925). — Ödemstudien. Dtsch. Arch. klin. Med. 135 (1921); Z. exp. Med. 29,
H. 5/6. — Über orthotische Albuminurie. Münch. med. Wschr. 1918. BELARD: C. r.
Soc. Biol. 1912. BENCKERT: Beitrag zur prophylaktischen Behandlung der Gravi-
ditetsnefritiden. Göteborg 1929. BENNI: Ein Beitrag zur Prognose der Hypertonien.
Acta med. scand. 64. BERENDT: Klin. Wschr. 1923, 2265. BERGMANN, v.: Die Blut-
druckkrankheit als Problem. Jahresk. ärztl. Fortbild. 1924. — Über Hypertonie.
Frankf. Ärzte-Ges. 1921. — Blutdruckkrankheit. Neuen Dtsch. Klin. 11, Liefer. 6
(1928). BERGSTRAND: Zur Pathologie der Niere bei Insuffizienz derselben ohne Blutdrucksteigerung. Virchows Arch. 231 (1921). — Om nefros och glomerulonephrit.
Sv. läk. sällsk. Hdl. 1923. BIEDERMANN: Beiträge zur allgemeinen Nerven- und
Muskelphysiologie. BIEDL: Über experimentell erzeugte Änderungen der Gefäßweite. In Strichers Fragmente Geb. exper. Path. H. 1. Wien 1894. — Innere Sekretion, 3. Aufl. BIER, A.: Die Entstehung des Kollateralkreislaufs. Arch. path.
Anat. 147 (1897). — Die Entstehung des Kollateralkreislaufs II. Arch. path. Anat.
153, 256, 444 (1898). BIERNACKI: Über den Einfluß der subcutan eingeführten
großen Mengen von 0,7 % Kochsalzlösung auf das Blut usw. Z. klin. Med. 19, Suppl..
S. 49 (1891). BILLIGHEIMER: Über die Wirkungsweise der probatorischen Adrenalininjektion. Dtsch. Arch. klin. Med. 136. — Einfluß der Ernährung auf Funktion
des veget. Nervensystems. Verh. dtsch. Kongr. inn. Med. 1922, 195. — Vergleichende
Untersuchungen über die Wirkung u. Wirkungsweise d. Calciums u. d. Digitalis.
Z. klin. Med. 100, 411 (1924). — Der Calciumspiegel im Blute und seine Beeinflus-
sung durch verschiedene Gifte. Klin. Wschr. 1, Nr 6. — Über die Bedeutung des
Kalkes im Blut. Klin. Wschr. Jg. 2, Nr 22. — Calciumspiegel. Klin. Wschr. Jg. 3,
Nr 28. BING: Berl. klin. Wschr. 1906, Nr 136. BLUM, K.: Das Krankheitsbild
der genuinen Hypertension (die Blutdruckkrankheit). Neuere Anschauungen und
Erkenntnisse. Erg. inn. Med. 35 (1929). BLUME: Ugeskr. Laeg. 1922. BOAS u.
FRANT: The capillary blood Pressure in art. Hypertension. Arch. int. Med. 30.
BORCHARDT: Gibt es eine gemeine Hypertonie. Virchows Arch. 259. BORCHARDT
u. BENNIGSSON. Münch. med. Wschr. 1913. BRASI, M. u. G. GHERARDINI:
Studi clinici e sperimentali sulla ipertensione arteriosa. Estratto dalla Clinica
Media. N. S. Anno LVII, Nr 12 (1926). BREMER: Die Nerven der Capillaren.
Arch. mikrosk. Anat. 21 (1882). BREMS, A.: Beitrag zur Kenntnis der sub-
cutanen Adrealinreaktion. Acta med. scand. 64. — Undersökelser over Adre-
nalinreaktionen. Kopenhavn: Levin u. Munksgaard 1928. BRITANISCHKY u.
WEISSMANN: Über den Capillardruck. Terapeut. Arch. (russ.) 4, 49 (1926).
BROGSITTER, A. M.: Zur Anatomie der Splanchnicusgefäße beim Hochdruck.
Münch. med. Wschr. 1924, Nr 31, 1049. — Hypertonie und Novasurol. Ärztl.
Verein. München 28. Mai 1924. Ref. Münch. med. Wschr. 1924, 809. BROOK:
Biochem. Z. 140. BROOKS u. CARROL: A clinical study of the effect of sleep and
rest on blood pressure. Arch. int. Med. 1912. BRUCE, L. C.: Der allgemeine
Blutdruck im Schlaf und bei Schlaflosigkeit. Scott. med. a. surg. journ. Aug. 1900.
BRUCKE: Über den Gehalt des Liquor Cerebrospinalis an Zucker und Calcium.
Dtsch. Arch. klin. Med. 148. BRUN: Studien über den Rest-N. Stockholm 1919.
BRUNS: Z. klin. Med. 83. BRUNS u. KÖNIG: Über die Strömung in den Blutcapillaren
der menschlichen Haut bei kalten und warmen Bädern und über die Reaktion in

und nach kühlen Wasser- und Kohlensäurebädern. Z. physik. u. diät. Ther. **24**. — Untersuchungen über die Herzgröße. Blutdruck usw. nach körperlicher Anstrengung Münch. med. Wschr. **1921**, 907. BRUSH u. FEYERWEATHER: Observations on the changes in bloodpressure during normal. sleep. Amer. J. Physik. **1901**, 199. BRÖSAMLEN: Die Adrenalinhyperglykämie. Dtsch. Arch. klin. Med. **137**. BURNIER: Albuminurie gravidique et troubles oculaires. Thèse de Paris **1911**. BÜRGER: Physiologische Grundlagen, Indikationen und Wirkungen des Aderlasses. Klin. Wschr. **1925**, Nr 26, 1241.

CARRIER, E. B.: Studies of the Physiology of Capilaries. Amer. J. Physiol. **61**. — The reaction of the human skin capillaries to drugs and other stimuli. Ibid. **1922**. CARRIER u. B. P. REHBERG: Capillary and venous pressure in man. Skand. Arch. Physiol. Berlin u. Leipzig 1922. CEDERBERG: Zit. HÜLSE. CHIARI, R. u. A. FRÖHLICH: Arch. exp. Pathol. **64**, 219 (1911). CHODOMINSKY u. POLAK: Zit. VOLHARD. COHNHEIM: Arch. path. Anat. **147**, 1. Teil. — Über Entzündung und Eiterung. Arch. path. Anat. **40**, I (1867). — Untersuchungen über die embolischen Prozesse. Berlin 1872. COHNHEIM u. LICHTHEIM: Über Hydrämie und hydrämischen Ödem. Virchows Arch. **69**, 106 (1877). COBET: Blutdrucksteigerung und Dyspnoe. Dtsch. Arch. klin. Med. **143**. — Ionenkonzentration des Arterienblutes u. Blutdruck. 1924. COLLIP: A. parathyreoid Hormon etc. Amer. J. Physiol. **72**, 182 (1925). — The extraction of a parathyreoid Hormon which ... J. of biol. Chem. **63**. CSEPAI: Adrenalinempfindlichkeit. Abh. a. d. Grenzgebiet d. inn. Sekr. 1924. CURSCHMANN, H.: Schmerz und Blutdruck. Münch. med. Wschr. **1907**. — Über die Wirkung des Schmerzes auf den Blutdruck. Münch. med. Wschr. **1926**, 1276.

DALE: J. Physiol. **34**, 163 (1906). DALE, H. H. and P. P. LAIDLAW: The physiological action of β-iminazolylethylamine. J. of Physiol. **41**, 318 (1910). — Further observations on the action of β-iminazolylethylamine. J. of Physiol. **43**, 182 (1911). — Histamine shock. J. of Physiol. **52**, 355 (1919). DALE and A. U. RICKARDS: The vasodilator action of histamine and of some other substances. J. of Physiol. **52**, 110 (1918). DALE, LAIDLAW, D. and RICKARDS: J. of Physiol. **1918**. DEHON, DUBUS u. HETZ: C. r. Soc. Biol. **1912**, 789. DEICKE, O.: Beobachtungen an Kaninchen mit künstlicher Cholestrinzufuhr. Krkh.forschg **3**, 399 (1926). DEIKE u. W. HÜLSE: Adrenalinversuche bei Hypertonien. Klin. Wschr. **1924**, Nr 38, 1724. DENEKE: Über die Durchlässigkeit der Gefäßwände. Dtsch. Arch. klin. Med. **140**. DENIS-HOBSON: J. of biol. Chem. **55**, 183 (1923). DENIS and MINOT: J. of biol. Chem. **41** (1920). DEPISCH, F.: Über den Calciumgehalt von Blut und Liquor. Wien. Arch. inn. Med. **12**. DIXON, W. E.: J. of Physiol. **57**, 129 (1923). DORNER: Über Beziehungen zwischen Blutdruck und HO-Zufuhr bei Nephritiden, insonderheit bei der Feldnephritis. Dtsch. Arch. klin. Med. **133**, 21 (1920). DRESEL, K.: Klinische Untersuchungen über die blutdrucksenkende Wirkung des Hypotonins und anderer Mittel. Klin. Wschr. **1922**, Nr 9. — Die Neurosen des vegetativen Nervensystems. Erg. Med. **2**. — Die Blutdruckveränderungen nach Adrenalininjektion als Gradmesser für den Tonus im autonomen und sympathischen Nervensystem. Dtsch. med. Wschr. **1919**, Nr 35, 955; Klin. Wschr. **1922**; Dtsch. med. Wschr. **1919**. — Der Wert der subcutanen Adrenalinblutdruckkurve. Z. klin. Med. **101**. DRESEL: Die Adrenalinreaktion: Erg. d. ges. Med. **2**. DRESEL u. M. JAKOBOWITZ: Untersuchungen über die theoretischen Grundlagen und die Indikationen der Calciumtherapie. Klin. Wschr. **1923**. DRESEL und KATZ: Klin. Wschr. **1922**, Nr 15, 1721. DUGGE: Adrenalin, Blutdruckkurve und Serumkalkspiegel. Beitr. z. Tuberkul. DUNIN, TH.: Der Blutdruck im Verlaufe der Arteriosklerose. Z. klin. Med. **54**, 353 (1904). DURIG, A.: Der arterielle Hochdruck. Verh. d. dtsch. Kongr. f. inn. Med. **1923**, 124. DUVAL u. HIBBARD: J. of exper. Med. **44** (1926). DÖRLE u. LIEHR: Kurze Mitteilung über die Beziehungen von Blutzucker, Cholesterin und Hypertonie. Biochem. Z. **187**.

EBBECKE, U.: Die lokale vasomotorische Reaktion (L.V.R.) der Haut und der inneren Organe. Pflügers Arch. **169**, 1—81 (1917). EBERTH: Zbl. med. Wiss. **1865**. — Über den Bau und die Entwicklung der Blutcapillare. Erste Abh.: Wirbeltiere. Würzb. naturwiss. Z. **6**, 27 (1867). — Über den Bau und die Entwicklung der Blutcapillare. Zweite Abh.: Wirbellose Tiere. Ebenda **84**. — Strickers Handbuch der Gewebelehre I. — Zu den Kontroversen über das Lungenepithel. Würzburg. naturwiss. Z. **5**, 84 (1864). EGGERT-MÖLLER: Behandlung von Hypertension mittels Leberextrakt. Dtsch. Arch. klin. Med. **155**. EHRSTRÖM: Förhandlingar vid Nordiska internkongressen i Stockholm 1925. EICHHORST: Über Empetigo-Nephritis. Dtsch. Arch. klin. Med. **118** (1916). ELLINGER, F. P.: Über Anionen-wirkung am überlebenden Arterienstreifen. Pflügers Arch. **211**, 548 (1926). ELSCH-NIG: Med. Klin. **1921**; Beitr. ärztl. Fortbldg. **1927**. EMBDEN, G. u. LAWACZECK: Über den Cholesteringehalt verschiedener Kaninchenmuskeln. Z. Physiol. **125**, 199 (1923). EMBDEN, G. u. LANGE: Untersuchungen über den Wechsel der Permeabilität an membranartigen Zellgrenzschichten und seine biologische Bedeutung. Klin. Wschr. **1924**, Nr 4, sid. 129. ENGELEN, P.: Blutdruckmessungen nach Biergenuß. Dtsch. med. Wschr. **1922**, Nr 34, 1130. ENGELHORN: Dtsch. Ges. f. Gyn. u. Geb. **1913**. ERDHEIM u. STUMME: Zieglers Beitr. **46**. EPPINGER u. KISCH: Die Nephritis-frage. Wien 1923. ESCHERISCH u. SCHUCK: Der Scharlach. Nothnagels Handbuch **1912**. EWALD: Nierengefäßveränderungen. Virchows Arch. **71** (1877).

FABER: The causes of the increase of blood pressure. Acta med. scand. **61**. FABER u. JAMES: The range and distribution of blood pressures in normal children. Amer. Journ. Dis. Childr. **22**, 7 (1921). FABER u. MACKEPRANG: Blodtrycksmaalinger hos 1000 normale personer. Hospitalstidende 1924. FAHR: Pathologische Anatomie des Morbus Brightii. In Henke-Lubarschs: Handbuch der speziellen pathologischen Anatomie und Histologie **6** (1925). — Zur Pathogenese der akuten Glomerulo-nephritis. Dtsch. med. Wschr. **1926**, Nr 18. — Die Ursache der Blutdrucksteigerung und Herzhypertrophie. Dtsch. med. Wschr. **1917**. — Über die Beziehung von Arteriensklerose, Hypertonie und Herzhypertrophie. Virchows Arch. **239** (1922). — Über herdförmige Glomerulonephritis. Virchows Arch. **225**; Med. Klin. **1916**, Nr 5. — Über chronische Nephritis und ihre Beziehungen zur Arteriosklerose. Virchows Arch. **1909**. — Kurzer Beitrag zur Frage der Hypertonie. Berl. klin. Wschr. **1921**, Nr 27, 730. — Über Nephrosklerose. Virchows Arch. **226**, 119. — Zystenniere und Herzhypertrophie. Dtsch. med. Wschr. **1929**, Nr 14. — Über atypische Befunde aus den Kapiteln des Morbus Brightii. Virchows Arch. **248**. — FAHR u. VOLHARD: Die Brightsche Nierenkrankheit. Berlin 1914. — FAHRENKAMP: Beitrag zur Kenntnis der Tagesschwankungen des Blutdruckes bei der Hypertonie. Med. Klin. **1921**, Nr 26. — Blutdruckkurven bei der Hypertonie. Med. Klin. **1923**, 600. — Über die Hypertonie und ihre Behandlung. Ärztl. Verein. Stuttg. Klin. Wschr. **1923**, 1719. — Hypertonie. Erg. Med. **4**. — Über den Wert der Blutdruck-kurve für Prognose und Therapie. Med. Klin. **1924**, Nr 6. — Über Hypertension Erg. Med. **5**, 144. Berlin u. Wien. FALTA: Die Erkrankungen der Blutdrüsen. Berlin: Julius Springer 1913. — Die Klinik der Nephritis. Wien. klin. Wschr. **1921**. FARINI: Gaz. **1913** (zit. MARANON). FEDERN: Die Bedeutung des Blutdruckes für die Pathologie. Wien. Klin. **1903**, H. 9. FISCHER: Ödeme und Nephritis. New York 1921. FLEISCHMANN: Der hohe Blutdruck. Dtsch. med. Wschr. **1925**, Nr 50, 2059; Nr 51, 2104. FRANK: Einfluß der Häufigkeit des Herzschlagers auf den Blutdruck. Z. Biol. **41**. — Bestehen Beziehungen zwischen chromaffinem System und der chronischen Hypertonie. Dtsch. Arch. klin. Med. **103**, 397 (1911). FRANKE: Die Nierenkrankheiten im Felde. Feldärztl. Bl. 2. Armee **1916**, Nr 13/14. — Beitrage zur Nephritisfrage. Dtsch. Arch. klin. Med. **122**. FREHSE: Über die Dauer der chronischen Nephritis. Dtsch. med. Wschr. **1922**, 1543. — Über den Blutdruck bei der Dyspnöe der Herzkranken. Dtsch. med. Wschr. **1922**, 621. — FREUND: Berl. klin. Wschr. **1909**; Prag. med. Wschr. **1908**. FREY: Die häma-togenen Nierenkrankheiten. Erg. i nn. Med. **19** (1920). — Arteriosklerose. Med. Klin. **1922**, Nr 16, 495. — Hypertonie als Reflexvorgang. Berl. klin. Wschr. **1921**, Nr 40; Z. exp. Med. **1914**; Wien. Kongr. inn. Med. 1623. — Herz und Schwangerschaft. Leip-zig: Thieme 1923. FRIEDMANN: Über den Einfluß kleiner Jodkalimengen auf den erhöhten Blutdruck. Dtsch. Arch. klin. Med. **165**. FRIEDEMANN u. H. DEICHER: Weitere klinische und experimentelle Untersuchungen über den Scharlach. 12. Mitt. Die Pathogenese der Scharlachnephritis. Z. klin. Med. **108**, H. 5/6. FRIEDENTHAL: Z. exp. Pathol. u. Ther. **19**, H. 2. FRIBERGER: Några iakttagelser angående ut-vecklingen av puls och blodtryck under den senare barnaåldern. Uppsala Läk.för. förh., Ny följd **18**, H. 3. FROMME: Dtsch. Ges. Gyn. u. Geb. **1913**. FRÖHLICH, A. u. E. P. PICK: Arch. exp. Pathol. **84**, 267 (1918). FÜHNER: Antagonismus und Synergismus. Dtsch. med. Wschr. **1926**, Nr 12, 473. FULL: Blutdruck und Harn-abflußbehinderung. Berl. klin. Wschr. **1920**.

GALLAVERDIN: La tension artérielle en clinique. Paris 1920. GANTER, G.: Über den Blutdruck in seiner Abhängigkeit von Gefäßweite und Herztätigkeit. Dtsch. Arch. klin. Med. **151**, 266 (1926). — Über die Blutdruckkrankheit und ihre Therapie. Münch. med. Wschr. **1928**. GARD, R. F. u. R. H. MAJOR: Osteitis tuberculosa multiplex. Med. J. a. Rec. **1928**. GEIGEL: Die klinische Bedeutung der Herzgröße und des Blutdruckes. Erg. inn. Med. **20** (1921). GEISBÖCK, F.: Die Bedeutung der Blutdruckmessung für die Praxis. Dtsch. Arch. klin. Med. **83**. GELMAN: Hypertoniestudien. Mitteil. II. Alters- und Berufsverschiebungen im hämodynamischen System. Z. klin. Med. **106**. — Mitteil. III. Klinische Form der Hypertonie. Z. klin. Med. **106**. GEORGOPOULUS: Über die Wirkung des Ergotamins auf die essentielle arterielle Hypertonie. Dtsch. Arch. klin. Med. **161**. GHERARDINI, G. u. M. BRASI: Studi clinici e sperimentali sulla ipertensione arteriosa. Klin. medica. **57** (1926). GLASER: Arch. Anat. u. Physiol. Anat. Abt. **1914**; — Dtsch. Z. Nervenheilk. **50** (1914). — Innervation der Blutgefäße, in L. R. MULLER: Das vegetative Nervensystem. Berlin: Julius Springer 1920. GOLDMANN: Über die Beeinflussung des Blutdruckes in den Capillaren. Pflügers Arch. **159**. GOLDSCHEIDER: Die essentielle Hypertonie und ihre Behandlung. Z. physik. u. diät. Ther. **25**, 4. Berlin 1921. — Über das Wesen und die Behandlung krankhafter Blutdruckerhöhung. — Internat. ärztl. Fortbildungskurs, S. 1. Karlsbad 1922. GOLWITZER-MEYER: Z. exper. Med. **46** (1925). GOLDWITZER-MEYER u. KROETZ: Über den Blutchemismus im Schlaf. Biochem. Z. **154**. GOLUBOW: Beiträge zur Kenntnis des Baues u. d. Entwicklungsgeschichte der Capillargefäße des Frosches. Arch. mikrosk. Anat. (M. SCHULTZE) **5**, 49 (1889). GONJAEW: Arch. mikrosk. Anat. **11**. GOVAERTS: Bull. Acad. Méd. Belg. **4**, 161 (1924). — Rôle des propriétés physico-chimiques des protéines dans la pathogenie des oedemes. XIX. Congrès français de Med. Paris 1927. — Sur la pathogenie des oedemes néphritiques. Presse méd. **1929**. GOWERS: Brit. med. J. **9** (1876). GRÄFF: Über die Vorgänge im Beginn der Glomerulonephritis. Verh. dtsch. path. Ges., 21. Tagg. Freiburg 1926. — Untersuchungen über das Verhalten der Leukocyten im Glomerulusgebiet bei der akuten Glomerulonephritis. Dtsch. med. Wschr. **36** (1916); Münch. med. Wschr. **1925**, 2171. GRIESBACH: Arteriosklerose und Hypertonie. Gießen 1923. (TÖPELMANN.) — Beobachtungen über Blutdruck und dessen Verhalten bei Arbeiten in einigen gewerblichen Betrieben. Klin. Wschr. **1924**, Nr 10, 428. GROSS: Frische Glomerulonephritis. Zieglers Beitr. **65**, 387 (1919). GROBER: Über die Frage der doppelseitigen hämatogenen Nierenerkrankungen. Klin. Wschr. **232** (1923). GRZECHOWIAK: Die medikamentöse Beeinflussung des Capillarkreislaufes am Fingernagelfalz. Mschr. Geburtsh. **62**. GUGGENHEIMER: Das Verhalten von Herz und Gefäßsystem bei der akuten Glomerulonephritis der Kriegsteilnehmer. Z. klin. Med. **86**. GULL u. SUTTON: On the pathology of the morbid state, commonly called chronic Brights desease, with contracted kidney („arterio-capillary-fibrosis"). Med.-chir. transactions **55**, 273 (1872). GÖBEL: Über die Schwankungen im Capillardruck. Klin. Wschr. **1923**, Nr. 50.

HADLICH, E.: Über Blutdrucksteigerung und Nierenerkrankung auf dem Boden der Migräne. Dtsch. Z. Nervenheilk. **75**, 125 (1922). HAENDEL: Über den Grundumsatz bei Hypertonien. Z. klin. Med. **100**. HAFNER: Arch. f. exper. Path. **101**, 5 u. 6. HAGELBERG: Hypertension und Blutzucker. Berl. klin. Wschr. **1912**. HAGEN: Die Schwankungen im Capillarkreislauf. Z. exper. Med. **14** (1921). — Periodische konstitutionelle und pathologische Schwankungen im Verhalten der Blutcapillaren. Virchows Arch. **1922**. Dtsch. med. Wschr. **1922**, 1507. HAHN: Dermatoskopische Studien der Hautcapillaren. Med. Klin. **1920**, Nr 40. — Beiträge zur Klinik des Hochdruckes. Zbl. inn. Med. **1924**, Nr 46, **1925**, Nr 1. — Über die kurzfristigen Spontanschwankungen des systolischen Blutdruckes. Zbl. inn. Med. **1925**, Nr 32. HANSE: Zur Klinik der Apoplexie. Dtsch. med. Wschr. **1925**, Nr 23, 938. HANSEN u. KNACK: Arch. Augenheilk. **1920**. — Zur Frage der Retinitis nephritica. Klin. Mbl. Augenheilk. **59**. HANSSEN, R.: Über das Vorkommen von Fett im Auge. Klin. Mbl. Augenheilk. **70** (1923). — Zur Genese der Retinitis nephritica. Klin. Mbl. Augenheilk. **67** (1921). — Zur Frage der Retinitis nephritica. Klin. Mbl. Augenheilk. **82** (1929). HARTWICH: Die Beziehungen zwischen Niere und Blutdruck im Tierexperiment. Verh. dtsch. Ges. inn. Med. **1929**. HARROP and KROGH: J. of Physiol. **1920**. HARPUDER: Arterio-

252 Literaturverzeichnis.

sklerose, Schrumpfniere und Blutdruck. Dtsch. Arch. klin. Med. **129.** HASEBROEK: Über den extrakardialen Kreislauf des Blutes. Jena 1914. HASENFELD, A.: Über die Herzhypertrophie bei Arteriosklerose. Dtsch. Arch. klin. Med. **59,** 193 (1897). HEIDENHAIN, K.: Beiträge zur Histologie und Physiologie der Dünndarmschleimhaut. Pflügers Arch. **43,** Suppl. H. 1888. — Versuche und Fragen zur Lymphbildung. Pflügers Arch. **49,** 209 (1891). HEINE, L.: Die Krankheiten des Auges in Zusammenhang mit der inneren Medizin und Kinderheilkunde. **1921.** HELLMUTH: Arch. Gynäk. **118.** HENIUS: Mikroskopische Capillarbeobachtung beim Menschen. In KRAUSS u. BRUGSCH: Spezielle Pathologie und Therapie innerer Krankheiten. HENSEN, H.: Beiträge zur Pathologie des Blutdruckes. Dtsch. Arch. klin. Med. **67,** 436 (1900). HERING: Zur Analyse des arteriellen Hochdruckes beim Menschen mit Hilfe des beim Carotisdruckversuch auslösbaren drucksenkenden Gefäßreflexes. Münch. med. Wschr. **1925,** Nr 9, 339. — Die Carotissinus-Reflexe auf Herz und Gefäße. Dresden und Leipzig: Th. Steinkopf 1927. — Impetigonephritis. Zbl. inn. Med. **1922,** Nr 39. — HETENYI: Die Blutkalkregulation im menschlichen Organismus. Z. ges. exp. Med. **43.** — HETENYI, S. u. S. SUMEGI: Über die wirkliche Adrenalinempfindigkeit der Hypertoniker. Klin. Wschr. **1924,** Nr 5, 188. — HERZFELD u. LUBOWSKI: Klinische Untersuchungen über den Kalkspiegel. Dtsch. med. Wschr. **1924.** HERZOG: Über den Blutdruck in den Hautgefäßen. Dtsch. Arch. klin. Med. **164.** HERXHEIMER, G.: Zur Frage der Arteriosklerose. Zbl. Path. **33,** 119. — Akute Erkrankungen der Nieren (Feldnephritis). Handbuch der ärztlichen Erfahrungen im Weltkriege **7,** 25 u. 28. — Nierenstudien II. Über Anfangsstadien der Glomerulonephritis, Beitr. path. Anat. **64,** 454. HESS, Fr. O.: Die Wirkung intraarterieller Adrenalininjektion auf den Blutdruck bei Menschen. Arch. f. exper. Path. **91** (1911). — Vergleichende Untersuchungen am arteriellen, capillaren und venösen Blut des Menschen. Dtsch. Arch. klin. Med. **137.** — Zur Adrenalinreaktion beim Menschen. Klin. Wschr. **1923,** Nr 33, 1553. — Die physiologische Grundlage der pathologischen Blutdrucksteigerung. Schweiz. med. Wschr. **1923,** Nr 47. HEUBNER: Scharlachnephritis. Dtsch. Arch. klin. Med. **23.** — Über Vergiftung der Blutcapillaren. Arch. exper. Path. **56,** 370 (1907). — Verh. Ges. dtsch. Naturforsch. Mannheim 1920. HEUTER: Zbl. med. Wiss. **1879.** — Dtsch. Z. Chir. **4** (1874). HEUPKE: Über die Einwirkung von Arzneimitteln auf die Gehirngefäße des Menschen. Z. exper. Med. **44,** 198 (1924). HEYMANN, P.: Die treibenden Kräfte für den Flüssigkeitsstrom im Organismus. Arch. f. exper. Path. **90,** 336 (1921). HEYNEMANN: Z. Geburtsh. **74.** — Die Eklampsie, ausgegeben von HINSELMANN. Bonn 1924. HILL, L.: Brit. J. med. Psychol. **1921.** — On rest, sleep and work and the concomitant changes in the circulations of the blood. Lancet **1898,** 282. HINSELMANN: Die Eklampsie. Bonn 1924. HIRSCH, C.: Über die Beziehung zwischen dem Herzmuskel usw. Dtsch. Arch. klin. Med. **68,** 55 (1900). HISINGER-JÄGERSKIÖLD: Capillarstudien bei perniziöser Anämie und einigen anderen Blutdruckkrankheiten. Acta med. scand. (Stockh.) **56.** — Klinische Capillarstudien bei Blutkrankheiten und Zirkulationsstörungen. Stockholm 1923. — Capillarstudien bei Krankheiten mit vasomotor. Sympt... Acta med. scand. (Stockh.) **61.** HITZENBERGER: Über den Blutdruck bei Diabetes mellitus. Wien. Arch. inn. Med. **2.** HOFBAUER: Arch. Gynäk. **93;** Dtsch. med. Wschr. **1910;** Volkmanns Vorträge Gynäk. **166;** Z. Geburtsh. **61** (1918/1919). HOCHREIN: Über den Kreislaufmechanismus bei der Hypertension. Habilitationsschrift. Leipzig: Vogel 1928. HOFFMANN: Dtsch. med. Wschr. **1913.** HOHLWEG: Med. Klin. **1915.** HOOKER: The effect of exercise upon the venous blood pressure. Amer. J. Physiol. **28,** 235 (1911). — The Functional activity of the capillares and venules. Amer. J. Physiol. **54,** 30 (1920/21). — Evidence of functional activity on the part of the capillaries and venules. Physiologic. Rev. **1.** HOOKER and DANZER: Determination of the capillary blood pressure in man. Amer. J. Physiol. **1920.** HORNER, A.: Verh. Kongr. inn. Med. **1908.** — Der Blutdruck des Menschen. Wien und Leipzig: Perles 1913. HORNIKER, E.: Zur Frage der Retinitis nephritica. Bemerkungen zum gleichnamigen Aufsatz von R. HANSSEN. Klin. Mbl. Augenheilk. **82.** — Augenspiegelstudien bei Kriegsnephritis. Graefes Arch. **105.** HOSKINS, R. G. u. MCCLURE, C. W.: The relation of the adrenal glands to blood pressure. Amer. J. Physiol. **30,** 192 (1912). HOWELL: A contribution to the Physiology of sleep based upon plethysmographie experiments. J. of exper. Med. **1897**. HOYER: Virchows Arch. **1865**. — Über unmittelbare Einmündung kleinster Arterien in Gefäßäste venösen Charakters. Arch. mikrosk. Anat. **13**, 603. Tafel 38—39. HÜCKEL: Die Veränderungen im Beginn der diffusen Glomerulonephritis. Münch. med. Wschr. **1928**, Nr 35, 1524. — Über eine seltene Form von frischester Glomerulonephritis. Virchows Arch. **268**, H. 2. — Beitrag zu den Veränderungen im Beginn der diffusen Glomerulonephritis. Virchows Arch. **271**. HÜLSE, W.: Untersuchungen über gefäßverengende Stoffe im Blute bei Hypertonie. Zbl. inn. Med. **1922**. — Zu Volhards Lehre von der akuten diffusen Glomerulonephritis. Dtsch. med. Wschr. **1920**, Nr 45. — Zur Frage der Blutdrucksteigerung. Z. exper. Med. **30**. — Untersuchungen über gefäßverengende Stoffe im Blute. Klin. Wschr. **1922**, Nr 43. — Zur Frage der Blutdrucksteigerung. IV. Experimentelle Untersuchungen über die sensibilisierenden Eigenschaften des Hypertonikerserums. Z. exper. Med. **39**, 413 (1924). — Experimentelle Untersuchungen über die Bedingungen der Adrenalinwirkung. Z. exper. Med. **30**, 240 (1922). — Zbl. Gynäk. **1924**, 22. — D. Kongr. inn. Med. **1923**. — Zur Frage des essentiellen Hochdrucks. Münch. med. Wschr. **1926**. HÜLSE u. LITZNER: Versuche über Nierendekapsulation. Zbl. inn. Med. **1925**, 34. HÜLSE u. STRAUSS: Zur Frage der Blutdrucksteigerung. Z. exper. Med. **39**, D. Kongr. inn. Med. **1923**. HÜLSE u. FRANKE: Arch. f. exp. Pathol. **143**. HÜSLER: Zur Frage der Impetigonephritis. Klin. Wschr. **1922**, Nr 37, 1826; Mitt. Ges. inn. Med. Nov. 1920. HÜSSY: Die Schwangerschaft. Stuttgart: Ferdinand Enke 1924. — Die Graviditätshypertonie. Z. Geburtsh. **41**. HÄRLE: Hypertonie und Blutzucker. Z. klin. Med. **92**.

ISRAEL, A.: Klinische Beobachtungen über das Symptom der Hypertension. Volkmanns klin. Vortr. 9, 1907. IVANOFF: Zit. O. MÜLLER. IVERSEN u. NAKAZAWA: Über die Biochemie des Filtrationsödems. Biochem. Z. **191**.

JACOBI, W.: Beobachtungen am peripheren Gefäßapparat unter lokaler Beeinflussung desselben durch pharmakologische Agenzien. Arch. f. exper. Path. **86**, 49 (1920). — Pharmakologische Wirkungen am peripheren Gefäßapparat und ihre Beeinflussung auf Grund einer spezifischen Veränderung der Permeabilität der Zellmembranen durch Hydrozylionen. Arch. f. exper. Path. **88**, 333 (1921). JANEWAY: A clinical study of hypertensive cardiovascular desease. Arch. int. Med. **1913**. JANOWSKI, W.: Der Blut- und Pulsdruck bei Arteriosklerose und Nephritis. Z. klin. Med. **80**, 401 (1914). JANSEN, W. H.: Blutdruckstudien III. Dtsch. Arch. klin. Med. **147**, 339 (1925). — Kalkstudien am Menschen. Dtsch. Arch. klin. Med. **125**, **144**, 14 (1924); Dtsch. Arch. klin. Med. **145**. JANSEN, W. H., H. TAMS u. H. ACHELIS: Blutdruckstudien. I. Zur Dynamik des Blutdruckes. Dtsch. Arch. klin. Med. **144**, 1 (1924). v. JASCHKE: Arch. Gynäk. **92**, **94** u. **101**; Handb. von v. FRANKL.-HOCHWART 1912. — Z. gynäk. Urol. 4. JOHN: Über den jetzigen Stand der Lehre von der Hypertonie und Ödembildung. Z. ärztl. Fortbildg **1922**, Nr 10, 298. — Über das Vorkommen und die Bedeutung arterieller Hypertension. Med. Klin. **1913**, Nr 24, 942. — Über die Beeinflussung des systolischen und diastolischen Blutdruckes durch Tabakrauchen. Z. exper. Path. u. Ther. **14**, 352 (1913). JOHNSON: Zit. VOLHARD. JORES, L.: Über die Beziehungen der Schrumpfnieren zur Herzhypertrophie vom pathologisch-anatomischen Standpunkt. Dtsch. Arch. klin. Med. **94**, 1 (1908). — Virchows Arch. **178**, 221. JOSLIN: Treatment of diabetes mellitus. Sec. edit. tea. u. Febiger. Philadelphia and NewYork. JUDSON u. NICHOLSON: Amer. J. Dis. Childr. **8**, 257 (1914). JUNGMANN: Dtsch. med. Wschr. **1919**. — Kriegsnephritis. Kongr. inn. Med. Warschau 1916.

KABOTH: Arch. Gynäk. **1923**. KAHLER, H.: Pathogenese der essentiellen Hypertonie. Wien. Arch. inn. Med. **3**, H. 1/2 (1922). — Über arteriellen Hochdruck. Klin. Wschr. **1923**, 722. — Die Blutdrucksteigerung, ihre Entstehung und ihr Mechanismus. Erg. inn. Med. **25**, 265 (1924). — Die verschiedenen Formen von Blutdrucksteigerung. Wien. klin. Wschr. **1923**, Nr 14/15. — Zur Frage der Hyperglykämie bei Krankheiten mit Hochdruck. Wien. Arch. inn. Med. 4 (1922). — Über Veränderungen des Zuckergehaltes in der Cerebrospinalflüssigkeit bei inneren und Nervenerkrankungen. Wien. klin. Wschr. **1922**, Nr 1. — Über vasomotorische Störungen bei cerebralen Hemiplegien. Wien. klin. Wschr. **1922**, Nr 10. KAHLSON und WERG: Über Nachweis und Vorkommen gefäßverengender Substanzen im menschlichen Blute. Arch. f. exper. Path. **148**. KALIEBE: Münch. med. Wschr. **1917**, 1086. KARL HERZOG in Bayern: Ein Beitrag zur pathologischen

Anatomie des Auges bei Nierenleiden. Wiesbaden 1887. KATSCH, G.: Diskussionsbemerkung. Verh. d. dtsch. Kongr. f. inn. Med. **1923**, 177. KATSCH u. PANSDORF: Die Schlafbewegung des Blutdruckes. Münch. med. Wschr. **1922**, Nr 50, 1715. KATZENSTEIN: Experimenteller Beitrag zur Erkenntnis der bei Nephritis auftretenden Hypertrophie des linken Herzens. Virchows Arch. **182**; Dtsch. Z. Chir. **77** (1905). KAUFFMANN: Pathologie des arteriellen Blutdruckes in Handbuch der normalen und pathologischen Physiologie. Berlin: Julius Springer 1927; Inaug.-Diss. München-Wiesbaden 1920. — Über die Häufigkeit einzelner wichtiger Klagen und anamnestischer Angaben bei Kranken mit arterieller Hypertension. Münch. med. Wschr. **1924**, Nr 36, 1230—33. — Über die Entstehung des Herzklopfens bei Kranken mit arterieller Hypertension. Z. klin. Med. **100**. — Über Blutdruckschwankungen und ihre Bedeutung für den Organismus. In „Hypertension". Ärztl. Fortbildungskurs in Bad Nauheim S. 51. Leipzig: G. Thieme 1926. — Klinisch-experimentelle Untersuchungen zum Krankheitsbilde der arteriellen Hypertension. Z. klin. Med. **100**, 702 (1924); Z. exper. Med. **43** (1924). — Die reaktive Blutdrucksenkung durch Nitroglycerin und ihre praktische Bedeutung. Z. exper. Med. **42** 473 (1924). — Die innere Blutdruckwirkung der Wärme. Z. klin. Med. **100**, 702 (1924). KAUFMANN, R.: Über das leistungsunfähige Herz. (Über Herzneurosen.) Internat. ärztl. Fortbildungskurs Karlsbad **1921**, 272. Jena: G. Fischer. KERPPOLA: Till kännedomen om den essentielle hypertonien. Finska Läk. sällsk. Hdl. **1922**, KERSHNER: Amer. J. Ophthalm. **2**, 177. KESSEL: Zbl. med. Wiss. **1868**. KLEBS: Zit. O. MÜLLER. KLEIN, O.: Dtsch. Arch. klin. Med. **138**, 82 (1921). — Die Stauungsniere. Z. klin. Med. **95**. — Über den Reststickstoffgehalt des Blutes bei arteriosklerotischen Hypertonien, ein Beitrag zur Kenntnis der Nierenfunktion bei der benignen Nierensklerose. Dtsch. Arch. klin. Med. **138**. — Über das Verhalten des Reststickstoffes im Blute bei kardialer Stauung. Z. klin. Med. **95**. — Zur Nykturie bei Herz- und Nierenkranken. Z. klin. Med. **97**. — Zur Kenntnis der Funktion der Stauungsniere. Wien. Arch. klin. Med. **7** (1923). — Zur Frage der Nierenfunktion bei den permanenten arteriosklerotischen Hypertonien. Dtsch. Arch. klin. Med. **144** (1924). — Über den Rest-N des Blutes bei arteriosklerotischer Hypertonie usw. Dtsch. Arch. klin. Med. **138** (1921); Z. klin. Med. **95**. KLEIN u. NONNENBRUCH: Ödem mit Anurie und Tod an Urämie ohne Nephritis. Med. Klin. **1929**. KLEMPERER: Zit. v. NOORDEN. — Ther. Gegenw. **1923**. KLINGMÜLLER: Capillardruck und Nephritis. Münch. med. Wschr. **1923**, 349; Zbl. inn. Med. **1925**. — Capillarstudien. Mitteilung II. Über Capillardruck. Z. exper. Med. **47**. KISCH: Untersuchung über Hypertonien im Klimakterium. Münch. med. Wschr. **1922**, Nr 29, 1082. — Bemerkung zur diagnostischen und prognostischen Bedeutung hoher Blutdruckwerte. Med. Klin. **1922**, Nr 22, 691. — Essentieller Hochdruck und Nierenfunktion. Wien. Arch. inn. Med. **9** (1924). — Systematische Abfuhrkuren als Mittel zur Herabsetzung dauernder Hypertonien. Wien. klin. Wschr. **1923**, Nr 8. KNACK: Kriegsnephritis. Med. Klin. **1916**, Nr 19/21. KOCH, E.: Über Gefäßreflexe, insbesondere über die Blutdruckzügler. Erg. ges. Med. **13**. KOCH, Fr.: Vergleichende klinische und pathologisch-anatomische Untersuchungen zum Morbus Brightii. Teil I. Krkh.forschg 4, H. 3. — Teil II. Vergleich der histologischen Befunde untereinander. Krkh.forschg 4, H. 4. — Teil III. Die akute diffuse Glomerulonephritis. Krkh.forschg 5, H. 3. — Die akute diffuse Glomerulonephritis (Fortsetzung) Teil IV. Krkh.forschg 5, H. 6. KOHN: Impetigonephritis. Berl. klin. Wschr. **1921**, Nr 2 u. 6. KOLLERT, V.: Über die Entstehungsbedingung der Feldnephritis. Wien. klin. Wschr. **1919**, Nr 8. — Entstehungs- und Heilungsbedingungen der Retinitis nephritica. Z. klin. Med. **106**, H. 3—4. — Grundlagen der ätiologischen Behandlung der Nierenentzündungen. Leipzig und Wien: Deuticke 1929. KOLLERT u. FINGER: Wien. klin. Wschr. **1918**, H. 28. KOLLERT u. SUCHANEK: Über den Primärherd bei der Nephritis. Wien. klin. Wschr. **1928**, Nr 18. KOLM, R. u. E. P. PICK: Über Änderung der Adrenalinwirkung nach Erregung der vagalen Endapparate. Pflügers Arch. **184**, 79 (1920). — Über die Bedeutung des Calciums für die Erregbarkeit der sympathischen Herznervenendigungen. Pflügers Arch. **189**, 137 (1921). KORANYI: Nierenkrankheiten. Berlin: Julius Springer 1929. — Die Pathogenese der nephrotischen Wasserretention. Wien und Leipzig: Pertes 1925. KORNFELDT, S.: Über Dyspnöe bei Nierenkranken und Hypertonikern. Klin. Wschr. **1923**, 1739. — Über den Einfluß psychischer und geistiger

Arbeit auf den Blutdruck. Wien. med. Blätter 1899. — Erfahrungen über Trional usw. Wien. med. Blätter 1898, Nr 1—3. KOYANAGY: Über die Pathogenese der Retinit. nephritica. Klin. Mbl. Augenheilk. 80. KRONER u. TOBIAS: Nutzen und Gefahren der Hypertoniebekämpfung. Z. physik. Ther. 35. KRAMER: Über die Behandlung der Hypertension mit Rhodansalzen. Med. Klin. 1926, 1968. KRAMER u. TISDALL: J. of biol. Chem. 48 u. 53. KRAUSS, H.: Der Capillardruck. Slg. klin. Vortr. Nr. 237—39. KRAUS, FR.: Über die Wirkung des Calciums auf den Kreislauf. Dtsch. med. Wschr. 1920, Nr 8, 201. — Insuffizienz des Kreislaufapparates. Kraus-Brugsch 4. KREHL: Pathologische Physiologie, 7. Aufl. v. KRIES: Über den Druck in den Blutcapillaren der menschlichen Haut. Ber. sächs. Ges. Wiss., Math.-physik. Kl. 1875. KROGH, A.: The regulation of the supply of blood to the right heart. Skand. Arch. Physiol. 27, 227. Berlin u. Leipzig 1912. — Vaevenes Forsyning med Ilt og Kapillarkredslöbets Regulering. K. D. Vid. Selsk. Biol. Med. 1, Nr 6 (1918). — The rate of difussion of gases trough animal tissues, with some remarks on the coefficient of invasion. J. of Physiol. 52, 391 (1919). — The number and distribution of capillaries in muscles with calculations of the oxygen pressure head necessary for supplying the tissue. J. of Physiol. 52, 405 (1919). — The supply of oxygen to the tissues and the regulation of the capillary circulation. J. of Physiol. 52, 457 (1919). — Studies on the physiology of capillaries. I. The reaction to stimuli and the innervation of the blood vessels in the tongue of the frog. J. of Physiol. 53, 399 (1920). — Fortsatte Studier over Kapillaerernes Fysiologi. Det kgl. Danske Widenskab. Selskap Biolog. meddelser 3, 3 (1921). — Studies on physiology of capillaries. II. The reaction to local stimuli of the blood vessels in the skin and web of the frog. J. of Physiol. 55, 412 (1921). — Anat. u. Phys. d. Capillaren. Berlin: Julius Springer 1924 u. 1928. KROGH u. HARROP: C. r. Acad. Biol. 84, 6 (1921). — On the substance responsible for capillary tonus. J. of Physiol. 54. — Some observations on stasis and oedeme. J. of Physiol. 54 (1921). KROGH and REHBERG: Studies on the physiology of capillaries. III. The innervation of the blood vessels in the hind leg of the frog. J. of Physiol. 56, 179 (1922). — Anatomie und Physiologie der Capillaren. Berlin: Julius Springer 1924 u. 1928. KROGH u. NAKAZAWA: Beiträge zur Messung des kolloidosmotischen Druckes in biologischer Flüssigkeit. Biochem. Z. 188. KUCZYNSKI: Nephritenstudien (erste vorläufige Mitteilung). Virchows Arch. 227, 186 (1920). — Von den ersten Anfängen und der Heilung der Glomerulonephritis. Krkh.forschg 1 (1925). — Zweiter anatomischer Beitrag zur Pathogenese der Glomerulonephritis. Krkh.forschg 3 (1926). KÜHNAU u. NOTHMANN: Verh. dtsch. Ges. inn. Med. KÜLBS: Über Hypertonie. Dtsch. med. Wschr. 1922. — Zur Pathologie des Blutdrucks. Dtsch. Arch. klin. Med. 1905. — Beiträge zur Pathologie des Blutdrucks. Dtsch. Arch. klin. Med. 89, 457 (1907). v. KÜPFER: Über Sternzellen in der Leber. Arch. mikrosk. Anat. 12, 352—358 (1876). — Über Sternzellen der Leber. Anat. Anz. 1898, Erg.-H. 80. — Über die sog. Sternzellen der Säugetierleber. Arch. mikrosk. Anat. 54, 254 (1899). KÜRTEN: Nierendekapsulation bei akuter Nephritis. Münch. med. Wschr. 1924, 39. KYLIN, E.: Några kapillärtrycksstudier med en för ändamålet konstruerad apparat. Göteborg 1920. — Studien über die Tagesvariationen des arteriellen Blutdrucks... Zbl. inn. Med. 1921. — Sur quelques cas illustrant la pression arterielle dans l'etat prenéphritique. Acta med. scand. (Stockh.) 55. — Ist die sog. akute diffuse Glomerulonephritis eine primäre diffuse Gefäßaffektion? Zbl. inn. Med. 1922. — Über die peristaltischen Bewegungen der Blutcapillaren. Klin. Wschr. Nr. 1. — On clinical determination of capillary tension. Acta med. scand. (Stockh.) 57 (1923). — Die Hypertoniekrankheiten. Stockholm 1923 u. Berlin: Julius Springer 1926. — Über die N-Retention als blutdrucksteigernder Faktor. Acta med. scand. (Stockh.) 58. — Über die Milchtherapie bei gewissen Hypertoniezuständen. Münch. med. Wschr. 1925. — Die Messungen des Blutdruckes in den Capillaren. Laboratoriumstechnik von BRUGSCH u. SCHITTENHELM, 3 (1928). — Der Gehalt des Blutes an K. und Ca. Acta med. scand. Suppl. XIX. — Die Zwei-Phasenwirkung des Adrenalins. Klin. Wschr. 1925, Nr 11. — Om adrenalinreaktionens betydeles för de nervösa sjukdomarnas diagnostik. Svenska läkaretidningen 1925. — Die Adrenalinblutdruckreaktion und ihre klinische Bedeutung. Erg. ges. Med. 7. — Blutkalkstudien. Mitt. I—VII. Z. exper. Med. 43, 44, 45. — Über den Blutkalkspiegel bei der essentiellen Hypertonie. Zbl. inn. Med. 1924, Nr 24.

— Studien über den Ca-Gehalt des Blutserums bei gewissen Zuständen von sog. vegetativer Neurose. Acta med. scand. 61. — Über den K/Ca-Gehalt und die K/Ca-Quote im Blutserum bei physiologischen und pathologischen Zuständen. — Über die Bedeutung der K-Ionen für die Insulinwirkung. Klin. Wschr. 1925, Nr 30. — Über den Einfluß der Ca- und K-Ionen auf die Insulinwirkung. Med. Klin. 1925, Nr 24. — Über die Bedeutung der Ca- und K-Ionen auf die Pituitrinwirkung. Klin. Wschr. 1925. — Über die Milchtherapie bei gewissen Hypertoniezuständen. Münch. med. Wschr. 1925. — Zur Frage über die Ätiologie der essentiellen Hypertoniekrankheit. Klin. Wschr. 1925, Nr 17. — Zur Therapie der essentiellen Hypertoniekrankheit. Klin. Wschr. 1924, Nr 38. — Moderna synpunkter i neurosfrågan. Svenska läkartidningen 1925. — Om kalktherapie, dess teoretiska grundval och praktiska betydelse. Svenska läkartidningen 1925. — Accidentelle Herzgeräusche und Ausdauer bei körperlichen Anstrengungen. Dtsch. Arch. klin. Med. 124, H. 1/2 (1917). — Weitere Untersuchungen über accidentelle Herzgeräusche und Ausdauer bei körperlichen Anstrengungen. Dtsch. Arch. klin. Med. 127, H. 5—6 (1918). — Eine Modifikation meines Capillardruckmessers. Zbl. inn. Med. 1921. — Kann das Capillarsystem als ein peripheres Herz angesehen werden? Zbl. inn. Med. 1922. — Contributory to the question of Peristaltic in Capillaries. Acta med. scand. 57 (1922). — Studien über das Verhalten des Capillardrucks. Zbl. inn. Med. 1920. — The present phase of the question of hypertonica. Acta gynecol. scand. 12. — Über Hypertonie und Nierenkrankheiten. Zbl. inn. Med. 1921. — Brief Notes an Hypertonie and Kidney. Disease. Acta med. scand. 55. — Hypertonie und Zuckerkrankheit. Zbl. inn. Med. 1921. — Om arteriell blodtrycksmätning. Hygiea 1922. — Die Adrenalinblutdruckreaktion bei Hypertonie. Zbl. inn. Med. 1922. — Studien über das Hypertonie-, Hyperglykämie-, Hyperurikämie-syndrom. Zbl. inn. Med. 1923. — Über die essentielle Hypertonie als Teilsymptom einer funktionellen Krankheit. Acta med. scand. 59. — Über die Adrenalinblutdruck- und Blutzuckerreaktion bei verschiedenen Formen von Diabetea mellitus. Zbl. inn. Med. 1924. — Intravenöse oder subcutane Adrenalininjektion zu probatorischen Zwecken. Z. exper. Med. 44. — Über die wirkliche Adrenalinempfindlichkeit, besonders bei Diabetikern. Med. Klin. 1925, Nr 5. — Über die Bedeutung des Ca-Ions für die Adrenalinreaktion. Klin. Wschr. 1925, Nr 6. — Über die Bedeutung des K-Ions für die Adrenalinreaktion. Klin. Wschr. 1925, Nr 20. — Über die Bedeutung der K-Ionen für die Insulinwirkung. Klin. Wschr. 1925, Nr 30. — Zur Frage der Ätiologie der essentiellen Hypertoniekrankheit. Klin. Wschr. 1925, Nr 17. — Über die „alimentäre Hypoglykämie" bei Diabetes mellitus mit und ohne Hypertonie. Wien. Arch. inn. Med. 15, H. 2 (1928). — Zur Frage der Adrenalinreaktion Mitt. XIV. Über die Adrenalinblutzuckerreaktion besonders bei Fällen von essentieller Hypertonie und Diabetes. Z. exper. Med. 32, 12, 29. — Studien über die Ödemausschwemmung. Mitt. IV. Über den colloidosmotischen Druck des Blutserums während der Ödemausschwemmung. Z. exper. Med. 68, H. 5 u. 6 (1929). — Studien über die Ödemausschwemmung. Mitt. V. Über den kolloidosmotischen Druck des Blutserums während der Insulinbehandlung schwerer Diabetiker. Dtsch. Arch. klin. Med. 165, H. 3/4 (1929). — Studien über den kolloidosmotischen Druck. Acta med. scand. (Stockh.) 72 (1929). — Über die essentielle arterielle Hypertonie. Erg. Med. 13, H. 1/2 (1929). — Pathologie und Klinik der sogenannten akuten diffusen Glomerulonephritis. Erg. inn. Med. 36. KYLIN u. STRANDQVIST: Studien über den kolloidosmotischen Druck. Z. exper. Med. im Druck. KYLIN u. NYSTRÖM: Blutkalkstudien VII. Z. exper. Med. 45. KYLIN u. ENGEL: Über die Einwirkung der K-Ionen auf den Blutzuckerspiegel. Klin. Wschr. 1925, Nr 14. KYLIN u. MYHRMAN: Blutkalkstudien VI. Z. exper. Med. 44.

LANDERER: Zur Frage des Capillardruckes. Z. med. Klin. 78 (1913). LANGE: Die Gestalt der Blutcapillaren bei Hypertonie. Dtsch. Arch. klin. Med. 152, 302 (1926). LANGE, FR.: Funktionsprüfung der Arterien mit einer capillarmikroskopischen Methode. Dtsch. Arch. klin. Med. 148, 58 (1925). — Studien zur Path. d. Art. Virchows Arch. 248 (1924). — LANGE u. WEHNER: Das Herz bei Hypertonie und bei Arteriosklerose. Dtsch. Arch. klin. Med. 160, 45 (1928). LANGENDORF, O. u. W. HUECK: Die Wirkung des Calciums auf das Herz. Pflügers Arch. 96, 473 (1903). LANGHAUS: Über die Veränderungen der Glomeruli bei Nephritis. Virchows Arch. 76 (1879). — Über die entzündlichen Veränderungen der Glomeruli und die akute Nephritis. Virchows Arch. **99** (1885). LAPINSKI: Virchows Arch. **23** (1889). LARSSON, S. W.: Choked disc in nephritis. Acta ophthalm. Kobenhagen 1924. LEBER, TH.: Die Netzhauterkrankungen bei Nierenleiden. GRAEFE-SAEMISCH: Handb. d. Augenheilkunde. 2. Aufl., 7. A., H. 1 (1915). LEBER: Graefes Arch. **70**, 200 (1909). — Lo Cascir Ann. Oftalm. **54**, 1 (1926). VAN LEERSUM, E. C.: Alimentäre Blutdruckerhöhung. Z. Pathol. Ther. **11**, 408 (1912). LEEVENHOCK: Zit. nach ROLLET: Handb. d. Physiologie 4, 1. LEICHER, H.: Der Calciumgehalt des menschlichen Blutserums und seine Beeinflussung durch Störungen der inneren Sekretion. Dtsch. Arch. klin. Med. **141**. — Calciumbestimmungen im Liquor cerebrospinalis des Menschen. Ibid. **141**. LEITES, S.: Die endokrinen Drüsen und der Blutkalk. Biochem. Z. **150**. — Die Elektrolyten und die kardiovasculäre Adrenalinwirkung. Z. exp. Med. **45**, 641 (1925). — Die Bedeutung einiger Elektrolyte für den Mechanismus der gefäßverengernden Wirkung des Adrenalins. Z. exp. Med. **44**, 319 (1925). LENK, E.: Blutdruck und Hypnose. Dtsch. med. Wschr. **1920**, Nr 39, 1080. LÉPINE: Le diabète sucré. Paris 1909. LIAN u. FINOT: L'hypertension artérielle. Paris 1924. LICHTWITZ: Die arterielle Hypertension. Z. ärztl. Fortbildg. **1922**, Nr 20, 609. — Über Hypertonie. Internat. ärztl. Fortbildg S. 118. Karlsbad 1922. — Die Differentialdiagnose der Hypertonie. Z. ärztl. Fortbildg **1923**, Nr 6, 157. — Zur urinogenen Entstehung der Kriegsnephritis. Dtsch. med. Wschr. **1917**, Nr 28. — Die Praxis der Nierenkrankheiten. Fachbücher f. Ärzte. Berlin: Julius Springer 1921 u. 1925. LICHTWITZ u. HIRSCH: Adrenalinwirkung und peripherer Gefäßtonus. Dtsch. Arch. klin. Med. **99**, 125 (1910). LIEBESNY: Untersuchungen über die Capillardruckmessung. Pflügers Arch. **198**, 215 (1923). LIEPMANN: Internat. Kongr. Berlin 1922; Münch. med. Wschr. **1905**; Dtsch. med. Wschr. **1921**; D. G. C. 11. LINDGREN, P.: Neuroretinis eclamptica. Arch. Ophthalm. **105**. LIQUINT: Calciumgehalt des Liquor cerebrospinalis. Klin. Wschr. **1926**, Nr 13. LJUNGDAHL och AHLGREN: siehe KYLIN: Das Verhalten des Capillardruckes. Zbl. inn. Med. **1920**. LOEB, A.: Über Blutdruck und Herzhypertrophie bei Nephritikern. Berlin: Julius Springer 1926. LOEB, R., ACHTLY u. PALMER: J. gen. Physiol. 4 (1921/22). LOEHLEIN, M.: Zur Nephrosklerosis arteriosklerotica. Med. Klin. **1918**, Nr 6, 136. — Zur Pathogenese der Nierenkrankheiten. Eine Kritik der Volhardschen Lehre. Dtsch. med. Wschr. **1918**, Nr 31. — Bemerkungen zur Feldnephritis. Med. Klin. **1916**, Nr 35. LOEWENSTEIN, W.: Über die Beeinflussung des erhöhten Blutdruckes durch Calcium. Klin. Wschr. **1926**, Nr 9, 354. — Zur Behandlung des art. Hochdruckes mit Subtonin. Med. Klin. **1925**, Nr 31. — Chemische Blutbefunde bei der essentiellen Hypertension und ihre Bewertung. Z. klin. Med. **107**. LOMBARD: Der Blutdruck in der Capillaren und kleinen Venen der menschlichen Haut. Zbl. Physiol. **1911**. — The blood pressure in the arterioles, Capillaries and small veins of the human skin. Amer. J. Physiol. **29**, 335 (1912). LORRIER: Zit. HINSELMANN. LUDVIG u. CYON: Ber. d. kgl. sächs. Ges. d. Wiss. **18** (1866). LÖWENFELD: Studien über Ätiologie und Pathogenese der spontanen Hirnblutung. Wiesbaden 1886.

MACHWITZ, HERMANN u. ROSENBERG: Münch. med. Wschr. **1916**, Nr 36, 44, 50; Dtsch. med. Wschr. **1916**, Nr 44, 46. — Klinische und funktionelle Studien über Nephritis. Münch. med. Wschr. **1919**. MACWILLIAM u. KESSON: Heart. 4, 287 (1913). MAGNUS: Der Beginn der Entzündung im Bilde direkter Capillarbeobachtung. Arch. klin. Chir. **120**; Münch. med. Wschr. **1921**; Dtsch. Z. Chir. **162**, H. 1—2 (1921). — Chirurgische wichtige Beobachtungen am Capillarkreislauf usw. Münch. med. Wschr. **1921**, 908. MAGNUS-ALSLEBEN: Über die Nephritis im Felde. Münch. med. Wschr. **1916**, 1774. MAHLER: Med. Klin. **1929**. MAIER, F.: Nephritis bei Impetigo contagiosa. Münch. med. Wschr. **1917**, 215. MAJOR: Renal Funktion in Arteriell Hypertension. Amer. J. med. Sci. **126**, Nr 5, 637 (1928). — Observations on the mechanism and Ätiology of arterial hypertension. Illinois med. J. April 1928. — Blood chemical studies in arterial hypertension. Amer. J. med. Sci. **126**, Nr 2, 188 (1929). MAJOR u. WEBER: Die Möglichkeit einer Guanidinvermehrung im Blut bei gewissen Personen mit Hypertension. Arch. int. Med. **40**, 891 (1927). — The possible relationship between Guanidin and high blood pressure. Amer. J. med. Sci. **1925**. MALMROS: Zbl. inn. Med. **1927**. MALPIGHI: Die Pulmonibus epistola 2, 1661, opera omina Leyden 1687, 2. MALTEN, H.: Über Arteriosklerose und präsklerotische Hypertonie. Münch. med. Wschr. **1923**, Nr 17, 530. MANNABERG, J.: Weiteres über die Hochdrucktachy-

kardie. Wien. Arch. inn. Med. 6 (1923). MARANON: Über Hypertonie und Zuckerkrankheit. Zbl. inn. Med. 1922. — Prädiabetische Zustände. Abhandl. aus d. Grenz-
gebieten d. inn. Sekr. 1927, H. 5. MARÉS: Capillaranatomie. Pflügers Arch. 165
(1916). MARTINI u. GRAF: Über die Wirkung schmerzhafter Eingriffe auf den
Blutdruck bei Gesunden, Nervösen und Hypertonikern. Münch. med. Wschr. 1926,
1060. MASING: Blutdruck der jungen und bejahrten Menschen. Dtsch. Arch.
klin. Med. 74 (1902). MATTHES: Die Hypertonie. Med. Klin. 1925, Nr 7 u. 8.
MAYER LAURA: Zur Frage der akut-eiweißfreien Nephritis. Z. klin. Med. 93.
MAYER, S.: Über die Struktur der capillaren Blutgefäße. Anat. Anz. 1899. —
Studien zur Histologie und Physiologie des Blutgefäßsystems. II. Mitt. Sitzgsber.
Akad. Wiss. Wien, Math.-naturwiss. Kl. III. 93 (1886). — Beiträge zur histologischen Technik. I. Mitt.: Der Methode der Methylenblaufärbung. Z. mikrosk.-
anat. Forschg 6, 422 (1889); Anat. Anz. 6 (1889). MEYER, F.: Die Membrane
perioesophagealis. Anat. Anz. 7, 217 (1892). — Die Blutgefäße in der Membrane
hyaloidea des Froschauges. Naturwiss. JB. „Lotos" N. F. 14 (1893). — Bemerkungen über die sog. Sternzellen der Leber und die Struktur der capillaren Blutgefäße. Anat. Anz. 16, 180 (1899). — Die Muskularisierung der capillaren Blutgefäße. Anat. Anz. 21, 442 (1902). — Über die klimakterische Blutdrucksteigerung. Med. Klin. 1920, Nr 27. MELDOLESI, G.: Studio clinico della pressione
capillare. Cuore 1926. MEYER, O. B.: Über rhythmische Spontankontraktionen
von Arterien. Z. Biol. 61, 275. MICHAEL, J. v.: Augenheilk. 2, 1 (1889). MONAKOW,
P. v.: Blutdrucksteigerung und Niere. Dtsch. Arch. klin. Med. 133, 129 (1920).
MOOG, O.: Zur Methode der Suffizienzprüfung des Kreislaufs nach E. WEISS:
Med. Klin. 1920, Nr 46. MOOG, O. u. J. SCHÜRER: Die Blutdruckkurve der Kriegs-
nephritis. Dtsch. med. Wschr. 1919. MOOG, O. u. K. VOIT: Klinische Beobach-
tungen an jugendlichen Hypertonikern. Münch. med. Wschr. 1927, Nr 1, 9. MORA-
WITZ: Über Hypertension und ihre Behandlung. Fortschr. Ther. 1926, H. 17.
MOORE R. FOSTER: Brit. J. Ophthalm. 1917. MORITZ u. TABORA: Arch. klin.
Med. 98. MORITZ, F.: Handb. d. allg. Pathol. 1 (1913). MORTENSEN, M. A.:
The relation of arterial hypertension to nephropathies. Med. record. 97, 475 (1920);
ref. Kongr.-Zbl. inn. Med. 12, 392 (1920). MOSBACHER, E. u. E. MAYER: Klinische
und experimentelle Beiträge zur Frage der sog. Ausfallserscheinungen. Mschr.
Geburtsh. 37, 337 (1913). MOSLER: Über Blutdrucksteigerung nach doppelseitiger
Nierenextirpation. Z. klin. Med. 74 (1912). MUNK, FR.: Pathologie und Klinik der
Nephrosen, Nephritiden und Schrumpfnieren. Berlin u. Wien: Urban & Schwarzen-
berg 1918. — Über Arteriosklerose und genuine Hypertonie. Erg. inn. Med. 22,
1 (1922). — Die genuine Hypertonie als Krankheitsbegriff. Berlin. klin. Wschr.1919,
Nr 51, 1205. — Verh. d. Kongr. f. inn. Med. Wien 1923. — Fortschritte auf dem
Gebiete der hämatogenen Nierenkrankheiten. Erg. ges. Med. 2 (1921). — Über die
interstitielle Nephritis in Bedeutung. Virchows Arch. 227 (1920). — Zur Physiologie
des Interrenalsystems. Charité-Ann. 1913. — Nierenerkrankungen. Berlin u. Wien:
Urban & Schwarzenberg 1925. — Zur Pathogenese der nephrotischen Schrumpfniere. Virchows Arch. 226, 81 (1919). — Über Arteriosklerose, Arteriolosklerose und
genuine Hypertonie. Erg. inn. Med. 1922. MÜLLER, C.: Die Messung des Blut-
drucks am Schlafenden als klinische Methode. Acta med. scand. 51. — Akut.
nyresygdom uden urinforändringer. Tiskr. norske laegef. 1917. MÜLLER, FR. v.:
Veröff. Mi.san.wes. 51. — Morbus Brightii Korref. V. D. Pat. Ges. Meran 1905. —
Bezeichnung und Begriffsbestimmung auf dem Gebiete der Nierenkrankheiten.
Veröff. Mil.san.wes. 65. — Die Bedeutung des Blutdrucks f. den praktischen Arzt.
Münch. med. Wschr. 1923, Nr 1, 1. MÜLLER, L. R.: Das vegetative Nervensystem.
Berlin 1920. — Die Lebensnerven. Berlin: Julius Springer 1924. MÜLLER, O.:
Ergebnisse der Capillarmikroskopie am Menschen. Klin. Wschr. 1923, 1197. —
Verh. Kongr. inn. Med. 1907. — Die Capillaren der menschlichen Körperoberfläche.
Stuttgart: F. Enke 1922. MÜLLER, O. u. BLAUEL: Kritik der Sphygmomanometer
von GEARTNER u. RIVA-ROCCI. Dtsch. Arch. klin. Med. 91, 517 (1907). MÜLLER u.
GLASER: Dtsch. Z. Nervenheilk. 46 (1913). MÜLLER, O. u. HÜBENER: Über Hyper-
tonie. Dtsch. Arch. klin. Med. 149, 31 (1925). MÜLLER, O. u. G. VEIEL: Volkmanns
Sammlg. klin. Vorträge 11. MÜLLER, WEISS, NICKAU u. PARRISIUS: Die Capillaren der menschlichen Körperoberfläche in gesunden und kranken Tagen. Stuttgart: F. Enke 1924. MÜNZER, E.: Abh. f. Herz- u. Gefäßkrankh. 5 (1913). — Über

Blutdruckmessung usw. Z. exp. Pathol. Ther. 4 (1907). — Über Polycykämie.
Ibid. 1908. — Zur Lehre von den vasculären Hypertonien. Wien. klin. Wschr. 1910,
Nr 38. — Nierenleiden und die Pathog. ihrer Symptome. Z. exp. Pathol. Ther. 1919.
— Gefäßsklerosen. Wien. Arch. inn. Med. 11; Erg. ges. Med. 4. — Hypertonie ohne
Nierenveränderungen. Med. Klin. 1904, Nr 17 u. 19; 1910, Nr 24. MÖNINGHOFF u.
PIESBERGER: Messungen über die Tiefe des Schlafes. Z. Biol. 1883.

NATANSON: Über das Verhalten des Capillardruckes nach Massenumschnürun-
gen. Inaug.-Diss. Königsberg 1886; Pflügers Arch. 39 (1886). NATUS: Beiträge zur
Lehre von der Stase. Virchows Arch. 199 (1910). NELKEN u. STEINITZ: Über den
Gehalt des Blutserums an Calcium und Kalium bei Nierenkrankheiten. Z. klin. Med.
103. NETTLESHIP: Observations on renal retibitis. Royal London O. H. Reports. 15.
NEU: Med. Klin. A. 107 (1910); C. (1918); Handbuch von v. FRANKL.-HOCHWART.
NEU u. KELLER: G. R. 7. NEUBAUER: Über Hyperglykämie bei Hochdrucknephritis.
Biochem. Z. 25, 284 (1910). — Nephritis und Blutzucker. Arch. f. exper. Path. 67.
NEUMANN: Berl. klin. Wschr. 1920, Nr 35. NEVERMANN: Capillardruckmessungen.
Klin. Wschr. 1924, Nr 32. NICOLAI: Mechanik des Kreislaufs. Nagels Handbuch
der Physiologie des Menschen. Braunschweig 1909. NOGUCHI: Arch. f. exper.
Path. 108. NONNENBRUCH: Die Therapie der Kriegsniere. Münch. med. Wschr.
1918, Nr 23. — Nierenerkrankungen im Felde. Münch. med. Wschr. 1916, Nr 31. —
Über extrarenale Ödemgenese. Dtsch. Arch. klin. Med. 136, H. 3/4. v. NOORDEN:
Lehrbuch der Zuckerkrankheiten. Berlin 1927; Charité-ann. 15 (1890). NORD-
MANN: Die pathologisch-anatomischen Folgen des chronischen arteriellen Hochdruckes nach experimenteller Dauerausschaltung des Blutdruckzügler. Krkh.-
forschg 7. NOTHMANN u. KÜHNAU: Deutsch. Kongr. inn. Med. 1926.

ODIN: Studien über die Säureproduktion bei Diabetes mellitus. Acta med. scand.
1927. OGAWA, S.: Beiträge zur Gefäßwirkung des Adrenalins. Arch. f. exper. Pathol.
67, 89 (1912). O'HARA: Glycose tolerance test in cronic vescular hypertension. Amer.
J. med. Sci. 160. — Renal funktion in vasc. hypertension. Boston med. J. 182 (1920);
Med. Clin. N. Amer. 1920; Amer. J. med. Sci. 159; Rodhe Island med. J. Providenc.
3 (1920). OPIN u. ROCHON-DUVIGNEAND: Physiol. et Path. gén. 1903, 1081.

PAL: Die Gefäßkrisen. Leipzig: S. Hirzel 1905. — Paroxysmale Hochspannungs-
dyspnöe. Z. Heilk. 1907. — Arterielle Stauung. Wien. med. Wschr. 1907, Nr 40. —
Herzhypertrophie und Hypertonie. Wien. med. Wschr. 1919, Nr 69. — Hypertonie,
Hypertension und Arteriosklerose. Wien. Klin. 1921, Nr 6. — Arterieller Hoch-
druck. Klin. Wschr. 1923, Nr 25, 1151. — Die arteriosklerotische Niere und ihre
Beziehung zur Schrumpfniere. Wien. klin. Wschr. 41 (1921). — Über permanente
Hypertonie. Med. Klin. 1909. — Arteriosklerose und Arteriolosklerose. Wien. klin.
Wschr. 1922, Nr 30; — Med. Klin. 1919, Nr 27; 1921, Nr 1. — Über die Pathologie
des Herz- und Gefäßtonus und seine therapeutische Beeinflussung. Wien. med.
Wschr. 1922, Nr 43, 1734. — Die Behandlung der Hypertonie und die Hypertension
Wien. klin. Wschr. 1927, 863 u. 900. — Klinik und Therapie des arteriellen Hoch-
drucks. Med. Klin. 24, 123 u. 166 (1928). PANSDORF: Inaug.-Diss. Frankfurt a. M.
1924. PANSEGRAU, CH.: Über die Netzhauterkrankungen bei Nierenkrankheiten.
Z. Augenheilk. 51. Berlin 1923. PARRISIUS: Pflügers Arch. 191, 1081 (1921). —
Capillarstudien bei Vasoneurosen. Dtsch. Z. Nervenheilk. 72, H. 5/6 (1921). PASCH-
KIS: Über die Wirkung des Rhodannatriums auf den tierischen Organismus. Med.
Jb. S. 553. Wien 1885. PAWINSKI, J.: Über den Einfluß übermäßigen Rauchens
(des Nicotins) auf die Gefäße und das Herz. Z. klin. Med. 80, 284 (1914). PAWLOW:
Über die normalen Blutdruckschwankungen beim Hunde. Pflügers Arch. 20, 215
(1879). PEL: Zit. VOLHARD. PELNAR, J.: Über die sog. klimakterische Neurose.
Z. klin. Med. 82, 284 (1916). PICK, L.: Über die sog. miliaren Aneurysmen der
Hirngefäße. Berl. klin. Wschr. Nr 8, 325; Nr 9, 382 (1910). PILCZ, A.: Über einige
Ergebnisse von Brutdruckmessungen bei Geisteskranken. Wien. klin. Wschr. 1900,
Nr 12. PINCUS u. KRAMER: J. of biol. Chem. 57 (1923). PLESCH: Z. exp. Pathol.
Ther. 6, 401 (1909). PORT, FR.: Über Cholesterinämie bei Nephropathien. Dtsch.
Arch. klin. Med. 128, 61 (1918). — Hypertension und Blutzucker. Dtsch. med.
Wschr. 1913, Nr 2. POSPISCHILL u. WEISS: Über Scharlach. 1911. PRIBRAM, H.
u. O. KLEIN: Über den Cholesteringehalt des Blutserums bei arteriosklerotischem
Hochdruck. Med. Klin. 1924, Nr 17, 572; Münch. med. Wschr. 1920, Nr 45.
— Über die Beziehung des Reststickstoffes. Med. Klin. 1923, Nr 23. — Über den

Cholesteringehalt des Blutserums bei arteriosklerotischem Hochdruck. Med. Klin. 1924, Nr 17, 572. PÄSSLER: Volkmanns Sammlg. Neue Folge 1906, Nr 1231. PÄSSLER u. HEINECKE: Verh. d. dtsch. pathol. Ges. 1905.

RAAB, W.: Die Beziehungen zwischen CO_2-Spannung und Blutdruck bei Normalen und Hypertonikern. Z. exper. Med. 68. — Zur Pathogenese der essentiellen Hypertonie. Klin. Wschr. 1929. RALF, K.: Blutdruckmessungen bei Alkoholikern usw. Dtsch. Arch. klin. Med. 112, 209 (1913). RAJKA, E.: Über das Messen des Capillardruckes an der menschlichen Haut mit Török, Rajka-Wesselyschen Capillartonometer. Z. exper. Med. 48. RAJKA u. WESSELY: Über das Verhalten des Capillardruckes unter physiologischen und pathologischen Verhältnissen, gemessen mit dem Török-, Rajka-Wesselyschen Capillartonometer. Z. exper. Med. 57, H. 1/2. RAPPAPART: Z. Kinderheilk. 18. RECKLINGHAUSEN: Unblutige Blutdruckmessung. Arch exper. Pathol. 55, 376 (1906). REHBERG u. CARRIER: Concerning the reaction of the human skin capillaries to venous blood. Scand. Arch. Physiol. Berlin u. Leipzig 1922. RICHTER: Über Blutdruck im höheren Lebensalter. Dtsch. Arch. klin. Med. 148, 111 (1925). RICKER, G.: Beitr. pathol. Anat. 50, 578 (1911). — Sklerose und Hypertonie der innervierten Arterien. Berlin: Julius Springer 1927. — Pathologie als Naturwissenschaft. Berlin: Julius Springer 1924. ROBBER: Zit. O. MÜLLER. ROCHON-DUVIGNAUND: La rétinite allb. Soc. franc. Ophthalm. Kongr. 1912. ROMBERG, E. v.: Krankheiten des Herzens und der Gefäße. Stuttgartt F. Enke 1921, 1925. — Die Entwicklung der Lehre von Hypertonie. Dtsch. med. Wschr. 1924, Nr 49. — Verh. dtsch. Kongr. inn. Med. 1923. — Über den Blutdruck. Arch. Augenheilk. 1922. — Über Nephritis. Med. Klin. 1922, Nr 2. — Welchen Anteil haben Herz und Vasomotoren an den als Herzschwäche bezeichneten Erscheinungen bei Infektionskrankheiten. Berl. klin. Wschr. 1895, Nr 51. — Über Arteriosklerose. Verh. dtsch. Kongr. inn. Med. 1904, 64; Dtsch. med. Wschr. 1904, Nr 49, 1710. — Diskussionsbemerkung. Dtsch. Kongr. inn. Med. 1923, 176. ROMINGER: Untersuchungen über den Capillardruck bei Kindern. Klin. Wschr. 1922. — Über den arteriellen Blutdruck und den Capillardruck im Kindesalter. Arch. Kinderheilk. 73 (1923). ROSENBERG: Blutzuckerstudien. Arch. exper. Path. 99. — Die Nierenkrankheit. Berlin: S. Karger 1926. ROSENBERG u. MÜNTER: Zur Frage der renalen oder extrarenalen Blutdrucksteigerung. Dtsch. med. Wschr. 1924, Nr 42. ROSENBLATH: Über die Entstehung der Hirnblutung bei dem Schlaganfall. Dtsch. Z. Nervenheilk. 61, 10 (1918). ROSIN, H.: Über den jetzigen Stand der Lehre von der Hypertonie. Dtsch. med. Wschr. 1921, Nr 40, 1205. ROTERMUND: Über den Capillardruck bei Arteriosklerose. Inaug.-Diss. Marburg 1904. ROTH: Die Arteriosklerose. Klin. Wschr. 1925, 30. ROTH u. BLOSS: Über die experimentelle Nephritis. Virchows Arch. 238. ROTHBERGER u. WINTERBERG: Über die Verstärkung der Herztätigkeit durch Calcium. Pflügers Arch. 142, 523 (1911). ROUGET, CH.: Mémoire sur le développem., la structure et les propriétés physiologiques des capillaires sanguins et lympathiques. Arch. f. Physiol. 5, 604 (1873). — Mémoire sur le développement de la tunique Contractile des vaisseaux. C. r. Acad. Sci. 79, 559 (1874). — Sur la Contractilité des capill. sanguins. C. r. Acad. Sci. 88, 916 (1879). ROY u. BROWN: Neue Methode, den Blutdruck in den Capillaren zu messen. Verh. physiol. Ges. Berlin 1878. — The blood pressure and its variations in the arterioles, capillaries and smaller venules. J. of Physiol. 2, 323 (1879—80). RÜHL: Wie weit ist der genuine arterielle Hochdruck anatomisch bedingt? Dtsch. Arch. klin. Med. 156, 129 (1927). RUNEBERG: Dtsch. Arch. klin. Med. 35 (1884). RUSZNIAK: Schwefelbehandlung der arteriellen Hypertonie. Klin. Wschr. 1924. RUSZNYÁK: Untersuchungen zur Frage der Gesamtblutmenge des Menschen. Dtsch. Arch. klin. Med. 158, 98 (1928). RUTICH, E. v.: Über die klimakterische Hypertonie. Endokrinol. 111 (1929).

SALVESEN: Blodkalken under normale och under visse pathologiske tilstand Norsk. Mag. Laegev. 1923. — Studies on the physiol. of the parathyreois. Acta med. scand. Supplement 6 (1923). SAWADA, K.: Blutdruckmessungen bei Arteriosklerose. Dtsch. med. Wschr. 1904, Nr 12, 425. SCHADE: Über Quellungsphysiologie und Ödementstehung. Erg. inn. Med. 32 (1927). SCHADE u. CLAUSSEN: Z. klin. Med. 100. SCHADE, CLAUSSEN u. BIRNER: Z. klin. Med. 108. SCHAFFER, G.: On the existence within the liver cells of channels which can be directly injected from the blood vessels. Proc. roy. Soc. 24, 65. Edinbourgh 1902. SCHAFFER, G.:

Vorlesungen über Histologie und Histogenese. Leipzig 1920. SCHEEL: Der klinische Blutdruck. Kristiania 1912. SCHENK, P.: Arch. f. exper. Path. 89, 332 (1921). SCHICKELE: Verh. dtsch. Ges. Gynäk. 15 u. 1; Arch. Gynäk. 92 u. 107; Gynäk. Rundsch. 1922; Münch. med. Wschr. 1913. — Zur Deutung seltener Hypertension. Med. Klin. 1912, Nr 31, 1262. SCHICK, T.: Über Retinitis albuminurica. Ber. 34. Verslg. ophthalm. Ges. 77. Heidelberg 1907. — Die Pathogenese der Retinitis albuminurica. Zbl. Ophthalm. 21, H. 1. SCHILL, E. u. J. PATAI: Über die Beeinflussung des Blutdruckes durch den Wasserstoß. Wien. Arch. inn. Med. 10, 257 (1925). SCHILLER, W.: Über den Einfluß der Temperatur auf den Druck in den Capillaren der Haut. Physiol. Zbl. 1911. SCHIÖTZ, F.: Über Retinit. gravidarum et Amaurosis eclamptica. Klin. Mbl. Augenheilk. 57, Beil.-H. SCHLAYER: Die Behandlung der nierenkranken Heeresangehörigen. Med. Klin. 1918, Nr 18. — Über die Ausgänge der Kriegsnephritiden. Med. Klin. 1919, Nr 39. — Die Therapie der akuten Nephritis. Jkurse ärztl. Fortbildg 1919. SCHLESINGER, O.: Hypertonie bei Frauen. Münch. med. Wschr. 1921. — Zur Frage der klimakterischen Blutdrucksteigerung. Berl. klin. Wschr. 1921. — Klimakterische Blutdrucksteigerung. Berl. klin. Wschr. 1921, Nr 21. — Zur Klinik und Therapie des intermittierenden Hinkens. Med. Klin. 1921, Nr 50, 1507. — Weitere Beiträge zur Klinik des intermittierenden Hinkens. Dtsch. Z. Nervenheilk. 77, 184 (1923). SCHLOMKA, G.: Untersuchungen über den Einfluß äußerer Abkühlungen auf die Nierentätigkeit. Z. exper. Med. 61. SCHMIDT: Zur Klinik des „essentiellen Hochdrucks" und zur Kenntnis seines konstitutionellen Milieus. Med. Klin. 1916, Nr 29, 765. — Die senile arteriosklerotische Schrumpfniere. Z. ärztl. Fortbildg 1922. — Beiträge zur Kenntnis hypertonischer. Zbl. Herzkrkh. 1923. — Über essentiellen Hochdruck. Med. Klin. 1916. — Über das konstitutionelle und symptomatische Milieu des essentiellen Hochdruckes. Med. Klin. 1923, Nr 45. SCHMIDTMANN, M.: Experimentelle Studien zur Pathogenese der Arteriosklerose. Virchows Arch. 237, 1 (1922). SCHRUMPF u. ZABEL: Diagnostische Bedeutung der psychogenen Labilität des Blutdruckes. Münch. med. Wschr. 1911, Nr 37. SCHULZ, J. H. u. W. BIEHN: Dtsch. med. Wschr. 1925, Nr 1, 25. SCHÖNFELDER: Zit. KYLIN: Eine Modifikation. Zbl. inn. Med. 1921. SCHÖNHEIMER, R.: Über die experimentelle Cholesterinkrankheit der Kaninchen. Virchows Arch. 249, 1 (1924). SECHER: Berl. klin. Wschr. 1921. — Klinische Capillaruntersuchungen. Acta med. scand. (Stockh.) 56. — Ugeskr. Laeg. (dän.) 1921. SEHFELD: Klimakterium und Blutdruck. Zbl. Gynäk. 45 (1926). SEITZ, L.: Ovarialhormone und Wachstumursachen der Myome. Münch. med. Wschr. 1911, Nr 24, 2855; — D. G. C. 13 u. 15; Münch. med. Wschr. 87, (1913); A. Handb. der Geb. von Doederlein. SENATOR: Erkrankungen der Nieren. Nothnagels Handb. Wien 1901. — Über die Beziehungen des Nierenkreislaufes zum art. Blutdruck. Z. klin. Med. 72. SEVERINI, L.: Ricerche sulla innervazione dei vasi sanguini. Perugia 1878. — La contractilita dei vasi capillari in relatione ai due gas delle scambio materiale. Perugia 1881. SIEBECK, R.: Die Beurteilung und Behandlung der Nierenkranken. Tübingen 1920. — Die Beurteilung und Behandlung Kranker mit hohem Blutdruck. Münch. med. Wschr. 1924; Klin. Wschr. 1925, Nr 5. SIEBEN: Zur Frage der Impetigonephritis. Klin. Wschr. 1922. SIEGEL: Zit. VOLHARD. SILEX: Über Retinitis albuminurica gravidarum. Berl. klin. Wschr. 1895, 385. SINGER: Über arteriellen Hochdruck und seine Behandlung. Med. Klin. 1923, Nr 13. — Das Calcium in der Herztherapie. Therapeut. Halbmschr. 1921, H. 24, 758. DE SNOO: Zit. HINSELMANN. SPALTEHOLZ, W.: Die Verteilung der Blutgefäße im Muskel. Abh. sächs. Ges. Wiss., Physik.-math. Kl. 14, 509 (1888). — Die Verteilung der Blutgefäße in der Haut. Arch. Anat. u. Physiol. 1893. SPENGLER: Chloralhydrat und Hypertonie. Dtsch. med. Wschr. 1929, Nr 25. SPIRO: Klinische Untersuchungen über das Calcium-Kalium-Gleichgewicht im Organismus. Z. klin. Med. 110. — Über Calcium-Kaliumwirkung. Schweiz. med. Wschr. 1921, Nr 20. STADLER u. KISCH: Z. Kreislaufforschg 1927, H. 12. STEIN, F. W.: Hypertonia nervosa, ein konstitutionelles Krankheitsbild. Med. Klin. 1929, Nr 5. — Zur Behandlung vasolabiler Zustände, insbesondere des hypotonischen Symptomenreflexes (der Hypotonia nervosa) mit Vasovasol. Med. Klin. 1929, Nr 15. STEINACH u. KAHN: Echte Contractilität und motorische Inner. vation der Blutcapillaren. Pflügers Arch. 97, 105 (1903). STEINER: Jb. Kinderheilk. 115. STENSTRÖM: Acta med. scand. (Stockh.) 67. STEPP, W.: Über den Cholesterin-

gehalt des Blutes bei verschiedenen Formen der Brightschen Krankheit.
Dtsch. Arch. klin. Med. **127**, 439 (1918). STILLING: Nephritis und Blutdruck.
Arch. f. exper. Path. **66**. STORM VAN LEEUWEN u. v. D. MADE, M.: Experimen-
telle Beeinflussung der Empfindlichkeit verschiedener Tiere und überlebender
Organe für Gifte. Arch. f. exper. Path. **88**, 318 (1920). STRASSER: Permanente
Hypertonie. Z. physik. u. diät. Ther. **23** (1919). STRASSMANN: Die Kreislauf-
änderungen durch Klimakterium und Kastration besonders bei Myom. Arch.
Gynäk. **126**. STRAUB: Handb. d. Biol. Arbeitsmethoden von Abderhalden. H. 2.
Ab. V. Teil. IV. — Die Poikilopikrie der Nierenkranken. Dtsch. Arch. klin. Med.
142. STRAUSS: Die Nephritiden, 3. Aufl. Berlin 1920. STRICKER: Studien über
Bau und Leben der capillaren Blutgefäße. Sitzgsber. Akad. Wiss. Wien, Math.-
naturwiss. Kl. V. II. **1865**, 379. — Untersuchungen über die Contractilität der
Capillaren. Sitzgsber. Akad. Wiss. Wien, Math.-naturwiss. Kl. 74, 3 Abt. **1876**, 313.
— Vorlesungen über die allgemeine und experimentelle Pathologie. Wien: Wilh.
Beaumuller 1877. — Untersuchungen über die capillaren Blutgefäße. Kais. Akad.
Wiss. Wien 1865. STROOMANN: Über Adrenalinvermehrung im menschlichen
Blut nach Nicotin. Verh. dtsch. Kongr. inn Med. **1925**, 418. STRISOUER: Insulin
und Blutdruck. Wien. Arch. inn. Med. **14**. — Experimenteller Beitrag zur Frage
der permanenten Hypertonie. Wien. Arch. inn. Med. **18**. STÖRCK u. HABERER:
Arch. mikrosk. Anat. **1908**. v. SZONTAGH: Jb. Kinderheilk. **107** (1924).

TANNHAUSER: Stoffwechsel und Stoffwechselkrankheiten. München: Bergmann
1929. TAVASTSTJERNA: Scand. Arch. Physiol. **21** (1909). THALLER u. DRAGA:
Die Bewegungen der Hautcapillaren. Wien. klin. Wschr. **30**. Nr 22 (1917). TIGER-
STEDT: Lehrb. d. Physiol. d. Kreislaufs. Leipzig 1893. — Lehrb. d. Physiol. d. Men-
schen. Leipzig 1905. — Physiologie des Kreislaufs. Berlin und Leipzig 1922. — Zur
Kenntnis des Kreislaufs bei vermehrter Blutmenge. Scand. Arch. Physiol. **20**,
197 (1907). TIRALA, L.: Hypertonie und Atmung. Wien. klin. Wschr. **1929**,
Nr 5. THÖLLDTE: Hypercholesterinämie, Blutdruck u. Gefäßveränderungen im
Tierversuch. Beitr. path. Anat. **77**. TOLUBEJEWA: Zur Frage der Pathogenese
und Prognose der essentiellen Hypertonie. Klin. Wschr. **1927**, 256. TOMASSON:
Psychische Beeinflussung des Serumcalciumspiegels. Klin. Wschr. **1924**, Nr 45.
— Blodets elektrolyter og det vegetative Nervesystem. Kopenhavn: Levin och
Munksgaard, 1927. TOMITA CHUTARO: Pflügers Arch. **116** (1907). TOMSA: Zbl.
med. Wiss. **1868**. TRAUBE: Zit. nach LEBER. TRENDELENBURG, P.: Die Sekretion.
des Hypophysenhinterlappens in die Cerebrospinalflüssigkeit. Klin. Wschr. **1924**,
Nr 18, 777. TROELL: Über den Blutdruck bei Morbus Basedowi. Zbl. inn. Med.
1926, Nr 1. TRUMP, J.: Blutdruckmessungen an gesunden und kranken Säug-
lingen. Jb. Kinderheilk. **63**, 43 (1906). — Über alimentäre Hyperglykämie. Dtsch.
Arch. klin. Med. **104**. TRUESDELL u. CROXFORD: Über periodische Schwankungen
im Blutdruck usw. Amer. J. Physiol. **79**, 112 (1926).

UMBER u. ROSENBERG: Neuroretinitis albuminurica und Nierenkrankheit. Z.
urol. Chir. **12**. — Richtlinien in der Klinik der Nierenkrankheit. Berl. klin. Wschr.
1916, Nr 47; Nord. med. Ark. schwed. **53**.

VASILIN: Recherches sur la cholin dans l'hypertension arterielle. J. Physiol.
et. Path. gén **27**; VAQUEZ: Hypertension. Assoc. Fac. de med. 4 (1919) — Mala-
dies du ceur. S. 475ff. Paris 1921. VEIL: Über die klinische Bedeutung der Blut-
konzentrationsbestimmung. Dtsch. Arch. klin. Med. **112** 505 (1913); **113**, 226
(1914). VEIL, W. H.: Der gegenwärtige Stand der Aderlaßfrage. Erg. inn. Med. **15**
(1917). VEIT: Internat. med. Kongr. London **1913**. VOEGELIN: Über die Beziehung der Hypertonie zur Hyperglykämie. Dtsch. Arch. klin. Med. **156**. VOL-
HARD, FR.: Die doppelseitigen hämatogenen Nierenerkrankungen. In Mohr-
Staehelin. Handb. inn. Med. **3**, T. 2, 1149. — Der arterielle Hochdruck. Verh.
dtsch. Kongr. inn. Med. **1923**, 134; Z. ärztl. Fortbildg **1920**, 130. — Bemerkungen zu der vorstehenden Mitteilung von KYLIN. Zbl. inn. Med. **1920**, Nr 29.
— Über die Retinitis albuminurica. Ber. 33. Verslg dtsch. Ges. inn. Med. S. 422.
Wiesbaden 1922. — Über die Pathogenese der Nephritis. Krkh.forschg **1**. — Über
den Hochdruck. Hypertension, Leipzig: Thieme 1926. VOLHARD u. FAHR: Die
Brightsche Nierenkrankheit. Berlin 1914 u. 1918. VOLHARD u. HÜLSE: Zur
Frage der Blutdrucksteigerung. Z. exper. Med. **38** (1923). — Der Adrenalingehalt
des Blutes bei der Blutdrucksteigerung durch Splanchnicusreizung und durch

Asphyxie. Z. exper. Med. **38**, 524 (1923). Volterra, M.: Primi risultati di ricerche sulle alterazioni dell'albero capillare in nefropatie croniche. Sperimentale u. Arch. di Biol. **82** (1928). Vögelin: Über die Beziehung der Hypertonie zur Hyperglykämie. Dtsch. Arch. klin. Med. **156**, 178 (1927).

Wacker, L. u. W. Hueck: Chemische und morphologische Untersuchungen über die Bedeutung des Cholesterins im Organismus. Arch. f. exper. Path. **74**, 432 (1913). Wallgren: Die Arterien der Nieren und der Blutdruck. Acta med. scand. (Stockh.) **56**, 345 (1922). Weber, C. J. u. R. Major: The effects of glycocyamine and glycocyamidine on the blood pressure. Bull. Hopkins Hosp. **42**, Nr 4 207—212 (1928). Weiss: Beobachtung und mikroskopische Darstellung der Hautcapillaren am lebenden Menschen. Dtsch. Arch. klin. Med. **119**. — Über mikroskopische Capillarbeobachtungen. Wien. klin. Wschr. **1920**. — Verhalten der Hautcapillaren bei akuter Nephritis. Münch. med. Wschr. **1916**, Nr 26; Zbl. Physiol. **28**, Nr. 7; Württemb. med. Korrespbl. **1918**; Wien. klin. Wschr. **1918**, Nr 2 (1920); Handb. d. biolog. Arbeitsmethoden von Abderhalden. Abt. 5. Teil 4. Weiss, R. T.: Die konstitutionelle arterielle Hypertonie. Berl. Klin. **1927**. — Über konstitutionelle familiäre Hypertonie. Med. Klin. **1925**. — Konstitutionelle Hypertonie. Zbl. Herzkrkh. **1926**. Weitz: Zur Ätiologie der genuinen und vasculären Hypertension. Z. klin. Med. **96**, 151 (1923). — Untersuchungen zur Frage der Entstehungsbedingungen des genuinen arteriellen Hochdrucks. Mitt. I—IV. Z. klin. Med. **101**. — Über die Einflüsse des Cholesterins auf die Kontraktionsfähigkeit des isolierten Arterienstreifens. Z. klin. Med. **101**, 566 (1925). — Über die Entstehung des Schlaganfalls. Teil I—III. Dtsch. Arch. klin. Med. **151**, 1 (1926). — Über die Bedeutung der Erbmasse für die Ätiologie der Herz- und Gefäßkrankheiten. Hypertension. Leipzig: Thieme 1926. Wessely: Über Augenveränderungen bei Allgemeinerkrankungen im Felde. Ber. 40. Verslg. dtsch. ophthalm. Ges. Heidelberg 1916. Weitz u. Sieben: Beitrag zur Prognose der essentiellen Hypertension. Münch. med. Wschr. **1926**, 2197. Westphal, K.: Cholesterin und arterieller Hochdruck. Kongreßzbl. inn. Med. **1924**. — Untersuchungen zur Frage der Entstehungsbedingungen des genuinen arteriellen Hochdruckes. Z. klin. Med. **101**, 584 (1925); spez. 632. — Die paradoxe Gefäßreaktion auf Abschnürung bei arteriellem Hochdruck. Z. klin. Med. **101**, 545 (1925). Westphal, K. u. R. Blum: Die Rhodantherapie des genuinen arteriellen Hochdruckes und ihre theoretische Begründung. Dtsch. Arch. klin. Med. **152**. Westphal, K. u. Bähr: Über die Entstehung des Schlaganfalles. Dtsch. Arch. klin. Med. **151**. Weysse u. Luts: Amer. J. Physiol. **37** (1915). Wickbom Nephropathia acuta sine Albuminuria. Dtsch. Arch. klin. Med. **162**. Widal, Morax u. Weill: Rétinite albuminurique et azotémie. Ref. nach Couvelaire. **1920**. Wichmann: Hypertension und Blutzucker. Dtsch. Arch. klin. Med. **161**. Wiechmann u. Pal: Über Hypertonie, insbesondere über die Blutgruppen der Hypertoniker. Dtsch. Arch. klin. Med. **154**. Wichmann, E. u. J. Bamberger: Puls und Blutdruck im Schlaf. Z. ges. Med. **41**, 37 (1924). Wiesel, J.: Über Vasalgien und Hypertonien im Klimakterium. Med. Klin. **1924**, Nr 37, 1274. Wiesel u. Schur: Beziehungen der Nebennierenveränderungen zur Schrumpfniere. Z. Heilk **28**; Z. klin. Med. **82**. Wieser: Z. Geburtsh. **88**, 1. Wikner: Till kännedomen om njurarnas funktion vid hypertoni hos gamla utan albuminuri. Sv. Läk.sällsk. Hdl. Stockholm 1916. Wildt: Inaug.-Diss. Leipzig 1912. Williams u. Humpfrey: Arch. int. Med. **22** (1919). Wimtrup, Bj.: Beiträge zur Anatomie der Capillaren. I. Über contractile Elemente in der Gefäßwand der Blutcapillaren. Z. Anat. **65**, 150. Winkel: Dtsch. Arch. klin. Med. **159**. Worm-Müller: Ber. d. Kgl. Sächs. Ges. d. Wiss., Mathem.-physik. Kl. **1873**, 573.

Zangemeister: Über Albuminurie bei der Geburt. Arch. Gynäk. **66**, 413 (1902). Zondek, H.: Krankheiten der endokrinen Drüsen. Berlin 1926. Probleme der inneren Sekretion. Dtsch. med. Wschr. **1924**, 364. Zondek u. Ucko: Die Zweiphasenwirkung der Hormone. Klin. Wschr. **1925**. Zondek u. Reiter: Hormonwirkung und Kationen. Klin. Wschr. **1923**. Zondek, S. G.: Über die Bedeutung der Calcium- und Kaliumonen bei Giftwirkungen am Herzen. Mitt. I. Arch. f. exper. Path. **87**, 342 (1920). — Untersuchungen über das Wesen der Vagus- und Sympathicuswirkung. Dtsch. med. Wschr. **1921**, Nr 50. — Die Elektrolyte. Berlin: Julius Springer 1927. — Die Bedeutung des Antagonismus von Kalium und Kalzium für Physiologie und Pathologie usw. Klin. Wschr. **1923**, 382.

Sachverzeichnis.